U0879230

普通高等教育“十一五”国家级规划教材

北京大学医学教材

医学生物物理学

主　编　林克椿　吴本玠

北京大学医学出版社

YIXUE SHENGWU WULIXUE

图书在版编目（CIP）数据

医学生物物理学／林克椿，吴本玠主编．—北京：北京大学医学出版社，2004.8（2019.1重印）

ISBN 978-7-81071-585-0

Ⅰ.生...　Ⅱ.①林...②吴...　Ⅲ.医学生物物理学

Ⅳ.Q6

中国版本图书馆 CIP 数据核字（2004）第 030654 号

医学生物物理学

主　　编： 林克椿　吴本玠

出版发行： 北京大学医学出版社

地　　址：（100191）北京市海淀区学院路 38 号　北京大学医学部院内

电　　话： 发行部 010-82802230；图书邮购 010-82802495

网　　址： http://www.pumpress.com.cn

E-mail： booksale@bjmu.edu.cn

印　　刷： 北京东方圣雅印刷有限公司

经　　销： 新华书店

责任编辑： 暴海燕　　**责任校对：** 杜　悦　　**责任印制：** 罗德刚

开　　本： 787mm × 1092mm　1/16　**印张：** 18.5　**字数：** 441 千字

版　　次： 2004 年 12 月第 1 版　2019 年 1 月第 5 次印刷

书　　号： ISBN 978-7-81071-585-0

定　　价： 39.00 元

版权所有，违者必究

（凡属质量问题请与本社发行部联系退换）

前 言

本书根据教育部的新教材要面向21世纪，着眼于培养新世纪医学人才的要求，我们在过去多年教学工作经验的基础上提出编写此书的主导思想是：(1) 既要比较系统地介绍生物物理学本身的理论框架，也要考虑到医学实践的需要，充分体现医学生物物理学的特色；(2) 近年来生物物理学的理论和技术都有迅速的发展，为了做到内容要新，大多数章节增添了新的内容，生物物理技术在生物物理学和医学的发展中占有重要地位，本书将技术从原来的三章增至七章；又为了避免篇幅过多，对旧内容作了删改和精简。本书内容主要放在分子和细胞生物物理方面。

本书分为四个部分：(1) 分子生物物理，第1～3章；(2) 膜与细胞生物物理，第4～10章；(3) 光与电磁生物物理，第11～12章；(4) 生物物理技术，第13～19章；由北京大学医学部生物物理学系9位教师参加编写，各章分别由林克椿教授（绪论、第1、2、3和18章），聂松青教授（第4、11和17章），徐家鸧教授（第5章），吴本玠教授（第6、12章），樊景禹教授（第7、8、9和13章），程时教授（第10章），尹长城教授（第14章），郑静怡副教授（第16、19章）和洪远凯副教授（第15章）分别担任。书中有不尽人意之处，希望同行和读者批评指正。

林克椿　吴本玠

2004年北京大学医学部

目　录

绪　论 INTRODUCTION 1
什么是生物物理学 1
生物物理学发展简史 1
生物物理学的内容 2
生物物理学在医学中的意义 3

1　生物大分子结构 Structure of Macromolecules 5
1–1　一级结构 5
1–2　二级结构 6
多肽与蛋白质的二级结构 7
核酸的二级结构 10
超二级结构与结构域 12
研究二级结构的方法 13
二级结构与生物分子功能的关系 13
1–3　三级结构 14
三级结构的表达方式 14
研究三级结构的方法 15
研究三级结构的意义 19
1–4　四级结构 21
蛋白质与多肽的折叠与去折叠 22
复习思考题 23
参考文献 23

2　分子内与分子间的相互作用力 Intra-and Inter-molecular Forces in Macromolecules 24
2–1　强相互作用 25
共价键 25
共轭体系 27
离子键 28
配位键 29
2–2　弱相互作用 29
偶极子 29
和偶极子有关的几种相互作用 30
弱相互作用的生物学意义 31
2–3　水结构 32

水结构的形成 32
水化作用 33
水结构的生物学意义 33
复习思考题 35
参考文献 35

3 生物大分子的能态与能量转移 Energy State and Energy Transfer in Macromolecules 36
3–1 蛋白质与核酸的能量状态 36
蛋白质的能态 36
核酸的能态 37
3–2 生物大分子中的能量转移 37
能量共振转移与光谱尺 39
3–3 单分子生物物理 40
什么是生物单分子研究? 40
研究生物单分子的技术 40
单分子生物物理研究的几个例子 41
复习思考题 44
参考文献 44

4 膜生物物理 Membrane Biophysics 46
4–1 膜脂的组成 46
游离脂肪酸 46
胆固醇 47
磷脂 47
4–2 脂质分子在水化状态下的聚集形式 51
4–3 人工膜 53
4–4 脂双层的结构和物理性质 54
流动性或微粘度 55
相变和相分离 56
4–5 膜脂分子的运动 57
转动 57
摆动 57
翻转 58
侧向扩散 58
交换 58
4–6 膜脂与膜蛋白的相互作用 58
4–7 脂质体的应用 60

4-8 生物膜 61
生物膜的组成及结构 61
生物膜成分的不对称分布 64
生物膜成分的运动 65
生物膜研究与生物医学的关系 67
复习思考题 68
参考文献 68

5 跨细胞膜的物质运输 Transport Across Cell Membranes 69
5-1 被动运输 69
溶质运动的能力学 69
简单扩散 71
水分子跨膜扩散与渗透 73
易化扩散 74
5-2 主动运输 77
ATP 驱动的主动运输 77
协同运输 79
5-3 跨膜运输的医学生物学意义 82
复习思考题 83
参考文献 83

6 细胞膜离子通道 Ion Channels on Cell Membrane 84
6-1 主要研究方法 85
电压钳技术 85
膜片钳技术 85
胞内钙的荧光测量技术 86
6-2 离子通道的分类 87
电压门控性离子通道 87
配体门控性或激动剂门控性离子通道 88
机械敏感性通道（促离子机械感受器）........ 90
6-3 离子通道的分子结构 91
K^+ 通道的分子结构 92
P 片段形成离子选择性滤器 92
S4 跨膜 α 螺旋的作用是电压传感器 93
一个 N 终端片段的移动使 shaker K^+ 通道失活 95
一切形成孔道的离子通道结构与 shaker K^+ 通道相类似 95
6-4 钠离子通道 97
钠通道的离子选择性 97

钠通道的动力学 97
钠通道的调制 99
6–5 钾离子通道 100
钾通道的离子选择性 101
钾通道的动力学 102
钾通道的调制 103
6–6 钙离子通道 104
钙通道的类型 106
钙通道的离子选择性 106
钙通道的动力学 107
钙通道的调制 109
6–7 氯离子通道 110
氯通道的离子选择性 110
氯通道的动力学 110
氯通道的调控 111
复习思考题 112
参考文献 112

7 细胞粘附 Cell Adhesion 113
7–1 研究细胞粘附的方法 113
毛细管法 113
Couette 粘度计法 114
恒流槽测定法 115
7–2 细胞粘附中的作用力 116
静电斥力 116
因立体结构稳定性而产生的斥力 116
van der Waals 力 117
7–3 细胞粘附的过程及其影响因素 118
细胞粘附过程 118
细胞粘附的影响因素 119
7–4 细胞粘附研究的意义 120
胚胎学 120
病因学 120
生物医学工程 121
复习思考题 121
参考文献 121

8 膜受体 Membrane Receptor 122

8-1 受体的结构 122
受体结构的研究方法 122
受体的分类 123
8-2 受体与配体结合引起的细胞膜变化 130
圆二色谱 130
固有荧光 130
膜脂流动性 130
复习思考题 132
参考文献 132

9 细胞表面电荷与细胞电泳 Cell Surface Charge and Cell Electrophoresis ... 133
9-1 双电层结构和 Zeta 电位 133
9-2 细胞电泳 133
理论基础 133
细胞电泳方法 134
9-3 细胞电泳在生物医学中的应用 136
免疫学 136
病理学 136
复习思考题 137
参考文献 137

10 自由基与医学 Free Radical and Medicine 138
10-1 自由基概念 138
自由基、氧自由基与活性氧 138
过渡金属、Fenton 反应与 ·OH 140
活性氮 142
10-2 自由基与生命 143
吞噬作用，呼吸爆发与自由基 143
信号转导与自由基 146
受精与自由基 146
10-3 机体抗自由基防御系统 147
超氧化物歧化酶 148
过氧化氢酶 148
谷胱甘肽过氧化物酶 149
谷胱甘肽还原酶 149
低分子抗氧化物质 149
10-4 氧化应激 153
疾病或损伤时自由基的来源 153

氧化应激对生物大分子的损伤 155
10-5 自由基及氧化应激的检测 157
复习思考题 157
参考文献 157

11 光生物物理 Photobiophysics 158
11-1 光的吸收和光化学反应 158
光的本质 158
光的吸收 159
光化学反应 160
光化学反应的量子产率与作用光谱 162
11-2 紫外线对核酸和蛋白质的作用 163
紫外线对核酸的作用 163
紫外线对蛋白质的作用 165
11-3 光动力学作用 166
光动力学作用产生的条件 166
生物大分子及细胞光动力学作用的表现 167
光动力学作用的机制 168
11-4 光生物学作用及其与医学的关系 170
紫外线的临床治疗作用举例 170
红外线在医学中的应用 172
复习思考题 172
参考文献 172

12 电磁生物物理 Electromagnetic Biophysics 173
12-1 电磁场与生物系统相互作用的物理基础 173
电磁场的基本特性 173
物质对电磁场的响应特性 174
12-2 环境和生物体电磁场 175
静磁场 175
静电场 175
人类环境的电磁场 177
12-3 生物电磁剂量 177
12-4 电磁场的生物效应 178
低频电磁场的生物效应 178
射频电磁场的生物效应 179
12-5 射频电磁场生物效应的机理 181
热效应 181

非热效应 182
12–6　电磁生物物理在生物医学中的应用 183
癌症高温治疗 183
核磁共振成像 184
人体重要生理指标探测 184
脉冲电磁场在生物医学中的应用 184
复习思考题 185
参考文献 185

13　生物大分子的电子显微学 Electron Microscopy of Biological Macromolecules 186
13–1　冷冻电镜技术 186
样品制备 186
冷冻样品向电镜内的转移 187
冷冻样品在电镜下的观察和拍照 187
13–2　生物大分子的三维重构 188
理论原理——中心截面定理 188
电子晶体学的基本步骤 189
电子晶体学三维重构在膜蛋白结构与功能研究中的应用 190
13–3　单粒子法 190
原理 190
主要步骤 191
单粒子法的应用 193
复习思考题 194
参考文献 195

14　X 射线晶体衍射分析 X-ray Crystallography 196
导论 196
为什么采用 X 射线 196
X 射线晶体学的结果是什么 196
为什么采用晶体 198
14–1　晶体知识初步 198
晶体的点阵结构 198
晶胞、晶系及晶胞参数 198
14–2　X 射线晶体学的基本原理 200
波 200
衍射 204
14–3　蛋白质晶体学简介 212
展望 213

复习思考题 213
参考文献 213

15 振动光谱技术— 红外光谱与拉曼光谱 Vibrational Spectroscopy-Infrared Spectroscopy and Raman Spectroscopy 215
15-1 红外光谱的基本原理 215
分子的振动运动是分子的固有特性 215
分子的简正振动与红外吸收光谱 217
基团频率—红外光谱的特征性 218
影响基团频率位移的因素 218
15-2 红外光谱仪的基本原理及光谱参量 218
15-3 红外光谱在生物学研究中的应用——生物大分子的结构分析 219
膜脂的红外光谱研究 219
蛋白质（多肽）主链构象研究——酰胺 I 带各特征吸收峰的二级结构归属 219
15-4 拉曼光谱的基本原理简介 220
分子极化率变化与拉曼光谱 221
共振拉曼散射 221
复习思考题 222
参考文献 222

16 圆二色性光谱 Circular Dichroism 223
16-1 基本原理 223
几种偏振光的概念 223
光学活性和光学活性物质 224
旋光色散和圆二色谱 225
CD 与 ORD 和吸收光谱的关系 226
16-2 仪器简介 226
16-3 应用 227
复习思考题 231
参考文献 231

17 荧光分光光度术 Spectrophotofluorimetry 232
17-1 荧光与荧光光谱 232
荧光的产生 232
荧光光谱与吸收光谱 233
17-2 荧光分光光度术 234
荧光分光光度术中的参量 234
17-3 荧光分光光度计与影响荧光测量的因素 238

荧光分光光度计仪器结构 238
影响荧光测量的因素 238
17–4 荧光分光光度术在生物医学中的应用 239
物质的检测 239
酶反应动力学的研究 240
生物大分子的结合研究 240
荧光共振能量转移测大分子内基团间或分子间距离 241
膜生物物理研究 242
复习思考题 244
参考文献 244

18 核磁共振 Nuclear Magnetic Resonance 245
18–1 原理 245
18–2 参量与实验方法 247
核磁共振谱的基本参量 248
实验技术 249
18–3 应用 250
18–4 二维核磁共振 254
复习思考题 255
参考文献 255

19 电子顺磁共振技术 Electron Paramagnetic Resonance 256
19–1 基本原理 256
电子的自旋 256
电子的磁矩 257
塞曼能级分裂 258
顺磁共振现象 259
g 因子 259
超精细分裂 260
弛豫现象与谱线宽度 261
ESR 谱的各向异性 262
19–2 仪器简介 263
19–3 应用 264
直接检测生物自由基 264
自由基捕获技术 265
自旋标记技术 266
复习思考题 271
参考文献 271

绪 论
INTRODUCTION

什么是生物物理学

生物物理学是由物理学与生物学相互结合而形成的一门交叉学科。它应用物理学的基本理论、方法与技术研究生命物质的物理性质，生命活动的物理与物理化学规律，以及物理因素对机体的作用。生物物理学的产生推动了生命科学由定性描述向精确的、定量化的方向发展，对生物医学的现代化起到了重要作用。

生物物理学发展简史

生物物理学（Biophysics）这一名词最早出现在1892年Karl Pearson所著的"科学的文法"（The Grammar of Science）一书中，但实际上把物理学与生物学结合起来的研究可上溯到更早时期。例如17世纪时Kircher就描述过生物发光的现象，Borrelli在他所写的《动物的运动》一书中，已经利用力学原理分析了血液循环和鸟的飞行。18世纪Galvani发现了肌肉收缩与电刺激之间的关系，经过Volta、Du Bois-Reymond的实验研究开拓了生物电这一领域。19世纪时，Mayer在热学方面的研究导致能量守恒定律的建立。Helmholtz研究了肌肉收缩，测定了神经脉冲的传导速度，研究了视觉与色觉。Tyndall用光散射法检验了Pasteur关于细菌作用的概念。Helmholtz和Tyndall都深信生物学是适于用物理学研究的领域，他们都被认为是早期著名的生物物理学家。

这种逐步积累的方式到了20世纪发生了前所未有的迅速转变，这种转变归根结底来自物理学在20世纪内的巨大成就以及工程技术日新月异的飞速发展。相对论、量子力学、基本粒子理论、凝聚态物理学、自动控制理论和非平衡态热力学的出现为从宏观和微观两种不同角度探讨生命体系奠定了坚实的理论基础；各种光谱、波谱与衍射技术、激光、电子计算机与图像处理的应用为深入了解和分析生物的物理性质和物理过程提供了有力的手段；而随着核武器的出现，核能的和平应用，超声、微波、激光与环境污染等和人类健康关系的研究也迫切需要从理论和实践两方面加以解决。这三者相互结合使得生物物理学在上世纪中叶以后能够在一个全新的基础上形成和发展。

近代生物物理学大体上诞生于20世纪中期。50年代X射线衍射对核酸与蛋白质测定的应用，奠定了分子生物学的基础，它的出现已经影响到生物医学的各个分支学科，成为20世纪自然科学中最重大的成就之一。从分子水平（包括分子下的电子水平）阐明生物大分子的结构与功能，以及由此出发研究细胞与组织各水平的活动（输运、识别、收缩、传导、感觉、进化等）的机理，以及环境物理因素对机体作用的原初物理与物化过程，是生物物理学的主要任务。另一方面，1948年Wiener的"控制论"（Cybernetics）的出版，开始讨论机器与人的调节与控制。随后逐步发展出生物控制论（Biocybernetics）这一个领域。加上以后Pregogine、Haken等对非平衡态热力学应用于生物系统，把经典热力学加以扩展，并与非线性系统相联系，成为生物物理学的又一重要领域。上述微观的分子水平研究与宏观的系统水平研究的相互结合，组成了近代生物物理学的基本框架。

生物物理学的内容

生物物理学究竟包含哪些内容，至今还存在着不同的看法。但从近年来这门学科发展的现状以及历次国际生物物理会议的内容来分析，以下几方面已成为生物物理学的主体。

分子生物物理（Molecular Biophysics）

分子生物物理主要研究生物大分子的结构、特别是它们的空间结构，大分子在溶液中以及膜环境下构象及其变化，以及结构、构象与功能之间的关系；研究大分子内部以及大小分子之间的相互作用，特别是生命现象中所常见的特异相互作用；研究水在生物体系中的状态与功能意义；研究生物体系中的能量状态及其对能量的吸收、储存、转移与转化；研究生物分子聚集态的形成与物理性质等等。近年来这部分内容以及相关技术的研究已发展成为结构生物学（Structural Biology）。值得注意的是，从20世纪90年代起又开始了生物单分子（single molecule）的研究，以了解单个分子在生命活动中的真实行为，成为分子生物物理学一个新的发展领域。

膜与细胞生物物理（Membrane and Cell Biophysics）

细胞是生物体的基本单位，细胞生物物理是研究发生在细胞中的各种过程的物理基础，包括细胞内外物质、能量与信息的传递，细胞连接、细胞识别、细胞分化以及活性物质在细胞中的调节作用等。在细胞生物物理中，膜的生物物理研究占有极重要地位，这不仅因为膜的分子基础比较清楚，其结构、分子运动等已经能在分子生物物理的基础上加以说明，而且由于膜本身具有多种重要功能，并与疾病及药物作用密切相关而受到重视。膜生物物理已成为分子与细胞生物物理之间的桥梁。

感官与神经生物物理（Sensory and Neural Biophysics）

生命进化过程中出现的对内外环境作出反应的神经系统，连同有关的感觉器官在高等动物特别是人体内已发展到高度复杂的程度，其结构标志是出现大脑皮质，功能标志则是最有效的信息处理、存储与决策。当前，器官与脑的问题已成为神经生物学的注意中心。作为整个神经生物学的一个组成部分，神经生物物理主要研究分子水平与网络水平的活动，包括离子通道的结构与控制机制；各种感受器对环境信息与能量的转换、编码、结构与功能的关系、感觉传导机制；神经递质及其受体、神经通路和神经回路的研究，以及学习和记忆的神经与分子基础等等。

理论生物物理（Theoretical Biophysics）

理论生物物理是运用数学和理论物理学研究生命现象的一个领域，它既包括量子生物学和分子动力学等微观方面的研究，也包括对进化、遗传、生命起源、脑的功能活动及生物系统的复杂性等宏观方面的研究。其中生物控制论与生物信息论（Biocybernetics and Bioinformatics）也是本领域的重要内容。

生物物理仪器与技术（Biophysical Instrumentation and Techniques）

仪器技术本身虽然并不带有学科的特征，但在生物物理的研究中，由于研究有生命物质的物理性质和物理规律，对物理仪器与技术的要求更显得突出，而且为了解决特定的生物学问题，常常需要设计制作新的仪器。除此以外，一项重要技术的突破常能给生物物理学的发展起到不可估量的推动作用。X射线衍射技术、核磁共振技术、电子衍射技术等已在结构生物学中起到极其重要的作用；各种时间分辨的光谱与波谱技术、特别是荧光标记技术对活细胞内分子的动态行为已能给出生动的描述；扫描探针技术(Scanning Probe Microscopy, SPM)则已成为微小的纳米（nanometer）世界中可以观察与操纵的重要手段。因此生物物理仪器与技术不仅在本学科中占有重要地位，而且成为推动整个生命科学发展的重要组成部分。

除此以外，生物力学与生物流变学（Biomechanics and Biorheology）、环境生物物理（Environmental Biophysics）以及自由基生物学（Free Radical Biology）等也是生物物理学的组成部分。由于各个单位在组成人员的来源、研究工作的任务与重点以及设备条件等的不同，被选择的生物物理学内容以及由此编写的教材的取舍也有所不同。

生物物理学在医学中的意义

20世纪开始，自然科学各学科加速交叉与融合，数学、物理学、化学、工程技术与生物医学的相互渗透，促使生物医学向精确的现代科学发展；而生命过程的复杂与精巧的调控机制，也促使其他精密科学从中学习并得到新的发展。这种双向的结合，是21世纪自然科学的重要标志。

这种交叉融合，同样体现在生命科学内部。以微观的分子生物学发展为例，不仅正常的生命过程，而且包括异常的疾病无不要求从分子水平加以说明。因此出现分子遗传学、分子细胞生物学、分子生理学、分子药理学与毒理学、分子免疫学、分子病毒学、分子病理学、分子肿瘤学、分子医学等等也就不足为怪。当前的趋势是，生物医学内部同样存在着交叉融合，只有研究对象与表现问题的不同，而其本质与机制则具有普遍的共同性。这种共同性体现在对生物大分子的化学方面与物理方面，生物物理学正是在物理与物理化学方面起到应有的作用。

以蛋白质为例，人们普遍认识到蛋白质在生物功能方面的重要性。在人类基因组全序列已经基本清楚的前提下，蛋白质组学（Proteomics）成为下一个共同的领域。现已明确，蛋白质的功能不同，在很大程度上与其空间构象的改变有关。重要的生物学作用都与识别（recognition）有关，例如抗原－抗体作用、酶－底物作用、配体－受体作用等等。在识别作用中都将涉及蛋白质的构象改变。另一方面，构象改变又往往与蛋白质的折叠（folding）与去折叠（unfolding ）有关，如果折叠发生错误，就将导致一些被称为构象病（conformational disease）的疾病，其中代表性的有阿尔茨海默症（Alzheimer's Disease，AD）、疯牛病、羊瘙痒症、克雅氏病（Creutzfeldt-Jacob Disease）等。关于空间结构以及动态的构象变化研究正是生物物理学的研究重点之一。

再以生物膜为例，液态镶嵌模型（fluid mosaic model）正是建立在分子运动基础上的关于生物膜的模型。凝聚态物理学对生物膜的研究导致膜出现不同的相，温度、脂的形状与不饱和程度、胆固醇的多寡无不影响着膜的物理性质。例如膜的流动性（fluidity）、多型性（polymorphism）等等。正常细胞需要膜的物理性质维持在一定范围内，而疾病状态下则常常出现异常。例如近年来已了解到癌细胞膜流动性增大，通透性增大，细胞表面电荷变化，细胞内外水的结合状态改变等等。最近对生物膜中存在的微区（microdomain）成为研究热点之一，包括脂筏（lipid raft）与质膜微囊（caveolae）的存在及其在信号传递与免疫反应中的作用的研究。

在临床实践中，生物物理学的成就在诊断与治疗中已经做出一些贡献，例如核磁成像（nuclear magnetic imaging，MRI），包括最近的功能核磁成像（fMRI）、超声波诊断、利用光动力学作用（photodynamic effect）治疗一些疾病，以及利用脂质体（liposome）载药及靶向的功能，有目的地向病变部位输入药物等等。作为医生或者医学工作研究者，不仅需要具备使用现代医疗手段的基本知识，以便正确应用已有的仪器技术，更应该关心尚未解决的疾病的预防与诊治前景，这就要求具有广阔的知识面。从这个意义来说，生物物理学将能给予有益的帮助。

1　生物大分子结构
Structure of Macromolecules

分子生物物理学的主要任务是研究生物大分子的结构、相互作用与能量状态及其变化。生物大分子的各级结构以空间结构为主，因为它是完成各种生物学功能的基础。应用各种先进的技术与理论研究结构与功能的关系，已为近年来迅速发展的结构生物学（Structural Biology）奠定了基础。因此本章也可以认为是结构生物学引论。

一般把生物大分子分为四类，即蛋白质、核酸、多糖和类脂，其中前三类是多聚体，即由同一类型、但不完全相同的较小的单位以共价键联结而成，例如蛋白质由氨基酸组成，核酸由核苷酸组成，多糖由单糖组成。类脂是较小的分子，分子量约在1000左右，它们不能通过共价键形成多聚物，但它们彼此之间可通过较弱的力形成一种聚集状态，成为生物膜的基本结构。本章将以蛋白质为主要对象讨论其结构。

1–1　一级结构

一级结构（primary structure）指多聚体中组成单位的顺序排列，在蛋白质或多肽中即指氨基酸残基的排列，在核酸或多聚核苷酸中指核苷酸的排列。这种顺序排列使多聚体成为长度不同的链。一个多聚体分子可以是一条单链，也可以由几条链通过相互作用形成一个整体。因此一级结构的研究内容至少包括下面几个部分：①链的数目，②每条链的起始与末端组分，③每条链中组分的数目、种类及其顺序，④链内或链间相互作用的性质、位置和数目。

以胰岛素为例，它由51个氨基酸残基组成，但分成A、B两条链，A链由21个、B链由30个氨基酸残基组成。图1–1是牛胰岛素一级结构的示意图。

从图中可以看出，A链的起始端（氨基端）为甘氨酸，末端（羧基端）为门冬酰胺；B链则起于苯丙氨酸而终于丙氨酸。每条链中各氨基酸的位置和顺序也都已确定(为简便计，图中未全标明)。在A链与B链的第7位半胱氨酸之间，以及A链第20位和B链第19位半胱氨酸之间形成两个链间二硫键，使A、B二链共价联结。此外在A链的6位与11位半胱氨酸之间形成一个链内二硫键。这样就使我们对牛胰岛素分子的一级结构有了一个全面的了解。

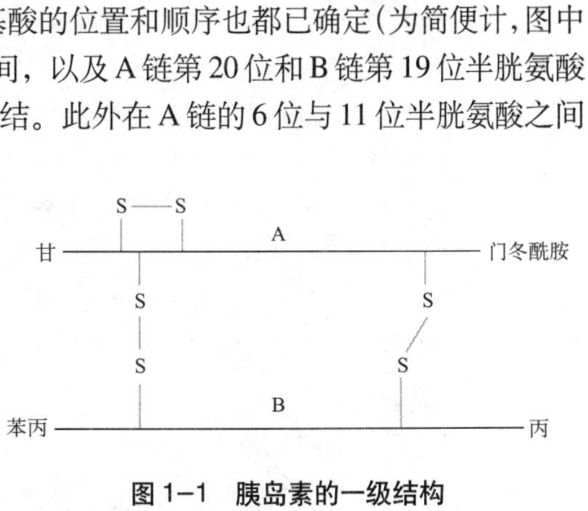

图1–1　胰岛素的一级结构

一级结构的测定多用生物化学的方法，包括肽链的拆开、末端分析、氨基酸组成分析、多肽链的降解、肽的顺序分析等。目前已有自动顺序分析的仪器出现，使一级结构的研究大大加速。近年来应用质谱（mass spectrometer）技术，不仅能精确测定肽段的分子量，而且通过层析－质谱联用还能同时获得肽段的序列。

从一级结构的测定预测出高级结构，是结构生物学的主要任务之一。目前有进展，但还有很长的路要走。然而从已知的一级结构及组成单元的性质推论局部结构的特点则常具有一定成效，例如对于球状蛋白而言，极性与带电残基一般分布在表面，而非极性的、疏水残基则位于球蛋白内部。因而对肽段极性的了解将有助于估测不同肽段在蛋白质上的分布。

一级结构的研究对于了解大分子的高级结构是有帮助的。例如牛胰岛素A链的6位与11位半胱氨酸之间形成二硫键，这就必然使A链在6到11位之间形成一个二硫环肽。此外，二硫键的形成要求肽链的两个区互相靠近，而且由于 C_1–S–S–C_2 系统的非线性而产生非平面构象（图1–2），二平面之间有特定角度，从而对这一范围的空间结构造成很强的限制作用，使这种结构较难破坏。即使用X射线衍射可以测定晶态大分子的立体结构，但是由于分辨率的限制，也并不能清楚地看出肽链骨架的走向，更不用说看出每一个原子的位置。这时就需要从该分子的氨基酸残基数及其顺序来帮助分析空间结构。

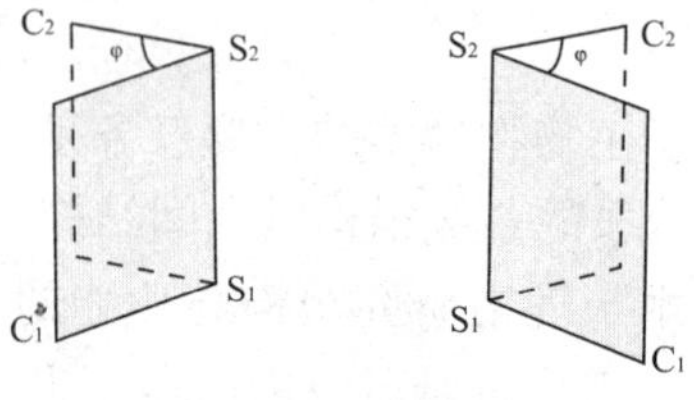

图1–2　二硫键的结构

了解一级结构还有助于对大分子聚集体结构的预测。例如已知血型糖蛋白是一种跨膜蛋白，含131个氨基酸残基。但只有73位到95位这一段多为疏水残基，73位之前还有多个部位有糖链，而95位之后则无。可见只有73至95位残基在疏水的脂双层之中，而且1–73位应在细胞外环境，而95至131则在细胞内环境之中。如图1–3所示。当然上述例子只是一种表浅的分析。目前对多肽插膜的状况已有多种精确方法，例如根据每个残基的疏水性赋予一定数值，计算相邻几个残基的平均疏水性来确定整个蛋白质中哪些肽段可能跨膜等等。

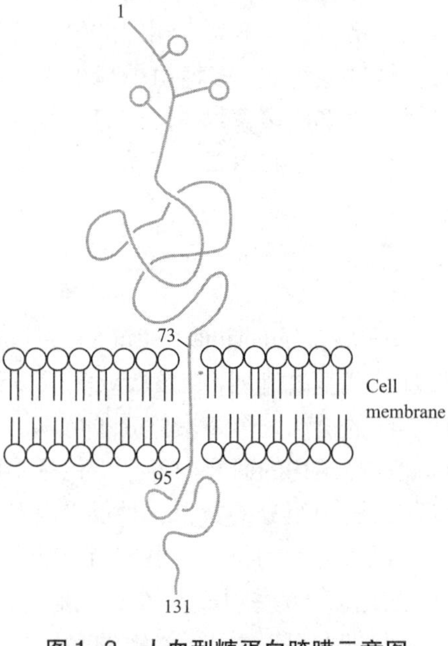

图1–3　人血型糖蛋白跨膜示意图

1–2　二级结构

二级结构（secondary structure）指多聚体分子主链（也称为骨架）空间排布的规律性。对于头尾相连的线性多聚体，当各组成单元不完全相同时，唯一可能的对称三维空间有序结构是螺旋。图1–4说明这种螺旋的基本性质。其中 r 为螺旋半径，P 为螺距，即每一圈螺旋在螺旋轴方向的距离，Z_0 为相邻两个单元在螺旋轴方向的距离。因此 P/Z_0 代表每一圈螺旋中所包含的单元数。

现在考虑两个特殊情况，当 $r=0$ 时，得到的是一个简单的线性链。同样，当 $Z_0=P$ 时也得到线性链。当 $P=2Z_0$ 时，螺旋轴两侧交替出现一个组成单元，这时螺旋变成为折片结构。因此折片只是螺旋的一种特例。由于这一缘故，研究大分子的二级结构也就是研究其主链的螺旋性。

二级结构的产生源于骨架中基团围绕共价键旋转而获得的非刚性。例如图1–5中显示全反式多肽有三个可以改变的扭转角（torsion angle）ω、ϕ与ψ。由于ω处于肽链中，受到肽

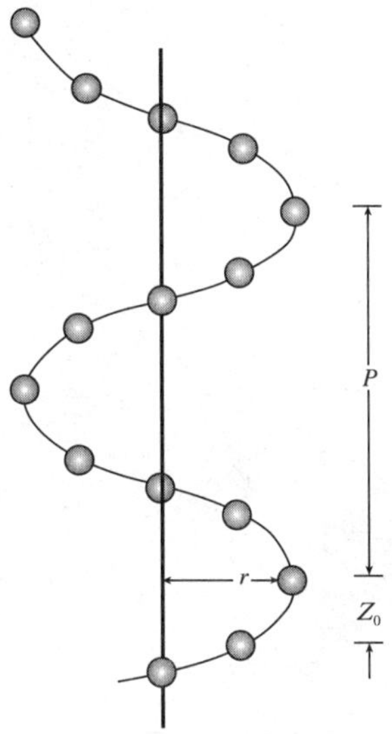

图 1–4　螺旋的基本参数

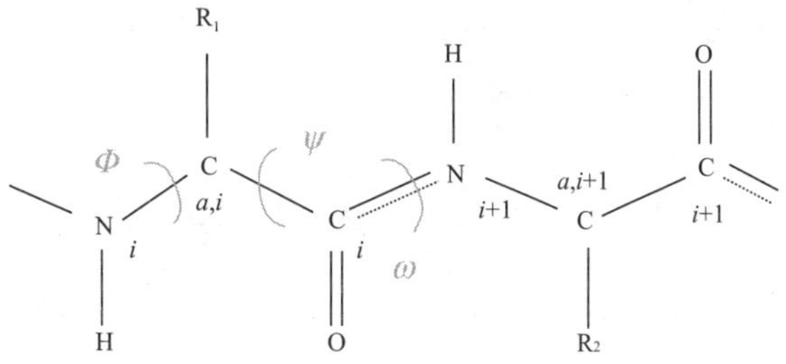

图 1–5　多肽链中的扭转角

链平面构型的限制，只能采取±180°，而ϕ与ψ理论上可以有无数个不同组合，从而使多肽链具有不同构象（conformation）。但实际上由于侧链的空间位阻和能量最小原则的限制，能被允许的（ϕ、ψ）组合是有限的。不同的组合形成不同的二级结构，见（表1–1）。

表 1–1　几种有规则结构的扭转角

结　构	φ	ψ
右手α螺旋	−57°	−47°
左手α螺旋	+57°	+47°
平行链片层结构	−119°	+113°
反平行链片层结构	−139°	+135°
聚甘氨酸Ⅱ	−80°	+150°
胶原三股螺旋	−57°，−76°，−45°	+153°，+127°，+148°
聚L–脯氨酸Ⅰ	−83°	+158°
聚L–脯氨酸Ⅱ	−78°	+149°

多肽与蛋白质的二级结构

多肽与蛋白质的二级结构中最常见的是α螺旋（α–helix），图1–6是α螺旋的两种不同的表示方法。左图a示意表明主链的盘曲状况。每个肽键的CO（或NH）和螺旋上相隔3个氨基酸残基的NH（或CO）之间形成氢键，这些氢键是维持肽链于螺旋结构的主要作用力。

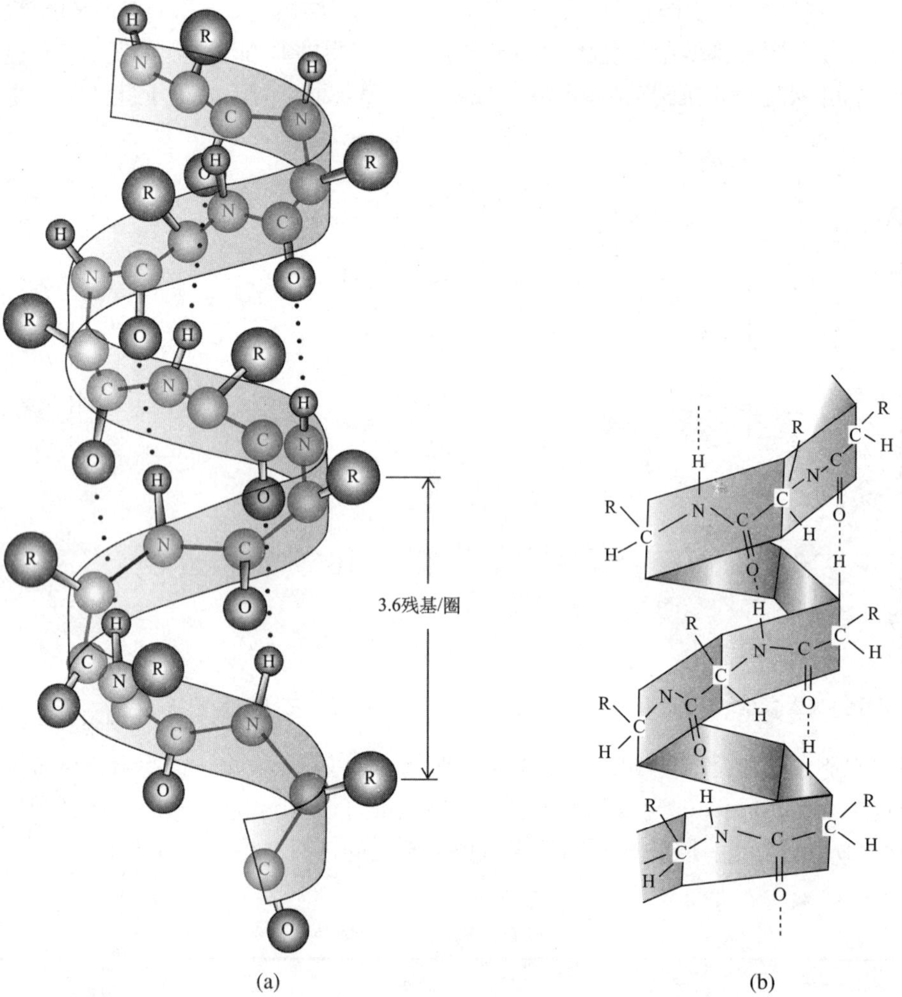

图 1-6　α螺旋的两种表示方法

α螺旋 $r = 0.23\text{nm}$，$P = 0.544\text{nm}$，$Z_0 = 0.15\text{nm}$，因此每圈螺旋所含的残基数不是整数而是3.6。所以α螺旋中的氢键并不严格和螺旋轴平行。右图b进一步表现出肽键由于部分双键性（电子的局部非定域化，见第2章）而获得的平面性，从图中还可以看出残基R基本上都趋向螺旋的外侧。

以上所述都是右手α螺旋，除此以外还存在多种其他螺旋结构，如α_{II}螺旋、3_{10}螺旋、π螺旋等等，它们和右手α螺旋的不同主要体现在φ与ψ值的不同。其中3_{10}螺旋每圈残基数正好为3，相邻氢键间有10个原子。π螺旋肽骨架上第i个羰基上的氧原子与第$i+5$个亚胺基上的氢形成氢键，每圈螺旋有4.3个残基，相邻氢键间原子数为16，因此也称4.3_{16}。如按这种命名方法，则一般右手α螺旋可表示为3.6_{13}（图1-7是右手α螺旋、π螺旋和3_{10}螺旋的构象图）。含有脯氨酸的α螺旋和一般L氨基酸不同，不能形成通常的右手α螺旋，而是左手螺旋，称为α_{II}。

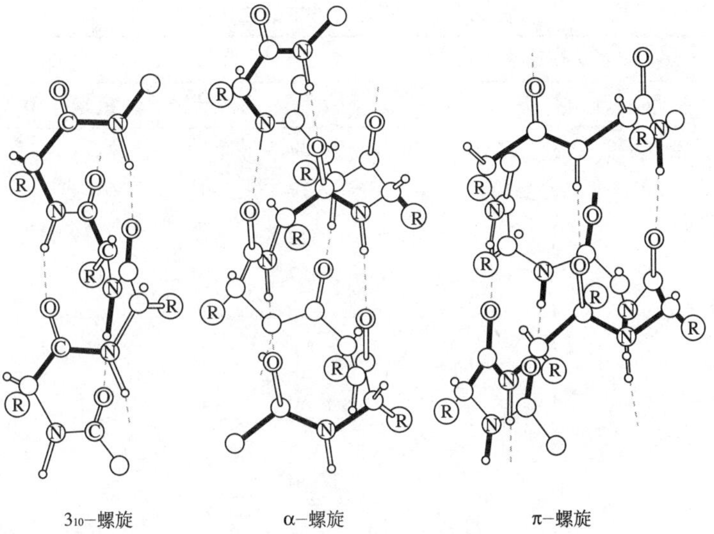

图 1-7　三种螺旋构象模型

二级结构的另一种形式是β折叠，如前所述，$P = 2Z_0$时的多肽链称为β链（股）（β-strand），由于相邻肽键之间很难形成氢键，因而单股β是不稳定的，必须由多股β折叠通过平行或反平行方式形成β折叠式片层（β-sheet）才能稳定存在。图1-8示两种β片层结构图。由图可见，反平行β片层中的氢键与肽链垂直。

多肽链在少数几个残基处反转方向，该处被称为转角（turn），图1-9是最常见的β转角，

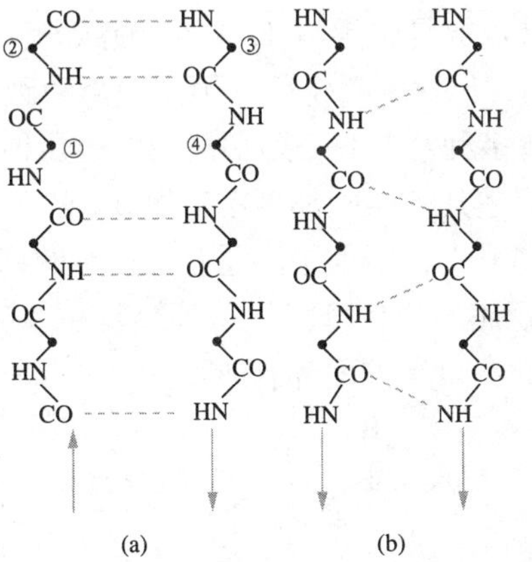

图 1-8　(a) 反平行与 (b) 平行β片层结构

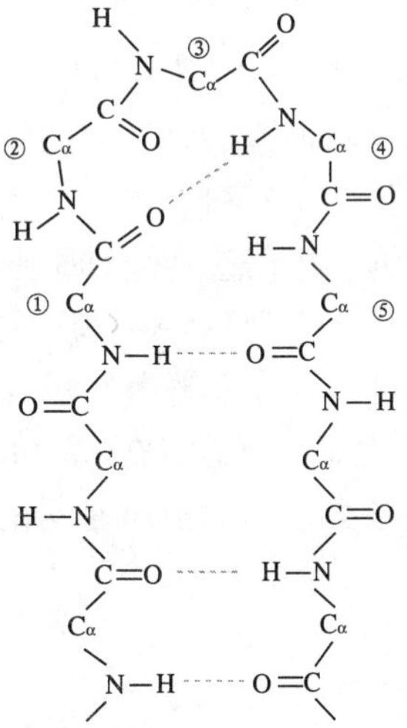

图 1-9　两种β转角

其中氢键形成于 i 与 $i+3$ 之间。此外还有 γ 转角和π转角。γ 转角的氢键在第 i 与 $i+2$ 残基之间，π转角的氢键在第 i 与第 $i+4$ 个残基之间。

蛋白质或多肽中不具有规则结构的部分称为无规卷曲（random coil）。

表 1-2　中列举了一些蛋白质中的二级结构。

表1-2 一些蛋白质中的二级结构

蛋白质	α螺旋			β片层			β转角	
	%	数	说明	%	片层数	链数	β（Ⅰ）数	β（Ⅱ）数
碳酸酐酶	20	7	α，$α_{II}$，3_{10}	37	2	13	3	1
羧基肽酶	38	9	α，$α_{II}$	17	1	8	10	3
胰凝乳蛋白酶	14	3	α，3_{10}	45	2	12	11	6
刀豆蛋白	2	1	—	57	3	18	—	—
细胞色素C	39	5	—	—	—	—	3	3
铁氧还蛋白	—	—	—	4	1	2	—	—
黄素氧还蛋白	30	4	—	30	1	5	—	—
胰岛素	52	3	α，3_{10}	6	1	1	—	—
乳酸脱氢酶	45	10	—	20	3	12	6	4
溶菌酶	40	6	α，$α_{II}$，3_{10}	12	2	6	4	2
肌红蛋白	79	8	α，3_{10}	—	—	—	6	—
核酸酶	24	3	—	14	1	3	—	—
木瓜酶	28	5	—	15	1	7	—	—
核糖核酸酶	26	3	α，3_{10}	35	1	6	1	1
枯草菌溶素	31	8	—	16	2	8	16	1
嗜热菌蛋白酶	38	7	—	22	1	10	—	—

核酸的二级结构

多聚核苷酸、特别是脱氧核糖核酸的二级结构和蛋白质的二级结构很不相同的一点是它由双链组成，链间靠碱基之间的氢键配对联结，其规律是腺嘌呤（A）与胸腺嘧啶（T）或尿嘧啶（U）配对，鸟嘌呤（G）与胞嘧啶（C）配对，以保证二链间的恒定距离和碱基对的取向（图1－10）。根据这种配对原则形成的螺旋也有多种，表1－3列举出其中的几种，两种最常见的是A型和B型DNA螺旋（图1－11）。所有上述几种螺旋都是右手螺旋，两条多核苷酸链反平行，这一点在单链内部配对时（例如在tRNA中）特别重要。还有一点是碱基堆积，碱基对之间的距离大致恒定在0.35nm左右。不同的螺旋结构在每圈碱基对的数目、碱基对与螺旋轴之间的夹角以及含有碱基对的两个平面之间的夹角等方面都有所不同。

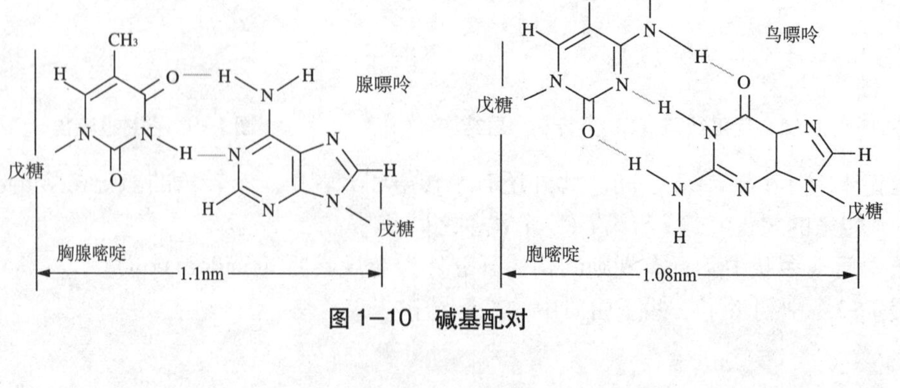

图1－10 碱基配对

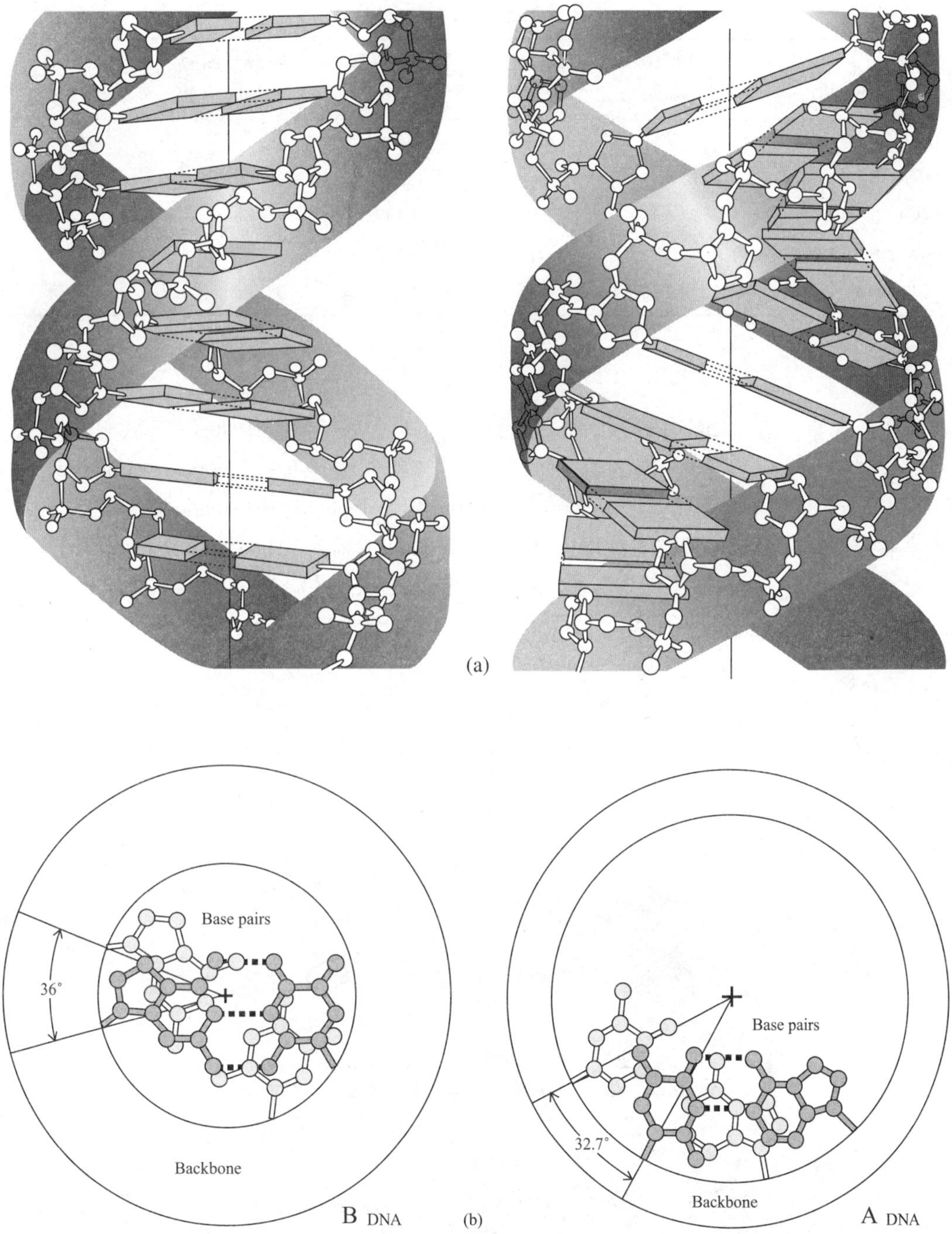

图 1–11　两种常见的 A、B 型 DNA

[引自参考文献 5.P180]

表 1–3　几种多聚核苷酸的结构

样　品	相对湿度 %	每圈残基数	每个残基位移（nm）	碱基平面与螺旋轴夹角	碱基平面间的二面角
DNA–A，Na^+	75	11	0.255	70°	16°
DNA–B，Na^+	92	10	0.346		
DNA–B，Li^+	66	10	0.337	88°	5°
杂交 DNA–RNA，Na^+	75	11	0.262	70°	
酵母 RNA 片段	75	10 或 11	0.29 或 0.264		

超二级结构与结构域

以上所述是二级结构的几种基本形式，实际的生物大分子常由几种不同形式组合在一起，形成有规则的、空间上易于分辨的组合体，称为超二级结构（super secondary structure）或特征序列（motif），图1–12分别表示α–loop–α、β–α–β、β–loop–β、Rossmann 折叠等几种motif。

多肽链在超二级结构基础上盘绕折叠成为近乎球状的结构，称为结构域（domain）。对于分子量较大的分子，蛋白质中常含有两个或多个结构域，结构域之间以松散的肽段相连，组装成三级结构。因此结构域是介于二级与三级结构之间的一种结构形式。图1–13示几种结构域。

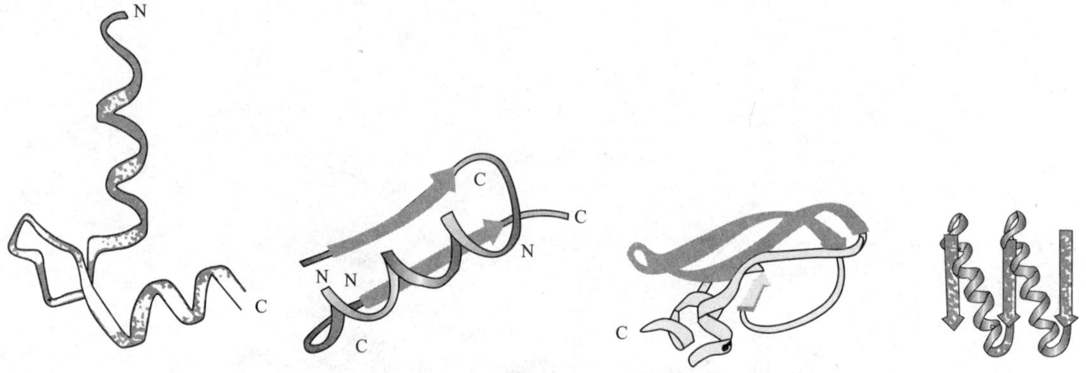

a　b　c　d

图 1–12　几种常见的超二级结构

a.α–loop–α　b. β–α–β　c. β–loop–β　d. Rossmann 折叠

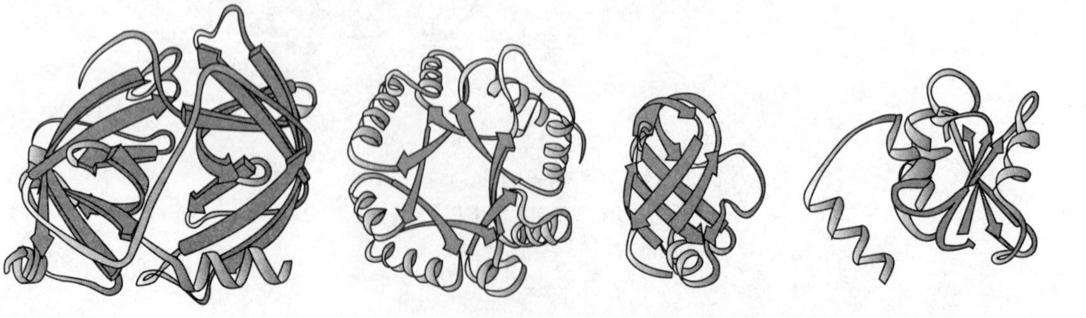

a　b　c　d

图 1–13　蛋白质分子中的几种结构域

研究二级结构的方法

生物大分子二级结构的研究已成为结构生物学的重要组成部分，其最终目的在于了解大分子二级结构的类型、相对含量与取向。其中最经常使用的是圆二色性（circular dichroism，CD）、红外（infrared）与拉曼（Raman）光谱。这三种技术的原理与测定方法已在本书第16与第15章中分别做了较详细介绍，可供参考。

应该指出，这些技术由于理论与技术都还不是十分完善，因此所得出的结果基本上属于定性或半定量的范畴。

除用实验方法测定以外，还可以从理论上对二级结构进行结构预测（structure prediction），例如Chou-Fasman方法就是根据X射线衍射得到的29种蛋白质的数据进行统计，得到各种氨基酸残基在蛋白质中形成α、β和无规卷曲构象的倾向性来预测二级结构的。虽然近年来方法不断改进，新的方法也不断出现，但总的说来，理论预测二级结构的准确率一般都不超过65%。

二级结构与生物分子功能的关系

二级结构是生物大分子空间结构的一个重要方面，生物大分子在不同状态、不同环境条件或与其他分子相互作用时，常常反映在二级结构的变化上，因此通过对二级结构的研究有助于对分子环境与作用的了解。

蛋白质的变性常伴随有CD谱的变化，这说明α与β结构的丧失，无规卷曲成分的增加。图1–14是肌红蛋白在酸滴定下变性过程中233nm处（主要是无规卷曲的吸收）椭圆度与pH的关系。从图可以明显看出pH = 4.4时肌红蛋白的突然变性。各种不同的变性因素（温度、尿素等）常显示不同的这类图形，有助于说明变性是一次完成还是分步骤完成的。

酶的结构常由于和辅酶、底物或抑制剂的作用而有改变，这就可用于结合的研究：改变程度可以反映结合部位数，选择性的标记可反映结合的位点。例如设某蛋白质的活性部位中有一组氨酸，但整个蛋白质中共有4个组氨酸。当把一个有光学活性的发色基团（chromophore）结合到其中任一个组氨酸附近，而CD谱显示和底物结合前后有变化时，这就证明该组氨酸所在处为酶的活性中心。

多聚核苷酸的二级结构在变性、结合、或从单链转变为双链时的变化同样可用CD等方法研究，而且比过去用光密度改变的方法要灵敏得多。

近年来对于疾病状态下蛋白质或多肽的构象改变引起人们极大关注。人们把这类疾病称为构象病（conformational disease），其中最著名的有疯牛病、羊瘙痒症、人克雅氏病（Creutzfeldt-Jacob Disease）以及Alzheimer's Disease等。CD与FTIR都证明疯牛病中正常的朊蛋白（prion protein，PrP^{C}）只有α螺旋，而病变的PrP（PrP^{sc}）中则有40%的β折叠。同样，Alzheimer's disease中的β淀粉样蛋白Aβ在聚集成斑

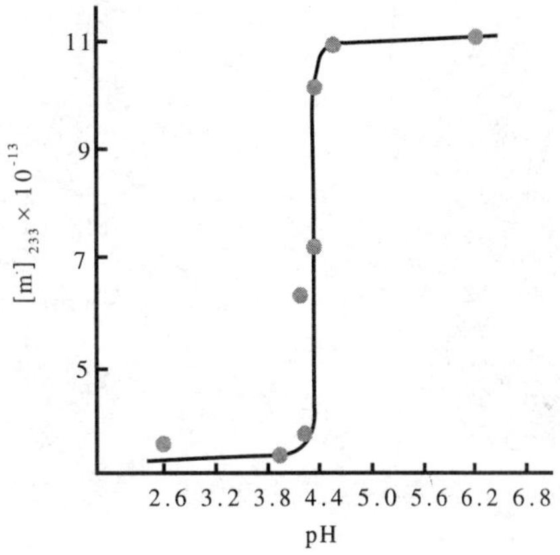

图1–14 肌红蛋白的变性过程

的过程中二级结构也发生明显变化。最近发现，这种改变可被称为humanin的一类多肽所抑制，这就为防止和治疗药物的研究提供了有利条件。

1–3 三级结构

三级结构（tertiary structure）是指一个不可分的单元（分子）的完整的三维空间结构。对于蛋白质，此单元通常是共价连接的一个分子，不论它只有一条多肽链，还是以共价方式结合起来的几条多肽链。对于核酸，可以是单个共价结合的链如RNA，也可以是互补的双链，如DNA。描述三级结构不仅包括局部对称结构（即二级结构），而且还包括各种二级结构间由于相互作用全部组分相对稳定后的空间位置。

三级结构的表达方式

要将一个蛋白质的空间结构完全表达出来是相当复杂的事。根据分子中实际原子的相对大小、间距以及肽链走向搭建而成的模型常被称为空间填充模型（space-filling model）。图1–15a示牛胰核糖核酸酶S的这种模型，可以看出其外表、形状以及与基质结合的部位。即使将全部H原子略去，而用计算机绘制出来的酵母己糖激酶A也还相当复杂（图1–15b），但可以看出该酶通过开合过程与葡萄糖分子的结合部位。比较常用的是碳原子列模型与卡通（cartoon）图。图1–16a是嗜热菌蛋白酶（thermolysin）的碳原子列图，由于只给出C原子，所以实际上表现的是肽链的走向，可以看到多处α螺旋，还标出了Zn^{2+}、Ca^{2+}等离子以及二硫键的位置。还可以看出该分子由两个折叠域组成。图1–16b是人碳酸酐酶的卡通图。图中用圆柱表示α螺旋，用箭头代表β折片，另外还可看出三个组氨酸的位置，注意相邻反方向折片之间有一定的扭曲。

目前已经测量出三级结构（tertiary structure）的生物大分子都储存在蛋白质数据库（Protein date bank, PDB）中供世界各国学者检索，借助于计算机软件可查阅并显示其空间结构，还可以在不同方向旋转以获得空间结构的细节。

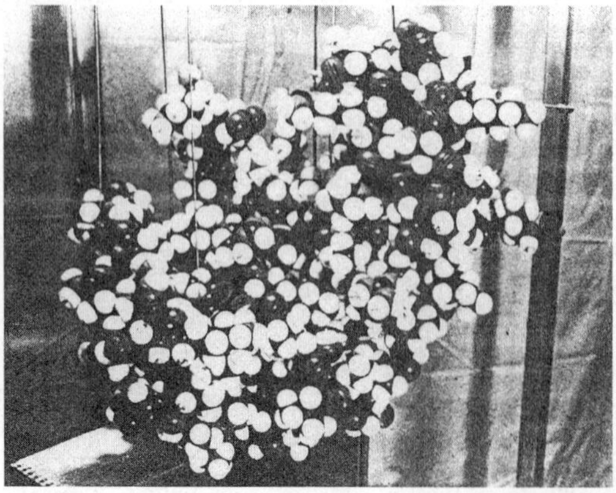
(a)

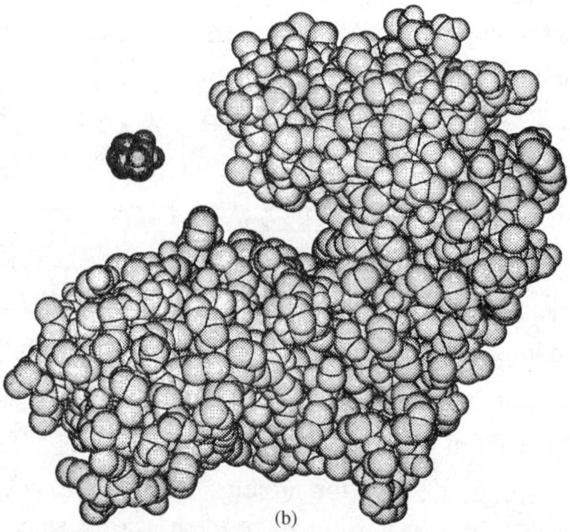
(b)

图1–15 牛胰核糖核酸酶S（a）与酵母己糖激酶A（b）

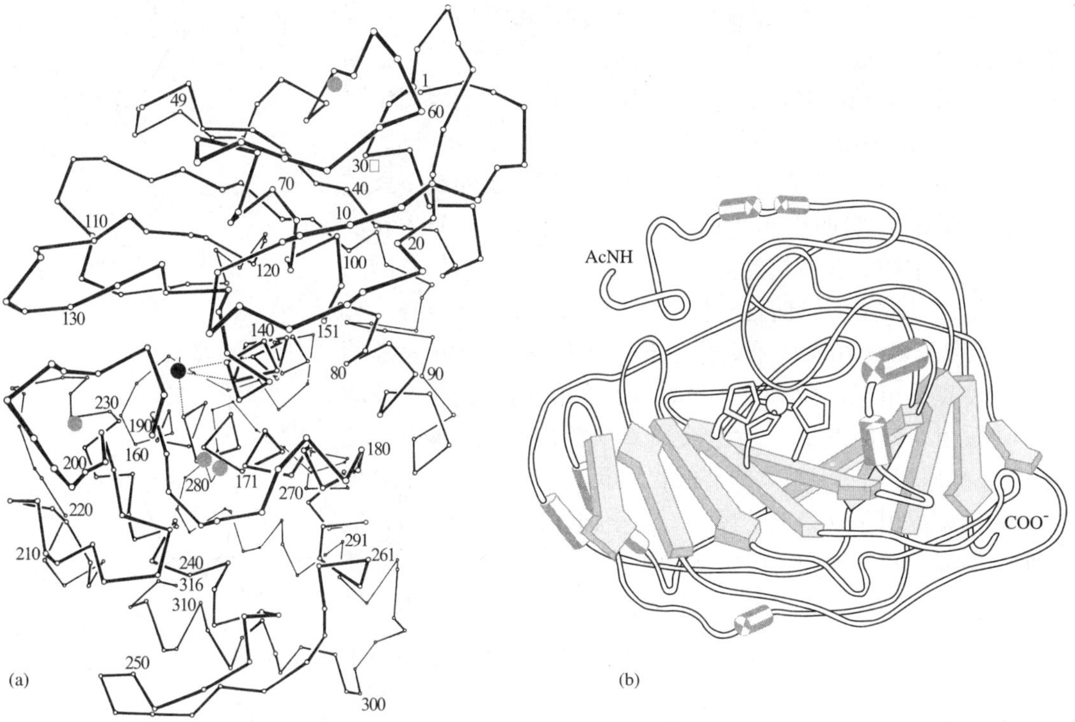

图 1–16　嗜热菌蛋白酶（a）与人碳酸酐酶的卡通图（b）

研究三级结构的方法

A. X 射线晶体衍射

X射线衍射（X–ray crystallography）是研究生物大分子结构最精确、分辨率最高的技术。关于 X 衍射晶体结构方法的原理见第 14 章。

生物对象的分子结构根据分子的形状可分为线性分子和球状分子两类。

a. 线性分子的结构

DNA 的结构　图 1–17 显示 DNA 在相对湿度为 75% 的衍射图，它显示螺旋结构的特征。层线（layer line）间距相当于 3.4nm，第 10 层线有一子午反射（meridianal reflection），相当于轴向重复距离为 0.34nm，表明每一圈螺旋有 10 个重复单元。由赤道反射（equatorial reflection）得出侧向间距为 2.0nm，反映了螺旋本身的直径。Watson 与 Crick 所提出的 DNA 分子模型，正是根据上述数据以及碱基以氢键连接成对及其取向等其他资料得出的结果。

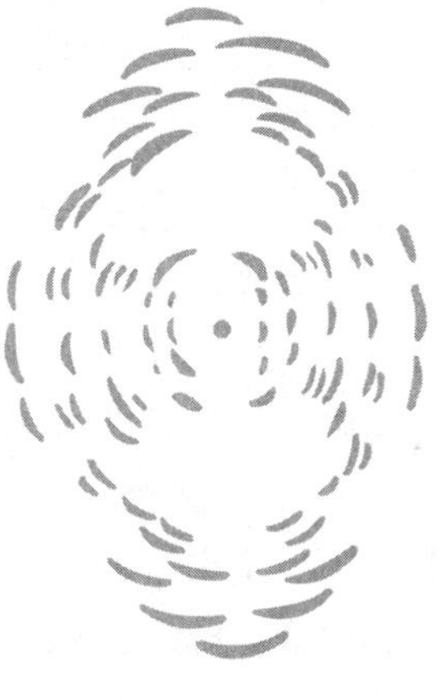

图 1–17　DNA 的衍射图

蛋白质纤维的结构　蛋白质纤维的结构是在 Pauling 与 Corey 对多肽链结构的 X 射线分析的基础上得出的。对于一条伸展的多肽链，X 射线衍射分析得到两残基之间的距离为 0.723nm（即周期），酰胺基中各个键长和键角均有一定数值（图 1–18）。

纤维蛋白从其衍射图来看可以分为三类。

β类纤维蛋白主要有蚕丝蛋白和β角蛋白。图1−19为家蚕丝的衍射图。根据层线可算出轴向周期为0.697nm，再根据子午反射可算出轴向重复距离为0.35nm，说明一个周期中有两个相同的结构单元。根据赤道反射可求出横向及侧向间距为0.92nm与0.47nm。由于轴向周期0.697nm略小于伸展多肽的周期0.723nm，说明蚕丝蛋白中的多肽链略有折叠。0.47nm反映一个折片中相邻多肽链的间距，0.92nm反映两个折片间的距离。β类纤维不易拉伸，这一性质说明多肽链基本是拉伸的。

α类纤维状蛋白中以羊毛、毛发等研究最详。α角蛋白衍射图的特点是出现很强的0.97nm的赤道反射和较弱的0.514nm的子午反射，如图1−20所示。此外α类蛋白可以拉伸，当拉伸100%时，可转变为基本伸展的β角蛋白。Pauling等正是根据上述结果提出了α螺旋的模型（见前面二级结构一节）。提出此模型后又从衍射图得到0.15nm的子午反射，它正好是α螺旋的轴向重复距离，更证实了此模型的正确性。螺距0.54nm在衍射图中没有反映，只有与此相近的0.514nm子午反射，这是由于α角蛋白中若干条α螺旋扭在一起形成复合螺旋，由于螺旋倾斜，使螺距在轴向长度减小之故。

胶原纤维在电镜下可见明暗相间的条纹，用小角度X射线衍射证实在轴间存在70nm的周期。胶原分子衍射图的特征是有0.286nm的子午反射，拉伸10%后变为0.31nm。由层线得轴向周期为2.86mm，赤道反射为1.1nm（图1−21）。胶原分子含1/4脯氨酸与羟脯氨酸，不能形成α螺旋。其结构是由三条三重左手螺旋形成的右手螺旋，螺旋结构的周期为2.86nm，一个周期中有10个氨基酸残基，轴向重复距离为0.286nm，侧向间距1.1nm反映胶原三股螺旋的排列。

b. **球蛋白的三级结构**

球蛋白由多肽链在空间中盘曲而成，结构复杂，但它能形成晶体，从衍射图可得到较多的衍射数据，可从晶胞中成分的电子密度分布确定其结构模型。这种分析和X射线衍射的分辨能力有关。例如对于肌红蛋白，第一阶段分析到0.6nm水平，从大约400个衍射点的分析得出一个晶胞内含有2个肌红蛋白分子，定出了多肽链和正铁血红素的位置，其中棒状结构符合α螺旋的特征，并推算出α螺旋部分的残基数占总残基数的70%，这和圆二色研究结果一致。进一步分析提高到0.2nm，虽然还不能定出每个原子的位置，但可肯定分子的主要部分由α螺旋组成，并且是右手螺旋。链必须弯曲、盘绕，其中约有13～18个残基不是螺旋，一半以上的残基可定出种类。再进一步分

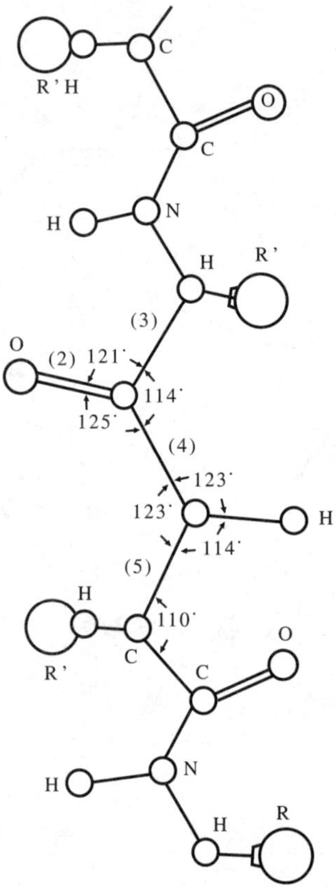

图1−18　伸展多肽链结构

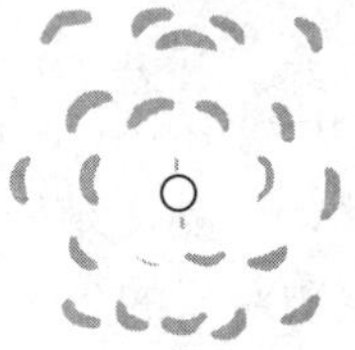
图1−19　家蚕丝的衍射图

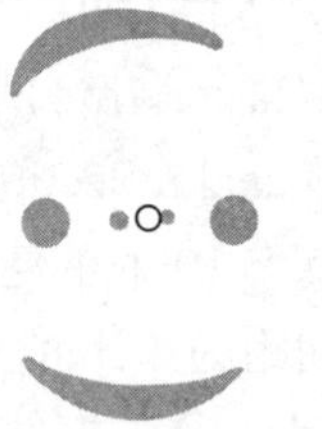
图1−20　α角蛋白的衍射图

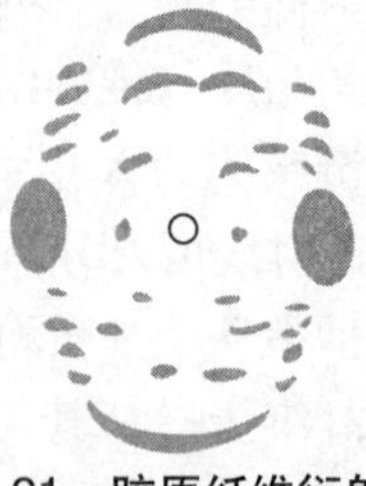
图1−21　胶原纤维衍射图

析到0.15nm水平，就可以完全清楚氨基酸的全部排列序列。

胰岛素是另一个例子。我国于1965年首次用化学方法人工全合成了牛胰岛素，1967年起用X射线衍射分析了猪胰岛素。1974年得到分辨率为0.18nm的结构。其特征为：A链包含两段α螺旋，B链只有一段螺旋。分子内部充满非极性氨基酸，分子表面的非极性部位可能是识别受体的结合部位，分子表面的极性区则可能是传递信息的活性部位。

来源于胰液的三种酶——胰蛋白酶、α糜蛋白酶和弹性蛋白酶分别含有223、241、240个氨基酸残基。X射线衍射研究可知它们含有5%的螺旋，三者分子内部氨基酸有10%相近，因而整个分子的结构相似，而分子表面则差别较大，有一个大小形状不同的袋状结构，适于装下不同的氨基酸侧链，这可能是三种酶具有不同功能的结构基础。

用X射线衍射研究生物大分子，已从简单分子逐步过渡到复杂的分子与分子复合物。例如1985年第一次获得了膜蛋白的晶体（紫菌光合反应中心）并测定了其结构。同年还测定了人的感冒病毒，以后又测定了抗原-抗体复合物，人白细胞抗原HLA-A_2的晶体结构，$tRNA^{Gln}$合成酶和ATP复合物的晶体结构，以及一系列转录调控蛋白与DNA复合物等等。

由于探测器的改进，计算机的协助，目前进展越来越快。到2004年，所得结果已存入国际数据库PDB的已有23000种之多。

B. 多维核磁共振（multi-dimensional NMR）

核磁共振是具有磁矩的原子核在静磁场中产生能级分裂，然后对外加射频场产生共振能量吸收的现象，共振峰位能给出分子结构的信息。但在一般一维核磁共振谱中，生物分子的核磁共振信号严重重叠，无法分辨，在Ernst等发展了二维核磁共振（2D-NMR）方法之后，Wüthrich等开始应用于生物分子获得成功，1985年发表了第一个用2D-NMR测出牛胰液中提取的蛋白酶抑制剂BPTI A的溶液二维结构。和X射线衍射方法根据每个原子对射线的衍射来确定分子的结构不同，2D-NMR是根据每一对原子核之间的距离（以及二面角）的信息来确定分子结构。因此2D-NMR是独立于衍射方法之外、能获得类似分辨率的测定二级结构的方法。为了进一步分开重叠的共振峰，从2D向3D、4D-NMR扩展，从同核向异核发展，使多维NMR方法逐步应用于分子量更大的分子的结构分析，目前已经可以应用于分子量为900kD的分子伴侣GroEL、GroES复合物的研究。有关核磁共振方法原理可参阅第18章。

C. 三维电子显微镜技术

利用电子显微镜研究生物对象的结构是对观察到的二维图像推测其三维结构。由于冷冻电镜技术、三维重组技术以及计算机技术的发展，不仅可以得到细胞的立体图像，而且还发展到能用于生物大分子包括病毒、细胞内的微管，细胞色素C还原酶、膜蛋白（如捕光复合物、乙酰胆碱受体、嗜盐菌紫膜）等，用电镜观察到的分子分辨率都在nm数量级，比前述两种方法要低。关于用电镜观察大分子的方法见13章。

D. 扫描探针显微术（Scanning Probe Microscopy，SPM）

从上世纪80年代开始，逐渐发展出一系列利用各种探针在样品表面扫描而获得样品表面高精度图像的技术，统称为扫描探针显微术。最早出现的是1980年瑞士G. Binning和H. Rohrer发明的扫描隧道显微术（Scanning Tunneling Microscopy，STM）。他们利用探针针尖与样品表面在接近时产生的量子隧道效应，使电子通过二者之间的能障，此电流随二者间距而变化：

$$i \propto e^{-2kd}$$

式中i为间距d时的隧道电流。用压电晶体设计一套反馈系统。当d减小时，增大的电流使针尖上升；d增大时，减小的电流使针尖下降，使针尖在扫描过程始终维持与样品表面的距离一定，这样所得图像就反映样品表面的形貌。图1–22示STM原理。利用STM人们第一次在室温条件下无需真空观察到了DNA的图像，为此G. Binning和H. Rohrer于1986年获得了诺贝尔物理奖。

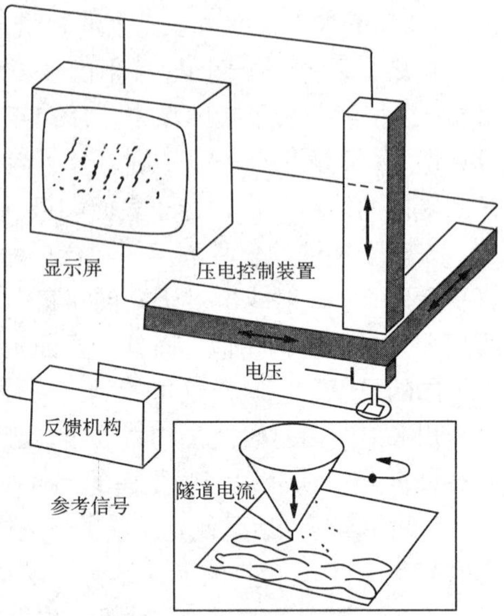

图1–22 STM原理图

利用类似的原理，扫描离子电导显微术（Scanning Ion Conductance Microscopy, SICM）利用微电极与通道之间的离子电流，可研究离子通道的形貌。原子力显微镜（Atomic Force Microscopy, AFM）则利用弹簧片顶端的针尖与样品接触时产生的力（~10^{-12}牛顿）成像，以避免针尖在扫描过程损伤样品，AFM分接触方式（contact mode）或改进的轻敲方式（tapping mode），使针尖不连续接触样品而是与样品间断式的接触（图1–23 B，C）。目前AFM在生物样品观

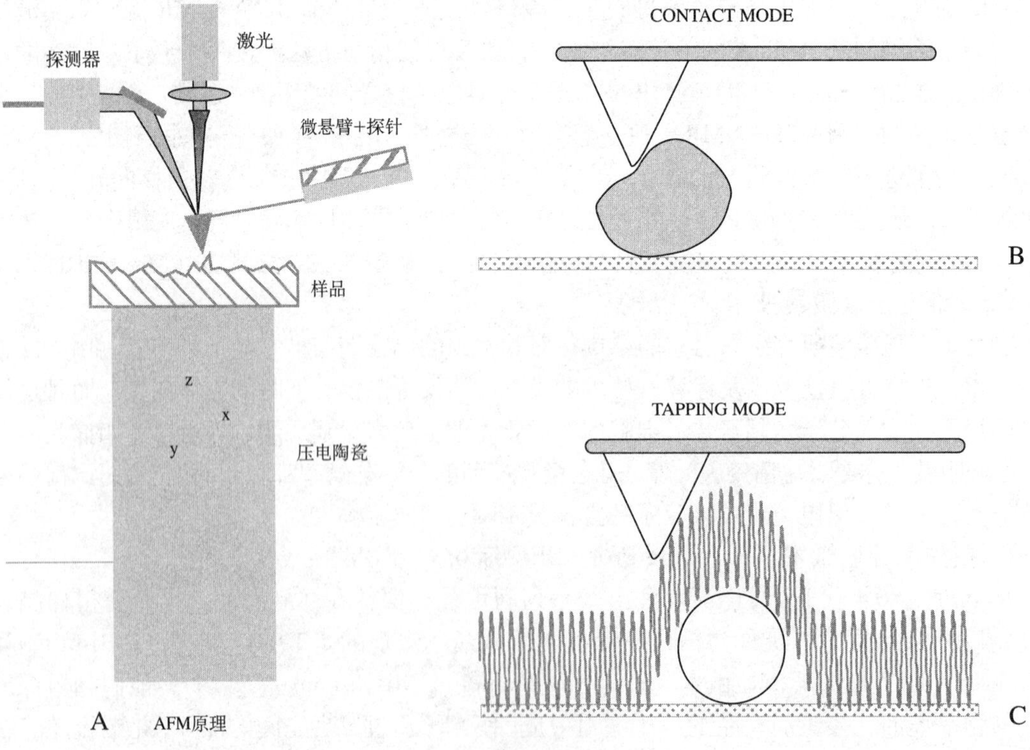

图1–23 AFM原理图

察中得到了广泛应用，而且发展到可测量针尖与样品之间作用力，因而得到力谱（force spectrum），可用于蛋白质折叠的研究等（可参阅第3章“生物单分子生物物理”节）。

研究三级结构的意义

三级结构详细地描绘出生物大分子空间结构的图像，因此研究三级结构对于了解分子的功能显然具有重要意义。

从结构了解不同类型的组成单元在大分子上的分布状况有助于了解大分子和其他分子相互作用的可能性。以蛋白质为例，极性残基常分布于表面，而非极性残基则多在分子内部，有利于说明蛋白质通过氢键和水分子结合，也有助于说明大分子与底物、激素、药物、毒物等的电相互作用。而对于膜蛋白，在跨膜部分由于处于脂双层之中，因此非极性残基处于分子外部，而极性、带电基团则位于分子内部，离子通道通常就是这类结构。

不同环境条件下大分子结构的改变及其与分子活性的关系有助于了解大分子的变性及其过程，也有助于了解维持大分子于一定构型时的主要作用力。

增加或者减少大分子的组成单元，或者修饰大分子的某些特定部位（结合小分子或金属离子）并研究结构变化和活性关系，可以了解在大分子中是否具有较小的活性部位以及分子的其余部分在维持活性中所起的作用，这在酶的研究中具有特殊意义。

大分子的空间构型还有利于说明它对某些小分子的透入程度。例如蛋白质中的色氨酸是能够发荧光的基团，O_2能够猝灭球蛋白分子的大部甚至全部荧光，而碘离子则只能猝灭局部，说明二者透入程度不同。

大分子的结构是动态的，还是静态的？在空间结构中，每个原子都受到邻近原子的相

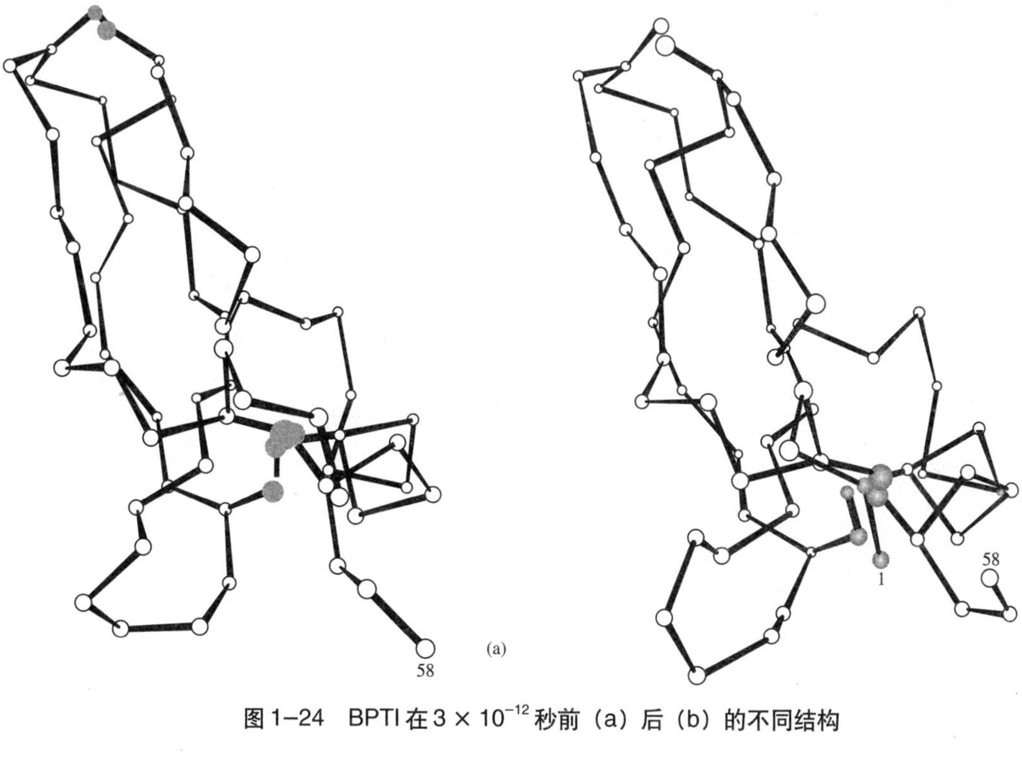

图1–24　BPTI在3×10^{-12}秒前（a）后（b）的不同结构

互作用，但又受到它们的制约，因此实际上每个原子应该都处于一种类似简谐振动的状态，使整个分子在极短时间内处于不断变化的状态。1986 年 M. Karplus 首先从理论上用分子动力学（molecular dynamics）的方法研究牛胰酶抑制剂(BPTI)，每隔10^{-12}秒得出其结果，将这些结果叠加在一起，得出分子的动态模型。图 1–24 是 BPTI 在 3×10^{-12} 秒前后的不同结构。图 1–25 是肌红蛋白在 8 个不同时间空间结构的叠加图。可以看出，分子的一部分结构基本不变，而有些部分则变化比较大，一般来说，基本不变的部分是保守的，而结构变化大的地方正是容易与其他分子相互作用的部位。这说明每个分子都是处于动态的，也只有分子处于动态才能完成一定的功能。前述用X射线或NMR测出的结构只是在一定时间内的平均值。

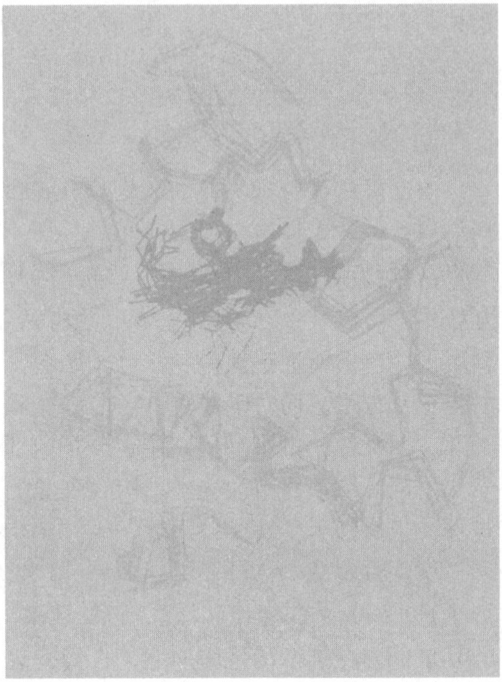

图 1–25　肌红蛋白不同时间空间结构的叠加图

结构相似性和功能的关系是引人注意的研究课题。例如乳酸脱氢酶中有两个和菸酰胺腺嘌呤二核苷酸（NAD）结合的部位，在可溶性苹果酸脱氢酶、3–磷酸甘油醛脱氢酶和肝醇脱氢酶中都有这两个结合部位。但它们的一级结构并不显示是同系物，结合部位在一级结构中的位置也很不同。但是这四种酶除结合部位以外的其他部分则结构非常相似。这是否由于进化而产生的？相似部分是否只提供了结构的限制性？这些问题都还有待解决。更突出的例子是超氧化物歧化酶（SOD）和免疫球蛋白重链的可变区（V_H），见图 1–26。这二者的功能完全不同，但它

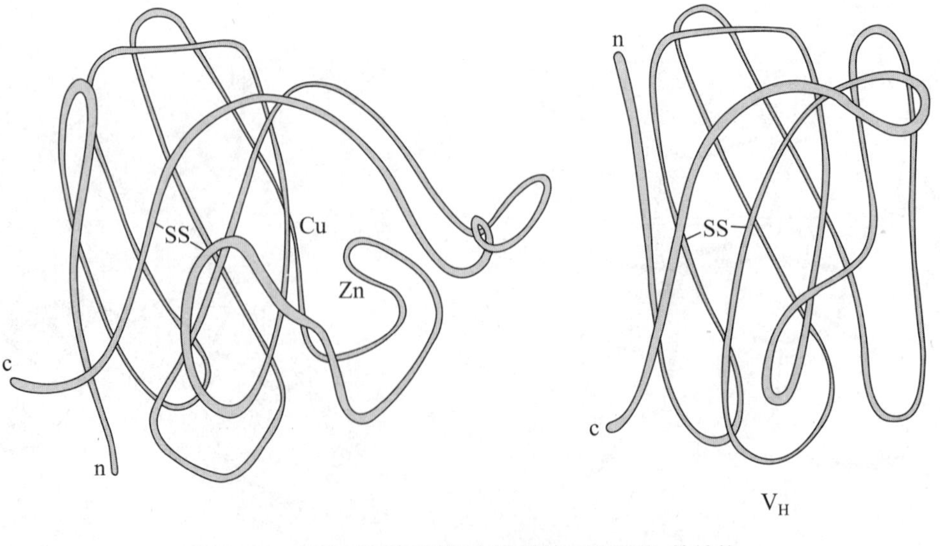

图 1–26　SOD 和免疫球蛋白重链的可变区 V_H 的结构

们的三级结构则十分相似。有人提出这可能是一种蛋白而具有多种功能的概念，但还有待深入研究。

1–4 四级结构

独立的三级结构之间的非共价缔合称为四级结构（quarternary structure），这些独立的三级结构被称为亚基或亚单位（subunit）。亚基的数目、类型、亚基的立体排布、亚基间相互作用与接触部位的布局都属于四级结构的研究内容。事实表明，分子量在55，000以上的蛋白质几乎都有亚基。一般来说，单独存在的亚基没有生物活性，在成为完整的四级结构时才有。四级结构中的亚基可以相同，可以不同，例如过氧化氢酶由4个相同亚基构成，肝醇脱氢酶由2个相同亚基组成。

现以血红蛋白为例说明四级结构的一般状况及其意义。血红蛋白的主要功能是运载O_2和CO_2。它有四个亚基，每个亚基含有血红素作为其辅基。正常人红细胞中含有两种血红蛋白，即H_bA_1与H_bA_2，前者占96%以上，由两个α亚基和两个β亚基组成，以$\alpha_2\beta_2$表示。后者占1.5%～4%，由两个α亚基和两个δ亚基组成，以$\alpha_2\delta_2$表示。α亚基由141个氨基酸组成，β和δ亚基各有146个氨基酸。这些亚基约有75%主链形成8段α螺旋，各段之间有长度不等的非螺旋部分。4个亚基分布在相当于四面体的四个角上。图1–27示血红蛋白分子β亚基的结构。

血红蛋白中的亚基和O_2结合后构象改变。X射线衍射研究表明脱氧与氧合血红蛋白的四级结构明显不同，氧合后分子更为紧密。例如氧合过程中β链间的铁原子距离从3.99nm减少到3.34nm。特别是α–β链间接触面的改变更引人注意。当氧合血红蛋白转变为脱氧血红蛋白时，$\alpha_1\beta_1$接触面的移动较大。一般认为α亚基首先与O_2结合，引起构象的改变，从而促进β亚基的氧合，而一对α和β亚基氧合后将更促进另一对α和β亚基的氧合。这种由一个亚基的构象改变而引起其余亚基构象和性能改变的作用，称为变构效应（allosteric effect）或别构效应。变构效应是生物用来调节大分子(特别是酶)功能的普遍方式。

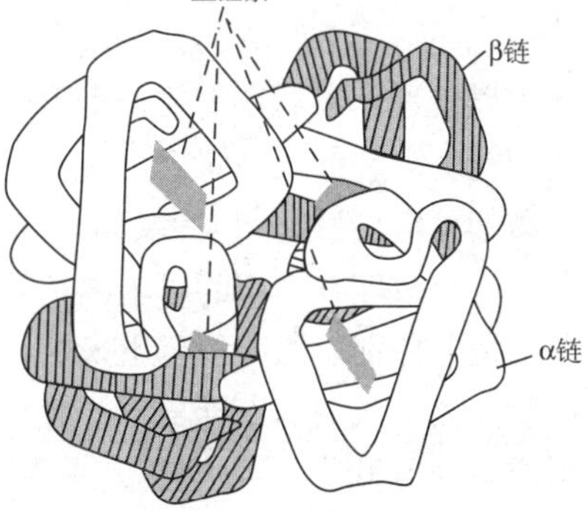

图1–27 血红蛋白分子的结构

已知镰刀状贫血症病人的血红蛋白（HbS）与正常人血红蛋白（HbA）只有β6位上一个氨基酸之差。从四级结构看，HbS也由4个亚基组成，但脱氧HbS分子能进一步线性缔合成为长链，导致氧合能力过低。已发现体外用氰酸钠处理镰刀状贫血症患者的红细胞，可防止红细胞在脱氧状态下形成镰刀状(这是由形成长链线性缔合物所造成的)。这种细胞生存时间比处理前要长，输氧功能也有改善。HbS分子的一个氨基用KCNO修饰后就能抑制红细胞形成镰刀状，这一反应和CO_2与HbA的结合类似，只不过CO_2结合可逆，而KCNO修饰不可逆而已。这说明如能解决KCNO的毒性问题，则镰刀状贫血症就有了治疗的可能，另一方面也说明深入研究蛋白质的空间结构将有助于治疗分子病。

研究四级结构的方法可以用X射线衍射和电镜观察，也可以用各种流体力学的方法、包括粘度等技术，测定大分子体系的分子量和体系中颗粒的大小。近来凝胶电泳和凝胶过滤等方法得到广泛应用。聚丙烯酰胺凝胶电泳（SDS−PAGE）可使亚基分离，测定亚基的分子量。

蛋白质与多肽的折叠与去折叠

蛋白质折叠（folding）是早在蛋白质三级结构被测定时就已提出的一个重要问题：蛋白质怎样从它的一级结构序列组装成为具有一定功能的紧凑的三级结构？如果说从DNA→RNA→蛋白质被称为遗传中心法则，那么从一级结构→空间结构→功能就可以被看成为结构生物学的中心法则。

从蛋白质随机的一级结构各种可能构象折叠成为天然状态显然不现实，这会要耗费无穷长的时间。因此，目前多认为折叠从形成局部二级结构开始。例如所谓构件模型（frame work model）认为先形成的二级结构通过疏水相互作用驱使疏水性残基远离水，这一点起很重要的作用。这样形成的中间阶段称为熔球态（molten globule）。这时蛋白质基本上已获得了它的全部二级结构，但比起天然状态还不那么紧凑，其疏水内部还可以像液态那样得以接近。最后还需要一个限速步骤使内部侧链达到精确组装的天然状态。实验已经证明可溶性蛋白质的可电离残基和大多数极性残基都在蛋白质表面。少数被埋在内部的可电离基团是由多种极性相互作用、特别是氢键稳定下来的。主链肽键不和水接触，而形成各种二级结构，使α螺旋、β片层等组成各种motif，如4α螺旋束或各种β筒（β barrel），其中侧链彼此都有合适的组装程度。一个或几个motif组成域，从变性（denaturation）与复性（renaturation）实验确已证明域可以彼此独立地折叠或者去折叠，一个域或者几个域可以组成蛋白质或其亚基。离体条件下复性的亚基组装可得到具有完全活性的蛋白质，这说明天然状态已处于自由能最小的状态。

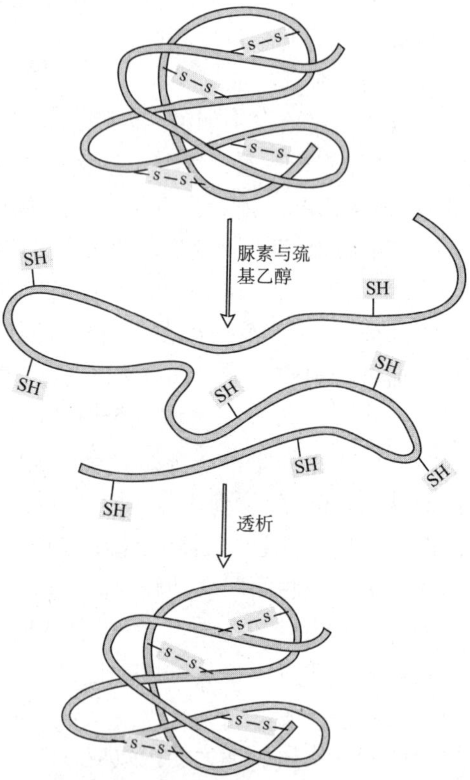

图1−28 离体蛋白质的变性与复性

除此以外，还提出过其他模型，例如疏水消失模型（hydrophobic collapse model），认为疏水性的消失驱使蛋白质紧凑化，使折叠发生在一个受限的体积中，从而使达到天然肽的途径简化。

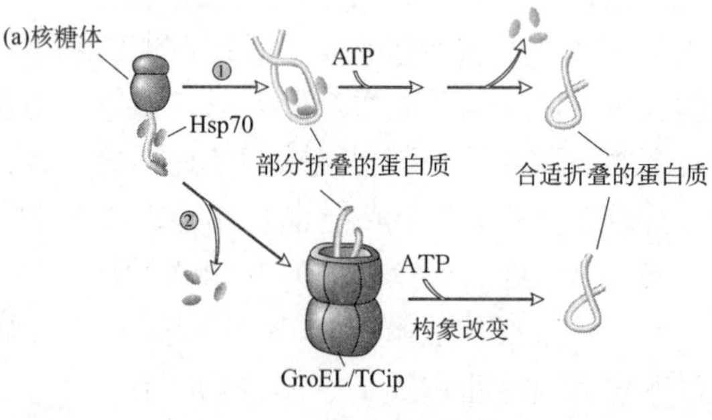

图1−29 分子伴侣介导的蛋白质折叠

在活细胞内新生肽链的折叠则常需有被称为分子伴侣(molecular chaperone)的分子的帮助。例如已知大肠杆菌中有三种分子伴侣参与胞浆中新生肽链的折叠：触发因子TF，Hsp70 DnaK与伴侣素（chaperonin）GroEL。

研究蛋白质折叠一般应用CD，荧光分光光度术，FTIR等技术，折叠过程常被认为发生在毫秒至秒的时间范围之内，这是由于实验过程常应用了停流技术（stopped-flow），即把用变性剂使未折叠蛋白突然混合，再用上述技术监测之故。小于毫秒的折叠过程不能被这些技术察觉。近年来应用更先进的技术，例如纳秒分辨（nanosecond-resolved）甚至飞秒分辨(femtosecond-resolved)的光谱与X衍射技术已能将折叠过程的细节分辨出来。这肯定将进一步推动对折叠，去折叠（unfolding）以至错误折叠（misfolding）引起疾病的机理的研究。

复习思考题

1. 蛋白质一级结构包含哪些内容？了解蛋白质一级结构对于认识其高级结构有什么帮助？
2. 蛋白质的二级结构是如何产生的？研究二级结构的变化有哪些主要技术？ 研究二级结构的医学意义？
3. 研究蛋白质三级结构的主要技术？试比较这些技术的优缺点。空间结构的相似性是否意味着分子功能的相似性？
4. 蛋白质折叠问题为什么受到重视？它与疾病有什么关系？

参考文献

1. 李庆国, 汪和睦, 李安之. 分子生物物理学. 北京: 高等教育出版社, 1990
2. Benaszak LJ. Foundations of Structural Biology. San Francisco, Academic Press, 1996
3. Chan HS and Dill KA. Protein Folding Problems. Physics Today, 1993 Feb. 24−32
4. Cohen FE. Protein Misfolding and Prion Disease. J of Molecular Biology, 1999, 293:313−320
5. Cantor CR and Schimmel PR. Biophysical Chemistry, Part I. San Francisco, W.H Freeman and Company, 1980

2 分子内与分子间的相互作用力

Intra-and Inter-molecular Forces in Macromolecules

生物分子以及由它们所组成体系的功能和其结构密切相关，而这种结构之所以能够维持取决于分子内部基团之间或者分子之间的各种作用力。前章中已经提到维持一级结构靠组分之间的共价结合或者二硫键，二级结构例如□螺旋则依靠氢键。氢键和共价键相比要弱得多，因此加热或其他不很剧烈的方法就能使之断裂。但由于氢键数量较多，它在维持整个分子的空间结构方面仍起很重要作用，只有一定数量的氢键都受到破坏，才能使结构改变，分子丧失其活性。因此研究结构以及结构与功能的关系都必须以对相互作用力的了解作为基础。

生物体内存在着大量特异相互作用，在药物、激素和细胞膜上的某些分子（例如受体）之间、酶与其底物之间，以及抗原和抗体之间，都有这种特异相互作用。特异相互作用是识别（recognition）现象的基础，并且是生命现象区别于非生命过程的一种特征。所以相互作用力的研究对于了解药物、激素、酶、抗体等的作用机理显然具有十分重要的意义。

分子中的原子之间或者分子与分子之间的作用力，基本上都属于带电粒子之间的静电力，至于由电荷运动而产生的电磁力，目前研究不多。

直接测定两个微观客体（原子、分子等）之间的力很困难，但在许多情况下常常可测定相互作用的能量。例如当Na^+与Cl^-相距无限远时，可以认为相互作用力为0，因此可以任意规定这时体系所具有的势能为0。而当这两个离子由于引力作用彼此接近到相距为r时，其势能应为

$$E_1 = \int_{\infty}^{r} \frac{q^2}{r^2}\, dr = \frac{-q^2}{r} \qquad (2-1)$$

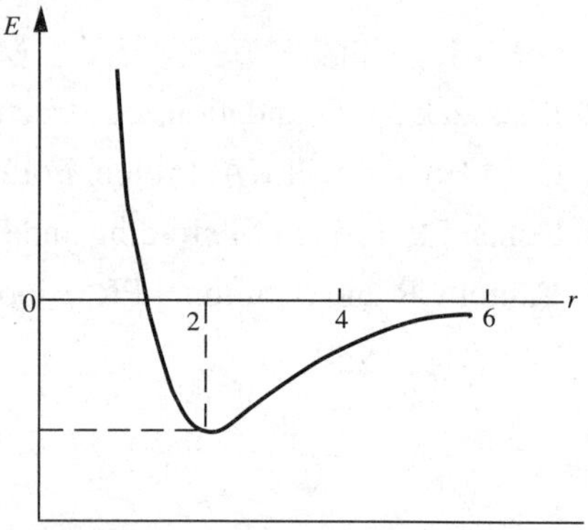

图2-1 势能曲线

式中E_1代表电量各为$\pm q$的离子相距为r时的势能值。

实际上两个原子核之间还有斥力，由于斥力而产生的势能按指数规律变化：

$$E_2 = be^{-r/a} \qquad (2-2)$$

式中b和a都是常数。因此整个体系的势能为E_1与E_2之和，即

$$E = E_1 + E_2 = \frac{-q^2}{r} + be^{-r/a} \qquad (2-3)$$

E和r的关系可按上式绘成图2–1，称为势能曲线。斥力与吸力平衡时势能曲线出现最小值。键能指分开的原子系统的势能与结合的原子系统的势能之差。如图2–1，对NaCl来说，此值为-5×10^5J/mol。键能可通过各种物理与化学方法测定，例如光谱与辐射作用等，因此用相互作用能比用相互作用力更为方便。

一般把相互作用分为强和弱两类，其标准是分子热运动对它的影响。强相互作用不易受热运动影响，而弱相互作用则易为热运动所削弱或破坏，分子热运动的平均能量为kT，其中T为绝对温度，k为波尔兹曼(Boltzmann)常数，在体温（310K）下此值约为2.51×10^3J/mol。强相互作用比此值大得多，而弱相互作用则和kT同数量级。属于强相互作用的有共价键、配位键与离子键，属于弱相互作用的有氢键，范德瓦尔（van der Waals）力等。

2–1 强相互作用

强相互作用是使分子中的原子结合在一起的主要作用力，生物分子的一级结构就是由强力产生的。由此所产生的键能远大于一般热运动的能量，约在几百个kJ/mol数量级。表2–1列出一些典型键的键能。

表2–1 一些典型键的键能

键	键能	
	eV	kJ/mol
H—H	4.40	419
>C—C<	2.55	243
>C—H	3.80	360
>C—N<	2.13	201
>C—N<（肽）	3.03	293
>C=C<	4.35	415
>C=O	6.30	599
—C≡C—	5.35	511

共价键

原子互相接近形成分子时，原子外周电子云相互作用形成为共价键（covalent bond）。这时原来分属于不同原子的电子云重新组合成属于由这2个相互作用的原子所组成体系的新的电子云分布，或者说，原子轨道改变为分子轨道。

分子轨道和原子轨道的原始状态有关。例如两个氢原子外围各有一个1s轨道，成键时得到的分子轨道有2种，一种为成键轨道，另一种为反键轨道，如图2–2所示。这2种轨道都对于联结2个原子核A和B的键轴对称，称为□键。成键轨道两核间电子云密度大，反键轨道两核间密度小，称为□* 轨道。每个键中有2个电子，成键□轨道能量较低，反键□* 轨道能量较高。

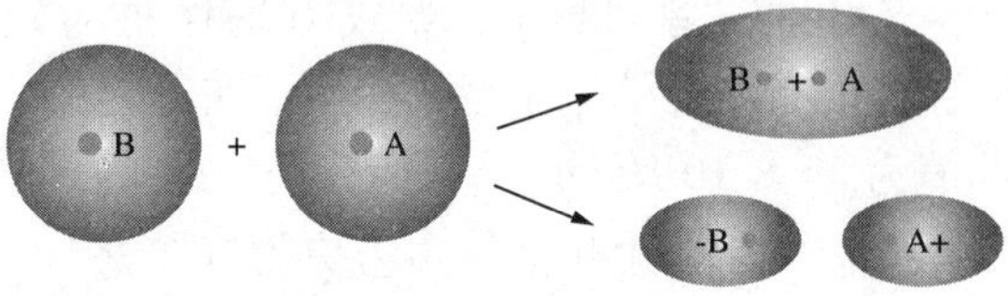

图2–2　氢分子轨道

*p*电子云的分布是8字形的。由*p*电子形成□键的情况如图2–3a所示。如果有一个以上的*p*电子，则它们的电子云互相垂直，于是就有2个原子的*p*电子云互相平行接近的情况出现，这时形成的键成为□键，其中的电子称为□电子。□键的特点是分子轨道相对于通过键轴并与*p*电子云垂直的一个平面对称，如图2–3b所示。能量较低的是成键□轨道，能量较高者为反键□* 轨道。除□和□电子外，分子中某一原子如还剩余不成键的电子则称为非键孤对电子（nonbonding lone pair electrons），用*n*表示，它一般局限在该原子附近。

对于一个既有□，又有□（及*n*）电子的体系，其能量状态可以根据量子力学计算。以甲醛为例，在C和O之间可能存在的轨道及其相应能量如图2–4所示。处于基态（ground state）时能量最低的3个轨道上各有2个电子，其自旋相反。只有在接受外界能量，受到激发时才有可能使电子跃迁到能量较高的状态。

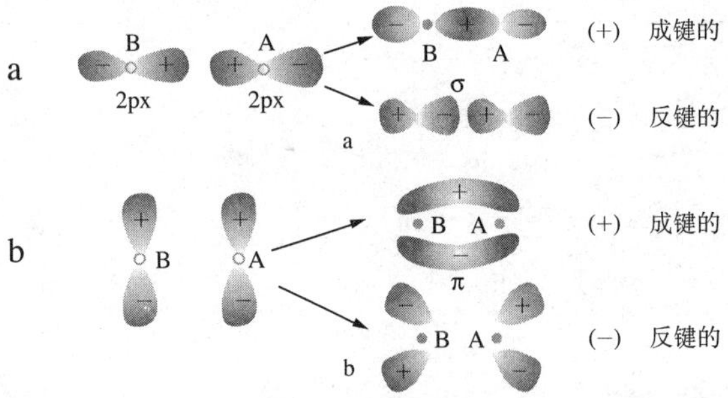

图2–3　由*p*电子轨道形成的分子轨道

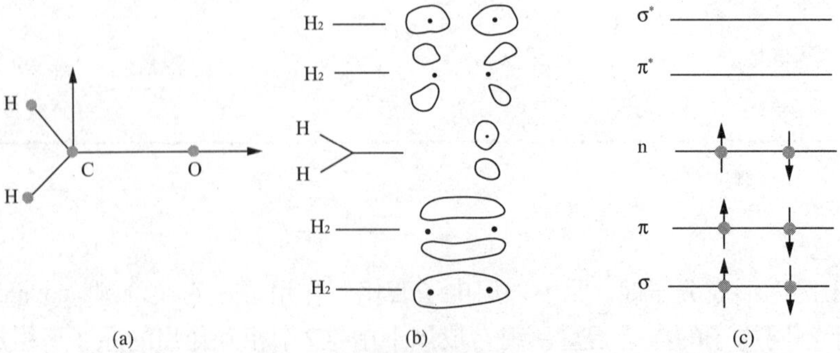

图2–4　甲醛分子（a），其可能的分子轨道（b）与相应能级（c）

共轭体系

当几个原子互相联结而又具有连续的□轨道时，□电子云在更大的范围内互相重叠，使□电子能在更大的范围内活动，例如苯分子由6个C原子组成，每2个C原子之间都能形成□键，这时□电子可在整个苯环平面中运动，这称为电子的非定域化作用（electron delocalization）。图2–5示苯分子轨道的形成。其结果是体系的能量减小，稳定性提高。过去认为苯分子的结构是单键与双键相间的结构，所以被称为共轭双键系统（conjugated double bond system）。实际上各个键的双键程度相同，常用如下图右方形式表示：

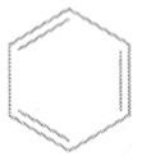
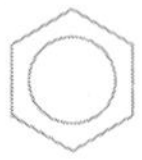

如果这类分子中的一个C原子被N、O、S等杂原子取代，则杂原子上的n电子也可以参与共轭，例如吡啶与吡咯环上的N原子就是这种情况：

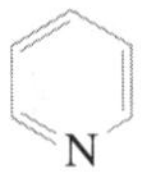

吡啶

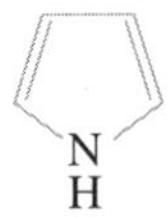

吡咯

共轭体系并不只限于环状结构，长链状分子也同样有这种可能。

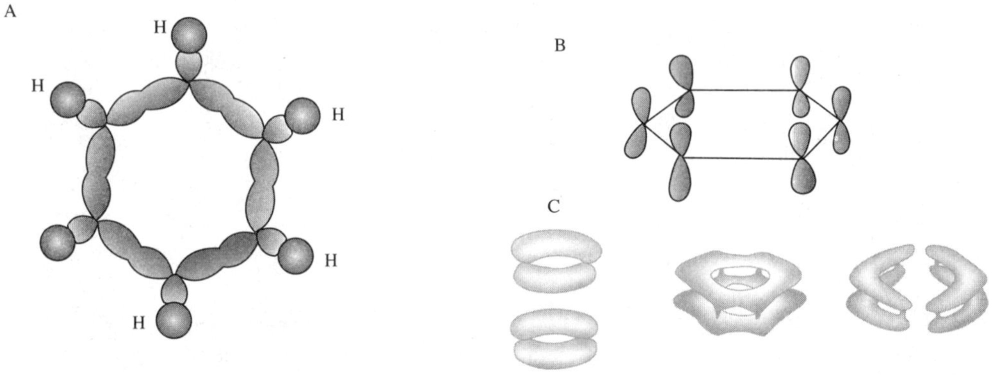

图2–5　苯分子轨道的形成

在生物学中，含有杂原子的共轭体系之电子非定域化具有特别重要的意义，它出现在具有重要生物功能的分子上，是决定生物分子吸收、传递能量及发射能量的关键因素。例如细胞中的重要成分是核酸、蛋白质和高能磷酸物。核酸中的嘌呤、嘧啶都是共轭杂环化合物。ATP的一端是嘌呤，而另一端磷酸根中的□电子活动性也很大。蛋白质由20种氨基酸组成，其中芳香氨基酸都是共轭体系，而且肽键本身也是具有共轭作用的小片段。虽然□电子不能沿多肽链自由运动，但当多肽链通过氢键互相联结时，□电子可以在链与链之间非定域化。除此以外，和氧化还原作用密切相关的酶，例如FMN（黄素腺嘌呤单核苷酸）、FAD（黄素腺嘌呤二核苷酸）、DPN（二磷酸吡啶核苷酸）、TPN（三磷酸吡啶核苷酸）、细胞色素的血辅基，以及卟啉、苯醌、类胡萝卜素、视黄醛、黑色素等无一不是共轭体系。可见生命的基本表现和高度共轭化合物的存在显然具有密切关系。

离子键

如果共价键中的2个电子偏向一极，这时就不再形成分子轨道，即不成为成键电子，纯粹属于二个离子间的相互作用，其作用完全可以用Coulomb定律描述，见（2.1–2.3）式，这样形成的键称为离子键（ionic bond）。这时的相互作用能取决于离子间的距离。以Na^+Cl^-为例，在溶液中时力与r有关，r大时，Na^+与Cl^-互相吸引。当离子接近到图2–1的最低点时，吸引力与排斥力互相平衡。对Na^+Cl^-晶体来说此距离为2.79×10^{-10}m。由此得出的相互作用能为8.27×10^{-19}J或5.31eV。

蛋白质中存在大量的带电侧链，形成所谓盐桥（salt bridge），是共价键以外使结构稳定的力。在中性pH下，羧基是负电荷的来源，主要来自门冬氨酸、谷氨酸与C末端残基。正电荷来自N末端残基如赖氨酸与组氨酸残基，表2–2列举了脱氧血红蛋白中的一些盐桥。

表2–2 脱氧血红蛋白中的一些盐桥

正电荷	负电荷	备注
胍基基团	门冬氨酸侧链	联结 $□_1□_2$ 亚基
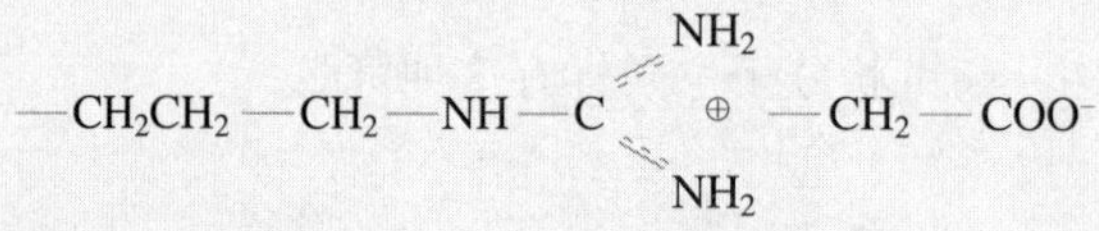		
赖氨酸 □- 残基	C- 末端羧基 —COO^-	联结 $□_2□_1$ 亚基与 $□_1□_2$ 亚基
组氨酸咪唑环	门冬氨酸侧链	
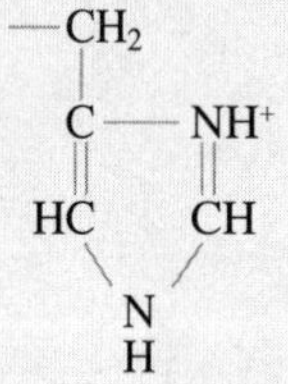	—CH_2—COO^-	

离子键的形成不仅有稳定结构的作用，而且也和识别有关。例如乙酰胆碱是一种神经递质，它从神经末梢释放、穿过突触间隙，在突触后神经细胞上作为受体被探测。它对心跳、肌肉运动和激素作用均有影响。在乙酰胆碱代谢中起重要作用的乙酰胆碱酯酶，此酶的活性部位至少有1～2个带负电的位置（可能由于羧基电离而产生）和一个使乙酰胆碱的酯键破坏的部位。在酶识别其作用底物的过程中，主要依靠酶上负电荷和乙酰胆碱定位基团中的带正电N原子之间所形成的离子键，而使二者结合起来，以便保证乙酰胆碱对于酶的活性部位能正确配合（图2–6）。由此也可以理解，结构类似的N–

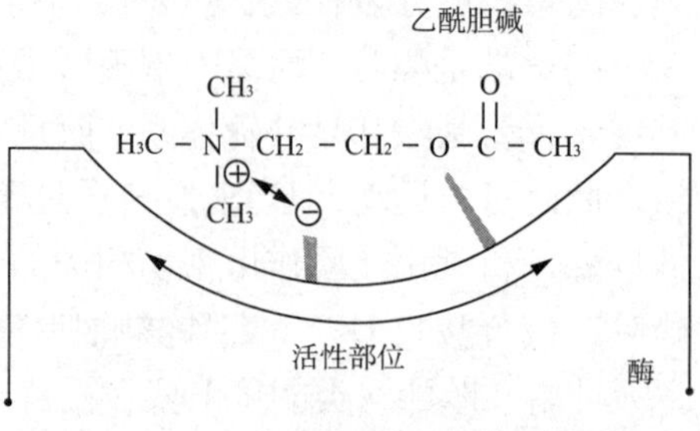

图2–6 乙酰胆碱酯酶与底物的作用

甲基烟酰胺、毒扁豆碱、新斯的明(neostigmine)等能抑制此酶的活性，是因为它们也同样具有位置合适的N离子，以致和乙酰胆碱竞争与酶结合之故。但应注意，这种强相互作用主要起定位作用，至于细致的排列和作用强弱，还需要考虑其他弱相互作用，见下一节。

配位键

多价金属与过渡族元素能使许多重要生物分子稳定，这种稳定性既不能用单个共价键也不能用离子键解释。这类复合物常由一中心带电离子与周围几个配体（ligand）原子形成配位键（coordinative bond），从而形成分子复合物，带金属离子的这类复合物在生物学中占有重要地位。可以说，大约有1/3已知蛋白质都含有金属离子，它们起着催化、调节或结构作用。其中正铁血红素是一个典型例子（见图2–7）。此外还有铜、锌、钙、镁等。

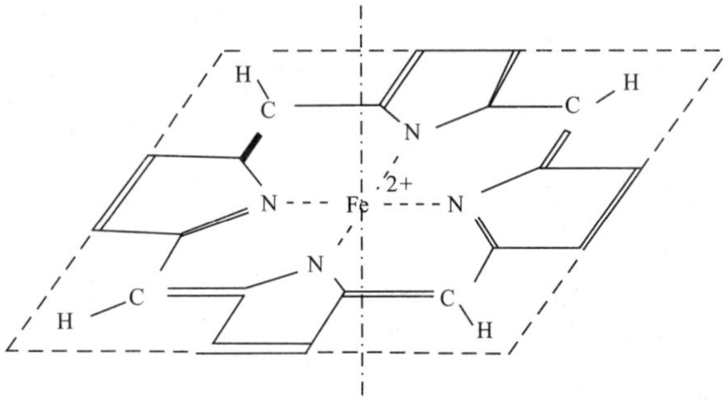

图2–7　正铁血红素的结构

含金属蛋白质（metalloprotein）可作为传输与储存金属离子之用，例如铁蛋白（ferritin）就是多个亚基的蛋白质，其功能是为随后的氧化还原及氧输运蛋白储存铁。含铁与铜的蛋白质还参与各种生化氧化还原反应。细胞色素c与质体蓝素（plastocyanin）就是两个例子。含金属的酶则是解毒作用必不可少的含金属酶，例如细胞色素P450与超氧化物歧化酶（superoxide dismutase，SOD）。

2–2　弱相互作用

弱相互作用在数值上远小于强相互作用，其中还包括几种不同的类型，但都和偶极子（dipole）的存在有关，在维持大分子空间结构中往往起主要作用。

偶极子

一个正电荷和等量负电荷相距一定距离所组成的系统称为一个偶极子(dipole)。例如O–H键就是这样一种系统。由于O原子的电负性吸引H上的电子，结果O这一端带负电，H端带正电，正负电量相等。如果电荷间的距离为l（cm），电量分别为$\pm q$（以e计），则此偶极子的偶极矩（dipole moment）P为：

$$P = ql$$

单位常用德拜（debye），简写为D，$1D=10^{-18}e\cdot cm$。O–H键的P为1.60D，表2–3列出了几种分子的偶极矩之值。

表 2–3　几种分子的偶极矩

分　子	偶极矩（D）
HCl	1.03
H_2O	1.85
CO_2	0
1，3，5– 三氯（代）苯	0
P– 二羟基苯	1.64
甘氨酸	15.1
卵清蛋白	252

偶极矩是一个矢量，其方向规定为从负电荷向正电荷的方向。根据这一点可以了解分子中原子的排布。例如 CO_2 的 P 值为0，其中每个 C = O 的偶极矩大小相同，其方向必须相反，即应线性排列：

$$O = C = O$$

O–H 的偶极矩为 1.60D，但由二个 O–H 键组成的水分子其偶极矩却为 1.85D，可见水分子二个 O–H 键之间约有 104.5° 夹角。

当偶极子处于恒定电场 E 中时，偶极子受力偶矩作用，使偶极子沿电场方向排布。设以偶极子和电场垂直时的位置为势能的 0 值，则当二者夹角为 □时，相互作用的势能为：

$$E = -Pcos□ \qquad (2\text{–}4)$$

和偶极子有关的几种相互作用

弱力都和偶极子有关，其中主要的有电荷—偶极相互作用，偶极—偶极相互作用，电荷—诱导偶极（induced dipole）相互作用，瞬时偶极（transient dipole）—诱导偶极相互作用等。

偶极子置于离子所产生的静电场中时，二者间的相互作用称为电荷—偶极相互作用，例如 K^+ 离子和其外围水化层中的水分子（是一种偶极子的）的作用。这类相互能和距离的平方比成反比。

偶极子置于另一个偶极子所产生的静电场中时，二者间的作用称为偶极—偶极相互作用，其相互作用能与距离的三次方成反比。

氢键（hydrogen bond）就是在 H 和其他原子形成键后又受到近旁带负电性的另一原子如 O、N、F 等的吸引而形成的一种弱得多的键。其中 HX_1 为原来 H 和 X_1 形成的共价键，X_2 为近旁带负电原子。从图 2–8 中可以看出，这时在 H 与 X_2 之间形成氢键，它可以看作为两个偶极子间作用的一种特殊情况，只是偶极子之间的距离较小而已。OH…O氢键的相互作用能约为 2.1×10^4J/mol。一般氢键键能在（8.36～41.9）$\times 10^3$J/mol 之间。

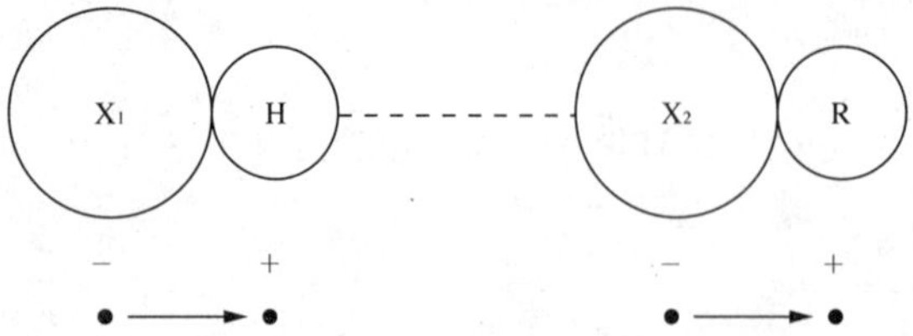

图 2–8　氢键的形成

有些分子不具有永久分离的正负电荷(即不是永久偶极子),但在附近的点电荷或偶极子电场影响下可以引起正负电荷的分离,成为诱导偶极子。点电荷与诱导偶极子的相互作用能与距离的4次方成反比，偶极子与诱导偶极子之间的相互作用能则与距离的6次方成反比。

在既无净电荷、又不具有永久偶极矩的分子之间也存在作用力。这是因为所谓不具有偶极矩常常是指在测量时间内的平均表现。实际上在某一瞬间电荷的分布是不均匀的,这时它具有瞬时偶极矩。这种不均匀性有一定的变化频率，因此在一个振动周期内的平均值为0。瞬时偶极子可在其附近产生瞬时诱导偶极子，这二者之间的相互作用能与距离的6次方成反比。

表2–4总结了各种相互作用及其能量与距离之间的关系。其中与r或r^2成反比的力称为长程力，而与r^3以上成反比者则称为短程力。

表2–4 各种相互作用及其与r的关系

相互作用	E与r的关系
电荷—电荷	r^{-1}
电荷—偶极	r^{-2}
偶极—偶极	r^{-3}
电荷—诱导偶极	r^{-4}
偶极—诱导偶极	r^{-6}
瞬时偶极—诱导偶极	r^{-6}

弱相互作用的生物学意义

弱相互作用在生物组织中到处存在，由于其数量大，因此尽管一种作用本身很弱，但仍在维持大分子空间结构中起重要作用。除此以外，在维持细胞膜脂的双层结构中，弱相互作用也有很重要的意义。细胞膜脂多由磷脂组成，相邻磷脂分子脂肪酸近似平行排列，依靠它们之间的相互作用才能结合在一起而维持膜的组织。这种相互作用的本质就是脂肪酸链上的CH_2基团之间由于诱导偶极子而产生的,通常把这种相互作用称为范德瓦尔力(van der Waals force，VDW)。曾经计算过膜中每2个CH_2基团之间的VDW约为1.68×10^3J/mol（假定r = 0.5nm)。虽然很弱，但在长链烃之间，总的相互作用与单位长度上的基团数成正比，因此总相互作用仍可达（20.95～83.8） $\times 10^3$J/mol。人工膜和细胞膜所以能维持球状，而且还有一定的活动性，都和VDW有关。

弱相互作用在识别过程中也有重要意义。前已提到乙酰胆碱与乙酰胆碱酯酶的识别过程首先依靠定位基团中带正电的$N(CH_3)_4^+$与酶活性基团中带负电基团之间的离子键。实验表明，当$N(CH_3)_4^+$用$(C_2H_5)_4^+$取代时，结合强度增大，用2个以上的H取代CH_3时，结合能力减弱，而用K^+、NH_4^+、Na^+等取代时则不能与酶结合。上述几种情况下正电荷数量都相同，而结合程度则有很大差别，这说明除了电荷之间的离子键以外，还应该考虑CH_3这一非极性基团与活性中心的负电荷以及类似非极性基团之间的弱力，还说明正是这些弱力决定了乙酰胆碱和酶作用时的细致排列。

2–3 水结构

水结构是指水在冰点以上所处的状态。这个问题不仅能从多方面说明上述各种相互作用的存在及其作用，而且因为水是生命体系中不可缺少的成分，但迄今为止对水在机体中的作用却了解得还很不深入。正因如此，这一问题在分子生物物理中受到很大的重视。

水结构的形成

水由2个H原子和1个O原子结合而成。O原子的第二壳层有2个2s电子，4个2p电子。但在和其他元素相互作用时，2s和2p电子通过杂化（hybridization）形成sp^3杂化轨道，其中2个与H形成共价键，另外2个各有2个电子，这4个sp^3杂化轨道分别指向正四面体的4个顶点，如图2–9A所示。因此每个水分子中的氧原子还可以通过氢键和另外2个水分子结合，如图中B所示。当温度在冰点以下时，全部水分子联结在一起形成为冰，这时原子间的距离是一定的，所以冰的密度比水小。温度上升到冰点时某些氢键开始破坏，密度增大。但同时分子热运动加剧，使分子间距离加大。4℃时后一种效果逐渐显现，所以4℃时水的密度最大，以后随温度增加密度逐渐减小。但在不同温度下，氢键都不可能全部彻底破坏，只是温度越高，破坏越多而已。这样就会在液态水中存在着微小的与冰类似的结构区（或称微晶）。水的X射线衍射实验证明，液态水并非毫无结构，在原子间距为0.28nm和0.45nm之处都出现较强的衍射。前者相当于相邻两个水分子的O原子在氢键结合时的距离，后者相当于和再隔一个水分子O原子之间的距离。在r超过1nm就不再存在衍射强度的峰位，这说明即使在液态水中，几个水分子缔合而成的微晶区仍然存在，甚至在83℃时还能见到这种现象，只是氢键的形成和破坏都以很快的速度进行。

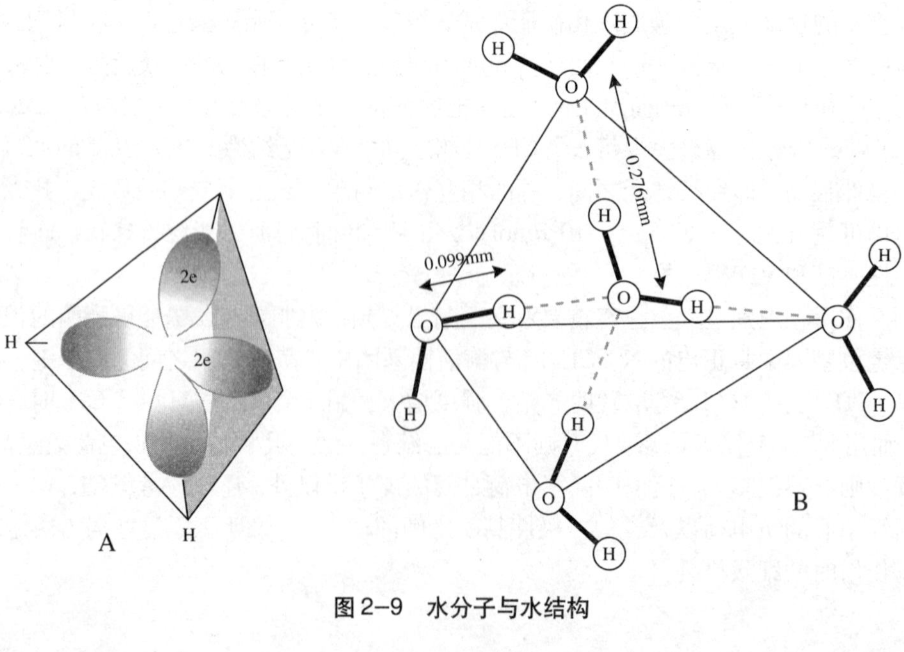

图2–9 水分子与水结构

水化作用

离子或其他分子在水中将在其周围形成一个水层，称为水化作用（hydration）。水化作用时分子的排列或结构形状和它所包围的物质的性质有关。

离子由于本身带电，在水中将使其周围的水分子受离子电场的作用，其结果是水分子围绕离子作辐射状排列，如图2–10中的Ⅰ区所示，这一区中水分子数多少和离子大小有关，对K^+来说为6。在离K^+甚远的Ⅲ区，电场已无影响，这一区的结构程度取决于水中原来的微晶。处于这两区之间的Ⅱ区其结构程度最差，其中水分子既可与Ⅲ区中的水分子交换，也可能替换Ⅰ区中的水分子。所以离子的加入除其周围极小的一个范围外，主要作用是使水无序化。所以盐水溶液的比热减小，溶液的有效体积也减小。在Ⅰ区中存在着各种相互作用，例如离子与水偶极子之间的作用（包括电荷—偶极和电荷—诱导偶极作用），Ⅰ层水偶极子相互间的作用，以及离子与Ⅰ区水分子间的范德瓦尔力等等。计算上述几种作用能的总和为-3.17×10^5J/mol，这和实验测出的-3.18×10^5J/mol非常接近，说明考虑各种作用力及其相对贡献的重要性。

疏水物质进入水中后具有完全不同的作用，这时水分子将疏水分子包围在其中，同时外围的水分子之间反而更易互相以氢键结合而成为一种笼形结构（cage structure），如图2–11所示。这就说明，疏水物质（或非极性基团）能使水分子有序化，形成晶状结构的水化物，因而溶液的比热增大。

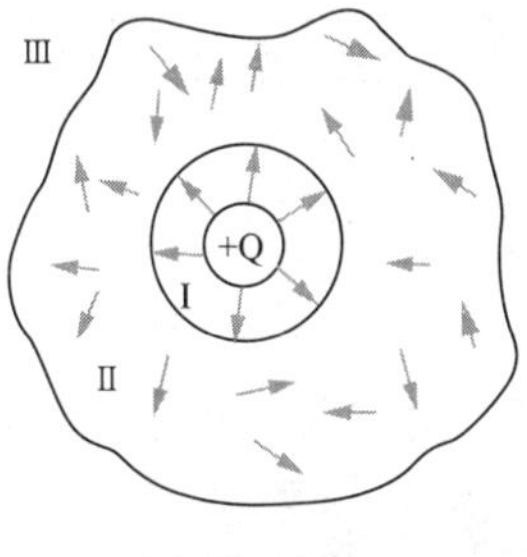

图2–10　离子的水化作用

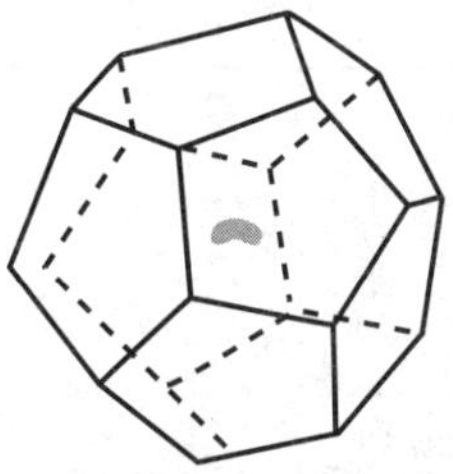

图2–11　笼形结构

水结构的生物学意义

水在生命过程中的意义是被普遍承认的，“没有水就没有生命”。但是水究竟如何起作用？特别是重要生物分子和水分子的相互作用在完成功能中究竟有何意义，这一问题长期以来未被认识，目前仍然处于探讨之中，但已引起极大的重视。

水和大分子存在着相互作用，这是一个明显的事实。例如蛋白质的疏水侧链一般位于蛋白质分子内部，而极性或偶极性侧链则在外，它们能和水相互结合，有时甚至结合得很紧密，以致这一层结合的水和蛋白质分子成为一个整体，这已被超速离心以及其他测量分子转动的方法所证实。

疏水物质周围形成的笼形结构可以用X射线衍射技术证明，并由此测出与每个分子相关的水分子数。例如每个Xe分子平均结合$5\frac{3}{4}$ H_2O，每个$CHCl_3$分子有17个H_2O分子等。值得注意的是Xe、$CHCl_3$以及氧化亚氮（N_2O）、CO_2、乙烯（C_2H_4）、环丙烷（C_3H_6），SF_6、N_2、Ar等都有形成水的笼形结构能力，同时它们又都具有麻醉的能力。如果从化学的角度考虑，这些分子之间并无共同之处，这就促使人们考虑这些物质的麻醉作用是否和水的笼形结构有关。实验还表明，这些物质的麻醉效果和外界大气压有关，压强增大时麻醉效果下降。从物理学的角度比较容易理解这一点，因为笼形结构要求水分子之间保持一定的距离，而加压使分子间距减小，不易形成笼形结构。Pauling曾据此提出麻醉是由于神经细胞附近因麻醉剂而形成了不同于正常的水结构，从而影响了正常离子流的观点。虽然这种看法的正确性还有待进一步证实，但却是从水的物理状态研究麻醉这一生物效应的一种新尝试。

水的结构状态的生物学意义还表现在肿瘤细胞与正常细胞之间的差异上。用核磁共振（NMR）技术可以证明，恶性肿瘤细胞的弛豫时间（relaxation time）比相应的正常细胞者大。弛豫时间说明某一种原子核的活动程度，对于^{1}H–NMR来说，则说明氢原子核的运动，而在组织与细胞中，氢主要来自水。细胞中的水有两种状态，一种是结合水，一种是自由水，自由水的弛豫时间约在2.7秒，而结合水则在1秒以下。表2–5列举了Damadian等对各种组织弛豫时间的测定结果。对于这一结果曾经有两种解释：一种认为肿瘤组织的含水量比正常者多。但有人精确测定过含水量的不同，发现含水量差别最多不超过15%，而从表中可以看出，弛豫时间的差别可远大于此。另一种较为广泛被接受的观点是结合水和自由水含量的比例变小，即在肿瘤组织中自由水增多。

表2–5　人正常与肿瘤组织的弛豫时间（秒）

	正常组织	癌组织
肺	0.788 ± 0.063	1.110 ± 0.057
乳房	0.367 ± 0.079	1.030 ± 0.080
皮肤	0.616 ± 0.019	1.047 ± 0.108
胃	0.765 ± 0.075	1.238 ± 0.109
肠	0.641 ± 0.043	1.122 ± 0.014
食管	0.804 ± 0.108	1.04（1例）
淋巴	0.720 ± 0.076	1.004 ± 0.056
骨骼肌	1.023 ± 0.290	1.413 ± 0.082
肝	0.570 ± 0.020	0.832 ± 0.012*
脾	0.701 ± 0.045	1.113 ± 0.006**
膀胱	0.891 ± 0.061	1.241 ± 0.165
子宫	0.924 ± 0.038	1.393 ± 0.175
卵巢	0.989 ± 0.047	1.283 ± 0.118

* 肝转移腺癌　** 脾 Hodgkin 浸润

复习思考题

1. 强力与弱力如何区分？强力与弱力各有哪些种？在维持蛋白质空间结构中各起什么作用？
2. 什么是识别作用？识别作用涉及哪些作用力？怎样证明识别作用中强力与弱力的作用？
3. 离子的水化与疏水分子的水化有何区别？
4. 研究水化作用有什么生物学与医学意义？

参考文献

1. Gabler R. Biophysics. Berlin: Springer, 2001
2. Isrealachivilli J. and Wennerstrom H. Role of Hydration and Water Structure in Biological and Colloidal Interactions. Nature, 1996, 379: 219–224

3　生物大分子的能态与能量转移

Energy State and Energy Transfer in Macromolecules

能量状态及其转变是分子生物物理中的一个重要研究课题。关于分子的能态、共轭体系的特点及其作用，在第2章中已有所叙述，因此本章将从蛋白质与核酸的能量状态开始，并重点研究大分子中的能量转移及其应用。

3–1　蛋白质与核酸的能量状态

无论蛋白质或是核酸，都是由多种不同组分组成的聚合体系，其能量状态显然由各组分的能态决定。但其中起重要作用的是共轭体系，即π电子非定域化的体系，例如蛋白质中的各种芳香氨基酸和核酸中的嘌呤与嘧啶碱基。它们的能量状态较低，因而比较稳定，也是用各种光谱手段容易研究的成分。因此对蛋白质或核酸能态的研究归根结底在于对这些基团本身的能态变化，以及这些基团组合到蛋白质或核酸中之后由于环境改变（如高级结构的形成、环境极性或pH等状况）而引起的变化的研究。

蛋白质的能态

蛋白质的能态主要取决于其中的芳香氨基酸，即色氨酸、酪氨酸及苯丙氨酸。表3–1中列举这三种芳香氨基酸的吸收峰、荧光峰和室温下荧光量子产率（quantum yield）φ的值：

表3–1　三种芳香氨基酸的能态

	吸收峰	荧光峰	荧光量子产率
苯丙氨酸	258	282，285，289，	0.03～0.04
酪氨酸	275	303～304	0.21
色氨酸	280	350，（348，353）	0.20
	288		

从表中可以看出，由于苯丙氨酸荧光量子产率只有0.03，只及酪氨酸和色氨酸的十分之一，因此荧光很弱。

当氨基酸互相结合而形成多肽链时，除芳香氨基酸的荧光之外，还出现肽键的荧光，其峰位约在200～220nm，此外在235～250nm还出现硫酯键（thio-ester linkage）的荧光。但主要还是取决于芳香氨基酸。因此，根据蛋白质中含有芳香氨基酸的种类，常把蛋白质分为几种类型：

无芳香氨基酸的蛋白质，如鲱精蛋白与鳟精蛋白，一般不出现荧光。

不含色氨酸，而含有酪氨酸和苯丙氨酸的蛋白质，例如胰岛素、玉米蛋白、核糖核酸酶、核组蛋白、苹果酸脱氢酶等，称为A类蛋白质。这类蛋白质荧光的特点是只见酪氨酸的荧光，而见不到苯丙氨酸的荧光，这和后面将要讨论的能量转移有关。

含有色氨酸的蛋白质一般均称为B类蛋白质，如人血清白蛋白、麻仁球蛋白、酵母醇脱氢酶等，这类蛋白质的发光特点是只见色氨酸的发光，最突出的是人血清白蛋白，其中苯丙氨酸、酪氨酸与色氨酸残基数之比为33:18:1，即色氨酸只占三者之中的1/50，然而不论用何种激发光，都只见色氨酸荧光而见不到苯丙氨酸与酪氨酸的荧光，这同样也涉及能量的转移，如人血清白蛋白荧光峰在342nm，而不是游离色氨酸的350nm。这和色氨酸对环境的敏感性有关。如用变性剂使蛋白质多肽链伸展，则峰位都红移至350nm。因此利用这一性质可研究蛋白质本身的构象变化。

不久前还发现仅含苯丙氨酸的蛋白质，如鱼拟清蛋白、马肝铜蛋白等，被称为C类蛋白质。

核酸的能态

室温下碱基在水溶液中荧光量子产率一般都小于10^{-4}，比芳香氨基酸小得多。换句话说，在常温下探测碱基荧光是极其困难的。随着探测技术的发展，只是在最近才有了较明显的进展，这也是对核酸的研究比对蛋白质要晚得多的原因。

表3−2列举了用不同的激发光所得到的各种碱基及DNA、RNA等的荧光波长。

表3−2　核酸及其碱基的荧光

λex	A	腺苷	G	鸟苷	C	U	T	RNA	DNA
260～280	355	375	370	325	400	355	310	350～360	340～360
296～313	355	375	370	355	400	430	395	380～400	350～380

关于核酸激发态的研究，比较集中在紫外线与高能辐射作用下在DNA中诱发的致死性损伤中心，特别是胸腺嘧啶二聚物的形成。

3−2　生物大分子中的能量转移

能量转移（energy transfer）是一个含义广泛的概念，它表示能量从分子的一个部位向另一个部位的传递，也包括能量从一个分子向另一个分子的传递。前者是分子内转移，后者是分子间转移。

能量转移可以通过多种途径发生，例如通过高能量分子的扩散，通过分子间的碰撞，也可以通过辐射方式，即高能分子先辐射光子，此光子再被另一个分子重新吸收。这里所指的能量转移，不是上述诸种方式，而是在远大于原子间距的范围内，能量的非辐射性转移，有时也把这种方式称为能量迁移（energy migration）。

能量转移现象的最早证据是敏化荧光（sensitized fluorescence）现象。1922 年 Cario 与 Franck 发现，当汞与铊的蒸汽混合后，用汞能吸收（铊不吸收）的紫外线激发，这时不仅能见到汞的荧光，同时也能见到铊的荧光。这是因为汞的激发能转移到铊使其激发，然后铊再发光之故。以后在分子蒸汽和溶液中也发现类似荧光。上述例子中汞是给能者（donor），铊是受能者（acceptor），给能者也称为敏化剂（sensitizer）。

进一步分析表明，敏化荧光不是通过碰撞与扩散，因为在固态溶液中同样有此现象。也不是一种发射后的重吸收，因为重吸收不影响给能者本身的荧光寿命，而在敏化荧光中，由于给能者既有自身发光，又向受能者传递能量，丢失能量速率快，寿命显著减小。而且受能者的荧光强度也不是随二者间距离平方成反比，而是呈现更为复杂的情况（见后）。这些都说明能量转移具有本身的特征，是一种独特的传递能量方式。

我们更关心的是大分子的能量转移问题，因为它涉及许多重要生物功能的机理，例如蛋白质的变性，酶的作用机理，氧化磷酸化作用，以及外界辐射作用下重要生物分子损伤及其修复的原理等等。以下将以蛋白质为例说明能量转移现象。

19 世纪 20 年代，Kubowitz 与 Haas 在尿素酶用紫外线使其失活的实验中已经见到了能量转移现象。在紫外线作用下将释放 CO_2，同时酶活性丧失，这是一种光化学反应。按一般光化反应规律，光作用总是发生在光被吸收的位置上，这样就只有正好作用于酶活性基团上的光才能使酶失活。用各种不同波长的光作用所产生的效应（酶的失活、CO_2 的释放等）关系称为作用光谱（action spectrum），如无能量转移，则作用光谱与吸收光谱不一致，因为吸收谱中除活性基团外还有其他基团参与吸收。反之，如果作用光谱与吸收光谱一致，这就说明不论哪个基团首先吸收，效应都发生在同一部位，这是能量转移的一个重要证据。

不同波长光所产生效应的另一种表示是测定量子产率，光作用的量子产率是指产生效应的分子数与被吸收分子数之比。设 φ 为量子产率，C 为分子浓度，则

$$\varphi=\frac{\text{失活分子数}}{\text{吸收光子数}}=\frac{-dC/dt}{I_a} \tag{3-1}$$

实验表明，单位时间内，单位体积中失活分子数与溶液浓度成正比，即

$$-dC/dt=KC,\ \therefore K_t=\ln\frac{C}{C_o}$$

K 为反应速度常数。因此

$$\varphi=\frac{-dC/dt}{I_a}=\frac{KC}{I_0(1-10^{-\varepsilon cl})}=\frac{KC}{I_0(1-e^{-2.3\varepsilon cl})} \tag{3-2}$$

浓度很小时 $e^{-2.3\varepsilon cl}$ 近似等于 $1-2.3\varepsilon cl$，

$$\therefore\varphi=\frac{KC}{2.3I_0\varepsilon cl}=\frac{\ln\dfrac{C}{C_0}}{2.3I_0tA_s} \tag{3-3}$$

此处$As = \varepsilon cl$即光密度。这样就可根据照射时间t前后的浓度算出φ。从尿素酶的实验可以证明，在波长196、207、227、283与316nm紫外线作用下，反应的量子产率都相同。φ相同说明不论蛋白质中哪个基团吸收能量，最终效应都相同。以后Bücher与Kaspers等用肌红蛋白作材料以CO从血红素基团的Fe脱落作为效应的指标，同样证明不同波长下φ值相同。所以φ值相同是能量转移的另一证明。在肌红蛋白的实验中，明确说明能量最终转移到CO和Fe相联结的配位键上，而与最初吸收部位无关。

关于蛋白质中的能量转移，已经研究过的有苯丙氨酸向酪氨酸或色氨酸的转移、酪氨酸向色氨酸的转移，以及同种氨基酸之间的转移。此外还研究了蛋白质向与其结合的发光染料或血红素以及其他发色基团之间的转移。还研究了肽键和核酸向蛋白质的转移等等。

能量共振转移与光谱尺

能量转移现象如此广泛地存在，因此其机制的研究引起人们的极大兴趣。目前关于转移机制提出了几种可能性，其中最为人们接受的是共振转移（resonance transfer）机制。

共振转移的基本概念可表述如下。分子可以看作正负电荷分离的一个偶极子，受激发后将以一定的频率振动，如果其附近有一个振动频率相同的另一个分子存在，则通过这两个分子之间的偶极—偶极相互作用，能量可以非辐射方式从前者转移到后者，这种转移即称为共振转移。实际上由于分子除电子能级外还有振动能级，所以敏化剂（给能者）和受能者之间可具有一个以上的共同振动频率（即几种相同的能级差），如图3–1所示。这就意味着给能者的荧光发射谱和受能者的吸收谱有一定程度的重叠，是产生共振转移的必要条件。而且重叠越多，转移几率越大。

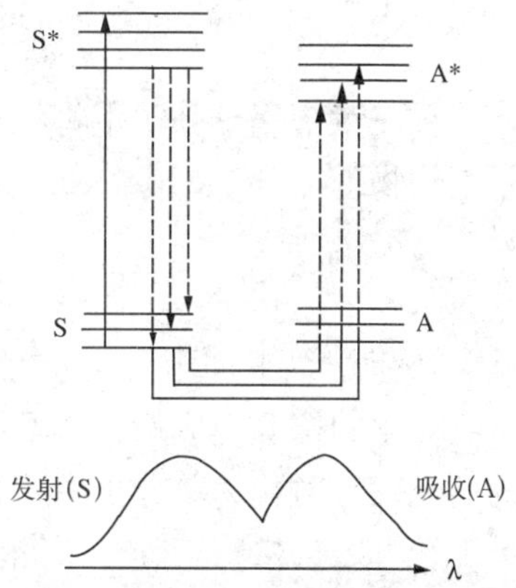

图3–1 敏化剂S与受能者A的能级对应关系

两个振子（偶极子）之间的作用能与二者间距离的三次方成反比，能量转移的速度常数与作用能的平方成正比，即与距离的六次方成反比。所以共振转移是一种近距现象，一般在5～10nm之内才有明显的转移产生。

当激发分子由于转移而丢失能量和由于自发荧光而失活的几率相等时，二分子之间的距离称为临界距离（critical distance）。可以证明，设R_0为临界距离，R为二分子间实际距离，φ_0与φ分别为无转移与有转移时给能者的荧光量子产率，则

$$R= R_0\left(\frac{\varphi_0-\varphi}{\varphi}\right)^{-\frac{1}{6}} \qquad (3–4)$$

所以只要知道两种分子间的临界距离（通常已经测定，并可查阅有关材料），并用实验测出φ，即可测出两个分子之间的距离。荧光共振能量转移（fluorescence resonance energy transfer，简称为FRET）是一种非常有用的技术。在生物学中广泛被应用。它可测定分子间或同一分子的两个不同基团间的距离，因而被称为光谱尺（spectroscopic ruler）。例如免疫球

蛋白IgG由两个分支的Fab段和柄部Fc段组成（图3–2）。Fab的末端是与抗原结合的部位。欲求这两个末端之间的距离时，可将一端标以半抗原ε—DNS–赖氨酸，另一端标以荧光素。激发荧光素后能量将转移至DNS上。用这种方法即可测出二者之间的距离。能量共振转移还可用来探测大分子构象的变化。把D和A分别标记在分子的两个不同部位，如果能量转移有变化，即可知这两个部位间的距离有变化，即构象发生了变化。用这种方法还可以监测两个细胞之间的融合，若在一种细胞膜上标以两种荧光物质，根据光谱尺原理可测此细胞膜上两种荧光物之间的平均距离。如果发生融合，则在融合细胞上这两种荧光物之间的距离加大，转移效率减小。光谱尺还可以用来研究蛋白质与核酸之间的相互作用，只要在蛋白质和核酸中分别标以不同的荧光物质，即可达到这一目的。

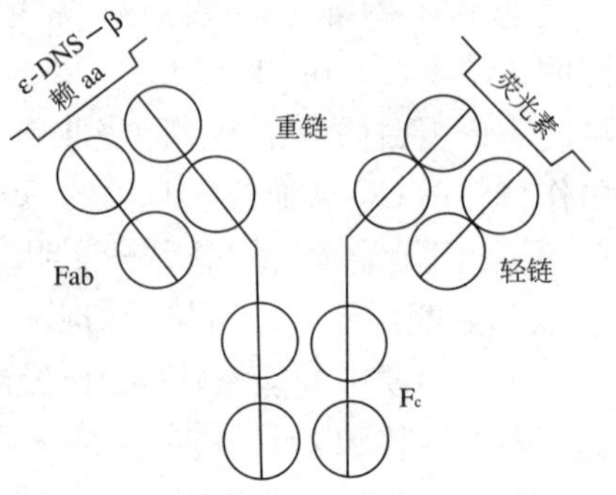

图 3–2　用荧光标记测 IgG、Fab 两端的间距

3–3　单分子生物物理

前三章都属于分子生物物理这一领域。作为近年来新的发展趋势，在这里简要介绍单分子生物物理（Single Molecule Biophysics）。

什么是生物单分子研究?

20世纪以来，国际上逐渐开展起生物单分子的研究。所谓生物单分子研究，是指对单个生物分子的探测与成像、分子构象变化、动力学、相互作用，以及对单个分子的操纵与加工的研究。有时称为单分子生物物理，也有人称为单分子生物化学，视研究的侧重点而异。实际上统称之为生物单分子研究可能较为贴切。

通常人们认为分子生物学就是从分子水平研究生物学问题，其结果应该已经说明分子的行为。但实际上几乎所有分子生物学实验都是用大量分子在一定时间之内完成的。因此得到的结果只能代表大量分子在实验时间之内的平均现象，并不能说明单个分子的真实行为。而为了深入了解生物分子在功能过程中的确切机制，必须深入开展单分子的研究，而要做到这一点，必须具备一定的技术条件才有可能。

研究生物单分子的技术

单个生物分子一般都在纳米（nanometer）尺度，因此只有具有纳米分辨率的技术才适于研究生物单分子。目前这种技术大体可分为两类，即扫描探针技术（SPM）与光学技术。

在第1章中已经提及SPM的基本原理，利用这类技术可在室温条件下直接观察蛋白质、核酸等生物大分子，利用力谱可研究分子间作用力与操纵分子等。其不足之处是样品固定，因而不适于动态过程的研究。

把光学技术应用于单分子必须解决光波长（～几百nm）因衍射而使分辨率受限的问题，尽可能减小受激发样品的数量，利用高效收集光子的方法，应用量子产率高、噪声低的探测器（例如电荷耦合探测器CCD和雪崩光二极管探测器APD）以及尽可能减小杂质和材料的本底荧光等。分辨率是上述诸因素中的关键。可以用近场扫描光学显微术（Scanning Near-field Optical Microscopy，SNOM）为例说明。所谓近场是指光源与样品间的距离接近到纳米水平，而且光源通过针孔或光纤的尖端加以限制，以致分辨率不再决定于光波波长，而由光源尺寸和光源与样品间的距离来决定，因而可以达到几十纳米的分辨率。

应用光学技术操纵分子的例子有光钳（optical tweezer）技术，它利用激光通过透镜后产生的力场使样品形成偶极子，在力场作用下集中到焦点的办法来操纵或移动分子，见图3-3。

此外在单分子光学技术研究中还经常使用荧光标记物，例如花菁类染料（cyanin）Cy3、Cy5等。

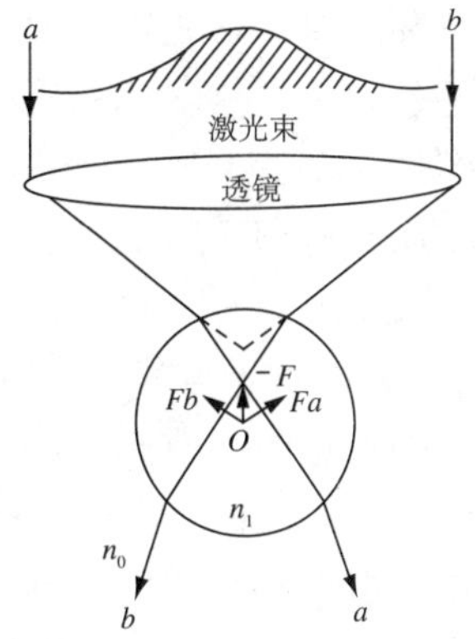

图3-3 微粒在光钳的力场中受力的示意图

单分子生物物理研究的几个例子

A. 核酶单分子折叠的研究

美籍华人、1997年Nobel物理奖获得者朱棣文等研究核酶（ribozyme）单分子的折叠过程。图3-4为四膜虫（Tetrahymena）核酶的二级结构示意图，其P1端（识别螺旋）与基质S成对结合，并以荧光给体Cy3结合于基质，荧光受体Cy5则标记在5'端。P1识别螺旋可以进入靠近Cy5处的结构（称为停靠docking），或者从该处解离出来（undocking）。这时一对荧光给受体之间的距离就将改变，因此用单对荧光能量共振转移(single pair fluorescence resonance transfer，spFRET）就可以清楚地显示随机的停靠/解离过程（图3-4b），而这种转变

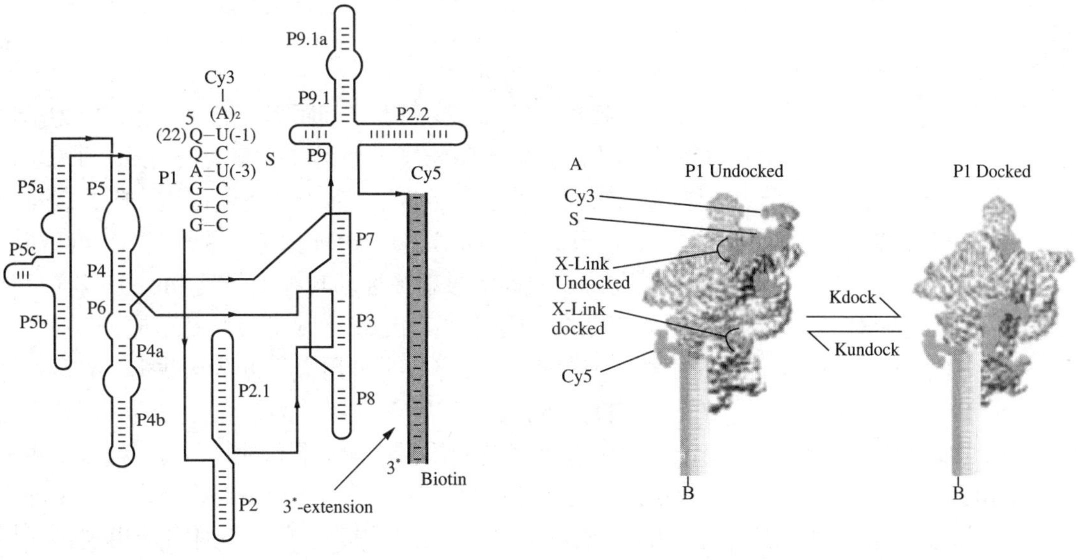

图3-4 核酶的单分子折叠研究［引自参考文献5］

(a) 四膜虫核酶的二级结构 (b) P1识别螺旋在四膜虫核酶其余部分可逆停靠反应的模型

速率很容易从时间过程得出。此外从未折叠状态到折叠态的总体折叠可以通过改变缓冲液加以研究。将核酶固定在玻璃表面（通过结合于5'端的柱），缓冲液中无Mg^{2+}时核酶处于解折叠态，30秒后加含有Mg^{2+}的缓冲液时启动核酶的重新折叠。此过程中的FRET时间轨迹表明在折叠早期（33～35s），FRET讯号增大并瞬时停留约～0.5s，表明有一中间折叠状态存在。在更长时间（～40s）瞬时讯号的减少则由于分离产生。这一重要实验观察到一种快速折叠中间态的存在是单分子谱研究的一个里程碑。在分子聚集体的研究中是无法观察到的。

B. F_1−ATP酶中γ亚基的旋转运动

分子中的不同亚基在功能过程中相互间有什么变化？例如F1−ATP酶在质子跨膜过程中的γ亚基相对于与其结合的α与β亚基的运动是过去无法了解的问题。图3−5是Noji等所做实验的示意图。他们将荧光标记的肌动蛋白丝作为一种标志物和γ亚基结合，此γ亚基位于由3个α亚基和3个β亚基所组成的六聚体中。F_1−ATPase和埋在膜内的F_0（质子运送单元）组成H^+−ATP合成酶，在细胞呼吸和光合作用中可逆地将跨膜质子流与ATP合成/水介耦联起来。在有ATP时，从膜上方可观察到荧光标记的肌动蛋白丝反时针方向转动100次以上。最近Adachi等又详细地分析了单个荧光基团Cy3标记于膜上的运动，进一步说明旋转是分步进行的，每步转120°，证明这种分步运动是F_1−ATPase的固有性质，亦即每个ATP分子水介驱动γ亚基转动，而且这种运动与γ亚基上的负载无关。

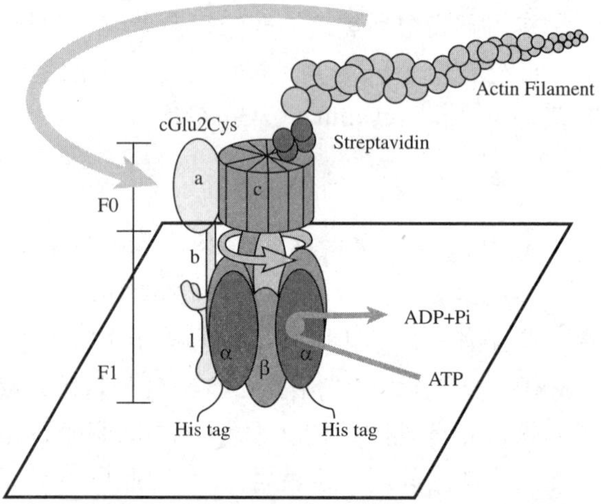

图3−5 γ亚基在F_1−ATPase中的旋转
[引自参考文献6]

C. 单分子力谱研究分子构象变化与力学性质

将原子力显微镜的针尖与生物分子接触，然后改变二者之间距离，使分子受到拉力。拉伸程度与力的大小变化之间的关系即为力谱。对于由相同折叠组成的模式蛋白质，力谱呈现有规则锯齿状曲线。对于天然蛋白质，分析力谱形状与变化规律，可对蛋白质去折叠或重折叠有准确了解。肌蛋白titin（又称为肌连蛋白connectin）是用AFM研究得最详细的一种。titin是一种巨大模式蛋白（～3000kD），主要决定肌肉的被动弹性。其中人心肌titin的I27最早被选为用AFM研究对象，因为它在热力学上特别稳定。它由89个氨基酸残基组成为7股β链（A−G），通过氢键折叠成2个面对面的β片层（见图3−6a）。用人工方法构建12个I27，然后将其一端与AFM针尖吸附，在拉伸过程中可见到12个等间隔的力谱峰。力谱峰值并不完全相同，约在150～300pN之间，反映去折叠过程是个几率过程，即不同大小的力都可发生去折叠，但其几率不同。这反映了特定的折叠状态的稳定性。撤去作用力时，无论是人工的聚合蛋白质或天然修饰蛋白质都将重新折叠到原位。但对于聚I27在重叠时可能出现错误峰（skips），这可能是由于A链的一部分（A'）和相邻区的G链结合产生错误折叠之故。如果用人工方法做成4个I27与4个I28相间隔的一条多肽链，则力谱中将出现200、300pN两种峰，说明力谱可用于区别分子中不同成分（见图3–6b）。而且首先出现的是4个200pN的峰，说明不论在肽中如何排列，首先去折叠的是弱力维持的片段。

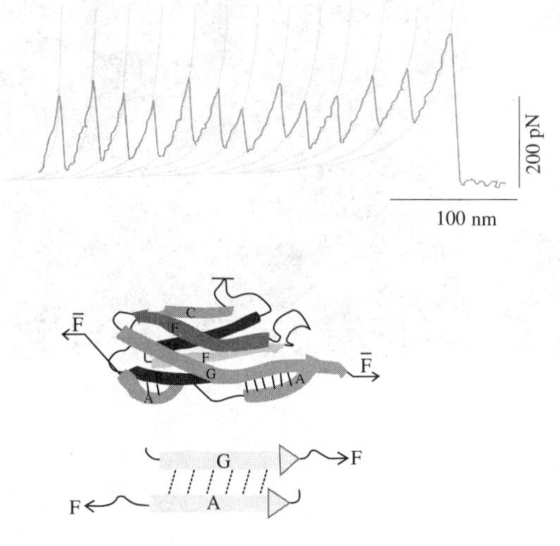

(a)

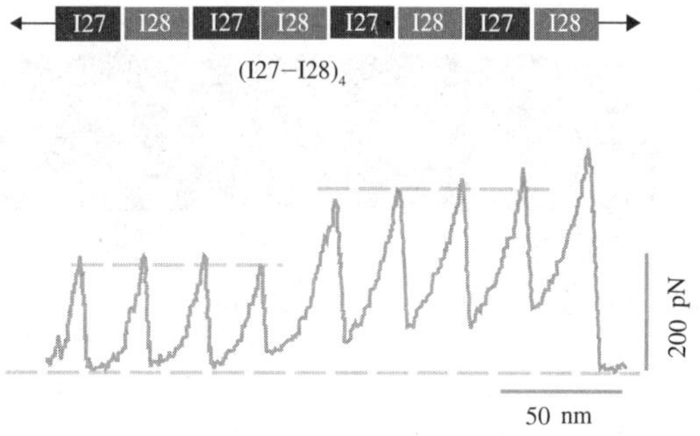

(b)

图3–6　(a) 人心肌titin免疫球蛋白区的机械性质；
(b) 多肽蛋白（I27—I28）$_4$的力谱

钙调蛋白（calmodulin）可以作为单个天然蛋白之例，它是许多细胞内过程的主要调节者，由148个氨基酸残基组成，是高度保守的反平行全α型蛋白。和titin不同的是它没有均匀分布于β片层的氢链，而是螺旋内氢链，因此拉伸时α螺旋分离，所需力很小。因而用AFM研究力谱时不出现锯齿峰状力谱。另一种被研究过的是血影蛋白（spectrin），它由一束α螺旋组成而不是单个α螺旋。其力谱显示很低的峰（25–35pN），介于单个α和拉链式β片层之间。

D. 配体—受体相互作用的观察

单分子研究不仅可用于研究大分子之间的作用，近来已向细胞膜领域发展。例如Sako Y等已观察了小鼠表皮生长因子（epidermal growth factor，EGF）与A431癌细胞膜上受体(EGFR)之间的相互作用。为此将EGF用Cy3标记，并用全内反射荧光显微镜术(Total Internal Reflection Fluorescence Microscopy，TIRFM）观察。TIRFM的原理见图3–7，它利用激光在载玻片与细胞两种不同折射系数物质间的全反射观察界面。实际上在全反射时，光从光密介质（玻璃）仍能进入光疏介质（细胞）大约50～150nm，因而只有在这一薄层内的带荧光标记的EGF分子才受到激发。以这种办法来减少所照射分子。当Cy3–EGF在溶液（胞浆）中时，扩散程度大，而一旦与受体EGFR结合后，扩散速度大为减小，因此可以判断配体与受体的结合，而且可见到受体的二聚化现象，表现为两个亮点逐步靠近，或荧光的加倍。为受体结合研究提供了有力工具。

目前单分子研究已不仅限于大分子与膜，而且已经进入到细胞内部的研究，预期对活细胞内部的分子活动能提供信息。这也为不同条件下（例如疾病时）以及不同物质的干预（例如药物）效果提供有意义的研究途径。

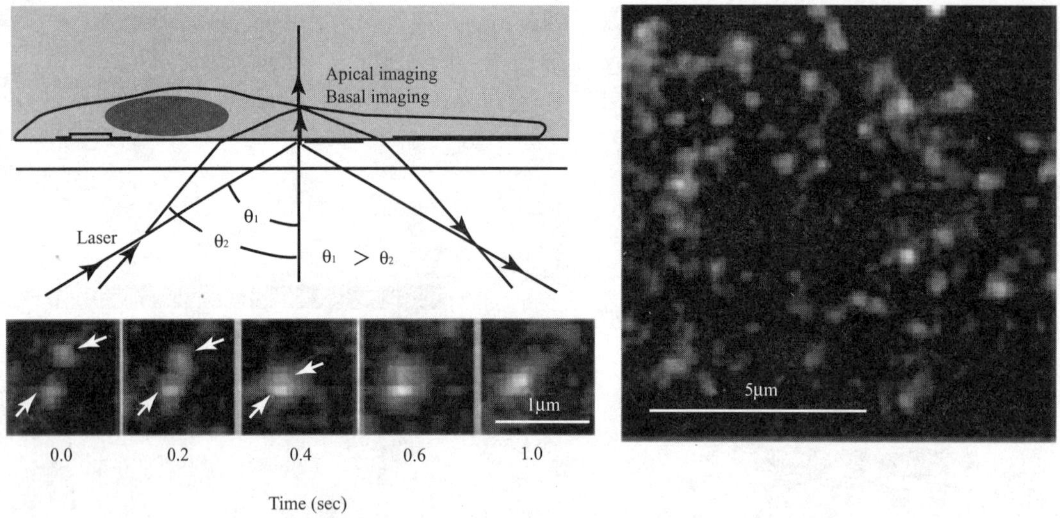

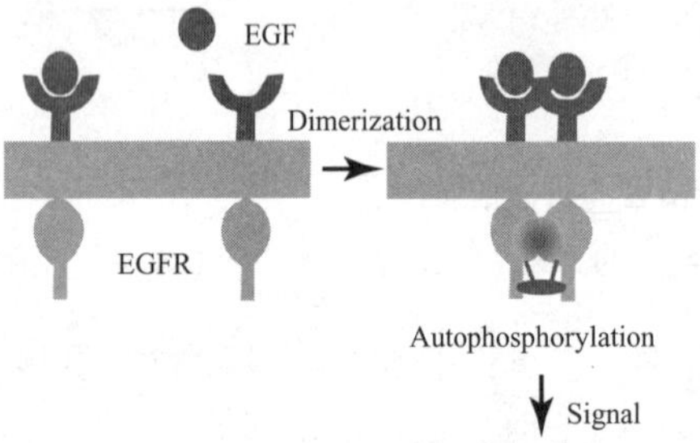

图 3–7 Cy3–EGF 与 EGFR 的相互作用及二聚化

复习思考题

1. 能量迁移与能量的其他转移方式有什么不同？试比较各种转移方式的特征。
2. 什么是作用光谱？为什么作用光谱与吸收光谱一致就能说明有能量迁移？这和吸收各种波长时 ϕ 相同如何一致起来？
3. 举例说明 FRET 方法的实际应用。
4. 为什么说单分子研究是分子生物学的新发展方向？ 研究单分子需要有什么技术条件？从单分子研究获得了哪些新的信息？

参考文献

1. Glaser R. Biophysics. Berlin: Springer, 2001
2. Dos Remedios CG and Moens PDJ. Fluorescence resonance energy transfer spectroscopy is a reliable “ruler” for measuring structural changes in proteins. J. Structural Biology,1 1995: 175−185
3. 林克椿. 生物单分子研究的进展. 生物物理学报, 2001, 17(4): 411−418
4. Kelly AM, Michalet X,Weiss S. Single molecule spectroscopy comes of age. Science, 2001, 292 (5522): 1671−1672
5. Zhang X, Bartley LE, Babcoak HP et al. A single molecule study of RNA catalysis and folding. Science, 2000, 288, 2048−2051

6. Noji H, Yasuda R, Yoshida M et al. Direct observation of the rotation of F_1-ATPase. Nature, 1997, 388: 299−302

7. Carrion-Vazquez M, Oberhauser AF, Fisher TE et al. Mechanical design of protein studied by single-molecule force spectroscopy and protein engineering. Prog. Biophys. Mol. Biol. 2000,74: 63−91

8. Ishijima A and Yanagida T. Single molecule nanobioscience. Trends in Biochemical Sciences. 2001, 26: 438−444

4 膜生物物理
Membrane Biophysics

每个细胞都有一层细胞膜（cell membrane），它是一层由磷脂分子组成的脂双层（lipid bilayer)。电镜技术的发展和应用肯定了这一概念。进一步研究发现，膜结构不仅存在于细胞周围，而且细胞内几乎所有重要的细胞器都由膜组成。它们的结构与细胞膜非常相似。这些膜结构统称为生物膜(biomembrane)。由于生物膜涉及细胞的许多重要功能，例如物质输运、能量转换及信息传递等，因此生物膜研究受到生物化学、生物物理、细胞生物学等多学科的重视。尤其是20世纪70年代以来，各种物理技术的应用，使生物膜的研究有了飞速的发展。但是，由于生物膜比较复杂，直接研究其结构、功能存在许多困难，膜研究工作者希望能找到一个结构与其类似的模型，以便能在一定的、能严密控制的条件下进行研究，使复杂的问题简单化。在这种情况下，脂质体（liposome）应运而生。

脂质体是一种人工膜，是脂类分子之间通过弱相互作用形成的封闭、球形的脂双层。它的结构、物理化学性质与生物膜非常相似，是从分子水平研究生物膜结构、性质和功能很理想的模型。事实上，近30年来有关膜研究的重要进展，都来自人工膜。

最早制备出脂质体并用它作为研究工具的是英国生物物理学家Bangham(1965)。磷脂加入过量的水，待肿胀后超声处理，得到一个个脂囊泡。他用这种脂囊泡（后来称脂质体）研究离子的通透性，发现它与生物膜极为类似。从此以后，脂质体研究工作便大大开展起来。一方面通过电镜、X线衍射、荧光、核磁共振、顺磁共振等物理技术对脂双层本身的微观结构和分子运动进行研究，另一方面将膜蛋白例如酶，镶嵌在脂双层内，研究脂和蛋白的相互作用，以及这些膜蛋白的结构、功能关系。后来还发现脂质体不仅可作为研究膜的模型，而且也可以作为一种载体，把药物、激素、酶甚至基因片段等包裹在脂质体内，通过脂质体与细胞的相互作用，将其送至细胞内，所以它又是一种良好的药物载体。

基于上述理由，本章将以讨论人工膜——脂质体作为主要内容，其中涉及膜脂的组成、构象，脂质分子的聚集形式、脂双层的物理性质、脂分子的运动以及脂与蛋白的相互作用等最基本的膜生物物理问题，在此基础上，再讨论生物膜，即使后者所占篇幅较少就容易理解了。

4—1 膜脂的组成

生物膜中常遇到的脂类，可分为以下几种：

游离脂肪酸

游离脂肪酸（fatty acid）在生物膜中所占的比例（w/w）常不大于1%。在组成脂质体时常常不加脂肪酸。但是它是磷脂的重要组成部分。生物膜中的磷脂其脂肪酸的碳原子数可以从12到22，双键数目可从0到5。

生物膜中的脂肪酸，最常见的是碳原子数分别为14、16、18、20的肉豆蔻酸（myristic acid）、棕榈酸（palmitic acid）、硬脂酸（stearic acid）和花生酸（arachidic acid）；不饱和脂肪酸是碳原子数为18，双键数为1和2的油酸（oleic acid）和亚油酸（linoleic acid）以及碳原子数为20的花生四烯酸（arachidonic acid）。

胆固醇

胆固醇(cholesterol)是膜脂中唯一的固醇类物质，也是动物细胞膜中很重要的组分。制备脂质体时常常加胆固醇，其结构如下：

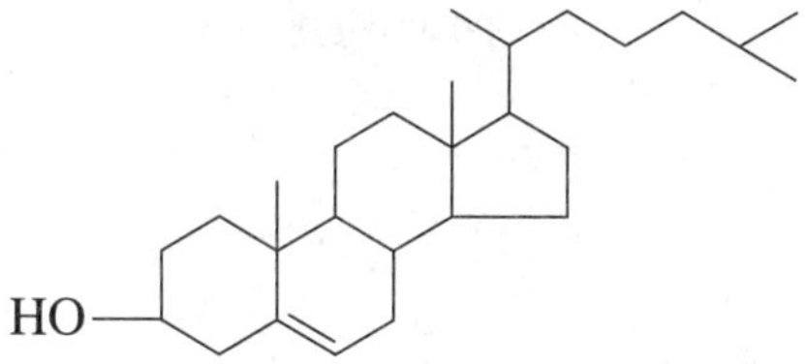

（胆固醇结构）

脂肪酸和胆固醇由长碳氢链和固醇类环状结构组成，因而极性很小。

磷脂

磷脂（phospholipid）是生物膜也是组成脂质体的主要脂类，是1，2−二乙酰磷脂酸甘油脂的衍生物。甘油骨架上的一个−OH与磷酸脂化，另外两个−OH中的一个与脂肪酸脂化时形成单链磷脂。例如溶血卵磷脂，单链磷脂不能形成脂双层；当甘油骨架上的两个−OH都被脂化时，形成双链磷脂，它是生物膜也是组成脂质体的主要脂类成分。两条乙酰链由饱和脂肪酸或不饱和脂肪酸衍生而来。表4−1为磷脂的骨架结构以及由于X不同时形成的各种磷脂的名称。例如若X为胆碱（PC），两条乙酰链为棕榈酰(palmitoyl)时，则磷脂的全名为二棕榈酰卵磷脂（DPPC）。若X为乙醇胺（PE），两条乙酰链为油酰，则此磷脂全名为二油酰乙醇胺(DOPE)。含有不饱和脂肪酸的磷脂，为了把双键所在位置及构型表示出来，命名较为复杂。例如Di−18：1，9−trans−PC为二油酰卵磷脂，油酰链含一个双键，在第9位碳原子上，构型为反式，反式即不饱和脂肪酸链中双键两旁的H分布在不同侧，当双键两旁的H分布在同一侧时称为顺式（Cis）。

表4−1　为常见的各种磷脂。

表4−1　各种磷脂及其结构

磷脂通式	名　称	X
	磷酸甘油脂（PA） phosphatidic acid	—OH
	磷脂酰胆碱（PC） phosphatidylcholine	$-O-CH_2-CH_2-NMe_3$

续表

磷脂通式	名 称	X
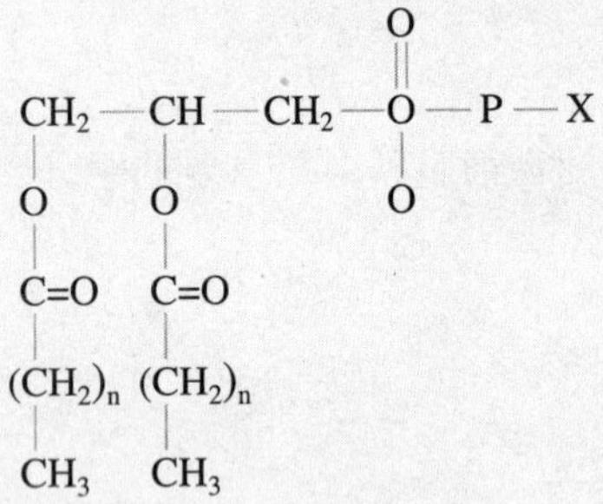	磷脂酰乙醇胺（PE）phosphatidylethanolamine	$-O-CH_2-CH_2-NH_2$
	磷脂酰丝氨酸（PS）phosphatidylserine	$-O-CH_2-CH(COOH)-NH_2$
	磷脂酰甘油（PG）phosphatidylglycerol	$-O-CH_2-CH(OH)-CH_2-OH$
	磷脂酰肌醇（PI）phosphatidylinositol	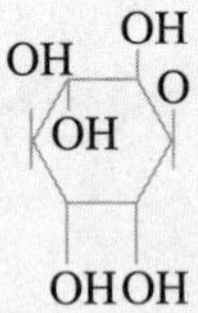

磷脂为两性分子，“头部”区域为甘油磷脂酰胆碱，它具有亲水性（hydrophilic），是极性区域；“尾部”是两个−OH和脂肪酸形成的酯，为疏水性（hydrophobic）区域，其晶体状态以及水化状态的构象，已从X线衍射和光谱分析中得到，表明无论在无水的晶体状态还是水化状态，都以脂双层形式排列。晶体状态下，磷脂中的两条碳氢链相互平行。垂直于脂双层平面，头部基团平行于脂双层平面，这样整个磷脂分子形状像一圆柱形，适合于形成平面脂双层（图 4−1）。

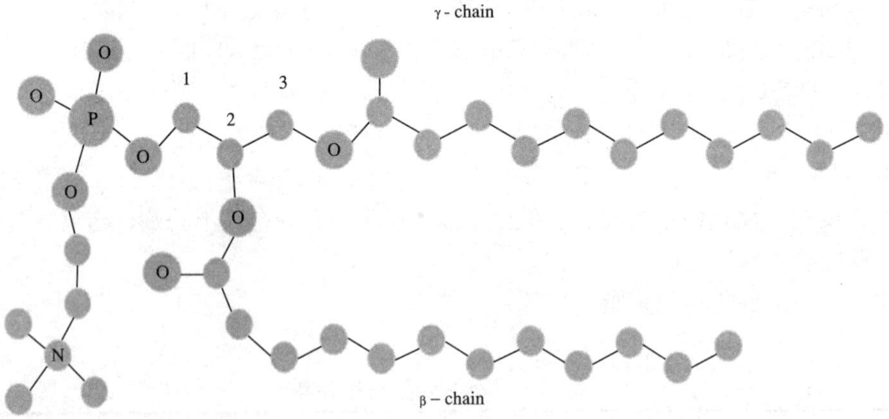

图 4−1 晶体状态下的磷脂的构象

膜磷脂分子中的脂肪酰链有两种构象即全反构象（all trans）和扭曲构象（gauche），膜处于胶态时，脂肪酰链分子几乎全部处于全反构象，当其处于液晶态时，脂肪酰链分子由全反构象转变为扭曲构象（图 4−2 ）。

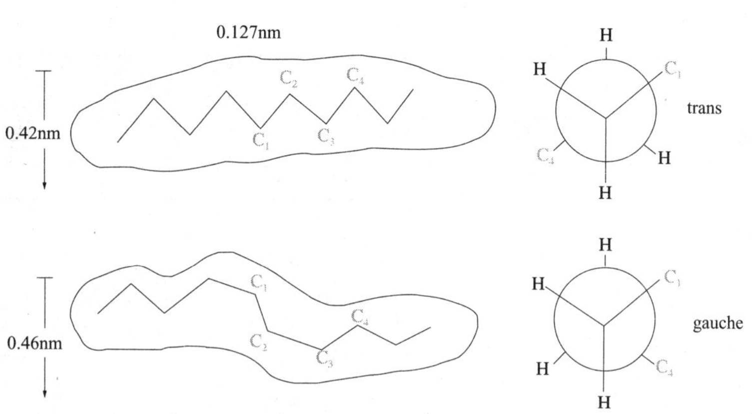

图 4–2 磷脂分子的构象

磷脂全反式构象能量状态低，主链直径为0.42nm，横切面（包括侧链）约为$1.8nm^2$，主链增加一个CH_2，链长增加0.127nm，C_1–C_2与C_3–C_4间的二面角为180°，整个链的形状为圆柱形。扭曲构象具有较高的能量，比全反构象高 2.10×10^3 J/mol，主链直径为0.46nm，C_1–C_2 与 C_3–C_4 间的二面角为 120° 或 240°，C–C 单链转动时引起较大的位阻。两构象之间存在异构化作用，这种运动是非常快的。

磷脂分子中 —P(=O)(O)—X、—NH_3、—OH 等基团是极性基团，碳烃链为非极性基团，这两种基团常分布于磷脂分子的两端，使其具有两性（amphipathic），亲水性和疏水性。因而磷脂分子既能和极性分子亲和，又能和非极性分子亲和，磷脂分子的两性，是形成脂双层的化学基础。

磷脂分子中存在带正、负电荷的基团，因而整个分子在生理pH（即pH7.4）条件下可以带正电或带负电，也可以不带电而呈中性。磷脂分子的带电情况在脂质体的形成及细胞膜结构与功能方面，有很重要的意义。表4–2 列出各种磷脂所带电荷。

表 4–2 各种磷脂所带电荷

名 称	结 构（—O—P(=O)(O)—O—X）	电 荷
磷脂酰丝氨酸（PS）	COO^-—CH(NH_3)—CH_2—O—P—O^-	−1

续表

名称	结构（—O—P—O—X） （P 上下各连一个 O）	电荷
磷脂酰肌醇（PI）	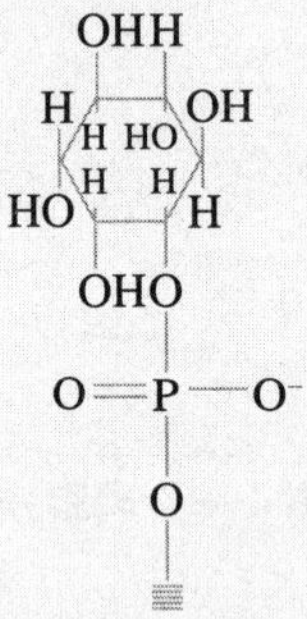	−1
双磷脂酰甘油（心磷脂 CL）	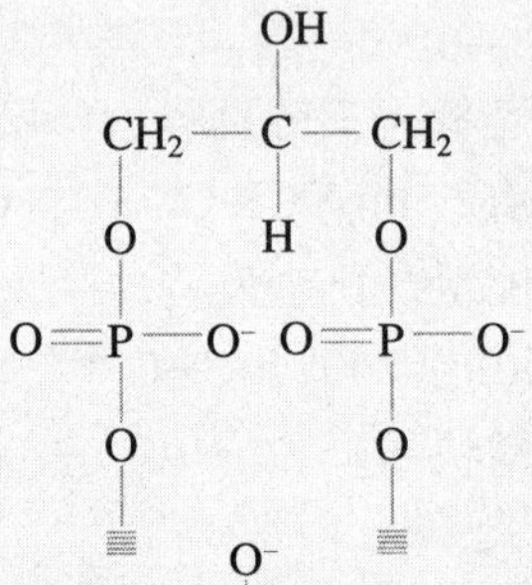	−2
磷脂酸（PA）	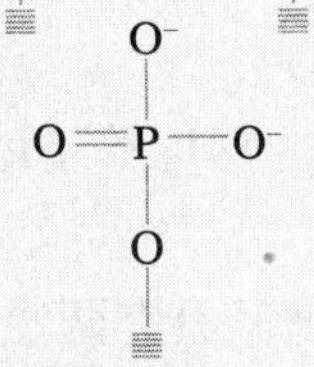	−2
磷酸甘油脂（PG）	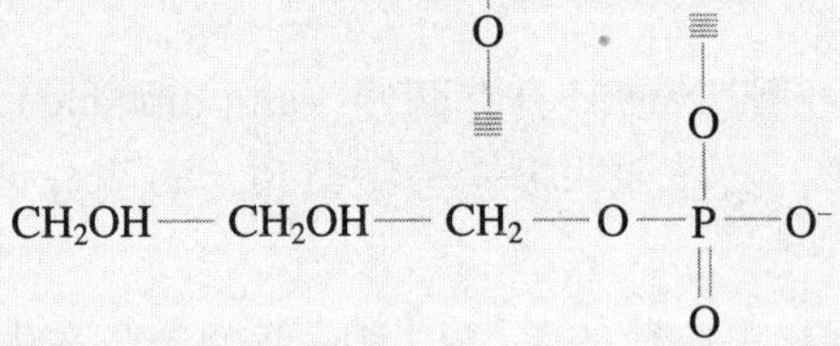	−1
磷脂酰胆碱（PC）	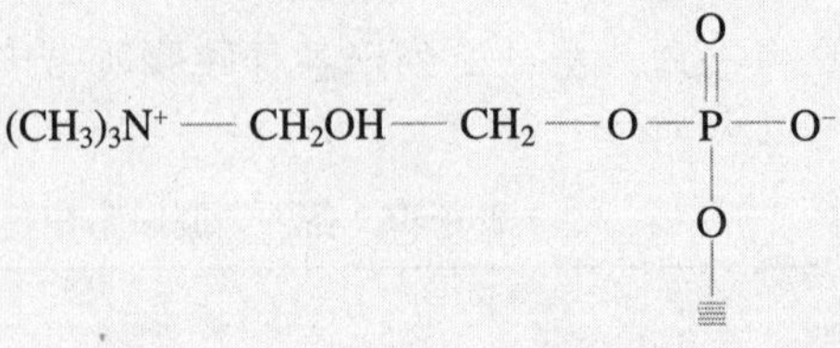	0
磷脂酰乙醇胺（PE）	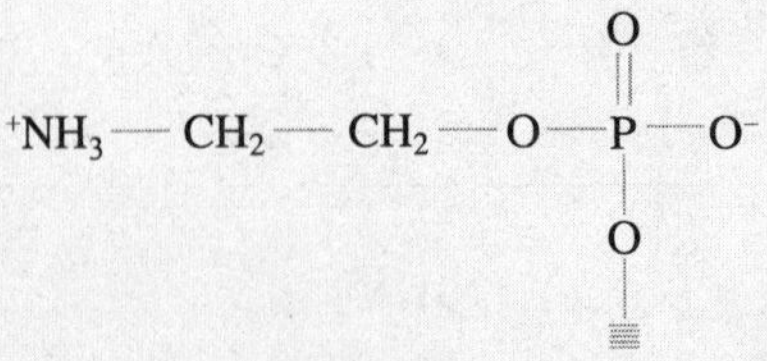	0

4-2 脂质分子在水化状态下的聚集形式

图4-3 (a) 表示晶态 (无水时) 的磷脂分子以脂双层形式规则地堆积着，受热时处于熔化的液体状态，分子排列变得无序。磷脂水化时，它可以单个分子、脂单层 (monolayer)、团粒 (micelle) 以及脂双层 (bilayer) 等形式存在，或几种形式共存 (图4-3 (b))。在含水的非极性溶剂中，磷脂分子可以倒团粒 (inverted micelle) 或乳剂 (emulsion) 的形式存在。当它在空气中以气泡形式存在时，形成倒脂双层，这种结构，磷脂的尾部朝空气，头部对着头部，中间夹着一层水。这种脂薄膜，薄得只有一脂双层却能将空气隔开 (图4-3 (b))。

为什么会出现以上各种聚集态？什么条件下出现哪种聚集态？

绝大多数脂质，无论单链的或双链的分散在水溶液中，当其浓度较低时在水表面形成一单分子层薄膜。由于空气与水的极性差别很大，任何非极性溶剂和水之间极性差别也很大，因此空气与水的界面或其他非极性溶剂与水的界面都为脂分子的整齐排列提供了理想的环境。脂分子的极性端朝向水，非极性端朝向空气或非极性溶剂 (图4-3 (b))。

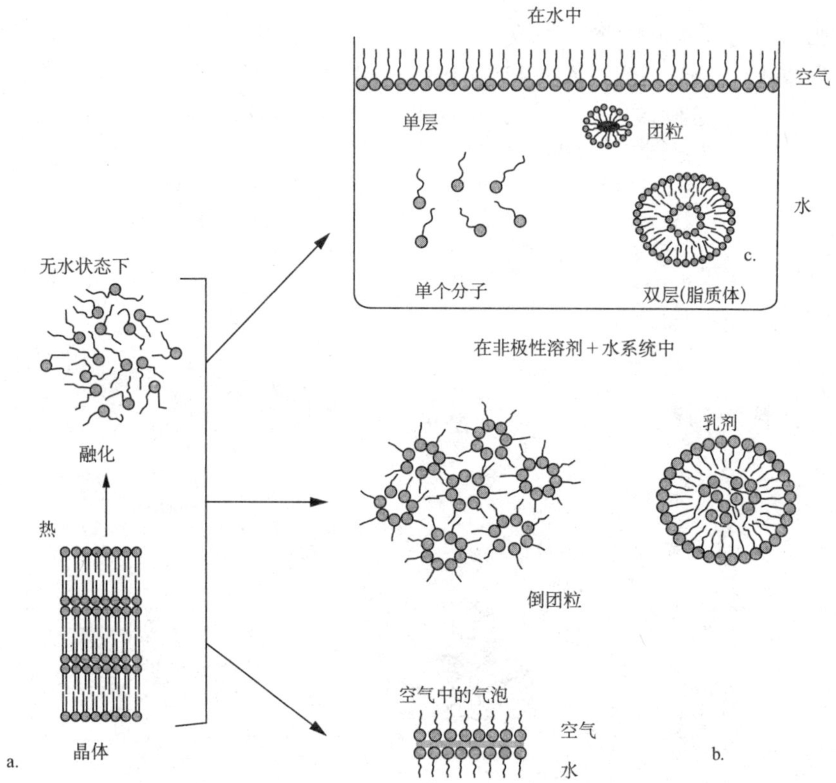

图4-3 磷脂分子晶态时 (a)、水化状态时 (b) 的各种聚集形式

当脂浓度增大时，单链脂与双链脂情况就有所区别了。单链脂在水中的浓度增大到一定值时，溶液中的脂分子聚集成球状颗粒，称为团粒（micelles）。只要极性基团头部横切区域的面积大于尾部非极性区，脂肪酸链的碳原子数大于8（例如胆酸盐、溶血卵磷脂等），均能形成这种结构（图4–3（b））。这种团粒结构，极性端朝水，非极性端聚集在一起形成球体。如果介质为非极性溶剂时形成倒团粒，极性头部基团朝内，非极性尾部朝外（图4–3（b））。形成的团粒和单体以结合、分解平衡存在。一个团粒一般含数个到200个单体。这种团粒结构是一种聚集态，属于液晶相。它的许多性质如折射系数、密度、电导率、表面张力等等和一般溶液相比，均发生了变化。这种结构在水中是稳定的，因为头部基团水化，团粒间相互排斥，因而能以独立的颗粒存在。当单链脂肪酸浓度再增加时，团粒可以形成六角形聚集物（图4–3（b））。

双链磷脂，由于极性基团的横切面约为碳氢链区横切面的二倍，如果仍以团粒形式存在，则碳氢链区将会非常拥挤，因而它在水溶液中只能形成曲率半径较大的脂双层结构。但开放式的脂双层当两端暴露于水中时，由于烃链区和水接触，能量状态仍不稳定，因而只有形成封闭的球形脂双层即外层磷脂极性基团朝向水，非极性烃链区朝内，内层极性基团朝里，烃链对着外层的烃链，这种尾–尾相连的结构，能量状态较低，是一种稳定的结构称为脂质体（图4–3（c））。

不同的磷脂分子形成不同的聚集态或不同的结构称之为“相”，同一种磷脂分子在不同的条件下也可以形成不同的聚集态，例如PE在pH $<$ 7.4时形成 H_{11} 相（参看下一段），只有当pH为8～9时才形成稳定的脂双层，这一性质称为脂多型性（1ipid polymorphism）如图4–4所示。

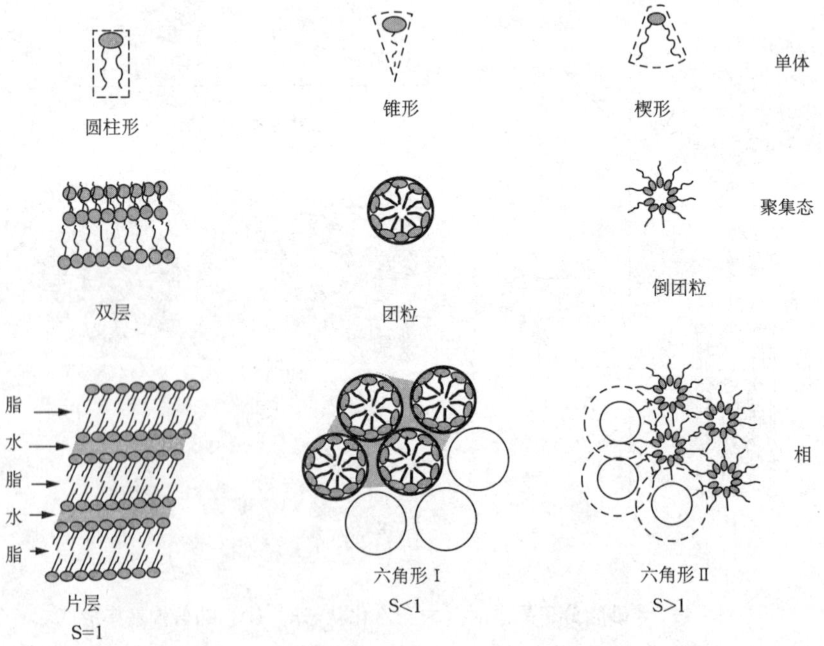

图4–4 磷脂分子的形状及脂多形性

产生脂多型性的原因是脂质分子具有不同的形状。磷脂分子为圆柱形时，例如磷脂酰胆碱（PC），头部面积≈尾部面积即其形状为圆柱形，容易聚集成脂双层，这种脂双层聚集在一起时，形成一种片层结构（lamellar），层与层之间夹着水。磷脂分子的形状为锥形时，头部面积＞尾部面积，例如溶血卵磷脂(1yso-PC)，在水中聚集成团粒结构。当这种团粒结构的浓度增大时，以六角形结构排列成hexagonal Ⅰ（$H_{Ⅰ}$）相。如果磷脂分子形状为倒锥形，头部面积小，尾部面积大，则容易形成倒团粒结构（inverted micelle），这种结构头部朝内，尾部朝外，它们的浓度增大时也形成六角形结构，称hexagonal Ⅱ（$H_{Ⅱ}$）相，以示与$H_{Ⅰ}$的区别。

下述公式定量地说明了脂的多型性，S为磷脂分子的堆积参数(packing parameter)，

$$S=\frac{V}{aL} \tag{4-1}$$

V是两性分子疏水部分的体积，a为头部基团在介面处的面积，L为碳氢链的长度。头部区域面积＝尾部区域面积时，$S=1$，形成脂双层。头部区域小的分子$S>1$，形成倒团粒，$H_{Ⅱ}$相；头部区域较大的分子$S<1$，形成团粒$H_{Ⅰ}$相。S值的大小，对于同一磷脂分子，不仅决定于其结构，也与其离子化程度、水化程度有关。离子化程度升高，水化度增大，则头部面积增大，S值越小；反之，离子化程度降低，水化度降低，则头部面积减小，S值增大。所以对于同一磷脂，处于不同环境时，形成不同的相。例如，PE处于酸性环境时，头部$-NH_2$质子化，磷脂分子间容易形成氢键，水化度降低，此时$S>1$，形成$H_{Ⅱ}$相；碱性情况下，头部基团去质子化，水化度升高，头部区域增大，可使S值降低为1，这时形成脂双层。

4-3 人工膜

用脂质做成的人工膜（artificial membrane），有脂质体（liposome）和平面双分子膜(bilayer lipid membrane，BLM）后者简称平板膜，这两种人工膜都是脂双层。还有一种由脂单分子层组成称单层膜。三种人工膜都可以用来作为研究膜的模型，其中以脂质体应用得最多，最广泛。

脂质体这种聚集态属于液晶态，它的性质显然和一般溶液性质不同。不同实验条件下制备得到的脂质体，其大小、包裹的体积、磷脂分子在双层中的分布、活动性等都不相同。

多层脂质体(multilamellar vesicles，MLV）其结构像洋葱头一样，由多层组成，每一层是一脂双层，层与层之间夹着水，其大小最大可达5～50μm。制备时常常将脂溶于有机溶剂如氯仿、甲醇中，用旋转蒸发器将有机溶剂抽干，使脂分散成一层薄膜，然后加入缓冲溶液振荡或超声处理即可得到多层脂质体。选择不同的磷脂成分可以作成各种不同的脂质体，例如加入胆固醇，可使脂质体更稳定。

小单层脂质体(small unilamellar vesicles，SUV）制备方法同MLV，只是延长超声时间。SUV直径约为20～30nm。它不稳定，容易融合成较大的单层脂质体。

大单层脂质体（large unilamellar vesicles，LUV）制备时用反向蒸发法即在溶有过量有机溶剂的磷脂中加水或缓冲液，然后减压蒸馏将有机溶剂蒸发，得到直径约为0.2～1.0μm的单层脂质体。由于其大小和细胞接近，所以它是研究细胞膜结构与功能的良好模型。

以上谈到的是单一磷脂组成的脂质体。当脂质成分多于两种以上时，情况较为复杂。其中最简单的是脂双层内外两层由相同的脂质组成，两种脂质分子在内外两侧随机分布。但往往由于脂双层内外表面溶剂不同，因而脂质组成也常常不同，即所谓脂质成分分布不对称，这种情况更接近于生物膜。

BLM 制备过程大致如下：在一小室中间放一块可以上下移动的中间带有小孔（直径约lmm）的亲脂性的塑料板，小室两侧放水溶液。滴入一滴1%（w/v）磷脂溶液在小孔附近的水面上，提升两侧水溶液，则在小孔周围很自然地形成一层脂双层。也可以把事先制得的直径约为50μm的脂质体，放在小孔周围，小孔直径不超过50μm，然后用高压电场将其穿孔，即形成平面脂双分子层。由于膜的厚度约为光波长的数十分之一，能使光完全透过而不反射光，故为黑色，故又称黑脂膜。

BLM常用来研究产生电位变化的分子。例如将乙酰胆碱受体，Na、K−ATP酶，缬氨霉素等导入脂双分子层膜，测量膜两侧电导，发现以上分子均能使电导增加，说明有离子通道的作用。对于一些中性分子例如葡萄糖载体，则不能用平板膜研究，因为中性分子的跨膜输运不能产生电位变化。

BLM 主要用来研究膜电位以及和离子通道等有关的问题。其缺点是膜面积较小，易破裂，操作起来较困难，不如脂质体那样便于研究脂双层中脂类分子特别是蛋白分子的理化性质、分子运动和功能，而使其应用受到一定的限制。

除了以上两种脂双层的模型外，脂单层(monolayer)也是一种研究生物膜的模型。它的制备方法比较简单。将磷脂以很稀的浓度直接滴在液面上，脂质分子即分散成一单层漂浮在水面上。根据所用脂质的量及分散的面积可计算出每个脂分子所占的面积，面积(p)大小可通过移动板控制，同时可测出表面压力(π)，得到二者之间的关系即p−π曲线。用这一方法，不仅可研究磷脂的表面化学、磷脂分子间的相互作用，而且还可以研究药物、多肽等与脂的相互作用。

很有意义的是，在人体内除了脂双层是一种普遍存在的膜结构外，单层膜也已在胃粘膜表面以及肺表面发现。胃粘膜表面由磷脂形成的单分子层，组成一种疏水性的屏障，疏水尾部朝空气，头部朝向胃粘膜，磷脂中的NH_3^+与附近PO_3^-中的氧形成的氢键使单分子层与粘膜表面形成很强的粘着力，而起着保护胃粘膜的作用，防止各种刺激性物质以及微生物等损伤性因素的攻击和侵袭。由此可见，脂单层也是研究体内许多生物学问题很好的模型。

由于人工膜中以脂双层结构的脂质体和平板膜应用更多，下面着重讨论脂双层的性质。

4—4 脂双层的结构和物理性质

表4−3列出了有关脂双层的结构和一般性质。从中可以看出脂双层厚度、磷脂分子链直径、横切面等数据，平板双分子层膜、脂质体及生物膜均非常近似。脂双层的厚度为6～7nm，每个磷脂分子尾部链的直径大约为0.42～0.46 nm，横切面约为0.4～0.6nm^2。三者的表面张力均在2×10^{-6}～3×10^{-5}N/ cm^2。

表 4–3 脂双层的结构和性质

性 质	平面双分子脂膜	脂质体	生物膜
表面张力（N/cm）	$0.5 \sim 2.0 \times 10^{-5}$	$\sim 10^{-5}$	$0.1 \sim 1.5 \times 10^{-5}$
电容（微法拉/cm^2）	0.33～0.8	—	0.6～1.0
厚度（nm）	6.5～8.5* 2.5～4.0**	6.0～7.0 4.7（DPPC，相变温度以下） 3.9（DPPC，相变温度以上）	4.0～6.0
直径/链（nm）	—	0.42（DPPC）	0.46（RBC）
面积/链（nm^2）	—	0.42（DPPC）	0.42～0.60

* 电子显微镜测量数据

** 电容测量所得数据

按脂双层的理论，脂质分子严格地按垂直于膜平面的方向排列。两个18碳原子的脂肪酸链共长4.6nm，两个极性基团头部共长1.4nm，所以一个脂双层的厚度约为6nm。电镜下观察脂质体得到和生物膜类似的结果，即“双轨”式的高电子密度区，厚度为约6nm。说明脂双层中脂质分子基本上是垂直于膜平面排列的。但脂分子链的取向并非严格地整齐排列着。X射线衍射研究发现饱和磷脂组成的脂质体出现0.42nm的衍射点，而混有不饱和磷脂的脂质体或生物膜的脂双层，出现0.46nm的弥散的衍射点，这个衍射点反映磷脂头部基团之间的距离。这些资料说明脂双层中的脂肪链，排列虽有一定取向，但不是严格地垂直于膜平面，而是大约有 20°～30° 的倾斜。

流动性或微粘度

是脂质体和生物膜最基本的物理性质。它和脂质组成、脂质分子和蛋白分子的相互作用及环境因素密切相关。流动性的大小也直接影响脂质体与生物膜的功能。

微粘度（microviscosity）或流动性（fluidity）是描写脂质分子无序性时间平均值的物理量。无序性愈大，脂质分子排列越不整齐，分子越容易运动，微粘度越小，流动性越大。反之，无序性越小（即有序性越高），微粘度越大、流动性越小。流动性大小与下列因素有关：胆固醇含量高、脂肪酸链越长、饱和程度越大以及介质中存在多价阳离子均能使脂双层的流动性降低。脂肪酸链不饱和程度越高、温度越高、介质中存在去垢剂则流动性升高。从许多实验资料可知，人工膜和生物膜的微粘度为 0.1～1.0 泊（poise）。

研究膜流动性最常用的方法是荧光偏振。其原理是利用荧光探剂例如DPH标记脂双层，DPH定位于非极性的磷脂分子的碳氢链之间。测量DPH的荧光偏振度P，从P值计算出微粘度$\bar{\eta}$。P值越大，微粘度越大，流动性越小。用电子自旋共振ESR也可研究膜流动性。具体做法是用自旋探剂标记膜，得到ESR谱，通过谱线分裂情况计算有序参数S。S值愈大，说明有序性高，流动性低，S值愈小，有序性低流动性大。S值介于0～1之间。研究膜流动性还可以用别的方法和参数（研究膜流动性的方法请参看本书有关生物物理技术部分）。

膜的微粘度与温度的关系可用下式定量表示：

$$\bar{\eta} = Ae^{\Delta E/RT} \tag{4-2}$$

式中$\bar{\eta}$表示平均微粘度，A对一固定体系来说是一常数，e为自然对数的底，T为绝对温度，R为气体常数，ΔE为流动活化能，ΔE表示探剂分子运动时所需要克服的阻力。对于同一体系，T升高，ΔE降低则$\bar{\eta}$降低。ΔE可根据实验结果$\ln\bar{\eta}$对T作图所得的直线的斜率求出。实验证明，分子运动时需要克服的阻力越大即流动活化能越大，膜脂分子或探剂分子容易运动，流动活化能小，不易运动则流动活化能增大。

相变和相分离

是脂双层的另一特性。相变（phase transition）是指加热到一定温度时脂双层结构突然发生变化而脂双层仍然保留的现象。这一温度称相变温度。相变温度以上称液晶相（1iquid crystalline phase），相变温度以下称凝胶相（gel phase）。液晶态的脂双层称L_α，凝胶态的脂双层称L_β。L_β的磷脂酰链一般为全反构象，全部以伸展的形式存在，并与膜平面垂直。脂双层发生相变时，许多性质如形状、体积、密度、散射均发生变化。X射线衍射研究的结果表明，相变前脂双层厚度为4.5nm，相变后减小至3.9nm。两个相邻磷脂基团之间的距离，相变前为0.42nm，相变后为0.46nm。这些变化实际上是磷脂的脂肪酰链构象发生了变化。相变前为完全伸展的全反构象，链与链之间紧密堆积，相变后歪扭构象增多，链间的紧密堆积遭到破坏，密度降低，体积增大，脂双层厚度降低，相邻磷脂头部基团之间距离加大，如图（4–5）所示。

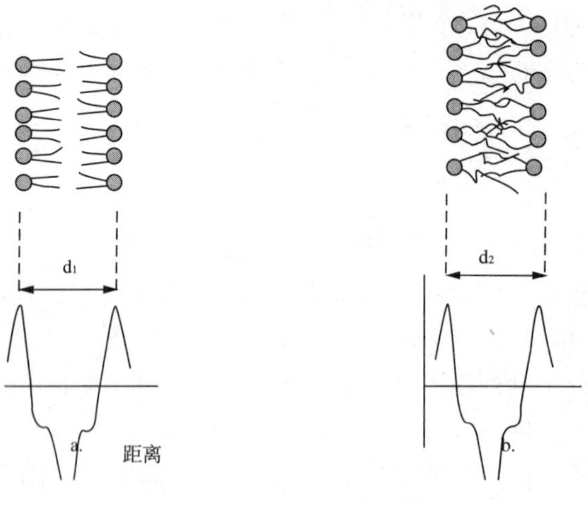

图 4–5 DPPE 脂双层相变前（a）、后（b）X 射线衍射结果

d_1=4.5nm，d_2=3.9nm

脂双层的相变温度与磷脂组成有关。纯磷脂相变温度范围很窄，例如DMPC为（23.3～23.5）℃。混合磷脂的相变温度取决于其组成。结构近似的两种磷脂组成的脂质体，相变温度处于二者之间。生物膜膜脂组成复杂，很难找到一个确切的相变温度。

脂双层相变温度常用差示量热扫描法（differential scanning calorimetry）直接测量，也可以通过荧光偏振、ESR及红外光谱等方法间接测量得到。

由两种磷脂组成的脂质体，当温度在两种磷脂相变温度之间时，一种磷脂已发生相变处于液晶态，另一种磷脂仍处于凝胶态，这种两相共存的现象称为相分离（phase separation）。用电镜冰冻裂解技术观察，处于凝胶态的脂双层为条纹状结构，处于液晶态时的脂双层为平滑区域。因而相分离时的电镜照片为相变温度较高的脂成分的周期性条纹，“悬浮”在相变温度较低的平滑的液晶区域内，或者可以见到一些晶体区域漂浮在液态脂的海洋中。

化学因素也可以诱发相分离，例如Ca^{2+}可诱发的PS−PC脂质体的相分离。加Ca^{2+}以前，PS、PC均匀分布，加Ca^{2+}以后，带负电的PS与Ca^{2+}相互作用，聚集在一起，从而与PC产生相分离。

4—5 膜脂分子的运动

液态分子存在各种运动方式如振动、转动、扩散等，而且这些运动在液态时是各向同性的。脂双层中的脂质分子，处于液晶态，其运动受到一定的约束，因而其表现与液态分子运动有很大的不同，其中最主要的是各种运动的方向性。

膜脂分子的运动，包括分子的转动(rotation)、摆动(segmental motion)、侧向扩散(lateral diffusion）及交换（exchange)，见图（4−6)。

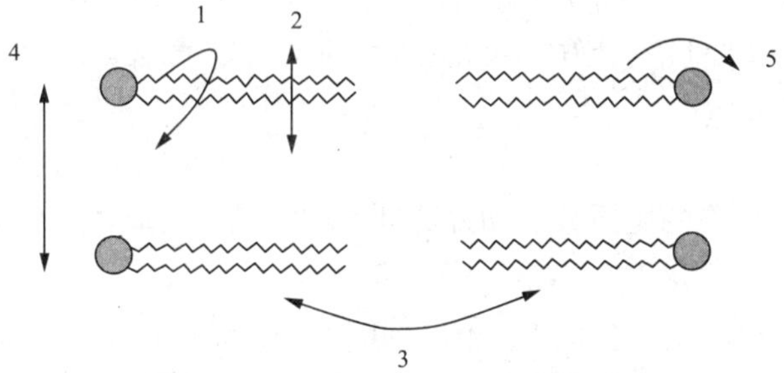

图 4−6 膜脂分子运动形式

1.转动 2.摆动 3.翻转 4.侧向扩散 5.交换

转动

由于脂双层成分所处的环境，磷脂分子不可能在其他方向转动，只可能绕垂直于膜平面的轴转动。这种转动运动，保持极性区在水相，非极性区在脂双层内部，这是环境所允许的。用^{13}C—NMR研究DMPC脂质体中脂质分子的转动运动得出旋转扩散系数（diffusion coefficient for axial rotation，简写为D_A）为7×10^9/秒，末端$-CH_3$绕C−C转动的D_A为8×10^{10}/秒，可见脂肪酸链愈接近末端转动越快，阻力越小。

摆动

是指脂肪酸链在与膜平面平行方向的运动。ESR研究表明，在磷脂乙酰链的不同碳原子处自旋标记，然后将这种标记物与脂质体结合，发现当C原子数在8以内时，序参数（order parameter) S随标记位置而异，越接近磷脂链尾部S越低，$n > 8$时更加明显。这些结果表明，脂双层磷脂乙酰链有一定程度的柔软性(flexibility)，其一端固定在界面上，另一端可以自由摆动或扭动。这种运动越接近链末端越明显。

翻转

这是膜脂分子从一侧翻向另一侧的运动。这种运动极性头部基团必须经过非极性的疏水区，而疏水区的脂肪酰链必须经过极性区，因而需要的能量比以上各种运动方式要大得多，运动速度很慢，处于这种运动状态的分子数也很少，仅占10^{-15}。从而保证脂双层两侧脂质分子分布的不对称性。测定这种翻转运动，是通过生物化学的方法，分别测得脂双层内、外两层磷脂的组成，从而推算出翻转运动的速度。它用膜脂分子翻转运动的半时间表示，即翻转一半所需的时间，一般需要几天或数十天。

侧向扩散

膜脂分子在膜平面内的扩散称侧向扩散（lateral diffusion）。扩散速率的大小用扩散系数D_L（diffusion coefficient）表示。研究侧向扩散最主要的方法是荧光漂白恢复（fluorescence photobleaching recovery，FPR 或 FRAP）。其原理是将一束细而强的激光（光斑直径约 1μm）射到标记有荧光的膜脂探剂分子上，探剂分子的荧光遭到漂白。但随着附近荧光分子的侧向扩散，漂白区域荧光逐渐恢复，根据荧光恢复曲线可以计算出侧向扩散系数D_L。

D_L随温度升高而升高，随分子量增大而降低，磷脂中胆固醇含量升高，则磷脂D_L降低，液态的D_L比胶态的高约 100 倍。脂质体和生物膜的磷脂分子D_L一般为$10^{-7}cm^2 \sim 10^{-9}cm^2/s$。

交换

是指脂质体或脂双层中的脂质分子和外界环境中或其他脂质体中的脂质分子互相交换的运动。脂质体和细胞相互作用时，常常可产生交换。

另外，磷脂乙酰链反式构象和扭曲构象之间的异构化运动，前面已经涉及到，不再重复。

上述各种运动形式，是膜脂宏观性质的分子基础，对于细胞膜各种功能如分化、融合等起着重要作用。

4—6 膜脂与膜蛋白的相互作用

细胞的膜系统具有多种功能，对离子、代谢产物、多肽、蛋白等具有半通透性，通过它和细胞外物质结合；出胞、入胞、融合也都必须通过细胞膜。另外，它还能使内在蛋白的疏水区域有一个合适的环境，稳定其构象使之处于天然状态，防止聚集。这些功能的研究均离不开脂和蛋白的相互作用。其中酶的活性最为典型。实验证明，脂溶性溶剂处理膜后，酶的活性发生变化，有些酶的活性甚至可完全丢失，加脂于上述的样品中，酶又重新激活，这些都说明酶功能对膜脂的依赖关系，膜脂为酶提供了合适的环境，使其构象稳定，取向一定，并能和底物作用。膜蛋白欲完成功能，往往需要适合自己要求的特殊脂，例如乙酰胆碱受体，周围必须有磷脂酰乙醇胺、磷脂酰胆碱及胆固醇的存在，葡萄糖运输子需要有 PS、PA 等负电脂，细胞色素C氧化酶周围必须有Cl等等，可见不同膜蛋白功能的实现要求有不同的脂环境。

膜脂、膜蛋白的相互作用，根据作用方式、类型不同而异。外周蛋白主要是通过静电相互作用，或范德瓦尔力结合。内在蛋白的结合主要是通过与脂的疏水相互作用嵌入膜中，在膜外的部分同时也存在亲水相互作用，例如糖蛋白。

由于蛋白质、脂质的相互作用使膜形成一定的“区块”，这些区块膜脂区的流动性由于蛋白质的存在而降低。有人曾将细胞色素C氧化酶与磷脂重组成人工膜，然后用ESR研究膜脂区的流动性，发现当脂/蛋白比值低时ESR谱上表现为单一不活动的脂成分，比值高时可见到活动与不活动两种脂成分，计算机可以分析出这两种成分。不活动的磷脂即是环绕在蛋白周围的一层脂，人们称其为边界脂(boundary lipid)，除此以外的脂称之为总体脂(bulk lipid)，这一部分脂其运动速度比前者快。

绝大部分膜蛋白其结构功能关系的研究，是通过人工膜来完成的，即纯化的蛋白重组在一定的脂环境中。通过各种光谱、波谱等技术证明，蛋白在溶液中有一定构象，和膜作用后构象常常发生变化，最常见的是蛋白入膜后，α螺旋成分增加，与此同时，膜脂的结构、构象或物理性质也因蛋白与其发生相互作用而改变，其中最常见的是膜脂的分子运动受到一定阻力，表现为膜流动性降低，由胶态至液晶态的相变温度升高，有时甚至使膜脂由脂双层转变为H_{11}或二者间的中间态。由此可见，膜脂和膜蛋白相互作用的存在，可以通过多种技术的研究来证实。

至今为止，膜脂和膜蛋白的相互作用，通过将蛋白重组于人工膜上的研究发现，它存在多种结构类型，如图4–7所示，大致可分为两种类型，一种为跨膜螺旋(transmembrane helix)或疏水螺旋（hydrophobic helix），见图4–7（1）。例如红细胞膜上的带3蛋白，Na^+通道以及细菌嗜紫红质，这些膜蛋白均多次跨膜，在膜内的部分均为α螺旋。另一类型为两性螺旋，形成的螺旋一边是亲水的，另一边是疏水的，这种类型又可分为几种，一种是蛋白以圆盘胶束形式排列在脂烃链周围，疏水部分和脂烃链部分接触，螺旋轴垂直于膜平面，卵磷脂–胆固醇乙酰转化酶以及血清载脂蛋白属于此类 如图4–7（2a）。另一类是蛋白常常以β构象结合在膜表面，例如肺表面活性剂 见图4–7（3）。还有一类是以通道形式存在（channel formation）这类多肽常以β–helix形式聚集在脂双层内，疏水部分对着脂肪酸烃链，亲水部分对着中心，形成离子通道，乙酰胆碱受体、蛇毒、蜂毒等属于这类结构如图4–7（2b）。

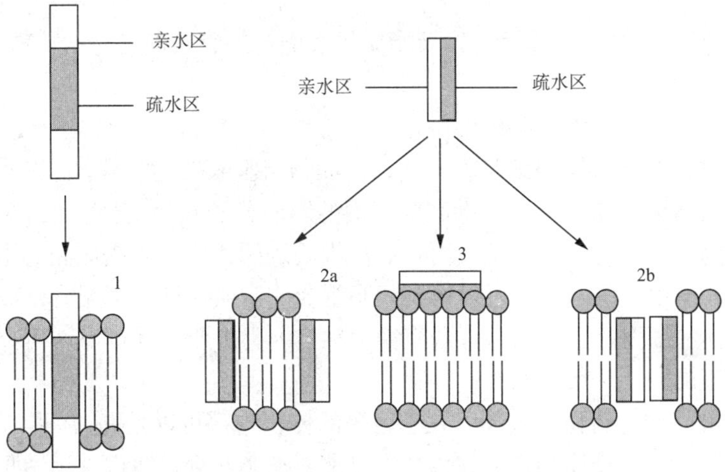

图4–7 膜脂、膜蛋白相互作用的几种类型

1.跨膜螺旋 2a.蛋白以圆盘胶束形排列

2b.通道形式排列在脂烃链周围 3.结合在膜表面

4-7 脂质体的应用

脂质体是封闭式的脂双层结构，其形状、大小、理化性质与细胞膜非常相似，又能以多种方式与细胞作用，与蛋白重组可以研究膜蛋白的结构与功能。因而它为膜生物学问题的研究提供了一个良好的模型。

脂质体和细胞膜相互作用，其方式有四种（图4-8）：

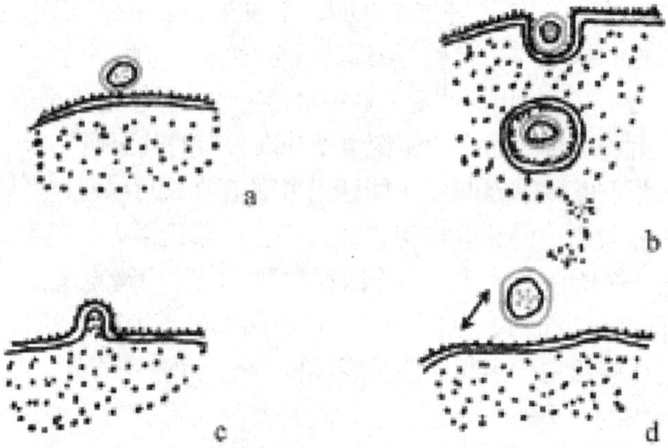

图4-8 脂质体和细胞膜相互作用的类型

a.吸附 b.胞饮 c.融合 d.交换

吸附 静电引力、分子间作用力以及脂质体表面与细胞表面带有的特殊成分之间的作用，是产生吸附的原因。

胞饮 整个脂质体被吞入到细胞中。

融合 脂质体的脂双层和细胞膜融合，内涵物与胞浆融为一体。

交换 脂质体上的脂质分子和细胞膜表面的脂质分子互相交换。

脂质体作为研究生物膜的模型，内容非常广泛。例如研究膜脂成分对生物学功能的影响或探索膜脂肪代谢中一些问题，可以用不同脂组成的脂质体和细胞温育以改变细胞膜脂的成分。通过脂质体和细胞相互作用，可研究细胞融合。另外脂质体本身对研究膜的通透性，也是非常简便的工具。

脂质体还可以作为药物的载体。在它包裹的体积内部可以是酶、激素、药物等的水溶液。带药脂质体可以通过各种途径进入体内，如口服、皮下注射、肌肉注射、腹腔注射、吸入及局部给药等方式。动物实验证明，无论什么途径进入体内的脂质体(除直接局部给药外)，首先集中于肝和脾细胞的溶酶体内，磷脂酶将磷脂水解释放出药物，最后从血液清除。

脂质体作为药物的载体具有以下优点。第一制备简单，无毒性。脂溶性药物其干粉可直接和磷脂混合制成脂质体，药物嵌在脂双层内。水溶性药物，可将其溶在水中，和磷脂超声制成脂质体后药物即包入脂质体内。其次包入脂质体内的药物进入体内后释放速率可以调节。大脂质体释放速率慢，小脂质体释放速率快，带负电荷的脂质体易被组织吸附，清除速度快，带正电和不带电的脂质体清除速度慢。改变脂质体中脂成分，例如增加胆固醇含量，脂质体稳定性升高，药物释放速率减低。目前认为含胆固醇的多层脂质体是最稳定的脂质体。还有最重要的一点是脂质体表面能带上一个被靶细胞识别的信号，带了这种信号的脂质体能集中的定位于靶细胞，这就是所谓带药脂质体的寻靶（targetting）。

使脂质体表面带有信号的常用方法是把一种抗特殊细胞系的免疫球蛋白IgG镶在脂质体上（通过化学反应共价地结合在磷脂上），这种脂质体称为免疫脂质体（immunoliposome）。许多研究证明，免疫脂质体通过"寻靶"作用将药物送到体内特定部位是很有前途的工作。

脂质体带药治疗的研究，在肿瘤方面有人将氨甲蝶呤包在脂质体内，然后注射给接种腹水癌的小鼠，发现其治疗效果比用游离的氨甲蝶呤要好，癌细胞数目明显减少。脂质体主要分布在肝、脾，利用这一特点，临床上可以解决两个很有意义的问题，即网状内皮系统的感染和金属中毒。利什曼病是一种原虫寄生在肝脾和骨髓的网状内皮系统的疾病，用包有锑制剂的脂质体治疗发现其所用的药量比直接用药小几百倍而达到同样的治疗效果，因而大大减小了药物的毒性。金属中毒的病人，毒物主要堆积在肝、脾。用金属螯合剂脂质体治疗，得到很好的效果。

脂质体还可以作为基因的载体而用于基因转导和基因治疗。文献报道，用脂质体包胸腺嘧啶核苷激酶基因（TK 基因），与 TK 基因缺乏的小鼠细胞温育，在转化的细胞中基因能稳定地表达。关于人类疾病的基因治疗研究，越来越多的实验室正在进行。脂质体法和其他方法比较，细胞转化率仅次于显微注射法。但脂质体法简单、毒性低，转化效率也比较高，是一种行之有效的有前途的方法。

我国在以上方面的研究，已经有了良好的开端，在脂质体带药治肿瘤方面已取得了初步成果。

4—8　生物膜

在讨论了上述膜生物物理问题以后，对生物膜（biomembrane）的结构与功能就容易理解了。

生物膜的组成及结构

A. 膜脂

脂类是生物膜基本成分。其种类除前面所述的磷脂、胆固醇外，还有糖脂，其中一种为甘油糖脂（glycolipid），其结构骨架与磷脂相同，另一种为鞘糖脂（glycosphingolipid）。其糖脂结构中的X为单糖或多糖，糖脂的特点是，极性较大，易于水化，利于形成脂双层，由于它主要存在于质膜表面，因而它对维持细胞处于一定形状起重要作用，另外它能使膜蛋白维持、稳定于一定构象，不易发生聚集，除此以外，它能形成较大的带负电表面，有利于酶与底物结合，使催化速率升高。

糖脂（glycolipid）

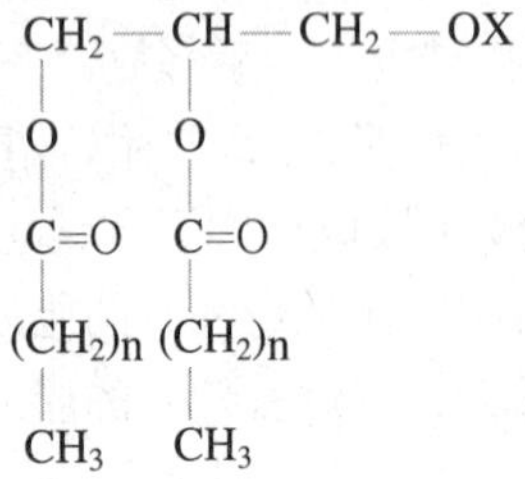

X：糖

神经鞘脂类（sphingolipids）

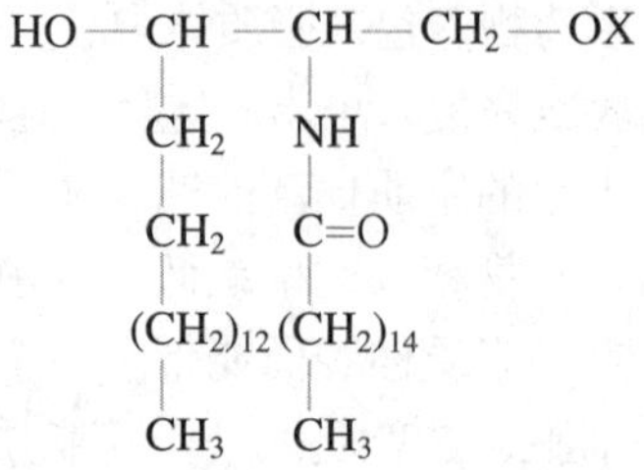

X：为H时，称神经酰胺
为$-PO_2-O-(CH_2)_2-NMe_3$时，称鞘磷脂
为糖时，称鞘糖脂

糖脂结构

B. 蛋白质

蛋白质是组成生物膜的另一种重要成分。细胞中20%～30%的蛋白质以膜蛋白的形式存在。各种膜结构中蛋白质含量不同。许多重要的功能都由膜蛋白来完成。一般而言，膜中蛋白质含量越高，其功能越复杂。它们构成膜中的酶、离子通道、离子泵、受体和抗原等。

膜蛋白大体可分为两大类：内在蛋白（intrinsic protein）或称整合蛋白（integral protein），和外在蛋白（extrinsic protein）或称周缘蛋白（peripheral protein）。两种蛋白的主要区别示于表4–4。内在蛋白通过疏水相互作用与膜脂的疏水区紧密结合占膜蛋白的70%以上。其中某些全部由疏水氨基酸构成(如牛视紫红质和嗜盐菌的紫膜蛋白)，另一些则含部分疏水氨基酸(如细胞色素b_5和细胞色素b_5还原酶)。还有一些内在蛋白由若干个亚单位组成，其中一部分亚单位是疏水的(如牛心细胞色素氧化酶)。外在蛋白通过离子键或静电相互作用与膜脂的极性端相结合，因而易于与膜脂分离。

表4–4　膜中内在蛋白与外在蛋白的主要区别

分　类	内在蛋白	外在蛋白
部位	镶嵌在膜内	膜内、外两侧
组成	非极性氨基酸为多，疏水性强	极性氨基酸相对较多，亲水性
与脂作用	疏水相互作用，相对较强	静电相互作用，弱
分离后的溶解度	不溶，易聚集	能溶于中性缓冲液中分散成分子
分离试剂	去垢剂、有机溶剂	不同离子强度的缓冲液
举例	膜酶、抗原、受体、通道	红细胞膜内表面的骨架蛋白
		线粒体膜表面的细胞色素C

外在蛋白分布于膜的内外两侧。关于细胞膜外侧的外在蛋白所知甚少。这主要是由于在分离细胞的过程中常常会使细胞外表面的外在蛋白与细胞膜解离。迄今了解得较多的是纤连蛋白（fibronectin），这是一种结合于细胞外表面的糖蛋白，在病毒转化细胞的表面，纤连蛋

白消失，它和细胞聚集与粘着有关。红细胞膜内表面的外在蛋白是研究得最多的一组膜蛋白。在SOD凝胶电泳时，这些蛋白质可分离为若干区带，其大部分中区带形成网状的微丝结构，成为支持细胞膜的一种骨架，对维持红细胞的特有形状起着重要作用。遗传性球形细胞溶血症可能就是这些成分发生了改变。

内在蛋白主要类型：Ⅰ型和Ⅱ型（图4–9），Ⅰ型内在蛋白分子的大部分质量和全部功能都在细胞外的水相环境中，包埋于膜脂中的一小部分仅仅是为了使其固定在膜上。人类细胞表面的组织相容抗原即属于此类。Ⅱ型内在蛋白的特征是，其多肽链的大部分位于胞浆内，包埋于膜脂和暴露在细胞外环境中的氨基酸残基仅占一小部分。Ⅱ型内在蛋白又可分为两组。一组以细胞色素 b_5 和细胞色素 b_5 还原酶为代表，它们的功能部分全部在胞浆的水相环境中。另外一组包括与各种跨膜转运有关的内在蛋白，如 Na^+、K^+–ATP酶，Ca^{2+}–ATP酶，视紫红质乙酰胆碱受体等。这些分子是一些跨膜蛋白，它们实现物质或信息的跨膜转运是通过分子构象的变化，而不是靠分子在膜内外两侧的旋转。这就是说，它们镶嵌在膜脂内的肽段具有重要的功能意义。

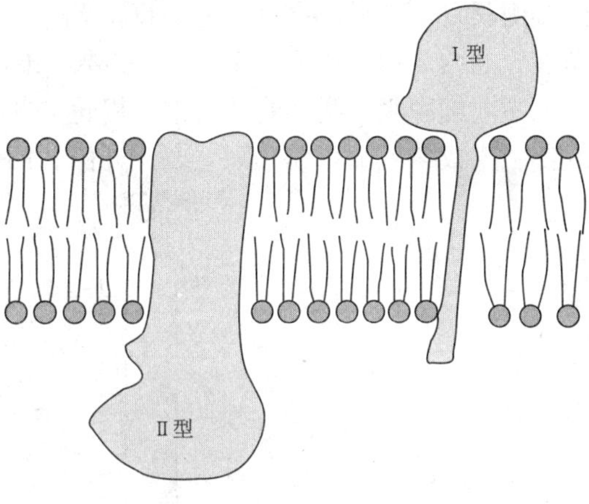

图 4–9　内在蛋白的两种类型

各种内在蛋白镶嵌在膜脂内的肽链部分二级结构都是相似的。这是因为，尽管肽链的侧链R可以是疏水的，构成其分子骨架的肽基却总是高度亲水的，在脂质的疏水区基本不溶。因此，肽链欲稳定地镶嵌在脂质疏水区，必须从亲水变为疏水结构。在肽基之间形成氢键可以实现这一目的。肽基之间形成氢键有两种方式：α螺旋或β折叠。实践与理论都证明，内在蛋白包埋在脂质中的肽段绝大部分为α螺旋。

内在蛋白在四级结构上多为寡聚物，在寡聚物内，各亚单位之间以氢键相连，因此，它们的接触面是亲水的。这些亲水的亚单位间接触面很可能为离子传输提供通道。

需要指出的是，无论从深入解析生物膜的功能，还是从后基因组考虑，内在膜蛋白三维结构的研究都是十分重要的。但是由于膜脂存在于蛋白周围，使膜蛋白结晶和分析都非常困难。到2003年为止，已获高分辨率结构分析的蛋白总数为24000多个，其中膜蛋白只有不到100个，大多数膜蛋白的精细结构尚不清楚。正因为如此，膜蛋白结构研究已成为当今结构生物学中的一重大课题。

C. 糖

糖是构成生物膜的第三种重要成分。它们多与蛋白质或脂类结合形成糖蛋白或糖脂。糖类主要分布于质膜，在粗面内质网及细胞核膜上也都发现有糖类存在。它们无例外地分布在膜的外表面。对于动物细胞，膜上的糖类与细胞粘着和识别等过程关系密切，在植物和某些细菌中，糖类还参与构成细胞壁，对细胞起着保护和支持作用。

至于生物膜的结构，人们一般公认的是Singer和Nicolson于1972年提出的“液态镶嵌模型”，即蛋白通过各种方式漂浮在脂双层的海洋中。近年来对此模型又提出了一些补充。许多研究肯定了大多数哺乳动物细胞膜上有“脂筏”（lipid raft）和质膜微囊（caveolae）的存在，二者的区别是后者必须含小窝蛋白（caveolin）。它们是一种微区结构，其特点是富含鞘脂类和胆固醇，以及各自含有一定量的与信号传导有关的蛋白，其物态为介于凝胶相和液晶相之间的 L_0 相（liquid ordered state），因此目前的看法是这种结构与细胞的信号传递及物质跨膜输运有关。有关研究还待进一步深入。

生物膜成分的不对称分布

A. 脂类的不对称分布

一种膜结构常含有几种不同的脂，这些脂质在膜内外两侧的分布总是不对称的。例如人红细胞膜含有四种不同的磷脂：PC、Sph（鞘磷脂）、PE 和 PS。实验证明，PE 和 PS 主要分布在膜的内表面，而 PC 和 Sph 则主要分布在外表面。见图 4−10 红细胞膜脂的不对称分布。

不同细胞膜，脂类的分布也不相同。例如，猪血小板质膜，PC主要分布在内侧，而在鼠肝细胞膜或人红细胞膜，则主要在外侧。即使在同一细胞膜的不同部位，脂类的分布也不相同。例如，在肝细胞膜的接触面和血窦处，PE 对称地分布于膜内外两侧，Sph 主要在外侧；而在毛细胆管处的质膜，PE和Sph都主要分布在内侧。膜脂不对称分布对于维持细胞膜的功能非常重要，例如细胞凋亡时，膜内层的PS翻到外层，这时细胞的功能完全丧失。可见膜脂维持其不对称性的重要性。

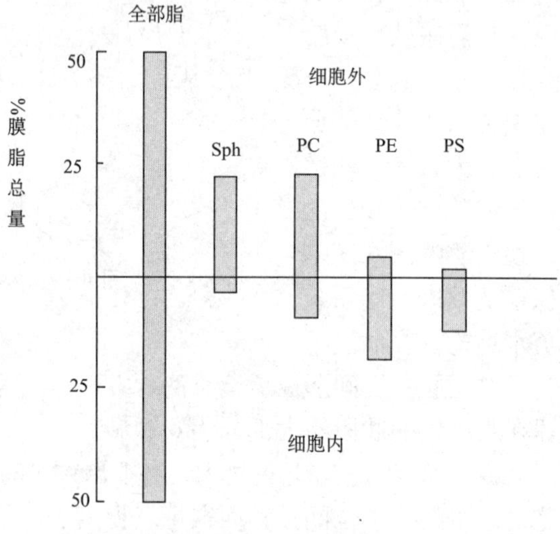

图 4−10 人红细胞膜脂的不对称分布

造成脂类分子不对称的原因仍然不够清楚，但脂类分子本身的某些物理性质无疑是重要的影响因素。这些性质包括：① 分子形状。如果用 H 表示分子极性头部的表面积，用 T 表示非极性尾部的表面积，则磷脂分子可大体分为两大类，一类 $H > T$，另一类 $H < T$。对一个弯曲的膜结构，这两类分子在膜内外表面的稳定程度不同。$H > T$ 者分布在外表面时所产生的侧向应力较小，较为稳定，而 $H<T$ 者分布在内表面较为稳定。由此可推论，曲率半径不同的膜表面其脂类的不对称分布亦即不同。②分子的带电状态。在中性pH下，某些磷脂分子是带

电的，例如PI和PS带一个负电荷，属于这类磷脂的还有心磷脂和磷脂酰甘油。在细胞膜内外存在一个电位差，在这个电位差作用下，上述磷脂将产生一种逆电场方向运动的趋势，从而影响它们在膜内外两侧的分布。如果用 Q_o 和 Q_i 分别代表它们在膜内外的浓度，则

$$\frac{Q_o}{Q_i}=e^{-\phi Z/KT} \tag{4-3}$$

其中，ϕ 为膜电位，Z为带电磷脂的化合价，K为波尔兹曼常数，T为绝对温度。可以看到，膜电位越高带负电荷磷脂在膜外表面的浓度越大。

B. 蛋白质的不对称分布

为了研究膜蛋白在膜内外表面的分布，可以使用非特异性酶的消化方法，也可用电镜下的细胞化学或免疫电镜方法。利用这些方法得到的结果都显示，所有膜蛋白在膜内外两侧的分布都是不对称的。例如，红细胞膜上的血型蛋白决定簇总是朝向外表面，细胞膜上腺苷酸环化酶的功能基总是朝向内表面，线粒体内膜上的ATP酶总是朝向线粒体基质等等。

膜蛋白在内外表面分布的不对称性是膜功能不对称的结构基础。这种不对称性是细胞得以生存的必要条件。膜蛋白的功能及分布的不对称是由蛋白质分子的一级结构所决定的，即由基因决定并在膜蛋白合成过程中形成的。

C. 糖的不对称分布

如果说，生物膜脂与蛋白质的不对称分布表现在膜内外两侧的脂与蛋白质种类和数量的区别上，生物膜糖的不对称分布则表现为所有的糖都仅仅分布在膜的一侧：在质膜，分布在细胞外表面；在内质网，分布于内质网池的一侧；在核膜，分布于核周间隙侧。糖的不对称分布可在电镜下用植物血凝集素等与糖选择性结合的标记物证明。

构成生物膜的各成分之间存在着多种形式的相互作用力，这些作用力是生物膜结构特征能够形成并得以维持的基本原因。这些作用力包括⑴亲水力　在水相中，极性分子或两性分子的极性端倾向与水结合的力；⑵疏水力　非极性分子或两性分子的非极性端倾向于远离水分子的力；⑶范德瓦尔力　在分子很靠近时由于分子的瞬时偶极矩而产生的分子间作用力；⑷静电力　带电分子或基团间的相互作用力。

这些力决定于生物膜中脂类分子的聚集方式。如前面所述，在一定浓度的水相环境中，脂类分子最稳定的排列是脂双层：在亲水力作用下，每一分子的极性端均靠近水相，而由于疏水力的作用，每一分子的疏水端（碳氢链）都远离水并彼此靠近。在水平方向上，则靠范德瓦尔力将分子彼此结合在一起，使脂双层结构稳定。

这些力也决定了蛋白质分子在膜内的排列。例如，由于疏水力的作用，两性蛋白倾向以其疏水区与脂类碳氢链结合，而亲水区与脂类分子的极性端结合，这类分子构成膜的内在蛋白。至于全部由亲水残基构成的蛋白质分子则倾向于结合在脂双层两侧的极性区，因为只有这样才是最稳定的。这就是膜的表面蛋白。

生物膜成分的运动

膜的糖类以糖脂与糖蛋白形式存在，因此膜的糖类分子的运动也总是与脂和蛋白质分子运动相联系的。生物膜脂运动的大部分资料来自对人工膜的研究，有关内容已在前节提及，此处从略。下面将限于讨论膜蛋白分子运动及其特点。目前已知的膜蛋白运动方式主要有两

种，旋转运动和侧向扩散运动。

A. 旋转运动

指蛋白质分子绕垂直于膜平面轴的旋转。这方面研究得较充分的是视杆细胞圆盘膜上的视紫红质。

视紫红质由视蛋白和视黄醛构成，后者为一长杆状分子，其长轴位于膜平面内，并在此平面内随机分布（图4−11）。在光照下，视黄醛可从视蛋白上脱落，这就是光的漂白作用。如果用一束偏振光照射圆盘膜，被漂白的将只是那些长轴与偏振光平面平行的视黄醛分子，此时称为光的半漂白作用。经过半漂白后，如用与漂白偏振光方向相同的偏振光照射圆盘膜，将不再有光的吸收，而用与其方向垂直的偏振光照射则仍可看到对光的吸收。这种现象称为光致二向色性。如果未被漂白的视紫红质分子是不能旋转的，这种光致二向色性将能长期维持。但事实上光致二向色性仅能维持一个短暂时间（~20μs），随后即行消失。这是视色素分子能做旋转运动的有力证据。利用这种方法也曾研究了嗜盐菌的紫膜蛋白、线粒体内膜上的细胞色素C和叶绿体膜上的叶绿素，证明这些分子都可旋转，虽然它们旋转运动的速度有很大差异。

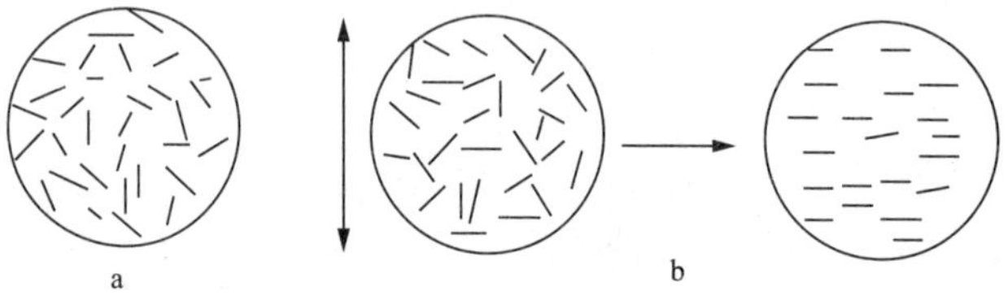

图4−11 用视杆细胞圆盘膜研究蛋白质分子旋转运动的原理

a.视黄醛分子在圆盘膜中的自然排列 b.经偏振光照射后的半漂白作用 ↕ 代表偏振光方向

B. 侧向扩散运动

蛋白质分子在膜平面内的侧向位移称为侧向扩散运动。其研究方法主要有以下几种。

⑴细胞融合法 将两种不同细胞膜表面的抗原分别用不同颜色的荧光物质标记，然后使两细胞融合。融合之初，两种不同颜色的荧光各居融合细胞的一侧。随时间延长，每一种荧光标记物将各向其对侧扩散，最后完全混合在一起，表明被标记的膜蛋白分子是能够做侧向扩散运动的。

⑵冷冻断裂法 把细胞膜在冷冻条件下劈裂，裂面将沿着膜脂的疏水区延伸并断裂，而将包埋于膜脂中的蛋白质分子暴露出来，经过金属投影制备复型后在电镜下观察，即可了解膜蛋白分子的分布及其变化。这种方法称为冷冻断裂（freeze-fracturing）。用这种方法证明，在偏碱条件下pH（7.5~9.5），膜内蛋白颗粒是分散的并随机分布，若将pH值降至5.5以下，膜蛋白颗粒则聚在一起，同样说明，膜蛋白质分子可做侧向扩散运动。

⑶荧光漂白恢复法 在研究膜蛋白侧向扩散运动时，近十几年来应用最多的是荧光漂白恢复法，其原理如同在脂质分子的运动中所述，在此不再重复。不同的是在所要研究的蛋白分子上标记荧光探剂，测得蛋白分子的侧向扩散系数D_L，许多研究资料表明，膜蛋白的D_L为10^{-9}~$10^{-12}cm^2$/秒，可见膜脂的D_L比膜蛋白的大100~1000倍。

膜蛋白分子的侧向扩散运动可受多种因素的影响。例如，在某些游离细胞表面，蛋白质分子可做长距离的定向迁移运动（成帽）；在另一些情况下，某些膜蛋白（如受体、酶分子）

可能固定于膜的一定区域而不能任意运动。可见膜蛋白的运动直接和功能相关。

生物膜研究与生物医学的关系

生物膜具有多种不同的功能，并与很多病理过程密切相关。其中某些功能将在以后各章节中提及，此处仅限于列举几个重要方面，说明生物膜研究在生物医学中的意义。

细胞的很多重要功能与生物膜有关。

细胞膜是细胞内外环境间的屏障。由于细胞膜对物质的选择性通透作用，细胞内环境才能保持相对恒定，生物才可能存在。细胞表面存在多种受体，能够识别与传递外环境中的化学信号对细胞活动起着调节作用。细胞膜的某些部位分化为细胞连接，参与细胞间的结合(如桥粒、紧密连接)，及物质与信息的交换（如缝隙连接），维持多细胞生物在结构与功能上的完整与协调。

线粒体内膜上的蛋白质组成了氧化磷酸化过程所需要的全部酶系统，用以将食物中的化学能转变为生命活动能够加以利用的能源——ATP。在这个过程中，线粒体内膜的完整性十分重要，这种完整性一旦破坏，内膜两侧的质子梯度就不能建立和维持，生物氧化作用与磷酸化作用之间的耦连即告中断。

内质网膜是一系列重要生命物质的合成场所。没有粗面内质网，膜蛋白与分泌蛋白就不能合成；而滑面内质网则参与糖原、甾类激素、胆汁和电解质等成分的合成与代谢。在骨骼肌和心肌，滑面内质网特化为肌质网，是兴奋与收缩过程间的耦连结构。肌质网膜上的Ca^{2+}泵（一种内在蛋白）能将兴奋时由肌质网池释放出的Ca^{2+}回收入池，因而在兴奋结束时肌肉得以松弛。

溶酶体膜是将溶酶体酶限定在囊泡内部的一个屏障。溶酶体膜的完整性一旦破坏，溶酶体酶即将漏出到胞液内，而给细胞带来毁灭性的后果。溶酶体膜上的质子泵可在溶酶体内造成酸性环境，使溶酶体酶的活动有一个最适的条件。

生物膜与膜生物物理的研究与一些病理过程也有非常密切的联系。

例如肿瘤细胞膜的化学与物理性质发生明显变化。在肿瘤细胞表面粘多糖增加，神经节苷脂减少，而且有时会出现某些正常细胞所没有的新抗原。肿瘤细胞膜的通透性发生变化，表现为对葡萄糖的摄取增加，以及某些情况下细胞内酶向细胞外漏出。肿瘤细胞电泳迁移率增加，提示其表面电荷密度增大。此外，肿瘤细胞膜的植物凝集素受体较正常细胞更易聚集，说明这些受体蛋白在脂双层中更容易做侧向扩散运动。

在病毒感染细胞的过程中，病毒与细胞表面的识别，向细胞内释放遗传物质，在细胞内的增殖以及成熟的病毒颗粒自细胞的释放等环节都涉及病毒的融合蛋白与细胞膜的相互作用。细胞对病毒的防护作用也可能与细胞膜有关。

免疫损伤，特别是免疫溶细胞作用似乎是免疫反应物对细胞膜作用的结果，由于这种作用，改变了细胞膜的通透性与输运作用。

在环境因素引起的疾病中细胞膜的变化近年来引起了人们的重视。研究的结果表明，很多重金属，例如汞和铅，可以改变膜的功能，影响细胞膜的通透性与输运作用。

由于缺血而引起的细胞死亡（发生在心脏病、休克和创伤等情况）可能是细胞膜变化的直接后果。这时，缺氧首先引起ATP合成障碍，进而导致细胞膜上的各种离子泵停止活动，使细胞内外的离子重新分布，细胞内渗透压变化而死亡。动脉粥样硬化症与膜脂质关系密切。实验表明，饮食中的脂质可使膜脂发生变动。和动脉粥样硬化紧密相关的是不饱和脂肪酸，例如20碳五烯酸和胆固醇。前者可预防血栓形成和动脉粥样硬化。根据是以食海鱼为主的爱斯基摩人冠心病死亡率低，其原因是鱼中多不饱和脂肪酸/饱和脂肪酸之比大于0.8，而同样以高脂肪食为主的丹麦人，不饱和脂肪酸/饱和脂肪酸比例小于0.3，而其冠心病的发病率却为爱斯基摩人的10倍。食入胆固醇的量与冠心病的发病率则正好与上述情况相反，可见膜脂成分和冠心病关系之密切。

总之，越来越多的事实说明，很多病理过程与细胞膜的结构与生物物理特性变化有关。这些研究有助于阐明某些原因不明的病理过程，并为治疗开辟了新的途径。

复习思考题

1. 磷脂分子的结构、构象、带电状况对脂双层的形成及其物理性质有哪些影响？
2. 脂质分子在水化状态下有哪几种聚集形式？形成各种聚集态的条件是什么？脂分子的形状对它有何影响？脂多型性与哪些因素有关？
3. 脂双层的宏观物理性质与微观分子运动的关系。研究膜分子运动的方法与简单原理。
4. 脂质体作为研究生物膜的模型有何优点。平板膜与单层膜作为模型膜有何特点。
5. 生物膜结构的特点是什么？通过哪些作用力维持生物膜的结构？

参考文献

1. Jain MK. Introduction to Biological Membrane. 2nd Edition . John Wiley and Sons. New York. 1988
2. Philip Yeagle P. The Structure of Biological Membrane. CRC Press. Boca Raton. 1992
3. de Lima MCP, Duzgunes N. Hockstra D. Trafficking of Intracellular Membrane. Springer−Verlag. Berlin. Heidelberg. 1995
4. Vance D.E. and Vance J. Biochemistry of Lipids, Elsevier. Amsterdam 1996
5. Packer and Fleischers. Biomembrane, Academic Press. San Diego 1997

5 跨细胞膜的物质运输
Transport Across Cell Membranes

细胞是生命活动的基本单位，细胞的原生质膜在细胞和细胞外环境之间、各细胞器膜在细胞内分成各区间，形成选择通透性屏障。此膜保证供给细胞新陈代谢所需的各种物质，如葡萄糖、氨基酸、脂类和无机盐等，把细胞代谢产物及废弃物运出细胞，维持细胞内环境相对稳定，保持膜内外离子浓度的差别，维持体内水和电解质的平衡。细胞膜对不同物质有不同的运输机制。物质跨膜运输有几种不同过程：通过双层脂膜的简单扩散、易化扩散和主动运输来完成。

5—1 被动运输

溶质运动的能力学

溶质在溶液中是随机运动的，扩散是一种自动的过程，溶质从高浓度区域移动到一低浓度区域，最后消除两区域的浓度差，是以熵（entropy）增加驱动的放能过程（exergonic process）。这种转运方式被称为被动运输（passive transport），或被动转运。当－种溶质跨膜扩散时，自由能的变化（free-energy change）取决于浓度梯度的大小，它由膜两侧的浓度差来确定。当溶质是非电解质（无电荷）时，用下面的关系描述一种物质进入细胞的运动：

$$\Delta G = RT\ \ln\frac{[C_i]}{[C_0]} = 2.303RT\ \ \log\frac{[C_i]}{[C_0]} \qquad (5\text{—}1)$$

□G 是自由能变化，

R 是气体常数（1.987 卡 / 克分子.K）

T 是绝对温度（25℃时为 273 ＋ 25 ＝ 298K）

$\frac{[C_i]}{[C_0]}$ 是溶质在膜内侧和膜外侧浓度比。

如果 $\frac{[C_i]}{[C_0]}$ 小于 1.0，其对数为负数，热力学上是放能的（exergonic），有利于溶质净内流。

如果外面溶质的浓度是内面的 10 倍，则 □G ＝ －1.4 千卡 / 克分子。因此，维持 10 倍浓度梯度就代表贮存 1.4 千卡 / 克分子的能量。 溶质进入细胞，浓度梯度降低，能量被释放，□G 减少，直到平衡，□G 为零。计算一种溶质移出细胞的 □G，浓度比项变成 $\frac{[C_0]}{[C_i]}$。

如果溶质是一种电解质，必须考虑两间隔之间的综合电荷差。两间隔离子电荷符号相同，离子相互排斥，不利于离子跨膜运输。相反，如果两间隔离子电荷符号相反，有利于离子跨膜运输。电荷差（电位差）越大，自由能越大。因此，电解质在两分隔间的扩散趋势取决于化学梯度（浓度梯度）和电位梯度，它们结合在一起形成电化学梯度（electrochemical gradient)，电解质扩散进入细胞的自由能变化：

$$\Delta G = \Delta G_c + \Delta G_m \tag{5-2}$$

$$\Delta G_c = RT \ln \frac{[C_i]}{[C_o]}$$

$$\Delta G_m = \mathrm{ZF}\Delta E_m \tag{5-3}$$

Z 是溶质的价电荷；

F 是法拉第常数 = 23.06 千卡 / 克分子 · 伏特；

E_m 是跨膜电位差，是由 K^+ 离子渗漏通道（K^+ leak channels）建立的跨膜电位差，膜内负，膜外正。

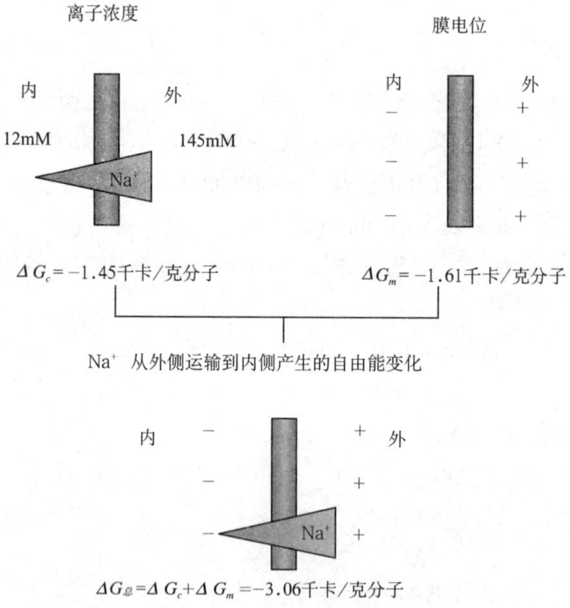

图 5-1 推动 Na^+ 离子跨膜的两种力

如图5-1所示，Na^+ 离子通道打开时，Na^+ 离子从细胞外进入细胞内。由 Na^+ 离子浓度梯度 产生的自由能变化由式（5-1）计算：

$$\Delta G_c = -1.45 \text{ 千卡 / 克分子} \tag{5-4}$$

作用在 Na^+ 离子上的膜电位产生的自由能变化由式（5-3）计算：一般 $\Delta E_m = -70\text{mV}$

$$\Delta G_m = -1.61 \text{ 千卡 / 克分子} \tag{5-5}$$

式（5–4）的意义为在没有跨膜电位的情况下使1克分子的Na^+离子从胞外进入胞内产生的自由能变化。

式（5–5）的意义为在没有跨膜浓度差时，1克分子Na^+离子从胞外进入胞内产生的自由能变化。然而，实际作用在Na^+离子的为两种力，总自由能变化为ΔG = （–1.45）+（–1.61）= –3.06千卡/克分子。

简单扩散

一些小的非极性疏水性气体分子，如O_2、N_2及小的不带电荷的极性分子，如CO_2、H_2O、乙醇、乙二醇、尿素等，可以由简单扩散（simple diffusion）的方式通过双层脂分子形成的膜（见图5–2），这些溶质从膜的高浓度侧扩散到低浓度一侧，是一种放能过程，不需消耗代谢能量，ΔG是负值，自由能在扩散中降低。其溶质的扩散速率与它跨膜的浓度梯度及它的疏水性成正比例。

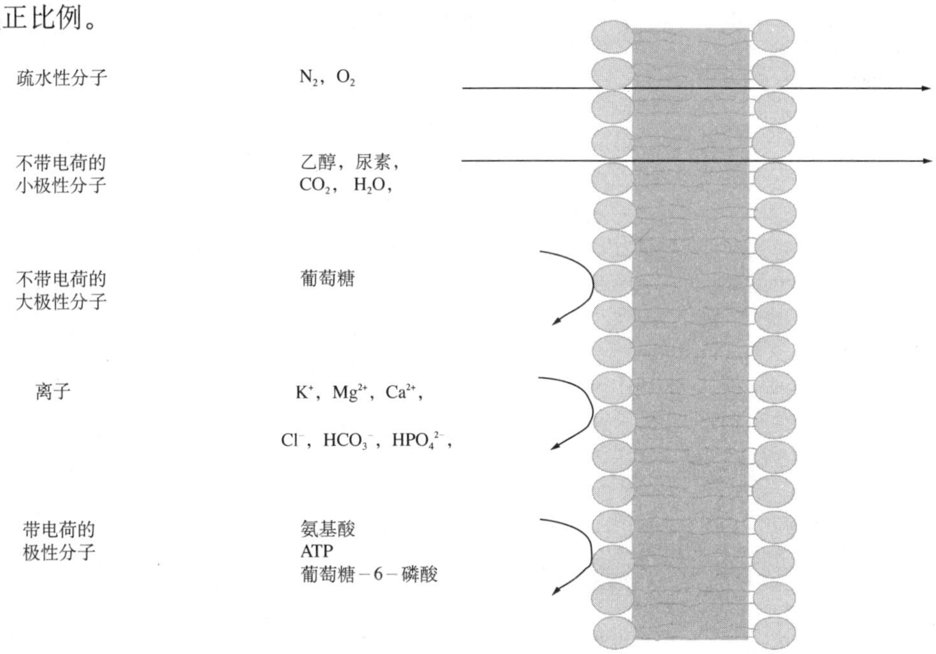

图5–2　人工双层脂分子膜对各类分子的通透性

首先，被转运的分子从水溶液中进入磷脂双层的疏水的内部，溶质的疏水性由它的分配系数（partition coefficient）K来测定，它是在油和水之间的平衡常数。跨双层脂分子运动的溶质分配系数等于在膜内浓度C^m与它在水溶液中浓度C^w之比，分配系数大更易通过膜扩散，如尿素的K为0.0002，而二乙基尿素的K为0.01，后者为前者50倍，所以它进入膜大50倍。K越大，脂溶性越大。一个典型细胞膜的疏水核心部分粘滞性比水大100～1000倍，所有溶质跨膜的扩散速率比溶质在水中扩散速率小很多。

$$K = \frac{C^m}{C^w}$$

如图5–3，假设面积为A，厚度为X的膜，它分隔两侧溶液中溶质的浓度分别为C^w_1和C^w_2，在膜中溶质的浓度分别为C^m_1和C^m_2，如$C^w_1 > C^w_2$，溶质从C^w_1侧向C^w_2侧扩散。按

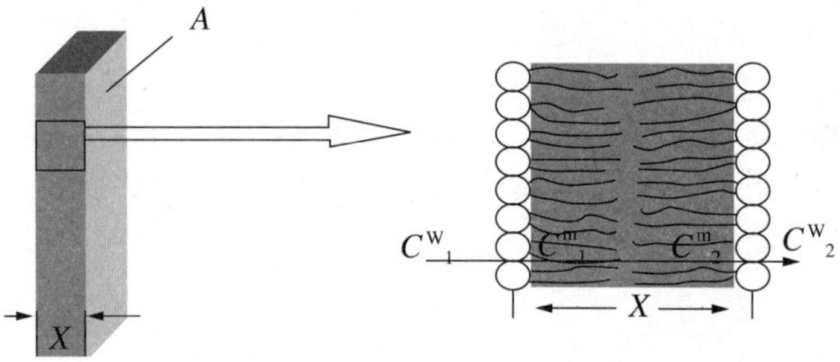

图 5–3 小的疏水性分子直接跨过纯磷脂分子双层膜扩散的简单模型

X 为膜的厚度（厘米），*A* 为膜的面积（平方厘米）

Fick定律，跨膜扩散速率（diffusion rate）*dn/dt*（分子/秒）与通透系数（permeability coefficient）*P*、溶质在膜两侧的浓度差（$C^w_1-C^w_2$）及膜面积A成正比。

$$\frac{dn}{dt}=PA(C^w_1-C^w_2) \tag{5-6}$$

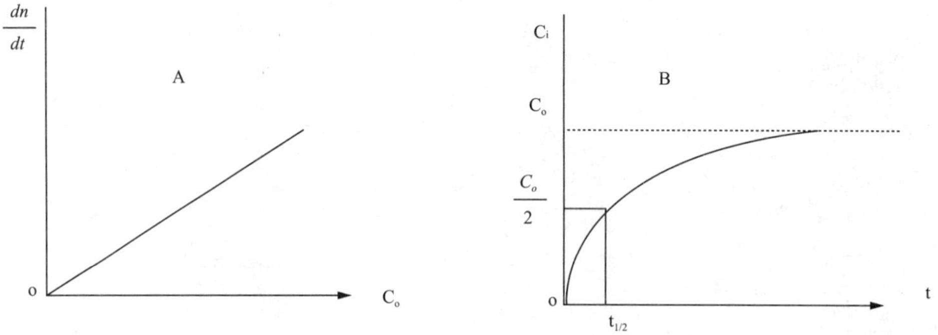

图 5–4 A. 简单扩散速率与浓度的关系 B. 浓度增长曲线

通透系数 *P* 代表细胞对某种溶质通透性的大小，其单位为厘米 / 秒。通透系数 *P* 与分配系数 *K* 成正比，$P = KD/X$，*D* 是溶质在膜内的扩散系数，*X* 是膜的厚度，因此，方程式可以写成如下形式：

$$\frac{dn}{dt}=A\frac{KD}{X}(C^w_1-C^w_2) \tag{5-7}$$

磷脂双层膜的疏水区的厚度约为 2.5～3.0 nm，对多数溶质扩散系数 *D* 是相同的。因而，分子跨膜扩散的速率差别主要取决于它们的分配系数不同。一个水溶性分子，疏水性越大，跨磷脂双层膜扩散越快。

非电解质通过人工脂膜、红细胞、肿瘤细胞、细菌样浮游细胞膜的速度有明显的温度依赖关系，这与脂层碳氢链区域的流动性改变有关。分子越大，受阻越大，通透性越小。溶质分子被水分子包围，进入脂分子层必须脱水，水分子越多，脱水需要活化能越大。

水分子跨膜扩散与渗透

水比溶于其中的溶质更容易通过动、植物的细胞膜，是从溶质浓度低的一侧向溶质浓度高的一侧移动，这个过程称为渗透（osmosis）。换句话说，溶质浓度高的一侧，水的浓度比较低，而溶质浓度低的一侧，水的浓度比较高，水将从浓度高一侧向浓度低一侧移动，这个过程又称为渗透流动（osmotic flow）。把阻止这种净水跨膜流动需要的静压力称为渗透压（osmotic pressure），用它来计算水的渗透能力。

如图 5–5 所示，只允许水通过，不允许溶质通过的半透膜（semipermeable membrane）分隔 A、B 两溶液，如果 $C_B > C_A$，水将从 A 到 B 渗透，按 Van't Hoff 定律，溶液渗透压 □ = RTC，则从 A 到 B 的跨膜渗透压：

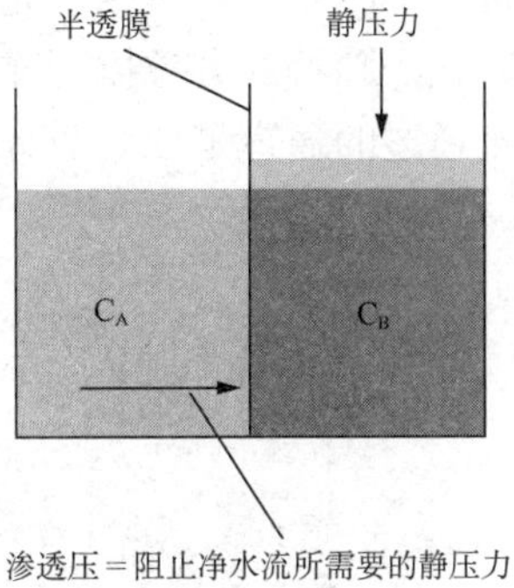

图 5–5　渗透压实验系统，膜隔开 *A* 溶液和 *B* 溶液
C_A 是 A 溶液中溶质总浓度，C_B 是 B 溶液中溶质总浓度

$$□ = RT\ (C_B - C_A) \qquad (5\text{–}8)$$

式中 □ 以 Pa 为单位（1 大气压 = 1.013 × 10^5Pa），C 是溶质浓度以 mol/L 为单位，R 是气体常数 8.31 × 10^3Pa/mol.K，T 是绝对温度，以 K 为单位（0℃ = 273K）。

对哺乳动物红细胞的等渗溶液，如用非电解质 C = 0.3mol/L，37℃时，其渗透压 □ = 7.73 × 10^5Pa 。如用电解质 NaCl，由于它电离为 Na^+ 和 Cl^- 离子，只需 0.5mol/L 即为等渗，相当于 0.9 % 的浓度。渗透压高于等渗的溶液为高渗溶液，低的为低渗溶液。细胞内、外渗透压不等时，水从低渗溶液侧向高渗溶液侧迁移。

各种细胞对水通透大小不同，胞内渗透压也不同。把细胞放入低渗溶液时，水流入细胞，细胞会发生膨胀；细胞在高渗溶液中，水向胞外渗透，细胞会皱缩。如设细胞内渗透压为 $□_i$，外溶液渗透压为 $□_o$，若 $□_i > □_o$ 水向胞内渗透，细胞体积变大。如细胞体积以 V 表示，时间为 t，细胞体积的膨胀速率 dv/dt 与细胞内、外渗透压差（$□_i$–$□_0$）成正比，也与细胞的表面积 A 成正比。

$$\frac{dv}{dt} = kA(\pi_i - \pi_0) \qquad (5\text{–}9)$$

k 为渗透系数（osmotic coefficient），可以用来衡量细胞对水通透性大小，单位为 □m/min. Pa，其物理意义是细胞内、外渗透压差为 1 大气压时，在单位时间（min）内通过单位面积膜（□m^2）的水的体积（□m^3）。不同细胞的 k 不同，变形虫为 3 × 10^3，海胆卵为 4 × 10^4，人的红细胞为 3 × 10^5。在细胞内、外渗透压相等，不产生过膜的水净流量，$\frac{dv}{dt} = 0$ 。用同位素标记的水分子（^3H_2O）测量其进入细胞的速率；用核磁共振方法测量水扩散时的交换时间来反映膜对水的通透性大小。

纯人工双层磷脂分子膜对水通透是很小的，通透系数约为5×10^{-3}cm s^{-1}。而在细胞外渗透压较小的改变可引起多数细胞快速膨胀或收缩，说明膜上有加快水渗透流动的水通道蛋白。对红细胞和肾小管细胞以编码aquaporin（水膜孔蛋白）的mRNA（一种红细胞膜蛋白）的微量注射实验，提供了一个有力证据，这个蛋白质增加细胞对水的通透。在功能形式中，这个蛋白质是一个四聚体，由四个完全相同的亚单位组成，每个亚单位是28kDa，包含6个跨膜□螺旋，在一独特的方位内形成3对同系物（图5–6a）。

设想水通过的通道是由8个跨膜□螺旋排成的，每个亚单位出2个□螺旋（图5–6b）。

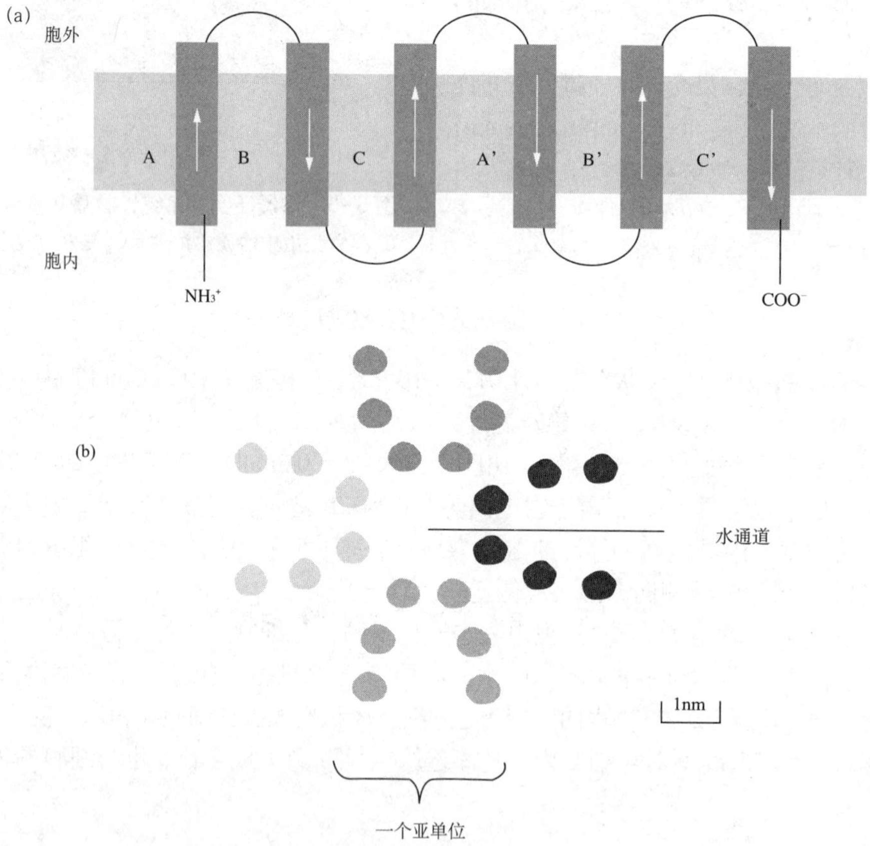

图5–6　红细胞质膜中水通道蛋白质的结构模型

(a) 一个水通道蛋白的每个亚单位有3对同系跨膜□螺旋A和A'，B和B'，C和C'。用箭头表示N末端到C末端其螺旋的方向性，把同系部分定位在相反的方向

(b) 正对着水通道观看，显示在膜平面中的跨膜□螺旋包的四聚体水通道蛋白是用X射线晶体学确定的。可能每个亚单位出一对同系螺旋排成中心水通道，两个螺旋定位方向相反，将使通道在两个方向运输水的能力相等

易化扩散

在双层脂分子膜上存在一些特殊蛋白质能大大增加溶质的通透性，溶质也是从高浓度一

侧向低浓度一侧运输，这种运输方式被称为易化扩散（facilitated diffusion），这些蛋白质被称为运输蛋白（transport protein，transporter）或载体（carrier）。例如，Cl^- 离子通过磷脂酰丝氨酸双层膜时，其通透性很低，通透系数约 $10^{-11}cms^{-1}$，而 Cl^- 离子通过红血球膜时，通透系数约 $10^{-4}cm\ s^{-1}$。因为膜上有带 –3 蛋白（AE1 蛋白），它是 Cl^- 和 HCO_3^- 的交换蛋白质。易化扩散是一种可饱和过程，载体仅能和一个或几个离子或分子相互作用，并且膜上存在的运输蛋白质是有限的。因而，浓度增加，运输蛋白都被占用时，将 达到最大运输速率（图 5–7）。运输

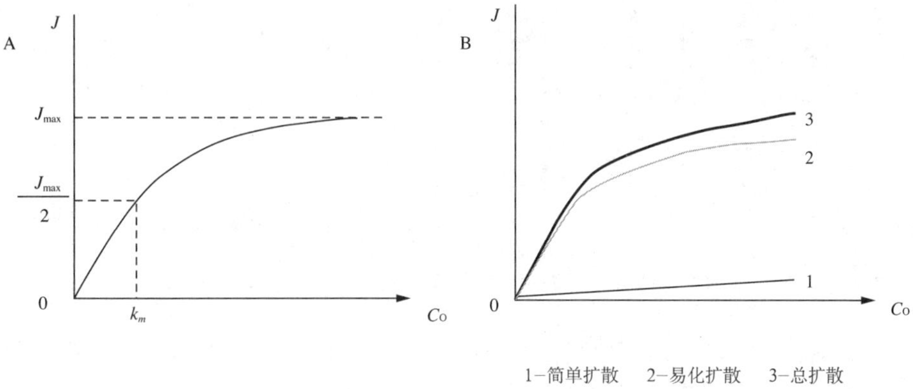

图 5–7　A. 易化扩散速率 J 与浓度 C_O 的关系曲线　B. 两种扩散的曲线

蛋白质降低溶质分子跨膜扩散的活化能，例如，5 个羟基的葡萄糖分子的跨膜通透，预计要求 80kJ/mol 以上的活化能，而实际测得其进入红细胞的活化能约 16kJ/mol。易化扩散在许多方面类似酶促反应，因此，又将载体称为通透酶（permease）。扩散速率近似地用 Michaelis – Menten 方程式表示：

$$J_{o\rightarrow i}=\frac{J_{max}C_0}{k_m+C_0} \qquad (5\text{–}10)$$

$J_{o\rightarrow i}$ 是溶质从膜外侧流向膜内侧的速率；

J_{max} 是最大通透速率，即载体达到饱和；

k_m 是溶质通透速率达到 $\frac{1}{2}J_{max}$ 时的细胞外溶质的浓度，代表溶质与载体的亲和常数，k_m 小，亲和性大；

C_o 是膜外侧的溶质浓度。

图 5–7 表示易化扩散的速率 J 随 C_o 增长，但不成正比，C_o 增到某一值，J 趋于一定值。如两侧为同样溶质，公式修改为：

$$J_{o-i}= J_{max}\left(\frac{C_0}{k_m+C_0}-\frac{C_i}{k_m+C_i}\right) \qquad (5\text{–}11)$$

所有动物细胞均利用血液中葡萄糖作为主要能源，葡萄糖顺浓度梯度运输是典型的易化扩散。哺乳动物至少有五种不同形式的转运葡萄糖的蛋白质。多数哺乳动物细胞表达单运输蛋白 GLUT1，它是一种内在跨膜蛋白质，对 D 葡萄糖的亲和常数 k_m 是 1.5mM，在这个浓度

下，运输蛋白外面的结合位点大约有一半结合葡萄糖。血液葡萄糖正常是5mM 或 0.9克/升，此时红细胞葡萄糖运输蛋白的运输速率为其最大值的 77%（见图 5–8）：

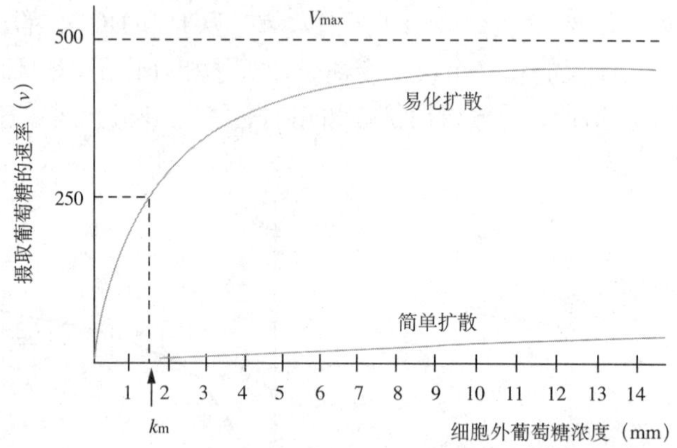

图 5–8　观测红细胞摄取葡萄糖的速率与葡萄糖被动扩散进入磷脂双层膜的速率比较

许多哺乳动物的红细胞由运输蛋白 GLUT1 运输葡萄糖，顺浓度梯度转运葡萄糖。

GLUT1 对非生物 L 葡萄糖的 $k_m > 3000mM$ 。GLUT1 的分子量为4500，它占红细胞膜上蛋白质的2%。有 12 个跨膜□螺旋，交替进行构象改变，可以向膜的一侧或另一侧暴露出葡萄糖的结合位点。一些片段联合形成贯穿运输蛋白的极性孔。葡萄糖进入细胞后很快被磷酸化，变成葡萄糖 -6- 磷酸，它不能通过膜返回，不增加胞内游离的葡萄糖，保持葡萄糖的跨膜浓度梯度。

小肠上皮细胞上的葡萄糖运输蛋白 GLUT2（是 GLUT1 的同系物）位于基底外侧膜，将葡萄糖顺浓度梯度单独运输到血液（见图 5–9）。

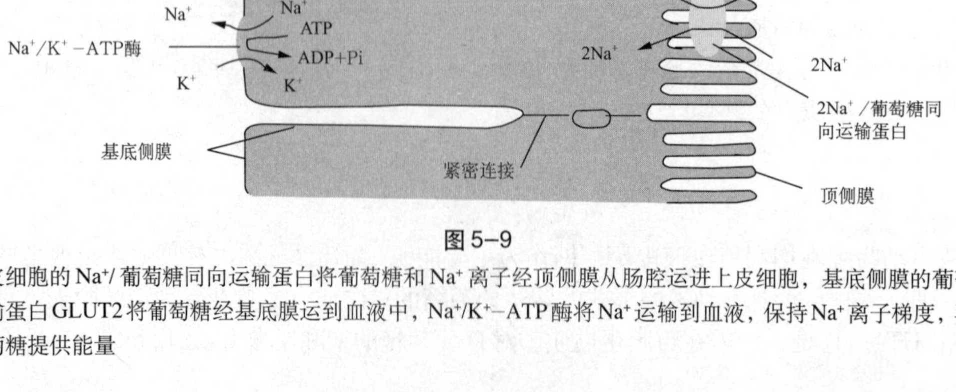

图 5–9

肠上皮细胞的 Na^+/ 葡萄糖同向运输蛋白将葡萄糖和 Na^+ 离子经顶侧膜从肠腔运进上皮细胞，基底侧膜的葡萄糖单独运输蛋白 GLUT2 将葡萄糖经基底膜运到血液中，Na^+/K^+–ATP 酶将 Na^+ 运输到血液，保持 Na^+ 离子梯度，再为摄入葡萄糖提供能量

平滑肌、心肌和脂肪细胞上有受胰岛素促进的葡萄糖易化扩散的运输蛋白GLUT4，它从血液中摄取葡萄糖。当GLUT4有缺陷时，胰岛素水平正常，但细胞不能摄取糖，使血糖升高，是Ⅱ型糖尿病的发病原因。

各种无机离子，如Na^+、K^+、Ca^{2+}等可经过通道蛋白顺浓度梯度扩散过膜（见第6章专述）。

5–2 主动运输

生物细胞由ATP驱动的泵（ATP–powered pumps）使离子和一些小分子逆着它们的浓度或电位梯度运输，这个过程被称为主动运输（active transport），或主动转运。利用ATP水解产生的能量来形成和维持跨膜离子浓度梯度。例如，哺乳动物细胞内的K^+浓度约为140mmol/L，而细胞外液中K^+离子浓度约为5 mmol/L，相反，细胞内Na^+离子浓度约为10mmol/L，细胞外液为140mmol/L。细胞内Ca^{2+}浓度约为10^{-7}mol/L，细胞外Ca^{2+}离子浓度约为10^{-3}mol/L。离子的不对称分布对细胞兴奋、物质跨膜运输活动、渗透压平衡、蛋白质合成、肌肉收缩等生理功能是非常重要的。

早期研究证明这些泵的存在，用2，4二硝基苯酚（2，4–DNP）抑制有氧代谢，ATP生成受阻，细胞内离子浓度逐渐接近外环境中的离子浓度，最后细胞死亡。每个细胞需要利用有效能量的一部分来维持Na^+、K^+、Ca^{2+}离子跨细胞膜的浓度梯度。例如，神经和肾细胞用于运输离子的能量大于ATP产能的25%，而人的红细胞运输离子所用能量大于ATP产能的50%。细胞还利用离子顺其跨膜浓度梯度运输时释放的能量同时使另一种分子逆其跨膜浓度梯度运输，这被称为间接主动运输或协同运输（cotransport）。

ATP驱动的主动运输

被称为初级主动运输（primary active transport）。所有ATP驱动的离子泵归为几种不同的类型：P、F及V型只运输离子，ABC超家族型运输小分子及离子。它们的结构如图5–10所示：

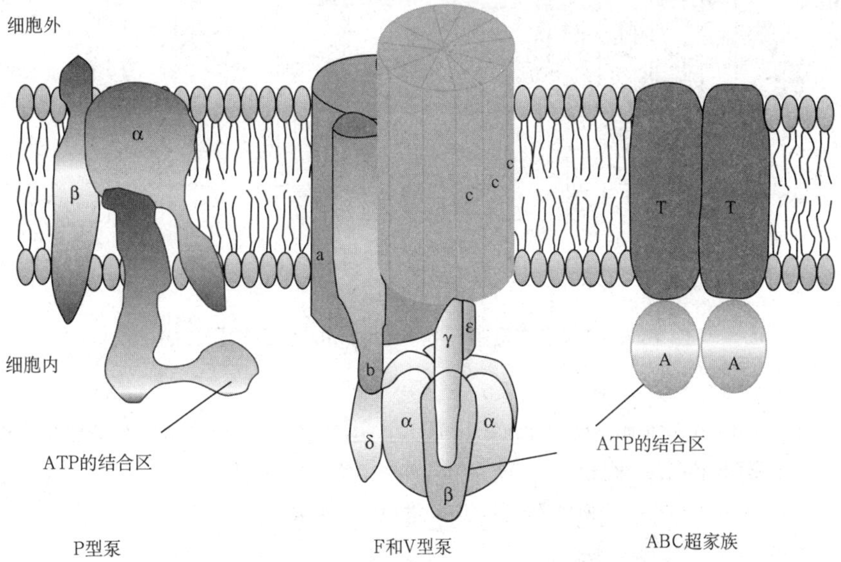

图5–10 四种不同类型ATP驱动的运输蛋白质

A. P 型泵（P−class pumps）

含有ATP结合位点的跨膜□亚单位和调节其功能的□亚单位。这类泵多是由2个□亚单位和2个□亚单位组成的四聚体，运输离子过程，必须一个□亚单位被磷酸化（因此标记“P”）及构型改变，偶联Na^+、K^+、Ca^{2+}离子通过膜。Na^+−K^+−ATP酶，每水解一个ATP，泵出3个Na^+泵进2个K^+，保持细胞Na^+和K^+离子浓度梯度。几种Ca^{2+}−ATP酶，把Ca^{2+}离子运出细胞或运进肌细胞的肌质网（sarcoplasmic reticulum）。H^+−K^+−ATP酶，在哺乳动物胃中分泌酸的细胞膜上，把质子（H^+）运出细胞，并把K^+运进细胞。H^+−ATP酶，在植物、真菌、细菌的细胞膜上，保持膜电位。

B. F 型、V 型泵（F−and V−class pump）

它们结构上彼此相似，与P型泵无关，比P型泵更复杂。它至少包括3种跨膜蛋白质和5种外在的多肽，形成胞浆区。F型和V型泵只运输H^+离子，不包含蛋白磷酸化的过程。

F型质子泵，在细菌的浆膜、线粒体内膜及叶绿体的类囊体膜上，H^+离子顺电化学梯度从膜外侧移到膜内侧，驱动ADP和P_i而合成ATP。

V型泵，存在于植物、酵母菌及真菌的空泡膜上，在动物细胞的核内体和溶酶体膜、破骨细胞和肾管细胞的浆膜上。利用ATP水解释放的能量，使质子逆电化学梯度从胞浆泵入细胞器的腔中，酸化这些腔，保持低pH值。

C. ABC 超家族型（ABC superfamily）

在从细菌到人广泛搜索中，发现100多种ABC超家族型（ATP-binding cassette）运输蛋白质。每种ABC蛋白特定单个物质或一组相关的物质，包括：离子、糖、肽、多糖及蛋白质。所有ABC蛋白具有一个共同结构，包括4个核心（“core”）区：2个跨膜区（T），形成被转运分子的通道，每个区含6个跨膜□螺旋；2个胞浆中的ATP结合区（A）（见图5−11）。

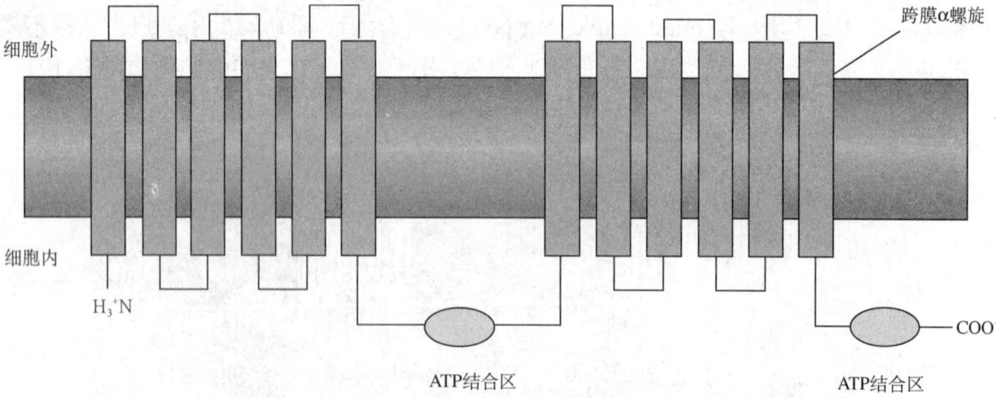

图5−11　ABC超家族成员中，哺乳动物MDR1运输蛋白的结构模型

这个哺乳动物的multidrug-resistance（MDR）运输蛋白质分子量为170000，有1280个氨基酸。MDR1运输的许多药物是小的疏水性分子，它们可以从外基质中跨膜扩散进入细胞。MDR1运输蛋白利用ATP水解的能量，将药物逆其浓度梯度运出细胞。这也是肿瘤学家注意到肿瘤细胞抵抗一些药物的原因。

在这个超家族的所有成员中，A区的序列有30%～40%是同系物（homologous），这指出一个共同进化的起源。

各种ATP驱动的泵都有一个或多个ATP结合点，总在膜的胞浆面，虽然这些蛋白质常被称为ATP酶，但只在运输离子或其他分子时，它们才使ATP水解成ADP和P_i。因为ATP水解与运输功能紧密耦联，磷酸键贮存的能量被充分利用，使离子或其他分子逆其电位或浓度梯度移动。这样就保持住细胞内、外Na^+、K^+、Ca^{2+}、H^+的浓度梯度。

协同运输

有些对生物细胞非常重要的物质如葡萄糖、氨基酸或一些离子，可逆其浓度梯度转运，它们是被Na^+或H^+离子顺电化学梯度转运时释放的能量驱动的，这种运输过程被称为协同运输（cotransport）。Na^+、H^+离子的浓度梯度是由上述主动运输维持的，所以把这种协同运输称为次级主动运输（secondary active transport）。当被运输的离子或分子与给驱动力的离子是同一方向转运时，称为同向运输（symport）。如两者方向相反，称为反向运输（antiport）（见图5–12）。

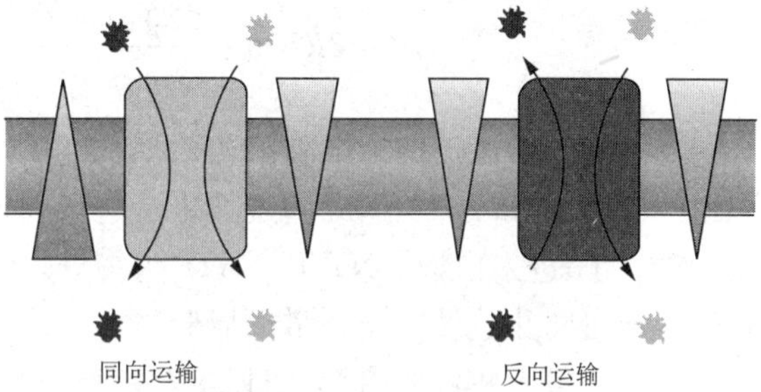

图5–12　协同运输的模型图

真核细胞几乎所有有机物质均通过协同运输进入细胞。脊椎动物中葡萄糖和其他六碳糖的协同运输蛋白的原始位置在肠和肾中。在动物、植物和细菌中均发现协同运输氨基酸的载体。

A. Na^+/葡萄糖 同向运输

2Na^+/葡萄糖运输蛋白是将2个Na^+离子和一个葡萄糖分子同向运输，它是662个氨基酸的蛋白质，NH_3^+和COO^-末端在胞浆中。14个跨膜□螺旋，C末端的5个□螺旋形成葡萄糖的通路；蛋白质的剩余部分可能是使结合Na^+离子转运耦联所需要的（见图5–13）。该蛋白质在膜外侧有2个Na^+离子和一个葡萄糖分子的结合位点。结合它们后蛋白质构象改变，Na^+离子和葡萄糖同时被释放到胞内，蛋白质恢复原状。

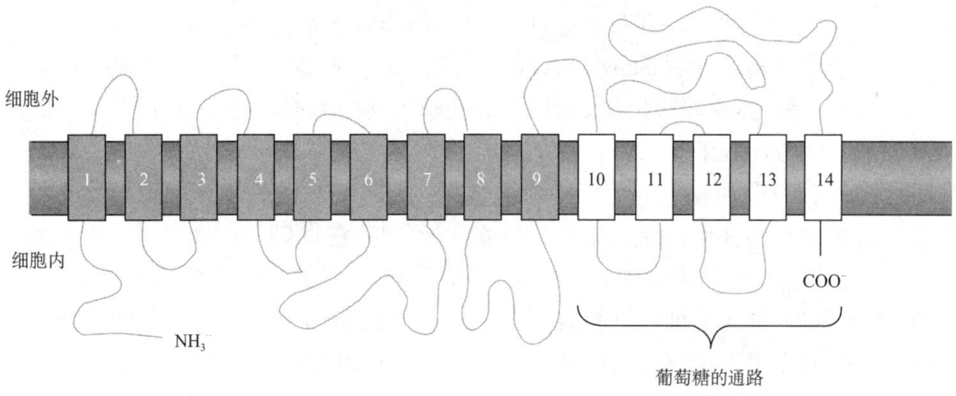

图5–13　2Na^+/葡萄糖同向运输蛋白的结构模型

$$2Na^+_o + 葡萄糖_o \rightleftharpoons 2Na^+_i + 葡萄糖_i$$

Na^+ 离子从膜外到膜内的自由能变化：

$$\Delta G = 2RT \ln \frac{[Na^+_i]}{[Na^+_o]} + 2FE \tag{5-12}$$

如 $E = -70mV$，1 克分子 Na^+ 离子进入细胞的自由能变化为 −3 千卡 / 克分子，2 克分子 Na^+ 离子内流自由能变化约为 −6 千卡。

葡萄糖进入细胞自由能变化：

$$\Delta G = RT \ln \frac{[葡萄糖_i]}{[葡萄糖_o]} \tag{5-13}$$

总自由能变化：

$$\Delta G = 2RT \ln \frac{[Na^+_i]}{[Na^+_o]} + 2FE + RT \ln \frac{[葡萄糖_i]}{[葡萄糖_o]} \tag{5-14}$$

当达到平衡浓度时，细胞内葡萄糖浓度比细胞外高 30000 倍，肠腔中的葡萄糖经上皮细胞顶端膜上的 Na^+/ 葡萄糖同向运输蛋白逆浓度梯度进入细胞，再通过基底部的葡萄糖单运输蛋白GLUT2进入血液。Na^+/K^+−ATP酶将进入的 Na^+ 离子运入血液（见图5−9）。细胞之间的紧密连接可防止这些分子扩散回肠腔。

在肾小管上皮细胞有第二种 Na^+/ 葡萄糖同向运输蛋白，它是使一个 Na^+ 离子和一个葡萄糖分子同向运输的蛋白质，有很高的运输速率，但葡萄糖的浓度梯度不太大，细胞内比细胞外（形成的尿）约高 100 倍，是该上皮细胞重吸收葡萄糖的功能。

B. Na^+/Ca^{2+} 反向运输

心肌细胞中 Na^+/Ca^{2+} 反向运输蛋白的功能是由 Na^+ 离子顺浓度梯度进入细胞时释放能量，驱动 Ca^{2+} 离子逆浓度梯度运出细胞，降低心肌收缩力。运进 3 个 Na^+ 离子，运出一个 Ca^{2+} 离子。

$$3Na^+_o + Ca^{2+}_i \rightleftharpoons 3Na^+_i + Ca^{2+}_o$$

细胞外 Ca^{2+} 离子浓度比细胞内 Ca^{2+} 离子浓度大 10000 倍（细胞内 2×10^{-7}mol/L，细胞外 2×10^{-3}mol/L ）。临床上常用一些药物，例如乌本苷（oubain）和地高辛（digoxin）处理充血性心力衰竭。由于这些药物抑制 Na^+/K^+−ATP 酶运输 Na^+ 和 K^+ 离子的功能，细胞内 Na^+ 离子浓度增加，Na^+ 离子跨膜浓度梯度降低，因而，Na^+/Ca^{2+} 反向运输功能的效率降低，细胞内 Ca^{2+} 离子浓度增加，使心肌收缩力加强。

C. Cl^-/HCO_3^- 反向运输

在红细胞膜上有内在蛋白质 AE1 蛋白（带 3 蛋白），它将 Cl^- 和 HCO_3^- 一对一反向运输，无净电荷移动，反应方向只决定于浓度梯度。阴离子交换是红细胞重要功能的基础。从组织细胞代谢产生的 CO_2 进入毛细血管的血液中，在血浆中溶解度低，但它跨膜扩散进入红细胞内，在碳酸酐酶的作用下，CO_2 转变成碳酸氢盐阴离子 HCO_3^-（见图 5−14）。

$$H_2O + CO_2 \xrightarrow{碳酸酐酶} HCO_3^- + H^+$$

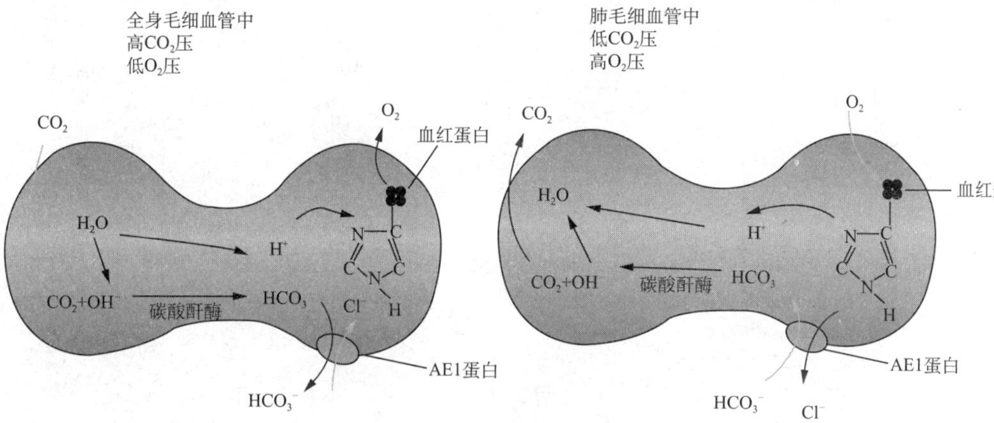

图 5–14　全身的和肺的毛细血管中阴离子跨红细胞膜交换的图解

[引自参考文献 1]

从血红蛋白释放的O_2通过细胞膜扩散进入外周毛细血管，此时血红蛋白多肽构象改变，使组氨酸侧链能结合碳酸酐酶反应产生的H^+。AE1蛋白使红细胞内产生的HCO_3^-顺浓度梯度运出红细胞，使Cl^-离子进入红细胞。

$$HCO_3{}^-_i + Cl^-_o \rightleftharpoons HCO_3{}^-_o + Cl^-_i$$

在50ms时间内有5×10^9个HCO_3^-离子出红细胞。如果没有阴离子交换，CO_2产生很多，HCO_3^-在细胞内积聚，达到毒性水平。血液中约80%的CO_2在红细胞中转为HCO_3^-；阴离子交换使2/3的HCO_3^-从血浆运输到红细胞，增加从组织运输到肺的CO_2量。同样，如没有阴离子交换，红细胞内HCO_3^-浓度增加，胞浆变碱。HCO_3^-（等于OH^-+CO_2）与Cl^-交换，使胞浆pH保持近中性。在肺毛细血管中，阴离子交换总方向反转，HCO_3^-进入红细胞经碳酸酐酶分解出CO_2，而CO_2扩散出红细胞，经肺呼出。同时，O_2与血红蛋白结合，从血红蛋白释放的质子H^+与OH^-形成H_2O。细胞内HCO_3^-浓度降低，引起HCO_3^-进入红细胞，而Cl^-离子出红细胞。对AE1蛋白作了广泛研究，阴离子在膜的相对侧正好一对一地进行有序的交换，维持细胞膜运输的电中性。

D. 质子电化学梯度

在线粒体、叶绿体及细菌膜小泡上，与能量耦联电子传递链工作时，质子被泵出膜，产生跨膜电位□□。泵的动力来源于电子传递时氧化还原电位梯度的自由能变化。跨膜电位□□和质子的化学浓度梯度□pH，即为质子的电化学梯度$□□_{H^+}$，也被称为质子驱动力（proton motive force，pmf）。电子传递反应、光照射或ATP水解产生的能量以这种电化学梯度形式贮备。$□□_{H^+}$的两个成分见图5–15（A）。

□□是膜电位（mV），□pH是膜内、外pH差。$□□_H{}^+$的大小、□□和□pH两个成分占比例多少，取决于膜和膜周围环境。环境中的pH值对□pH影响很大（见图5–15（B））。

一个单位的□pH相当于10倍H^+离子浓度差，跨膜电位等于59mV（22℃时），因此，可将$□□_H{}^+$写成：

$$□□_H{}^+ = □□ - 59□pH \tag{5–15}$$

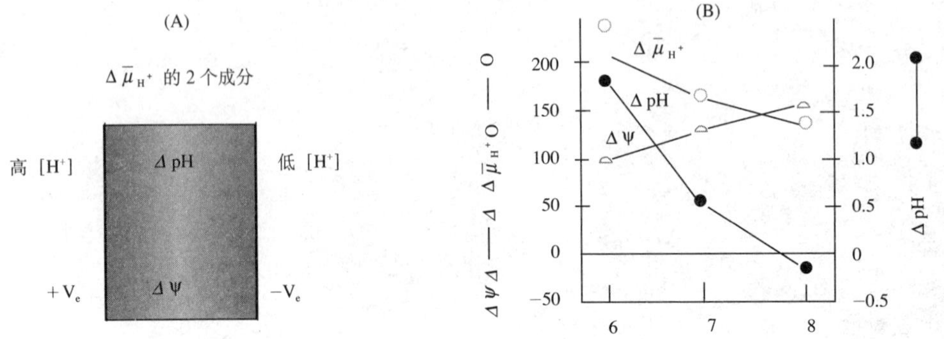

图 5–15

（A）□□$_{H}^{+}$ 的 2 个成分：□pH 和 □□

（B）□pH、□□ 和 □□$_{H}^{+}$ 与细胞外液 pH 的关系

一旦形成□□$_{H}^{+}$，它被用于离子或代谢物逆浓度梯度跨过膜或ATP合成。大部分生物由基质氧化得到必须的□□$_{H}^{+}$，然而，许多厌氧性细菌由发酵的基质磷酸化反应生成ATP，经 H^+–ATP 酶水解，产生需要的□□$_{H}^{+}$。

大肠杆菌膜对非解离的中性分子（蔗糖、半乳糖、□半乳糖苷、阿拉伯糖、脯氨酸、丝氨酸、甘氨酸、亮氨酸、胱氨酸）的运输，是利用□□$_{H}^{+}$能源与 H^+ 离子同向运输。对带电离子运输，保持电中性：有 H^+ 离子与负离子（谷氨酸、葡萄糖 −6− 磷酸、葡萄糖醛酸、磷酸）的同向运输；H^+ 离子和正离子（Na^+、Ca^{2+}）的反向运输。

线粒体代谢的运输系统，直接或间接地利用□□$_{H}^{+}$作动力源，有其特异阻断剂。线粒体释放出ATP，补充细胞质的贮存能量，ADP进入线粒体，补充合成ATP基质，这是由ATP/ADP反向运输蛋白来完成，它可被苍术苷（atractyloside）阻断。在生理pH时，ATP^{4-} 和 ADP^{3-} 由于电荷量不同，其反向运输是电泳动的，以□□为动力源。合成ATP需要的无机磷酸，以电中性方式进入线粒体，其机构是 $HPO_4^{2-}/2H^+$ 同向运输及 $HPO_4^{2-}/2\ (OH)^-$ 反向运输，均利用□pH为动力源。

5–3 跨膜运输的医学生物学意义

生物机体进行正常生理活动时，需要组织细胞功能正常，细胞间液组成相对恒定。一是细胞内、外的水及溶于水的物质保持适当浓度，二是保持细胞内、外物质适度分布。体液中电解质及酸碱平衡调节，是由大部分器官（心、血管、肾、胃肠、呼吸系、内分泌系、神经系）的机能来实现。各器官的细胞对物质运输系统正常工作，处于正常动态平衡中。如果存在遗传缺陷、各器官的疾病、毒物、药物的作用，细菌或病毒感染等，对上述各种形式的物质跨膜运输都有影响。

已查明有几种严重的遗传疾病与编码离子通道蛋白的基因突变有关，影响离子跨过肌肉和神经细胞质膜的运动。细胞囊性纤维化是最常见的离子通道遗传病，是上皮细胞离子通道缺陷的结果，是CFTR（cystic fibrosis transmembrane conductance regulator）基因突变，可造成内皮细胞氯离子转运障碍，最终导致呼吸系统、生殖系统及肠道内皮细胞液体分泌紊乱及汗腺的盐分重吸收障碍等。病人产生一层厚的粘液，很难排出气管，使病人患慢性肺炎，进行性地破坏肺的功能。L型钙通道蛋白的相关基因CACNLIA3发生突变，通道的失活功能异常，引起骨骼肌兴奋-收缩偶联减弱，产生肌肉收缩无力而麻痹。有些维持跨膜离子梯度的离子泵或运输蛋白质先天异常，对Na^+、K^+、Ca^{2+}离子通透异常，出现先天性球形红细胞，造成溶血性贫血。

许多生物合成细胞毒性物质，破坏膜结构，在膜上形成亲水性通路，使离子能自由出入。例如，病源性葡萄球菌（staphylococci）产生水溶性蛋白质□毒素（分子量34000），它接触脂质时凝聚成疏水性的环状六面体，可在膜内形成宽度约为2nm的亲水性孔。链球菌溶血素O（streptolysin O）形成毒素-固醇复合体，聚集在膜内，形成亲水性孔。河豚毒素（tetrodotoxin）阻断Na^+通道，因此，阻断神经纤维上的动作电位传导功能。

临床上用地高辛（digoxin）及同类物质阻断Na^+/K^+ATP酶，抑制Na^+离子运输，阻断窦房结的电活动。用戊脉胺等阻断Ca^{2+}通道，抑制心电脉冲传导。硝苯地平抑制Ca^{2+}内流，松弛血管平滑肌，扩张周围小动脉，使血压降低。对物质跨膜运输机制的研究有助于对生命活动本质的认识，对疾病的诊断和治疗。

复习思考题

1. 在维持生物细胞内、外环境动态平衡上，细胞膜的什么功能起重要作用?
2. 物质跨膜运输中，被动运输与主动运输有什么不同?它们的能量来源是什么?
3. 动物细胞膜上的运输蛋白质有哪些类型?它们是怎样工作的?
4. 初级主动运输与次级主动运输有什么不同?
5. 在下面选一个正确的：Na^+/K^+–ATP酶是：①作为易化运输蛋白的例子，②包含分子量相等的4个亚单位，③可把Na^+离子运出细胞，K^+离子运进细胞，④能催化ATP合成。

参考文献

1. Harvey Lodish H, BerkA, Eipursky SL. et al. Molecular Cell Biology. 4th edition. Media Connectied. W. H. Freeman and Company, New York: 2000, 579–615
2. Smith and Wood, Cell Biology. 2nd edition. Hong Kong: Chapman & Hall, 1996, 171–183
3. Karp G, Cell and Molecular Biology. 2nd edition. John Wiley & Sons, New York: 1999, 150–165
4. Gartner LP, Hiatt JL, Strum JM, Cell Biology and Histology. 2nd edition. Philadelphia: Harwal Publishing, 1993, 1–6
5. Norman RI, Lodwick D, Medical Cell Biology. Edinburgh: Churchill Livingstone. 1999, 16–31

6　细胞膜离子通道
Ion Channels on Cell Membrane

细胞膜的离子通道（ion channels）研究在生物物理学中是一个很受重视的领域，因为它与从分子和细胞水平上理解细胞的许多基本功能，如细胞膜的物质输运、神经兴奋和肌肉收缩等，以及与探讨某些药物的作用机制和某些疾病的发病机制是密切相关的。

可兴奋细胞兴奋时，膜对各种离子发生通透性变化，离子进出细胞的速度和方向受各自的电化学梯度控制，并且离子运动可在数毫秒内完成，这几乎同离子在一般水溶液中运动时的规律一致。这些事实使人们推想，离子通过膜不大可能是通过所谓“载体”的输运来进行，而可能是通过散在于膜上的物理性间隙或孔洞来进行的，这就是近代兴奋膜生物物理学中广泛使用的“通道（channel）”一词的含义和来源。现在人们已经证明，在细胞膜的脂质双分子层中，确实存在各种各样的离子通道。这些离子通道是细胞膜上的一些特殊蛋白质大分子，其中央形成能通过离子的亲水性孔道，允许适当大小和适当电荷的离子通过。一些药物或化合物可以阻止某种离子通过细胞膜而不影响其他离子通过通道。由此而产生了钠、钾、钙离子通道的概念。大多数离子通道通常是相对静止的，只在特殊刺激的作用下才打开或关闭，这种反应称为门控（gating）。离子通道蛋白的构象变化是门控的基础。细胞膜内、外离子浓度差决定离子扩散的方向。开放的通道对离子具有选择通透性。通道一旦开放，离子便顺着膜内外的电化学浓度差移动，其速率大于$10^6 \sim 10^9$离子/秒。这样高的离子交换速率使离子通道机制不同于其他交换机制（如Na^+−K^+泵，Ca^{2+}泵等）。

离子通道的研究始于20世纪40年代末期。Hodgkin和Huxley用电压钳（voltage clamp）技术对枪乌鲗巨大神经纤维膜上的钠、钾电流变化作了详细分析，得到著名的H−H方程，提出了离子通道假说。为此他们共同获得了1963年诺贝尔医学和生理学奖。

70年代末期发展起来的膜片钳（patch clamp）技术，为从分子水平了解生物膜离子单通道开、关动力学，通透性和选择性等膜信息提供了直接手段。1976年Neher和Sakmann首次直接从生物膜上记录了离子单通道电流。他们将玻璃微吸管与仅含几个通道、面积为几平方微米的蛙去神经肌膜封接起来，记录出皮安（pA，10^{-12}A）级的流经乙酰胆碱受体通道的微弱电流。这就是被称为膜片钳的单通道记录技术。1981年他们发表了改进的10亿欧姆（10GΩ）的高阻封接（giga−seals）技术，可以测到1pA的电流灵敏度，1μm空间分辨力及10μs时间分辨力。由于对离子通道研究的贡献，他们共同获得了1991年诺贝尔医学和生理奖。

近年来，随着膜片钳单通道技术的发展和重组DNA、单克隆等技术的引入，特别是通道蛋白不同亚基的基因表达的引入，人们对离子通道的认识也有了飞跃的发展。钠通道已被分离纯化并可重组到人工膜保留通道功能。一些钙、钾通道蛋白和配体门控性离子通道也已经被纯化和克隆。

6-1 主要研究方法

电压钳技术

在离子通道的早期研究中，很难直接测量离子电流的变化。因为在动作电位发生的过程中有一个大的电容电流，它与膜电位的变化速率成正比，重叠和掩盖了离子电流。为了解决这个问题，Hodgkin和Huxley（1952）采用了电压钳技术。电压钳就是控制跨膜电位在一固定水平。它的基本思想是用负反馈的电子线路将膜电位固定在实验所希望的一定值上，同时测量膜电流的变化，以电压与电流之比求出膜电导的变化。用离子通道电导特性的变化来描述生物膜电导的变化。电压钳法首次提供了流经可兴奋细胞膜离子电流的定量计算方法，所记录的离子电流主要是由钠电流（I_{Na}）和钾电流（I_k）构成的。

膜片钳技术

膜片钳是在电压钳的基础上发展起来的一种新技术。这种技术是将一根尖端经过热处理过的玻璃微吸管电极吸附到仅几平方微米的细胞膜表面上，这一表面仅含一个或几个离子通道。微吸管电极与细胞膜封接非常紧密，封接区的电阻高达10～100GΩ（1GΩ = 10^9Ω），称为GΩ阻抗封接区。封接区的高电阻保证来源于小的膜片的大多数电流进入微电极和电流测量线路。因此微吸管电极尖端小孔下的细胞膜，事实上与细胞膜其他部位在电学上隔离开了。所以记录到的电流也就是单通道的离子电流。

根据不同的实验目的，膜片钳技术的具体操作也不同。图6-1显示了不同形式的膜片钳及其具体操作。

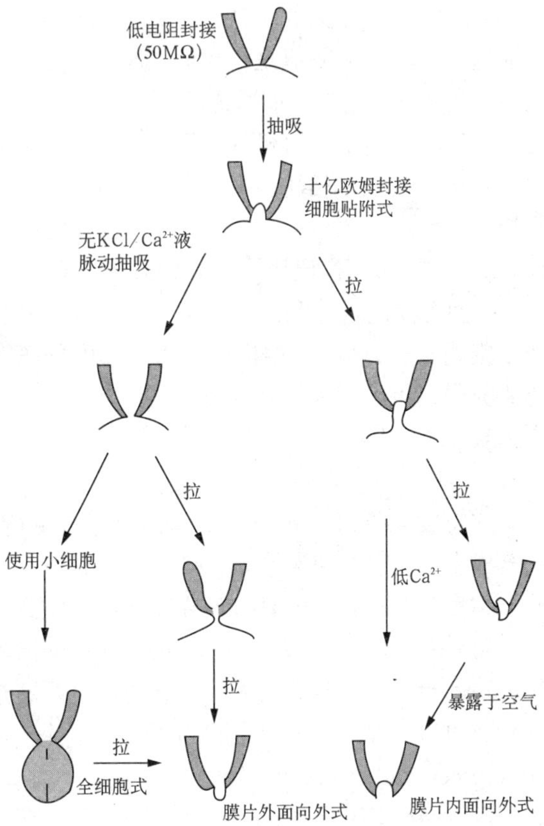

图6-1 不同形式的膜片钳

细胞贴附膜片（attached patch）是将热抛光的玻璃微吸管置于以酶清洁过的细胞膜表面上，形成高阻封接，电阻达10～100GΩ。由于其电性能完全绝缘，微吸管阻抗相对较低，所以可直接在微吸管上施加电压对膜片进行电压钳位，高分辨地测量膜电流。若将微吸管提起，使其与细胞体分离，则在其尖端常常形成一个小泡。在空气中暴露几秒钟后，小泡破裂，再回到溶液中就得到“内面向外（inside-out)”的膜片；如果从无钙溶液中提起，也可直接得到“内面向外”膜片。这样可以容易地用改变电极外液成分的方法,来达到改变细胞内溶液成分的目的。如在微吸管内灌注无钙氯化钾溶液,在形成细胞贴附式膜片后,直接向微吸管内加电脉冲或短促负压,都可使电极内的细胞膜破裂,电极与胞内溶液直接相通。这样就形成了全细胞记录(who1e cell-recording)。这时如再提起微吸管,就会形成“外面向外”(outside-out)膜片。“内面向外”和“外面向外”膜片又称“切割膜片”。这些被切割的小膜片,孤立地位于电极尖端内,从而在化学性质上被完全封接隔离,因此允许任意改变膜内外环境,以观察对通道电流的影响。

单通道电流原型呈矩形脉冲。通道开放期间往往由多个矩形波聚集在一起形成单位幅值的爆发性脉冲。图6–2就是实验记录的单通道电流。

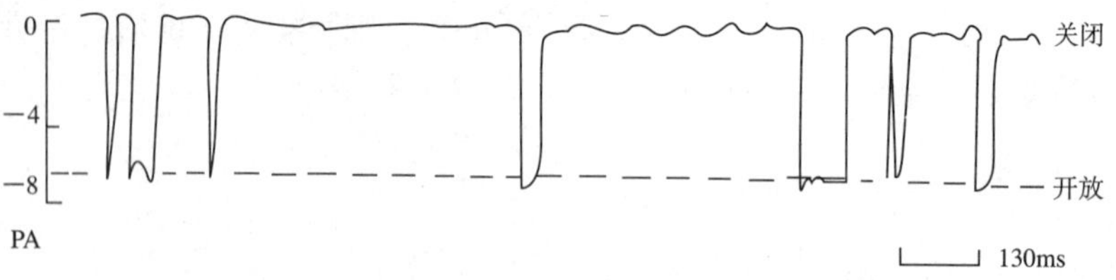

图6–2 膜片钳方法记录的乙酰胆碱单通道电流

单通道记录数据的统计分析的目的有两个:一是将实验中的观察结果进行定性分析,观察通道开启时电流幅值是否相同,通道爆发性脉冲情况及人为误差等。二是将记录到的单通道电流进行定量分析,如通道的幅值分布、通道平均导通时间、平均关闭时间并绘出直方图。这些都需要借助于计算机的帮助,否则很难对离子通道作详细动力学分析。

与电压钳技术相比,膜片钳技术具有下列优点:(1)直接测量生物膜的单通道电流,观察通道开启和关闭过程,进而了解通道开启、关闭的动力学模型。(2)比较容易对小细胞(直径在10μm左右)作电压钳位。(3)由于可以对膜片进行物理分离,实验中可任意改变膜片内、外面溶液的成分和浓度,研究各种药物和化学物质对离子通道的影响。(4)由于膜片钳技术空间分辨力高,在中枢神经研究中可分离胞体与轴突和树突的离子电流。在外周神经系统研究中,可以深入了解受体分布。

胞内钙的荧光测量技术

水母发光蛋白(aequorin)是最早用来测量胞浆内游离钙的探剂(probes)。20世纪80年代合成了一种新的钙螯合剂BAPTA(1, 2−bis−(2−aminophenoxy) ethane−NNN'N'−tetra-acetic acid),是与EGTA相似的双芳香族化合物。在此化合物的基础上,相继合成了quin2, fura−2,indo−1及fluo−3等,使胞内钙的荧光测量技术取得了突破性的进展。这些新荧光染料(fluorescent dyes)具有特异性结合钙的性质,选择性好,荧光强度高,用一般的荧光分光光度计就可以测量,被称为钙荧光探剂或探针(fluorescent probes),或者称为钙荧光指示剂(fluorescent indicators)。

A. 测量原理

钙荧光探剂含有与钙螯合及产生荧光的分子结构,在它们的负性基团部位结合上亲脂的乙酰羧甲基酯(acetoxymethyl (AM) esters),成为探剂AM的形式。这种衍生物具有亲脂性,能穿过细胞膜进入胞内。将它们与细胞一起温育时，这些荧光探剂AM很容易进入胞内；胞浆内的酯酶再将它们水解为荧光探剂，然后它们与胞浆内的游离钙结合。此过程称为“负载(load)”。荧光探剂与Ca^{2+}结合后所产生的荧光可用普通的荧光分光光度计、荧光显微镜和流式细胞计等测量。发射光的强度与Ca^{2+}浓度呈一定比例，据此可以测量$[Ca^{2+}]_i$的浓度。

B. 测量方法

测量方法主要包括负载样本的制备和荧光信号的记录。

待测的样本可以是单个细胞、单层培养细胞或组织块。荧光信号的记录可用单波长荧光法或双波长荧光法。前者采用一个激发和一个发射波长；后者有两个激发和一个发射波长。测量时先用激发波长光刺激组织或细胞，然后记录发射波长的荧光信号。根据下列公式，可以计算出$[Ca^{2+}]_i$

$$[Ca^{2+}]_i = K_d\ (F_0/F_s)\ \ (R-R_{min})\ /\ (R_{max}-R) \qquad (6\text{–}1)$$

式中K_d为荧光探剂–Ca^{2+}复合物的解离常数，F_0和F_s分别代表Ca^{2+}为0毫摩尔和饱和状态时的荧光强度。R为测得的荧光值或比值；R_{max}和R_{min}分别为校正的最大和最小的荧光比值。计算$[Ca^{2+}]_i$时，应减去无负载荧光探剂时细胞的自身荧光（autofluorescence）。

C. 钙荧光探剂 fura–2 和 fluo–3

fura–2属于第二代荧光探剂，于1985年合成。与第一代荧光探剂quin2相比，fura–2具有更好的吸收系数和量子产率，产生的荧光强度比quin2大30倍。因此负载浓度20～30微摩尔就可以消除自身荧光。随着与Ca^{2+}结合的饱和，fura–2的激发波长会有一个显著的变化：340nm激发的荧光信号增加3倍，而380nm的信号减小10倍。用这两个光谱的荧光比值作为指标，不仅能提高测量的可靠性，而且可基本不受细胞密度及指示剂浓度的影响。

Fluo–3属于第三代荧光探剂。它与第一、二代探剂的显著不同是使用可见光作为激发波长，此特点使它更适合荧光显微镜和流式细胞计。Fluo–3和钙结合后，其荧光信号增加40倍。它在高钙水平的分辨率比quin2和fura–2更高。由于fluo–3使用可见光激发，不影响紫外触发的多磷酸肌醇（inositol polyphosphates） 或Ca^{2+}水平，因此可以观察光解前后的胞内Ca^{2+}水平。

6–2 离子通道的分类

按离子通道激活的原因不同，可以分为三大类，电压门控性离子通道（voltage–gated ion channels）、配体门控性或激动剂门控性离子通道（ligand–gated or agonist–gated ion channels）以及机械敏感离子通道（mechanosensitive ion channels）。

电压门控性离子通道

电压门控性离子通道对膜电位变化敏感，因膜电位变化而启闭，并按最容易通过的离子命名，如钠、钾、钙、氯离子通道等，详见本章以下各节。

配体门控性或激动剂门控性离子通道

配体门控性离子通道是配体与膜上递质受体结合才打开或本身就是受体组成部分的离子通道，它们与突触传递有关并按递质命名，如乙酰胆碱、谷氨酸、甘氨酸或γ氨基丁酸的受体通道等等。从功能上讲，配体门控性离子通道分为两类：A快速化学突触，如尼古丁乙酰胆碱受体（nicotinic Ach receptors, nAchR），分布于神经肌肉接头、交感和副交感神经节细胞以及脑的某些神经元等。它们的特点是以快速化学突触传递为中介，对特异性神经递质产生通道闸门的离子移动和电信号；B慢速化学突触，又被称为调制受体（modulatory receptors），通过第二信使对慢速突触进行中介作用，是学习和记忆的分子基础。

A. 快速化学突触

以单个电刺激给予运动神经时，在突触前膜以量子方式释放乙酰胆碱（Ach），Ach诱发神经脉冲很快，在青蛙22℃时，其时间常数约为200μs。以nAchR为例，它是一个阳离子通透的通道，对Na^+和K^+有高度通透性，对Ca^{2+}也有通透性；而对所有阴离子则无通透性。终板通道可通过约50种小的阳离子，其通道孔径为6.5 Å × 6.5 Å（0.65nm × 0.65nm）。可通透性的离子不仅包括碱金属和碱土金属阳离子，也包括有机阳离子，大到三氨基胍、胆碱和组氨酸，它们的相对通透性是对Na^+的0.3～0.04。快速突触兴奋产生兴奋性突触后电位（excitatory postsynaptic potential, epsp）；与之相反，有快速突触抑制，产生抑制性突触后电位（inhibitory postsynaptic potential, ipsp）。一般来说，肌肉中的终板电位、运动神经的快速epsp和ipsp是产生快速的信号。一些快速化学突触的情况列表于6−1中。快速抑制性突触是利用阴离子通透性通道。大多数快速抑制性神经终末释放γ氨基丁酸（GABA），对小的阴离

表6−1 一些快速化学突触

突触后细胞	反 应	逆转电位（mv）	电导增加	受体
青蛙骨骼肌	epp	−5	阳离子	nAch
猫运动神经元	epsp	0	阳离子	Glutamate
螯虾腿肌	epsp	+6	阳离子	Glutamate
螯虾腿肌	ipsp	−72	阴离子	$GABA_A$
海兔神经节细胞	ipsp	−60	阴离子	Ach
猫运动神经元	ipsp	−78	阴离子	Glycine
海马锥体细胞	ipsp	−70	阴离子	$GABA_A$

子，如Cl^-、SCN^-、I^-、Br^-和NO_3^-有通透性，其生理逆转电位接近Cl^-的平衡电位。快速GABA门控性通道对许多不同药物有不同结合位点（表6−2），在正常功能的抑制性通道中具有重要作用。兴奋性氨基酸打开阳离子通道，脊椎动物神经系统的主要快速兴奋性神经递质是左旋谷氨酸（L−Glu）。快速突触谷氨酸受体被称为促离子（ionotropic）受体，参与形成离子通道，此外，ATP和5−羟色胺也是快速兴奋性神经递质。在脊椎动物中枢神经系统中谷氨酸反应的药理学是复杂的，因为快速突触后谷氨酸受体（GluRs）存在三类亚型：N−甲基−D−门冬氨酸（NMDA）、海人草酸和α氨基3−羟基5−甲基4−isoxalone丙酸（AMPA），

详见表 6–2 所有谷氨酸受体的通道复合体是 K^+ 通道一样的同源亚单位的四聚体。

表 6–2　脊椎动物神经元中常见的配体门控性通道

神经递质	受体	拮抗剂	增效剂	通透性
GABA	$GABA_A$	比枯灵碱 印防己毒素	巴比妥盐 苯二氮䓬 安定 乙醇 谷氨酸	阴离子
Glycine	Glycine	马钱子碱	—	阴离子
Glutamate	non–NMDA	CNQX（6–cyano –7–nitroquin–oxaline–2,3–dione）	—	阳离子（和 Ca^{2+}）
Glutamate	NMDA	APV（D–2-amino–5 –phosphono–valerate, 又称 Ap5） Mg^{2+}（外面）	甘氨酸 右旋丝氨酸	Ca^{2+} 和阳离子
Ach	nAch	α 环蛇毒素	—	阳离子

这里主要介绍 NMDA 和非 NMDA 受体。与肌肉的 nAch 受体一样，神经元内非 NMDA 受体是中枢神经系统中快速兴奋信号的中介。NMDA受体的原发作用不是产生电信号，而是在胞内游离钙浓度升高时，有特异性检测和转导作用。NMDA 受体通道有三个特点：(1) NMDA 受体通道对 Ca^{2+} 的通透性比对 Na^+ 和 K^+ 的大 5～10 倍，其作用在于控制$[Ca^{2+}]_i$。(2) 与快速脱敏型非NMDA受体通道相比，该通道的成簇放电时间较长，对谷氨酸敏感性强。(3) 有电压依赖性，在正常生理溶液中静息电位为−80mV时电导很小；但当去极化至−50mV时谷氨酸使电导增加。这不是电压门控性通道意义上的电压依赖性激活，NMDA受体通道基本上是配体门控性通道，这可能与胞外液中的Mg^{2+}有关。移除外液中的Mg^{2+}，可增强NMDA电流，并几乎消除电压依赖性。

B. 慢速化学突触

慢速化学突触是调制受体，与学习和记忆功能有关，为此要知道通道兴奋性对经验的修饰作用。这种通道兴奋性状态的改变是神经系统通道特性的改变，被称为调制。电压门控性离子通道中电压传感器是通道的一部分，神经递质的快速配体门控通道的激动剂结合部位是通道大分子的一部分。跟随刺激的调制有一个延时，这是因为信使必须通过遥控感受器才能到达通道。此外，调制的持续时间常常超过刺激时间，这是由于中间信使的持续存在和通道的共价修饰。调制持续时间从秒钟到分钟，如果包括对基因表达的作用，则持续时间更大大加长。诱导调制的大多数“刺激”是神经递质和激素，这些分子通常作用于跨膜信号的一个受体，启动影响通道、泵、酶等胞内事件的级联反应，它们是慢速的突触作用。这种效应不是简单的电压门控和快速配体门控通道的电导增加，从而引起一个epsp或ipsp；而是影响通道门控的速度，从而改变阈下电压、冲动发放以及动作电位形态的改变。同时胞内代谢通路和胞内器官活动重新定向。换言之，神经递质和激素可重新安排整个细胞的生理行为，也就是改变一个细胞的活动种类和水平。

机械敏感性通道（促离子机械感受器）

1984年Guharay和Sachs在做膜片钳实验时发现了机械敏感性离子通道。他们在胚胎肌细胞上经常见到一种阳离子通透的通道，在记录微吸管内部给予负压时，该通道开放概率增加。这种通道的活动直接为物理刺激所控制，它的兴奋为机械能转换成电能提供了一种分子机制。

机械敏感细胞可以检测局部物理力的改变，在感觉生理学中起着重要作用，包括听觉对鼓膜的振动产生感觉；机体内部肌肉和关节的本体感受器产生位置觉；前庭毛细胞可以检测头部运动产生平衡感觉。外周机械敏感器可通过与中枢神经系统联系来调制稳态反应，例如：血管舒张、压力感受器和容积感受器的改变可传至脑，来调制交感神经，不同激素的分泌参与血压和体液平衡的调节。

A. 离子通道机械门控的结构基础

机械敏感通道的调节不是引起离子孔道（pore）大小的改变，而是影响通道关闭和开放状态转换速率的改变。在配体和电压门控通道中控制闸门所需的能量分别来自配体结合产生的变构和静电力或者是跨膜电位。在机械敏感通道中，能量来自闸门装置，其驱动力是与局部环境直接有物理连接的机械力，例如：大肠杆菌重建脂质体中机械敏感通道活动可以通过脂双层的内外小叶中亲两性分子的不同扩展或与膜呈正交或平行的耦合分子所引起(图6–3)。

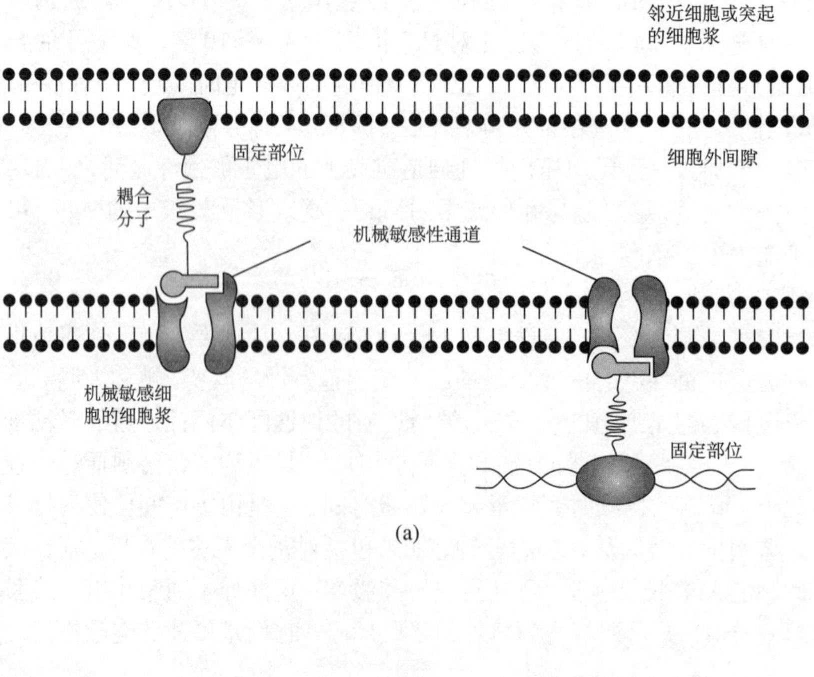

(a)

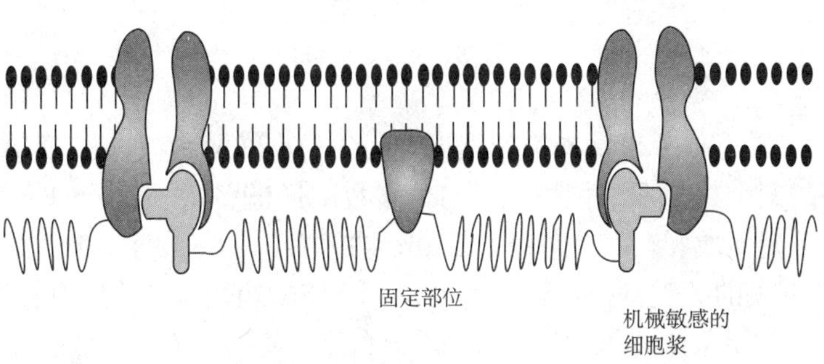

(b)

图 6–3 与细胞膜垂直和平行的闸门螺旋通道 [引自参考文献 2]

(a)与细胞膜垂直的闸门螺旋通道，例如脊椎动物毛细胞的机械传感器通道，通道闸门装置（位于图右侧）固定于胞浆中的细胞骨架成分

(b)与细胞膜平行的闸门螺旋通道，两个通道的闸门机构是与一个共同的固定部位(膜结合蛋白或者是固定的细胞浆分子)相耦合

B. 机械敏感离子通道的分类

机械敏感通道的分类是根据膜片钳实验时离子的通透性和微吸管压力改变的机能反应来定的。从机能上看，有两类通道：一类是给予牵张力使通道的开放概率增加，被称为牵张激活（activation）通道；另一类是牵张力使开放概率减少，被称为牵张失活（inactivation）通道（图 6–4）。值得特别指出的是下丘脑巨大细胞的神经内分泌细胞是牵张失活阳离子通道，其生物物理特征是与宏观电导的渗透调节，膜电位和动作电位的着火（firing）水平有关。机械敏感通道的神经调制效应对机械换能器的增益和动力学中的调节起作用。

牵张敏感离子通道的特性是对不同离子有不同的相对通透性。最常见的是牵张激活 K^+ 通道，对 K^+ 有选择通透性；还有牵张激活阳离子通道，对 Ca^{2+}、Na^+ 和 K^+ 有通透性；也报道过对阴离子（包括 Cl^-）或 Na^+ 有选择通透性的。离子通透性在决定机械敏感通道的机能作用中起着关键作用。目前还缺乏机械敏感离子通道亚型的分子生物学材料，因此很难从结构上预测它们的机械门控和离子通透性的差别。

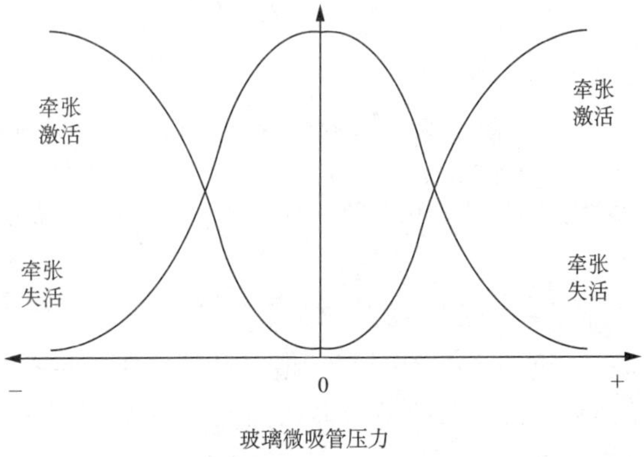

图 6–4 膜片钳实验时牵张激活和牵张失活时通道的活动 – 压力曲线

一个膜片钳对称性增加的正切力是玻璃微吸管绝对压力的函数。牵张激活的反应曲线呈 U 型，而牵张失活曲线则呈钟形

6–3 离子通道的分子结构

所有电压门控性离子通道——Na^+、K^+ 和 Ca^{2+} 通道均已能分子克隆化，并对其结构和功能进行研究。由于电压门控性 K^+ 通道首先克隆成功，而且分布最广泛，因此对它进行较详细地论述，其他通道只做较简短的讨论。

K^+通道的分子结构

电压门控性K^+通道是从Shaker突变型果蝇确认和克隆的。该种K^+通道是由在膜中围绕着中央孔道排列的四个相似亚单位构成。与大多数K^+通道多肽一样，shaker基因是由一个656个氨基酸的多肽编码而成，有六个跨膜α螺旋，被称为S1–S6。每一个亚单位中有三个区域是与K^+通道机能有关的关键部位：第一个是在S5和S6之间的P片段，构成通道的孔壁；第二个是球（ball）状的氨基酸终端片段，移向打开的孔，使通道失活；第三个是S4 α螺旋，其作用是电压敏感器（图6–5）。电压门控性Na^+和Ca^{2+}通道也有类似的区域。

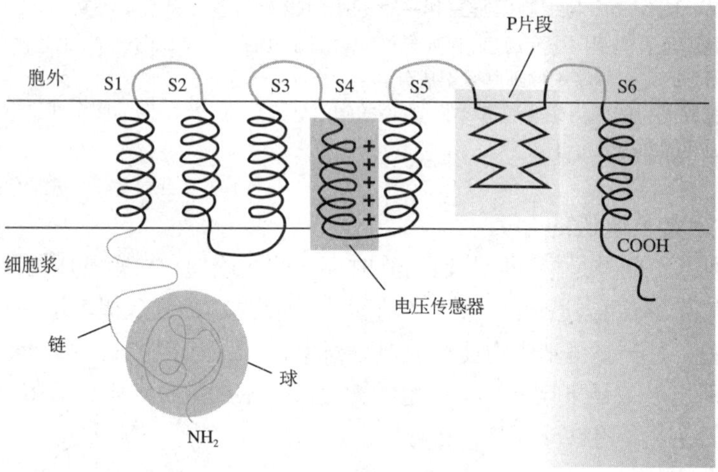

图6–5 Shaker果蝇电压门控K^+通道亚单位的建议结构模型［引自参考文献3］

通道蛋白中4个相似亚单位的每一个含有6个跨膜α螺旋，S1–S6。S4含有若干个正电荷氨基酸和电压敏感α螺旋。构成孔道壁的P片段位于S5和S6之间。多肽的N终端位于胞浆内，有一个球状域使开放的通道失活

P片段形成离子选择性滤器

通过两个抑制剂实验指出shaker蛋白的P片段形成孔道部分，这两个抑制剂物理性插入通道的入口，它们是蝎毒和四乙胺离子。K^+通道的四个P片段分别来自每一个亚单位，这样形成的离子选择性孔道限于通道的中心。

最近的细菌K^+通道的三维结构测定提供了通道蛋白为什么具有显著的离子特异性，该细菌通道的每个亚单位含有一个P片段，其顺序与一切已知K^+通道高度类似。八个跨膜α螺旋，每个亚单位（类似于shaker通道的S5和S6螺旋）有两个，形成一个“倒置锥体”，在通道外向部分产生一个含水腔，成为真正的选择性滤器（selective filter）（图6–6）。该滤器由四个P片段一部分的伸展环构成，如果水合K^+除去其水分子，则其宽度足以容纳K^+。滤器对K^+比对Na^+有较大的选择能力，主要决定于甘氨酸残基上的羧基氧骨架，而甘氨酸则定位于一个在P片段上有类似位置的Gly–Tyr–Gly序列上。当一个K^+进入狭窄的选择性滤器，它丢失水合作用的水分子，而直接与具有类似几何形态的四个骨架羧基氧结合（图6–6）；这样K^+在通过钾通道时只需较低的激活能。因为Na^+比K^+小，Na^+丢失水合作用的水分子后，只能同时和通道壁周围的四个氧原子中的两个相互作用，因而在钾通道中的钠离子的激活能较高。

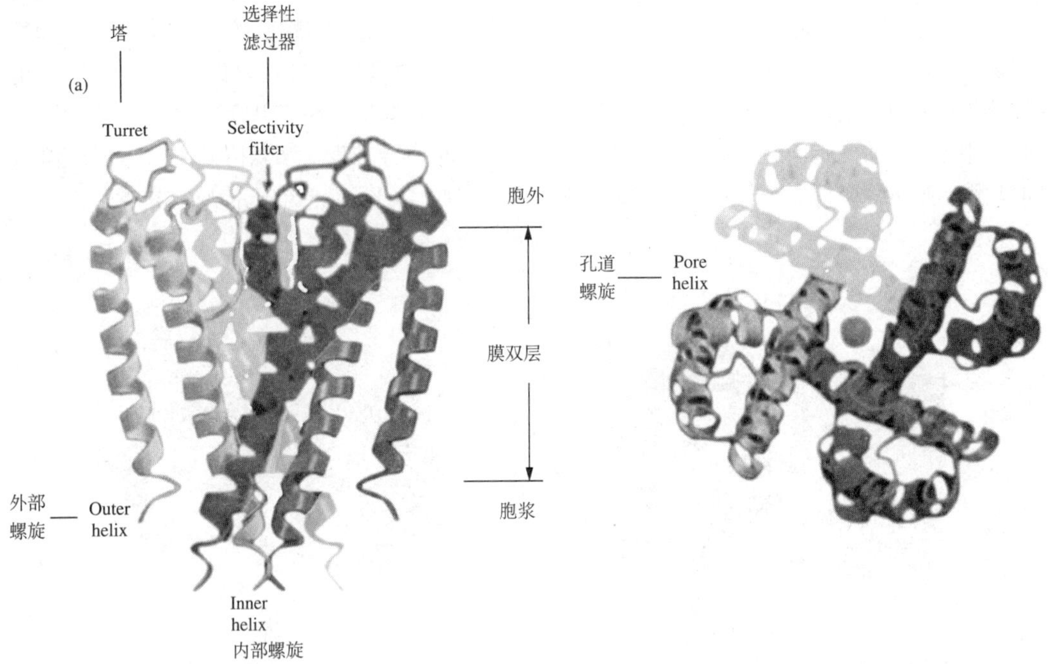

图 6–6 Streptomyces lividans 菌静息 K^+ 通道中离子选择性机构［引自参考文献 3］

该通道孔道的三维结构侧面（左图）和顶面（右图）观，显示四个亚单位中的每一个有两个跨膜 α 螺旋，呈垂直状，形成一个“倒置锥体”。这些螺旋类似于 Shaker 通道中的 S5 和 S6，与 P 片段连结成一个非螺旋的“塔”，它排列于孔道的外部，一个短的 α 螺旋和一个伸展的环形成一个离子选择性滤过器。K^+ 超过 Na^+ 的选择通透性主要是由于二个高度保存在甘氨酸残基上的羧基和一个每一个环上的一个酪氨酸，它们突入到通道的最窄部

S4 跨膜 α 螺旋的作用是电压传感器

当膜去极化时电压门控性通道被打开，蛋白的一些片段应能“感觉”到电压的改变。灵敏的电测量指出：每个电压门控性 K^+（或 Na^+）通道打开时，伴有 10 到 12 个蛋白结合正电荷从膜的胞浆侧移向外侧，换言之，大量电荷通过膜移动一个较短距离。在电场力作用下，这些门控电荷（或者电压传感器（voltage sensor））的移动触发蛋白构象的改变，并打开通道。多方证据表明电压传感器是 S4 跨膜 α 螺旋，存在于每个 shaker 多肽（图 6–5）中，类似 S4 螺旋也可在电压门控 Na^+ 和 Ca^{2+} 通道蛋白中找到。这些电压敏感螺旋常常被称为门控螺旋，通常是每三个或四个残基有一个带正电荷的赖氨酸或精氨酸。在关闭静息时，每个 S4 螺旋的一半暴露于胞浆侧，当膜去极化时，这些氨基酸向外移动，暴露于通道的胞外侧。

S4 螺旋在电压传感器中的作用已经在突变 shaker K^+ 通道研究中得到证明，在一个实验中，S4 螺旋中的一个或多个精氨酸或赖氨酸残基为中性或酸性残基所替代，当这些突变蛋白质在青蛙卵母细胞表达时，膜片钳测量显示在野生型通道中少数正电荷对膜去极化的反应是立即跨膜移动，表明 S4 螺旋中的精氨酸和赖氨酸残基确实有更多的移动。在另一项研究中，

不同S4的突变蛋白残基转移成半胱氨酸，用一个不能透过膜的半胱氨酸修饰的化学物质来测试它们的反应性。结果表明：在静息状态时S4螺旋近C端氨基酸面向胞浆，而当膜去极化时一些同样的氨基酸变为暴露于通道的胞外面。这些实验直接证明S4螺旋的跨膜移动。2003年美国生物物理学家Jiang和Mac Kinnon通过嗜热古菌K^+通道蛋白质晶体的三维X射线衍射分析研究指出：通道蛋白质中电压传感器的4个桨状区（piddle）不是如传统模型所认为的卷曲在通道中心处，而是向细胞膜内侧伸出（图6−7）。通道开放时，桨状区对脂膜从内侧（底部）向外侧（顶部）移动。离子通道是怎样被打开的？闸门电荷位于电压传感器的桨状区，为

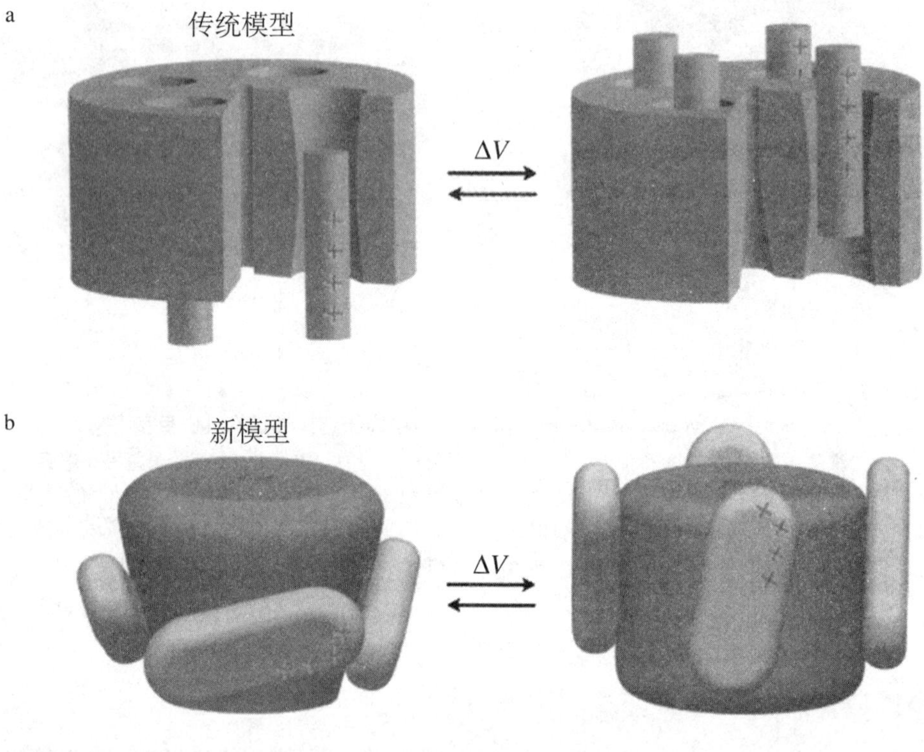

图6−7 闸门电荷移动的假说［引自参考文献4］

a. 传统模型假设由于S4为亲脂性，作为电压传感器的S4埋藏于核心部位蛋白的脂性环境，通过S4螺旋对电压改变产生移动或转动反应，而打开通道孔道

b. 新模型认为闸门电荷通过电压传感器桨状区从膜内侧（底部）向外侧（顶端）移动，可以打开孔道

螺旋−转角−螺旋结构，通过可屈的S3环和S4−S5连接体附着于通道。桨状区位于通道的外周，在脂膜内移动。S2螺旋位于孔道外面，含有酸性氨基酸，当桨状区的正电荷作跨膜移动，这些氨基酸对正电荷有稳定作用。电压传感器桨状区的总位移垂直于膜约20Å。桨状区通过拉动S4−S5连接体而做大的位移，从而打开孔道（图6−8）。Mac Kinnon实验室从1998年以来连续对离子通道的三维结构研究作出了一系列的突出成绩，为深入了解离子通道的功能提供了重要结构基础。瑞典诺贝尔奖委员会为此将2003年度诺贝尔化学奖授予Mac Kinnon与在水通道研究有原始性创新的美国Agre博士。

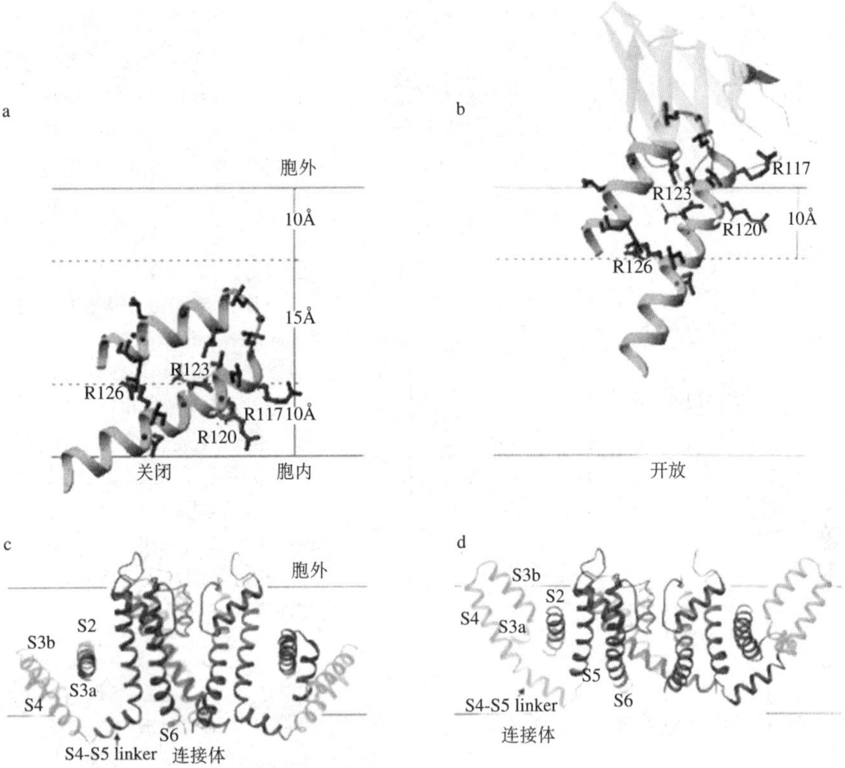

图6-8　在关闭和开放构型时电压传感器桨状区在膜内的位置以及与孔道开放有关的情况[引自参考文献4]
(a) 和 (b) a为孔道的开放状态，b为孔道的关闭状态。驱动桨状区的位置用联合的生物素－抗生物素蛋白测定，结构和功能用免疫球蛋白与结合抗体 (Fabs) 测定。一个电压传感器桨状区呈浅灰色带子，侧链呈深灰色。深灰区色侧链表示桨状区上四个精氨酸残基，而浅蓝色带子 (b) 表示部分晶体结构的结合Fab。实线表示膜的内外面，虚线表示离膜外面10Å处，其上有生物素及其连接体。(c) 关闭的KVAP (一种电压依赖性K^+通道) 结构，其桨状区深度和方向同a (深灰色)，调节KVAP的S5和S6螺旋到KCSA (一个关闭的K^+通道) 的位置。(d) 开放的KVAP结构，其桨状区深度和方向同b (深灰色)，并显示KVAP的孔道

一个N终端片段的移动使shaker K^+通道失活

电压门控通道的一个重要特征是失活。开放后不久，它们自动关闭，成为一个失活通道，直到膜再极化它们才重新开放。四个shaker多肽的每个N终端形成一个“球”，其中一个转入开放的通道，使通道失活 (图6−9a)。解释图6−9b有两个关键实验，失活决定于通道开放后球的位置，而不是球属于蛋白的哪一部分。此外，减少与球连接的第一个跨膜螺旋中的约40个氨基酸片段 (链) 的一部分可以增加失活的速率，链越短，失活越快；相反，增加氨基酸使正常的链加长，则使通道失活减慢。

一切形成孔道的离子通道结构与shaker K^+通道相类似

从突变shaker果蝇上得到电压门控K^+通道结构和操作时的详细情况。对其他离子通道蛋白纯化、分子克隆和分析指出：许多通道与电压门控K^+通道的结构相类似 (图6−10)。

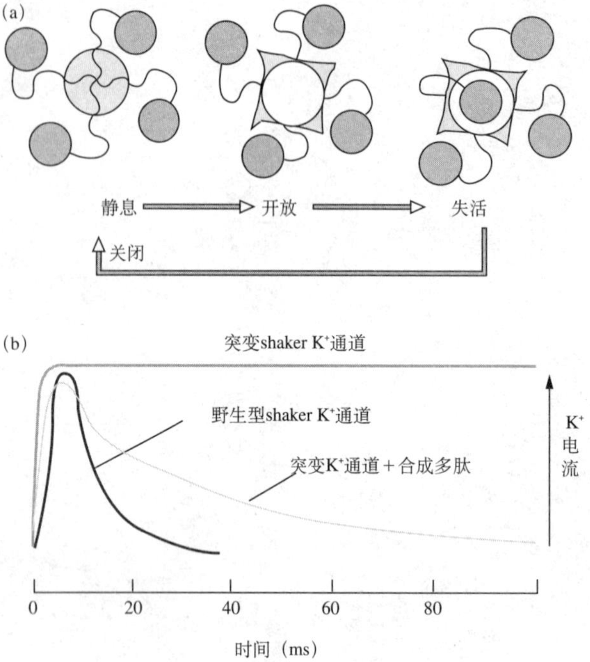

图6-9　电压门控K⁺通道失活的"球和链"模型［引自参考文献3］

(a) 电压门控K⁺通道失活的"球和链"模型：静息状态时野生型通道4个亚单位N终端处的球在胞浆中是自由的，当通道被去极化开放的第一毫秒时，一个球进入开放通道，使它失活。经过若干毫秒（决定于通道的类型）后，球从通道移开，通道蛋白恢复到关闭、静息状态。(b) 支持"球和链"模型的实验结果：野生型ShakerK⁺通道和青蛙卵母细胞突变型K⁺通道（缺乏形成球的氨基酸）的通道活动用膜片钳技术进行监测。当膜片从0到+30mv被去极化时，野生型通道打开约5毫秒，然后关闭（黑线）；相反，突变型通道被正常打开，但不能关闭（深蓝线）。当外加一个化学合成的球型多肽于膜片的胞浆面时，突变型通道可被打开，然后关闭（浅蓝线）。这证明外加多肽可使通道在开放后失活

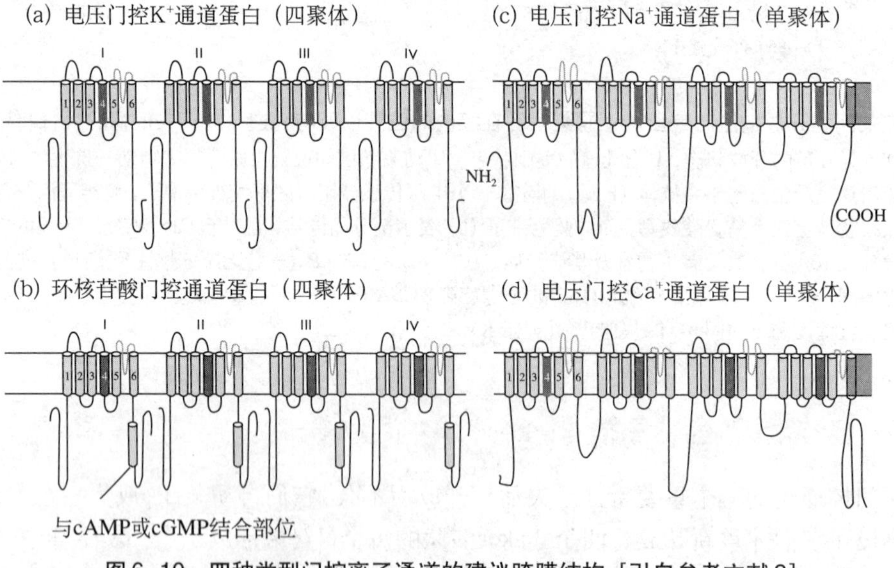

图6-10　四种类型门控离子通道的建议跨膜结构［引自参考文献3］

(a) Shaker果蝇电压门控K⁺通道是一个4个相似亚单位组成的四聚体，每个亚单位含有656个氨基酸和6个跨膜α螺旋（用阿拉伯数字表示）

螺旋4（黑色）使一个电压传感器，螺旋5和6之间的非螺旋P片段排列成离子孔道

(b) cAMP或cGMP门控离子通道也含有4个亚单位。因为没有跨膜α螺旋作为一个电压传感器，这些通道不是电压门控。cAMP或cGMP与一个胞浆片断结合触发通道开放

(c，d) 电压门控Na^+和Ca^{2+}通道是单聚体蛋白，含有1800–2000个氨基酸，组成4个相似跨膜区（用罗马数字表示）。在两个通道中约64%的残基是类似的或者在序列上是相似的。每个区含有6个跨膜α螺旋在结构上与shaker通道单体（a）类似

例如，视觉和嗅觉系统的离子通道是由与cAMP与cGMP结合来控制开关的。与shaker K^+通道一样，这些通道是四聚体（tetramer），每个亚单位有六个跨膜α螺旋和一个形成孔道的P片段，产生静息电位的静息K^+通道内也有四个类似的亚单位，它们只有两个跨膜α螺旋，分别位于一个P片段的两侧（见图6–6）。由于静息K^+通道和核苷酸门控离子通道不是电压门控，它们不具有电压感受器的α螺旋。

虽然电压门控Na^+和Ca^{2+}通道是单体（monomer）蛋白，但两者均有四个类似的跨膜区，每个都与shaker多肽的中央部分在顺序和结构上相似（见图6–10 c、d ）。每个类似区有一个在螺旋S5和S6之间的一个非螺旋的P片段和一个电压敏感的S4 α螺旋。位置特异性突变研究表明：与K^+通道一样，Na^+和Ca^{2+}通道的离子特异性是决定于P片段的氨基酸侧链。与K^+通道不一样，Na^+和Ca^{2+}通道只有单个通道失活区，位于Ⅲ、Ⅳ区间的胞浆面环。Na^+和Ca^{2+}通道还有调节亚单位，可以影响通道从开放变为失活的速率，以及通道失活的电压依赖性。

6–4 钠离子通道

钠离子通道（sodium ion channel）简称钠通道，是一种研究得比较详细的电压门控性离子通道。

钠通道的离子选择性

钠通道的显著特征之一是对离子的通透有高度的选择性。这取决于位于细胞外膜的选择性滤孔，其面积为0.3 × 0.5nm，允许适当大小和适当电荷的离子通过。钠离子最易通过，另外至少有12种单价阳离子（5种金属离子和7种有机离子）可以通过；阴离子不能通过，因为通道表面是由带负电荷的氨基酸残基排列而成，钠通道对金属离子的选择顺序为：$Na^+ > Li^+ > Ti^+ > K^+ > Rb^+ > Cs^+$。

通透性的大小与非水合离子的尺寸大小有关。羟胺离子($HONH_3^+$)和联胺离子($NH_2NH_3^+$)可以通过钠通道，但与它们很相似的甲胺离子（$CH_3NH_3^+$）却不能穿过钠通道。后者和前两者的差别只在于后者带有 $-CH_3$基团，而前两者带有 $-OH$或 $-NH_2$基团。$-OH$和 $-NH_2$都是很好的氢供体，可以和含氧基团形成氢键OH…O和NH…O，可是 $-CH_3$基团却不能作为氢键的供体。而在钠通道的内表面有氧原子可以作为氢键的受体，带有 $-OH$或 $-NH_2$基团的分子的有效尺寸将缩小。这样羟基和氨基的有效直径将只相当于0.3nm，而甲基的却为0.38nm，不能通过孔道。通道的选择性并不是简单的通道孔径的大小问题，还与通道选择性滤孔外表面的离子结合位点的结合难易程度有关，也就是说存在有能障。水合的钠离子很容易克服这个能障，可与通道壁中的离子化羧基（COO—）相互作用，逐步除去稳定的水分子。其他的离子在通道内远不及钠离子那样容易脱去外层的水分子。这是钠通道具有高度离子选择性的原因之一。

钠通道的动力学

钠通道的另外两个显著特征是电压依赖性激活和电压依赖性失活。

Hodgkin等在20世纪40年代末进行的著名的电压钳实验，解决了动作电位产生过程中膜的离子通透性的时程变化。当膜电位突然去极化到某一水平时，钠电导(sodium conductance，g_{Na}）在一个短的潜伏期后从很低的水平迅速上升，达到顶点，这时去极化虽仍在继续，g_{Na}却又迅速下降，即g_{Na}先激活后失活。从目前的研究结果看是钠通道先激活然后失活。激活是去极化过程中钠通道迅速开放的过程。失活是指去极化过程中钠通道关闭的缓慢过程。一旦钠通道失活，膜则必须在几毫秒时间的复极化状态下才能消除这一失活过程。失活过程具有取代通道活化到开放过程的趋势。因此失活状态与激活状态在动力学上是不同的，它是一个缓慢的去极化过程，其结果是通道的关闭而不是打开的过程。钠通道的失活说明了其兴奋性的丧失，这种兴奋性在膜外高钾溶液，或在长时间缺氧与氧代谢受阻时，细胞膜静息电位将下降至 −10mV 或 −15mV。

A. 激活与失活

Hodgkin 等对神经兴奋时造成膜电导即通透性改变的膜内过程作了详细的数学模拟。他们考虑 g_{Na} 有一个最大值（用$\bar{g}_{Na}$表示），那么它们在电压固定期间任一瞬间值，应是 $\bar{g}_{Na}$ 与另一随时间改变的因数的乘积，而这个因数只能取由 0 到 1 之间的值；以假定膜上与钠离子通透有关的钠通道只能全或无地取“开放”或“关闭”两种状态中的任一种，那么这个因数实际上代表了处于开放状态的钠通道的概率（probability, 任何随机事件的概率只能取0到1之间的值）。

膜内某些特殊粒子（闸门粒子）在膜电位改变的影响下的移动，决定了钠通道的开启或关闭。Hodgkin 等认为，决定钠通道的快速激活和随后出现的缓慢失活的过程，是两个独立的过程，因而由两种不同的闸门粒子（m和h）移动来决定。他们假定钠通道的激活需要三个 m 闸门粒子同时处于某一位置，这就是说，如果每一粒子处于该位置的概率为 m，那么钠通道激活的概率应为m^3，它的值在去极化时由0向1变化；而另一种粒子（h）的移动决定失活，它在去极化时移动的结果是使钠通道关闭，所以钠通道失活的概率应为 h，在去极化开始后应是由 1 向 0 转变。这样，g_{Na} 在任一瞬间的值将由下式决定：

$$g_{Na}=\bar{g}_{Na}\cdot m^3 h \tag{6–2}$$

这个方程说明，只有当m^3已相当大而h尚未接近于0时，g_{Na}才能有一定的值，这就决定了去极化时钠通道的开启只能是暂时的。如果用钠电流（I_{Na}）表示，上式可写为：

$$I_{Na}=\bar{g}_{Na}\cdot m^3 h\ (E-E_{Na}) \tag{6–3}$$

式中的E为膜电位，E_{Na}为钠的平衡电位。

B. 钠通道的动力学模型

Hodgkin 等提出的模型有四种不同状态，其中不包括失活状态，通道开放顺序为：

$$\text{关闭}\xrightarrow{3a}\text{关闭}\xrightarrow{2a}\text{关闭}\xrightarrow{a}\text{开放}$$

不同状态间的转换速度即速率常数为3:2:1。因为开始时，三个m粒子都可以移动，接着只有两个离子可以移动，最后只有一个可以移动；逆顺序即从开放向关闭状态转变。另外一种“失活耦联模型”虽然包括了失活，但认为失活只发生在通道开放以后。

来自膜片钳研究的结果，Aldrich 等（1983）发现，组织培养神经母细胞瘤细胞的钠通道通常在每次去极化以后，只开放一次，并且关闭后处于失活状态。他们也发现失活是发生在通道不开放的情况下，但是与钠通道的激活不完全耦联。Horn等的实验表明关闭的通道能转变为失活状态，具有不同的速度。Horn和Vandenberg（1984）用培养的GH_3细胞作钠单通道记录，对于通道的开放和关闭动力学进行了广泛的研究。他们通过称为最大似然函数法（likelihood method）的统计学过程，得出许多动力学模型并在计算机上进行模拟，认为钠通道有五种状态：一个开放状态，一个失活状态和三个关闭状态。他们认为可接受的模型必须包含失活状态，失活状态可以在关闭状态，也可以在开放状态产生。

C. 钠通道的启闭结构

钠通道的启闭受膜电位的控制。通道中对膜电位变化敏感的部位是电压传感器，位于内、外膜之间，为控制闸门的开关；而闸门位于内膜，为通道的内侧口。如前所述，闸门是由闸门粒子构成的，因此在正常钠电流之前可记录到由闸门粒子移动（闸门打开）所产生的微弱的闸门电流。

钠通道的激活和失活是由不同粒子的移动决定的。这一推测得到不少实验事实的支持。在电压钳实验中用链霉蛋白酶做纤维内灌流，发现这时的钠电流不再是一过性的，即钠通道处于持续的激活状态，也就是说破坏了失活粒子。后来又找出能够特异地阻断失活过程的有效成分是碱性蛋白酶b（alkali protease b），而此酶的作用点被证明是肽链中的精氨酸。用专门破坏精氨酸的物质乙二醛，也能阻止失活过程的出现，但不影响激活过程。因此钠通道结构中精氨酸的状态是决定失活过程能否出现的关键。

钠通道的调制

许多药物和天然神经毒素都可以阻断或调制钠通道的开放和关闭。主要的作用方式有两种：（1）阻断钠离子通道；（2）调节钠通道的门控过程，使通道处于开放状态；并延长通道的开放时间。在钠通道蛋白上有三个分离的神经毒素的结合部位（表6–3）：（1）在通道外端

表6–3　与钠通道有关的神经毒素的作用特性

毒素作用于受体部位	毒　素	生理效应
1	河鲀毒素 蛤蚌毒素	抑制离子输运
2	藜芦碱 蟾　素 乌头碱	激活和失活发生 改变引起持续性 激　活
3	蝎　毒 海葵毒素	抑制失活 加强持续性激活

有杂环胍类毒素（河鲀毒素，蛤蚌毒素）的公共受体位点。（2）在通道外口处有与脂溶性生物碱毒素（蟾素、乌头碱、和藜芦碱）结合的第二个受体位点。（3）在通道外端有与多肽类毒素（蝎毒和海葵毒素）结合的第三个受体位点。

按对钠通道的作用方式的不同，药物和神经毒素可分为两类：

A. 阻断钠通道的药物

包括河鲀毒素（TTX）、蛤蚌毒素（STX）、局部麻醉药、抗心律不齐药物和抗癫痫药物。TTX为食河鲀鱼中毒的原因。20世纪60年代搞清了它的化学结构和作用机制。Narahashi等首先提出TTX选择性地阻断伴随着兴奋的钠通透性的增加。局麻药的特征是具有阻断兴奋膜传导电脉冲和抑制局部兴奋的能力。阻滞神经所需的膜麻醉药浓度在1,000,000分子/μm^{2}以上，普鲁卡因和许多其他麻醉药抑制兴奋时瞬间钠电流和稳态钾电流。抑制动作电位K^+电导的麻醉药浓度一般为抑制Na^+电导的10倍。离子通道是蛋白质，麻醉药的作用是直接作用于通道蛋白或邻近的脂类，使通道的开放减少。

B. 调制电压门控的药物

包括脂溶性毒素和多肽类毒素。脂溶性毒素有蟾素、乌头碱、藜芦碱和除虫菊酯等。这些毒素与钠通道的第二个受体位点结合，使钠通道的激活移向更负的膜电位，阻断失活。这二种效应的结合，导致在静息膜电位水平时的钠通道的持续性激活和引起兴奋细胞的持续去极化。在神经母细胞瘤细胞中，蟾素是激活所有钠通道的完全激动剂；相反，乌头碱和藜芦碱是部分激动剂，在饱和时仅激活部分钠通道。每一种部分激动剂的作用与完全激动剂蟾素激活的钠通道相比是竞争性抑制剂。这些结果指出几种脂溶性毒素在激活钠通道中，作用于公共的受体位点。TTX和STX对脂溶性毒素激活的钠通道为非竞争性抑制物，显示这两类毒素作用于钠通道的不同受体位点。多肽类毒素有蝎毒和海葵毒素（seaanemonetoxin, ATX）。蝎毒又分为α蝎毒和β蝎毒。α蝎毒和海葵毒素使钠通道缓慢失活，而且不完全，明显加强脂溶性毒素作用于第二个受体位点引起的钠通道的持续激活。多肽类毒素加强持续激活表明受体位点2和3是变构耦合（allosterically coupled）。

6—5 钾离子通道

钾离子通道，简称钾通道（potassium channel）。钾通道的种类很多，功能也复杂，主要分为两大类：(一)电压门控性钾通道，包括：(1)延迟整流钾通道(delayed rectifier K^+ channels, I_k)；(2) 内向整流钾通道（inward-rectifying K^+ channels, $I_{k(i)}$）；(3) 瞬时外向钾通道（transient outward K^+ channels, I_a 或 $I_{k(tn)}$）；或称快速瞬间钾通道（fast transient K^+ channels），也称快速失活钾通道（rapid inactivating K^+ channels）；(4) 钙激活钾通道（Ca^{2+}−activated K^+ channels, $I_{k(ca)}$），是间接电压性通道。(二) 配体门控性钾通道，主要有：(1) 钠激活性钾通道（Na^+−activated K^+ channels, $I_{k(Na)}$）；(2) ATP敏感钾通道（ATP−sensitive K^+ channels, $I_{k(ATP)}$）；(3) 乙酰胆碱敏感钾通道（Ach sensitive K^+ channels, $I_{k(Ach)}$）；(4) 腺嘌呤核苷敏感钾通道（adenosine-sensitive K^+ channels, $I_{k(adn)}$）；(5) 毒蕈碱样钾通道（muscarinic K^+ channels, $I_{k(m)}$）；(6) 花生四烯酸激活钾通道（arachidonic acid−stimulated K^+ channels, $I_{k(AA)}$）；(7) 磷脂酰胆碱激活钾通道（phosphatidyl-choline activated K^+ channels, $I_{k(pc)}$）；(8) 5−羟色胺敏感钾通道（serotonin−sensitive K^+ channels, $I_{k(S)}$）。

钾通道的多样性决定了可兴奋细胞所表现的功能。每种细胞的钾通道都有它们自己的特殊功能。轴突膜上只有延迟整流钾通道，其他兴奋细胞膜上有许多种钾通道，特别是心肌细胞膜上。

Hodgkin 等认为钾离子通过膜所经过的孔道的长度要大于离子直径很多倍，所以许多离子可以同时占据一个孔道。当一个离子从膜外进入孔道，要与孔道内的几个离子发生碰撞后才能通过孔道。这种现象称为长孔效应（longpore effect）。

图 6–11 是推断出的延迟整流钾通道的模型。它与钠通道很相似，跨膜蛋白功能部分由四个部分组成：（1）孔道，位于通道外口处，为一狭长的管道；（2）选择性滤器（selective filter），位于狭长管道入口处，直径 0.33nm，长孔效应就发生在（1）、（2）处；（3）电压传感器，带有正电荷，控制活化门的开闭；（4）闸门，位于通道口处，它的开、关控制钾离子进入膜内，直径约 0.8～1.2nm，内口处比较大，可以被季铵盐阻断。

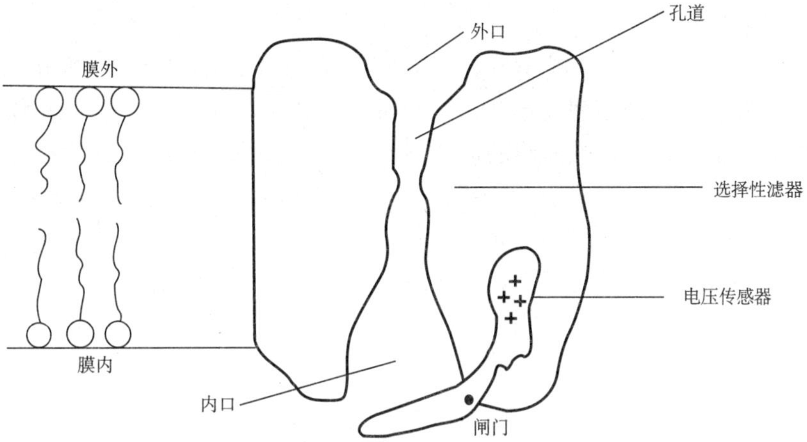

图 6–11　延迟整流钾通道模型

钾通道的离子选择性

不同种类钾通道的定义及区分主要是根据它们的开启特性而不是它们的离子选择性。所有的钾通道都允许钾离子通过。详细的研究表明，延迟整流钾通道、内向整流钾通道和钙激活钾通道对离子通过钾通道的选择顺序都为铊＞钾＞铷＞铵离子，这说明不同种类钾通道有许多物理学上的相似性。这些离子直径在0.26～0.3nm之间。有机阳离子和铯离子很难通过，它们的直径都大于 0.33nm。这表明钾通道的选择性滤器直径在 0.3～0.33nm。

目前关于细胞膜钾通道的性质的推断，主要是根据四乙胺及其衍生物对细胞膜钾离子的通透性影响。在这些化合物中，研究得最多的是壬三乙胺离子，壬三乙胺是很有效的钾通道阻塞剂，它的氮原子和围绕它的三个乙基加在一起的直径约为 0.8nm，和水合钾离子的直径相仿。用甲基取代乙基后，阻塞作用消失。碳氢链的碳原子数减少，阻塞作用减弱。因此，看来钾通道入口处的直径在 0.8nm 左右，正好允许壬三乙胺离子中的氮原子和所附着的三个乙基那一部分进去，疏水的碳氢链则和钾通道入口处的疏水基团结合。这样，壬三乙胺离子就将钾通道的入口堵塞住了。由于直径为 0.8nm 左右的四乙胺离子只能阻塞、而不能通过钾通道，因而钾通道中有一段的截面的尺寸应小于 0.8nm。钾通道狭窄部分四周有氧原子，水合钾离子进入这部分后，失去所结合的水分子，和通道壁上的氧原子相互作用。由于钾离子的直径和通道这一部分的直径相近，它由在一个平面上和四个水分子上的氧原子相互作用转为和通道壁上的几个氧原子相互作用，能量变化不大。钠离子通过这一段通道的情况则与钾离子不同，在水中它虽然也能和四个水分子中的氧原子相互作用，可是在通道内由于钠离子的直径较小，只能同时和通道壁周围的四个氧原子中的二个相互作用，因而在通道中钠离子的位能比在水中时高得多；这就使得钠离子很难进入钾通道。

钾通道的动力学

A. 激活与失活

在动作电位发生过程中，钠电导（g_{Na}）和钾电导（g_k）均随时间发生变化 。g_k的上升出现较晚，变化率也较小，但不表现失活，增高到一定水平后将稳定于某一增高数值，称为激活；直至去极化取消后才以指数曲线的形式下降到原初水平。与g_{Na}一样，Hodgkin等也对神经兴奋时的g_k改变作了数学模拟。他们推测，只有当四个特殊粒子在膜电场作用下移动到某一位置时，才能引起一个钾通道的开放；如果粒子到达此位置的概率为n，那么四个粒子处于此位置的概率为n^4；就整片膜来看，亦即处于开放状态的钾通道的概率为n^4。在去极化引起这些粒子移动的情况下，n^4的值由0向1变化，而g_k在任一瞬间的值应是$\bar{g}_K$和当时的n^4值的乘积，即：

$$g_K = \bar{g}_K \cdot n^4 \tag{6–4}$$

这里要注意的是，关于四个粒子决定一个钾通道开放的假设，只是为了使g_K的理论值更符合于实验值得出的g_K变化，因为只有这种多次幂的函数才能使g_K在增加时呈实验中表现的S型，降低时呈指数曲线形。

钾通道的失活不发生于枪乌鲗轴突，而发生于郎飞氏结。 Frankenhaeuser (1963) 用K因子来描述失活行为：

$$P_K = \bar{P}_K n^2 K \tag{6–5}$$

式中P_K为钾通透性；$\bar{P}_K$为P_K的最大值（常数）；n为激活参数（从0变到1）；K为失活参数（从1变到0）。

在高钾溶液中枪乌鲗轴突也有类似的钾失活，其时间常数大于10秒。河鲀鱼神经元在等渗KCl溶液中也有钾失活，时间常数接近于20毫秒。因此可以认为，正常郎飞氏结的钾失活时程是很慢的；而快速的失活只产生于异常情况。在正常动作电位产生过程中，钾的失活是不明显的。

B. 动力学模型

从枪乌鲗大轴突中记录的单个钾通道电流的结果中，随着去极化程度的增加，通道开放几率也增加。下面的模型代表了钾通道的动力学模型：

$$C_n \longleftrightarrow \ldots \longleftrightarrow C_2 \longleftrightarrow C_1 \longleftrightarrow O$$

C表示通道处于关闭状态，关闭状态不止一个。O表示通道处于开放状态。

如果从C_1回到C_2状态的可能性比体系中其他变化的可能性小，那么从O到达C_1时，将使通道返回O而不是到C_2，这样就会产生通道的连续几个短脉冲的爆发发放。Conti和Neher发现这种状况的速率常数与Hodgkin−Huxley理论方程不符合。

C. 钾通道的闸门结构

生物物理学研究表明电压门控性钾通道自身具有感受电压的结构（S4区），感知膜电位的变化并做出反应。由于膜电位主要降落在膜脂双分子层介电常数较低的疏水区，因此认为电压感受器存在于膜的疏水区。在对闸门电流和门控电荷进行生物物理测量时，观察到膜去极化时与通道分子相关的正电荷的净外向移动。

枪乌鲗巨大轴突的钾通道的数目约每平方微米50个，或大体上每10个钠通道对1个钾通道。由于钾通道密度低，且激活慢，钾通道闸门电流比钠通道闸门电流难测得多。1980年，Gilly和Armstrong注意到将膜电位去极化至+20mV或更正时，在钠离子电流之后将出现一个向上弯曲缓慢的电流相。局麻药二丁卡因可以阻断钠电流，并减小闸门电流的初始状态，但钾电流和闸门电流的慢相却不受影响。因此他们认为这种慢相电流就是钾闸门电流。

钾通道的调制

钾通道的种类多，调制机理也复杂，尤其是配体门控性钾通道。这里只讨论四种电压门控性钾通道的功能和调制。

A. 延迟整流钾通道

可兴奋细胞膜中钾离子流随去极化而增加的过程称为延迟整流作用，因此相关的通道就称为延迟整流钾通道（delayed rectifier K^+ channels），其电流称为延迟整流钾电流，用I_k表示。这种钾通道最早是在枪乌鲗神经轴突中发现的。它的激活较慢，在膜电位为−30mV时激活，是动作电位复极化的主要外向电流。I_k出现比I_{Na}晚。Conti和Neher（1980）计算它的单通道电导为l0ps。这种钾通道的失活非常慢。I_k的作用是使动作电位恢复。

细胞外应用四乙胺（tetraethylammonium，TEA）、季胺离子、铯、钡离子及脂溶性化合物4−氨基吡啶（4−AP）、士的宁（strychnin）、奎尼丁（quinidine）时，可以阻断I_k。四乙胺的长链衍生物三乙基壬基胺也能阻断I_k。

B. 内向整流钾通道

内向整流钾通道（inward−rectifying K^+ channels）是Katz（1949）首先发现的。他发现肌肉细胞去极化时，膜钾电导降低，但随着超极化而增加。也就是说通道在超极化时开放，去极化时关闭。这表明钾离子进入细胞比流出细胞更容易。正常情况下，胞内钾离子的浓度远远大于胞外，钾离子很容易在去极化时流出细胞。因此Katz称此现象为“异常整流”(anomalous rectification)，以表示它与延迟整流作用的不同。现在一般称这种电流为内向整流钾电流，用$I_{k(i)}$表示。这种通道在膜上的密度较低，约每平方微米膜表面有一个通道。膜片钳实验表明鼠肌小管细胞（培养的胚胎肌纤维）的内向整流钾通道的单通道电导约为10ps。其作用是延长膜的去极化。脊椎动物心肌纤维膜上也存在内向整流钾通道，它们的作用是维持心肌细胞的静息电位。四乙胺和铯离子可从细胞外阻断内向整流钾通道。

C. 瞬时外向钾通道

瞬时外向钾通道(transient outward K^+ channels）又称为快速瞬间钾通道或快速失活钾通

道。它不同于延迟整流钾通道。其特点是去极化时通道暂时开放，产生短暂外向的电流，迅速地激活并迅速地失活，因此通常把这种通道称为A通道。通过此通道的钾电流被称为快钾电流或A电流；用I_A表示，是Hagiwara等（1961）在蜗牛神经元上首先发现的，它的动力学过程与钠内向电流相类似。这种电流在枪乌鲗轴突和郎飞结上从未见到过。A通道的作用主要是调节膜的兴奋性，减慢去极化速度，对膜去极化起阻尼器（damper）的作用，在动作电位之间插入一个间歇时间，使重复爆发性放电变成缓慢放电。哺乳动物感觉神经元A单通道电导约为20ps。瞬时外向钾通道在持久去极化条件下才完成失活。该通道在去极化早期膜电位为−60mV时开放，当电位高于−40mV时则迅速失活。当四乙胺的浓度能完全阻断I_k时，对I_A只能减少50%。4−氨基吡啶能特异性地阻断I_A，而多肽毒素dendrotoxin对I_A阻滞作用比4−氨基吡啶大1000倍。

D. 钙激活钾通道

通过钙激活钾通道（Ca^{2+}−activated K^+ channels）的钾电流（$I_{k\ (ca)}$）是Meech（1974）发现的，它与I_k在时间上是重叠的。Meech等（1970）首先证明将钙离子注入神经细胞，可引起钾电导的增加。因此说Ca^{2+}是膜钾电导的激动制。除去外液中的钙或注入蓄积钙的化合物（乙二醇双乙胺醚−N_1N−四乙酸，即EGTA）可消除海兔（aplysia）细胞中见到的爆发波后超极化。由于Ca^{2+}内流是电压门控性的，因此$I_{k\ (ca)}$是间接电压门控性的，它可以通过增加钙离子浓度和通过去极化而激活。而向外的钾电流则与钙电流的作用相反，钾电流起着负反馈作用。钙激活钾电流可引起动作电位后的长时间超极化，对动作电位的发放起中止作用，也可终止爆发波放电。鼠肌小管钙激活钾通道的单通道电导为220ps，比其他钾通道的电导要大得多。对钙激活钾通道有抑制作用的阻抑剂（inhibitor）包括四乙胺、铯离子、蜂毒明肽（apamin）、charybdotoxin、寡霉素（oligomycin）和羰化青（carbocyanine）颜料disC_3（5）。卡律蝎毒素（charybdotoxin）为碱性多肽，从细胞外给药，在10nmol/L水平即有效。寡霉素的作用是使Ca^{2+}的亲和力减小和使外向钾电流的最大速率减小。当细胞处于最大激活时，carbocyanine颜料最有效，表明它阻断通过开放通道的钾离子的运动而不是阻断通道的开放。

综上所述，电压门控性钾通道的激活是由于膜去极化电位的改变，但钙激活钾通道的激活还取决于胞内游离Ca^{2+}浓度，如钙通道被激活时有Ca^{2+}内流，从而激活钙激活钾通道。对电压门控性钾通道的抑制，主要是应用经典的钾通道阻断剂，包括四乙胺、4−氨基吡啶、Cs^+、奎尼丁和多种有机毒素。一些二价阳离子如Ba^{2+}、Sr^{2+}、Mn^{2+}、Mg^{2+}等，在较高的浓度时也可抑制不同的钾通道。配体门控性钾通道的激活机制是配体与相应的受体通道蛋白特异结合。这些配体包括Ca^{2+}、Na^+、ATP、乙酰胆碱（Ach）、花生四烯酸、腺嘌呤核苷等。配体门控性钾通道的抑制剂基本上与电压门控性钾通道的抑制剂相同。

6−6 钙离子通道

钙通道（calcium channel）普遍存在于各种组织中，是胞外Ca^{2+}内流的主要途径。细胞内游离Ca^{2+}浓度的升高可以触发递质释放、肌肉收缩、激素分泌及发挥第二信使的作用等。当钙通道开放时，Ca^{2+}进入细胞，这种运动是顺着Ca^{2+}的电化学梯度进行的被动过程。

钙通道的种类很多，目前分为五大类：（1）电压依赖性钙通道（vo1tage-operated Ca^{2+}

channels)；(2) 受体活化钙通道 (receptor−operated Ca^{2+} channels)；(3) 第二信使活化钙通道 (second messenger operated Ca^{2+} channels)；(4) 机械活化钙通道 (mechanically operated Ca^{2+} channels)，亦称牵张敏感钙通道；(5) 漏流钙通道 (leak calcium channels)，亦称静息活化钙通道 (tonically active Ca^{2+} channels)。每大类按其性质、功能与分布的不同可分为若干类型 (见表 6−4)，除漏流钙通道为静息钙通道外，其余四大类均为可兴奋钙通道。其中电压依赖性钙通道最重要，因为它们普遍存在于各种组织中，并且是钙内流的主要途径，因此这里我们只讨论电压依赖性钙通道。

表 6−4　脊椎动物细胞的钙通道类型

通道类型	特　性	功能和分布
电压依赖性钙通道		
L - 型	高电压激活，可被双氢吡啶类拮抗剂阻断	兴奋收缩耦联，内分泌细胞及一种神经元的分泌收缩耦联
T - 型	低电压激活，缓慢失活，可被低浓度的胞外 Ni^{2+} 及 octano 辛醇阻断	参与心肌与神经元的起步点及重复发放
N - 型	高电压激活，可被 omega-conotoxin 强烈阻断	存在于多数神经元中，触发递质释放
P - 型	中高度电压激活可被蜘蛛毒素 (FTX) 阻断，但 DPH 或 omega-conotoxin 无作用	中介一些神经元的递质释放与高阈放电
受体活化钙通道		
NMDA 受体	配体门控，间接电压激活 (解除 Mg^{2+} 的阻断)	介导神经元对递质与膜去极化合并作用起反应的钙内流
ATP 受体	配体门控，无间接电压激活	平滑肌兴奋时，允许阳离子及钙内流
第二信使活化钙通道		
Ca^{2+} 或 $InsP_3$ 激活型	连接配体激活过程分泌或基因表达	存在于中性白细胞、血小板及淋巴细胞
机械活化钙通道		
牵张激活或失活型	连接机械活性于钙依赖的酶活性	存在于平滑肌、骨骼肌与内皮细胞
静息活化钙通道	在无电的、化学的或机械刺激的情况下，参与静息钙内流，协助调制静息 $[Ca^{2+}]_i$	存在于多种肌细胞

(引自 Tsien RW & Tsien RY. Annu Rev Cell Biol 1990; 6:715−760)

钙通道的类型

钙通道是Ca^{2+}选择地通过膜，并使膜产生去极化的分子结构。在多种类型的钙通道中，目前对电压依赖性钙通道的研究比较深入。Carbone和Lux（1984），Dupont（1986），Kostyuk等(1988）先后观察到鸡的背根节神经元上有两种不同类型的钙电流。一是低阈值或低电压（小于－50mV）激活和迅速的电压依赖性失活的钙电流；另一种是高阈值或高电压（小于－20mV）激活与缓慢失活的钙电流，其失活依赖于胞内Ca^{2+}浓度。Tsien等（1985）根据神经元上的电压依赖性钙通道对膜电位变化的敏感性，将其分为L（longlasting）、T（transient）、N（non−longlasting, non−transient ）三种类型。

L型通道的电导较大，衰减慢，持续活动时间长，需要较强的去极化才能激活。它普遍存在于心肌、骨骼肌、神经元、内分泌等不同细胞中，功能上与兴奋——收缩耦联以及兴奋——分泌耦联有密切关系，并参与PC12细胞c−fos的表达。因能与双氢吡啶类化合物特异性结合，也称为双氢吡啶类受体。T型通道的电导小，衰减快，弱的去极化电流即可激活。在心肌与神经元的起步点活动与重复发放中起着重要作用，也是一些静脉平滑肌电压依赖性钙内流的主要通道。N型通道的电导及电压依赖性介于两者之间，它需要强的去极化激活，但失活较快。由于N型通道常见于神经组织中，故常将此通道看作“神经元”钙通道。它触发递质的释放，对双氢吡啶类不敏感，但可被Cd^{2+}及ω−conotoxin所阻断。L、N、和T三型通道的电导，在以l00mmo1/L Ba^{2+}为载流子时分别为25、12～15和5～8ps。依据电导的大小与电压依赖性及对药物的不同反应等性质，目前认为T型属于低电压激活的钙电流，N型和L型属于高电压激活的钙电流。L型通道的孔径大，是电压依赖性钙通道中钙内流的主要途径。P型通道是Adams等（1989）在神经组织中发现的，从性质上看，这一通道属于高电压激活型，但对双氢吡啶类和ω−conotoxin均不敏感，却可被低分子量的蜘蛛毒素阻断。它的开放介导着递质的释放以及神经元的高阈值发放。此外，受体活化钙通道之一的N−甲基−D−天门冬氨酸受体通道（N-methyl-D-aspartate receptor-channel）的激活也受去极化电位的影响，被称为配体间接电压门控钙通道（ligand-gating Ca^{2+} channel with voltage gating）。天门冬氨酸受体通道对天门冬氨酸和谷氨酸起反应而开放，允许Ca^{2+}及一价阳离子入胞。去极化电位也可驱使Mg^{2+}流出通道而解除对Ca^{2+}的阻断作用，导致大量的Ca^{2+}流入细胞。这种间接电位依赖的Ca^{2+}内流使天门冬氨酸受体通道在长时程增强（long−term potentiation）中及癫痫发病机理中，具有非常重要的作用。

钙通道的离子选择性

钙通道对Ca^{2+}有高度的选择性和通透性。在生理状态下，胞外Na^{+}浓度比Ca^{2+}高100倍，而胞内K^{+}浓度比Ca^{2+}浓度大10^5～10^6倍。所以钙通道要以Ca^{2+}为主透过，必须对Ca^{2+}有高度的选择性。实验测得，钙通道开放时通道最狭窄处的直径为0.6nm，此直径能使钙、钠、钾等离子等同地通过。因此许多离子都可能通过钙通道进行竞争性内流。单独以钡离子载流子（current carrier）时，通道的电导为25ps，而钠离子载流子时则为85ps。当溶液中存在Ca^{2}时，其他的离子内流都受到很大抑制，甚至完全阻断。例如，以锶作为心肌动作电位的载流子时，可观察到动作电位的上升速度、持续时间和峰电位都受到钙离子的影响。这种竞争性的内流以及Ca^{2+}对其他离子的阻断作用，提示在通道中存在与Ca^{2+}高度亲和的位点。

利用膜片钳法观察到钙单通道电流的大小，随胞外Ca^{2+}浓度的升高而增大，但增大到一定程度后便出现饱和现象。由此测得钙通道中存在一个表观解离常数为13.9mmo1/L的亲和位点。在用Ca^{2+}阻断Na^{+}通过钙通道的实验中，确定了通道中还存在一个表观解离常数为0.7μmo1/L的亲和性更高的位点。因此，通道中存在两个不同解离常数的亲和位点，这两个亲和位点位于α_1亚单位孔道中。

从理论上说，钙通道中的亲和位点如果与Ca^{2+}结合得越紧密，则通道对钙的选择性越高；然而离子一旦与亲和位点结合后就越难解离，导致Ca^{2+}通过通道的速度大为下降，而难以形成离子电流。实际上，通道对Ca^{2+}既有高度的选择性，也有高度的通透性。为了说明这种复杂的选择通透性机制，Tsien等（1987）提出了两个势井（energy well）和三个能障（energy barrier）的假说。根据这一假说，钙通道的跨膜亲水孔道中存在两个与Ca^{2+}亲和力相同的高亲和位点。每一个亲和位点与Ca^{2+}单独结合后都能产生约14.5*RT*（*R*为气体常数，其值为8.315焦耳/度·克分子；*T*是绝对温度）的自由能降低，表观解离常数为0.7μmol/L。两个势井中的能障来自通道壁和离子的相互作用，该能障较低，使得Ca^{2+}很容易从一个亲和位点移到另一个位点。通道内、外两侧的能障是由钙离子扩散受到的阻力所造成的，约为10*RT*。通道亲和位点与Ca^{2+}的结合和胞外Ca^{2+}浓度密切相关。当胞外Ca^{2+}浓度极低时，亲和位点不结合Ca^{2+}。随浓度升高，通道中有一个位点与Ca^{2+}结合，此时，钙离子结合得很紧，但它很容易在两亲和位点间移动，因而从选择通透性来说膜的功能是对称的，其表观解离常数为0.7μmol/L。当通道中仅有一个位点被Ca^{2+}结合时，Ca^{2+}透过通道的速率为每秒1000个离子，仅为正常时速度的千分之一左右，因此宏观的电导几乎为零。当胞外Ca^{2+}的浓度进一步升高时，通道中的两个亲和位点都被Ca^{2+}结合。由于两个亲和位点相距很近，而且Ca^{2+}又是带二价电荷，所以产生了很强的静电斥力，这种强大的斥力使其中一个Ca^{2+}迅速解离。由于解离后进入胞内有较大的自由能下降，所以Ca^{2+}进入胞内的机会远大于回到胞外，此时解离常数为14mmo1/L。Ca^{2+}迅速离开亲和位点，形成显著的离子电流。后来的通道结构研究工作支持了存在两个亲和位点的假设。此外，通道对Ca^{2+}的选择性因其表面所带的负电荷而加强。

钙通道的动力学

A. 钙通道的激活和失活

钙通道的激活是指去极化引起的钙通道的开放。通道开放的概率随着去极化的增加而增加。钙通道的失活是指在保持去极化时钙电导的下降。钙通道的激活过程很慢，其失活过程也很慢，而且不完全。这一特点使Ca^{2+}内流的动作电位与Na^{+}内流的动作电位显著不同。钠为峰电位，钙动作电位上升相缓慢，而且有一平台。钙通道比钠通道需要更强的去极化电流才能激活。用河鲀毒素和四乙胺分别阻断钠电流和钾电流后，在钳制去极化后期，在枪乌鲗轴突上才产生钙电流。它比钠电流出现晚，其电流值仅为钠电流的1/20。枪乌鲗轴突突触末梢钙通道电导的系统研究表明，尚没有找到钙通道失活过程的证据。这与许多其他钙通道系统在一短时间活化后便失活形成鲜明的对比。一般认为钙通道失活与两个机制有关：一是与膜去极化有关（依赖于电压）；二是与胞内的Ca^{2+}浓度变化有关。依赖于电压的钙通道的失活发生于Neanthes卵细胞，其实验依据如下：（1）失活随去极化的增加而增加；（2）增加胞内

Ca^{2+}浓度，用Sr^{2+}或Ba^{2+}代替Ca^{2+}，不改变失活的时程。依赖于胞内Ca^{2+}浓度调制的失活发生于草履虫和海兔神经元，有三个基本实验依据：(1) 当胞外Ca^{2+}被Ba^{2+}或Sr^{2+}替代时，钙通道电流减小变慢；(2) 失活落后于去极化脉冲，并随Ca^{2+}的进入而改变；(3) 随着胞内Ca^{2+}的上升，钙电导下降。

B. 动力学模型

在静息状态下，通道大多处于关闭状态，此时胞外Ca^{2+}几乎不能流入细胞。当通道开放后，胞外Ca^{2+}就顺着浓度差大量流入胞内。通道开放的数目和每个通道开放时间的长短，决定了Ca^{2+}流入胞内的量。钙通道的动力学是研究通道表现功能后引起Ca^{2+}跨膜内流的动态过程，它是一个随机马尔科夫过程。应用膜片钳技术记录电压依赖性钙通道的单通道活动，可以看出其开放分三种形式：(1) 单独开放，指通道的一次开放，中间没有关闭造成的间隔，通道一直处于开放状态；(2) 串式开放，指一连串的单独开放，每两个单独开放中间的间隔不超过数毫秒；(3) 串式开放簇，由每两个时间间隔不超过数十毫秒的串式开放组成。钙通道的动力学很复杂，以L型钙通道为例，可分为快速门控和慢速门控两过程。

快速门控：是由短寿命（存活时间较短）的一系列状态组成的门控过程。分析单独开放的开放时间所得出的开放时间直方图，可由单指数开放密度函数进行拟合，而单独开放之间的关闭时间直方图可由两个指数密度函数进行拟合，分析得到的平均开放时间和平均关闭时间都较短，一般是0.1−1毫秒量级。根据分析理论，钙通道的快速门控过程符合由两个关闭状态（C_1、C_2）和一个开放状态（O）所组成的动力学模型：

$$C_1 \underset{K_{-1}}{\overset{K_1}{\rightleftharpoons}} C_2 \underset{K_{-2}}{\overset{K_2}{\rightleftharpoons}} O$$

*K*是快速门控各状态之间转换的速率常数，它决定了快速门控的动力学。在静息时，通道既可能处于关闭状态C_1，也可能处于关闭状态C_2。速率常数*K*可受到生理活性物质、药物及许多理化因素的作用，是通道动力学调制的主要环节。另一方面，快速门控动力学模型也并非一成不变，在一些理化因素作用下，可表现出新的开放或关闭状态，如重复刺激心肌，可观察如下的动力学模型：

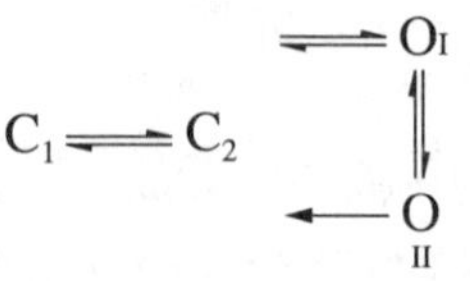

慢速门控：依照功能活性的表现，可相应地分成三种功能状态：关闭、开放、失活。通道具有功能活性（关闭和开放）时，能对新的刺激发生反应，表现为在单通道记录中出现串式开放簇。通道处于失活状态时，不能对新的刺激发生反应。它可能由一个或一系列的失活状态组成，表现为长时间无活动的间隔。有无功能活性状态之间的转化构成了通道的慢速门控过程。与快速门控过程相比，它的两种功能状态的持续时间都很长，一般为数百毫秒。这个时间决定了整体平均电流的衰减速率。有无功能活性状态之间的转换速度和平衡常数是慢速门控中的主要参数。转换的平衡常数与膜电位的大小密切相关，它决定了通道的电压依赖性。通道处于功能活性状态的概率，可粗略地由在同样电位和钳制电位条件下单通道

记录中有开放的记录数占总记录数的百分比 P 表示，无功能活性状态则由无开放的百分数（等于 $1-P$）表示，两者之间的转换平衡常数可由 $P/(1-P)$表示。

钙通道的快速门控过程的速度转换常数几乎不受电压的影响。而慢速门控过程则表现为电压依赖性失活。因此，通道动力学中的时间依赖性由快速门控开放状态的平均存活时间决定，而其电压依赖性主要由慢速门控过程所控制。去极化时，通道的整体平均电流上升相与快速门控的首次开放潜伏期有关，下降相则与慢速门控的串式开放簇的持续时间相关。这些结论与整体平均电流和全细胞记录所得到的实验结果相符。

钙通道的调制

许多神经递质和药物能调制细胞膜的钙电流。主要的作用方式是激活或抑制钙通道的开放，调制钙通道的门控过程。能够抑制钙电流或阻断钙通道的药物或化合物被称为钙通道阻断剂（calcium channel blockers）或钙拮抗剂（calcium antagonists）。钙通道阻断剂大致可分为两大类：无机（多价金属离子）和有机阻断剂。（1）多价金属离子阻断剂多为二价过渡性金属离子，如Cd^{2+}、Co^{2+}、Ni^{2+}、Mn^{2+}，通常以0.5～20mmol/L浓度阻断钙通道。La^{3+}是最好的金属离子阻断剂。多价金属离子阻断钙通道的有效性顺序为$La^{3+}>Cd^{2+}>Co^{2+}>Ni^{2+}>Mn^{2+}>Mg^{2+}$。这些离子阻断钙电流所需的浓度会对膜产生不小的效应，包括表面电位的改变。（2）有机阻断剂包括双氢吡啶类（dihydropyridines），如硝苯吡啶（nifedipine）和尼莫地平（nimodipine）；苯烷基胺类（phenyllkylamines），和戊脉安（verapamil）和甲氧戊脉安（D−600）；苯硫氮䓬类（benzothiaze−pines），如硫氮䓬酮（diltiazem）；二苯烷胺类（diphenyl-alkylamines），如氟苯桂嗪（flunarizine）；毒素类，如ω−conotoxin。双氢吡啶类是最强的钙通道阻断剂，例如0.1μmol/L nimodipine几乎可以完全阻断GH_4Cl垂体细胞的钙电流。双氢吡啶类的作用没有活动依赖性，与钙通道亲和力很大，因此常作为分离钙通道的工具。如用$[^3H]$—尼群地平（nitrendipine）与钙通道结合，已证明双氢吡啶类、戊脉安及硫氮䓬酮作用在钙通道不同受体部位上，它们之间并不竞争结合；并发现对双氢吡啶类有不同亲和力的受体及受体亚型。戊脉安（又叫异搏定）和甲氧戊脉安（D−600）在微摩尔浓度时就能阻断脊椎动物心脏和平滑肌的钙电流，但对其他膜的有效性差。戊脉胺阻滞钙通道的作用有明显的活动依赖性，去极化时与钙通道结合得更多更牢固。双氢吡啶类作用于通道外侧，戊脉安是从钙通道的内侧堵塞钙通道。

钙通道调制的另一方面是药物或化合物对钙通道的激活作用，能激活钙通道，增加钙电流的化合物被称为钙通道激动剂，例如一些双氢吡啶类化合物如BAYK8644，CGP28392，YC−170和(+)−202791等不仅不阻滞钙通道，反而激活它。β肾上腺素、maitotoxin、atrotoxin、gonioporatoxin等也能激活L型通道，增加通道电流。但激动剂对钙通道的调制存在着复杂的机制。不同的细胞按其功能需要有不同的调制模式。通道受调制的结果表现在以下几个方面：单位电流值 i（实际上代表通道调制前后电导的变化）、总的通道开放数目、通道的电压依赖性和时间依赖性的变化。通道的电压依赖性调制与磷酸化过程有关。通道复合体中存在Ca^{2+}和cAMP依赖的磷酸化位点。加强通道的磷酸化作用或抑制去磷酸化作用都可增强对电压变化的敏感性。通道电压依赖性的增强使它更容易对电压变化作出反应，使Ca^{2+}更多、更快地流入胞内，引起胞内Ca^{2+}增加。

6—7 氯离子通道

氯离子通道除了存在于可兴奋细胞膜（神经、肌肉和腺体细胞）上外，还广泛地分布在非兴奋细胞中，如红细胞、白细胞、各种上皮细胞（呼吸道、消化道、泌尿道等）、血管内皮细胞、皮肤成纤维细胞等。

氯通道的电导改变是中枢和外周抑制性突触后电位（IPSP）形成的生物物理基础。氯通道还直接影响某些激素（如催乳激素）的释放和多种腺体的分泌。心肌、骨骼肌和平滑肌力的功能调节都与氯通道有关。细胞内 pH 值的调节和细胞容积的调节也与氯通道有关。

氯通道主要分为两大类：电压门控性氯通道（voltage-gated chloride channels）和配体门控性氯通道（1igand-gated chloride channels）。配体门控性氯通道的种类非常多，主要的有 GABA 受体氯通道复合体（GABA 敏感的氯通道），Ca^{2+} 激活的氯通道，乙酰胆碱敏感的氯通道，ATP 依赖性氯通道，cAMP 激活氯通道等，有些膜蛋白虽然也能形成亲水性氯通道，但其转运 Cl^- 的方式是载体转运，而不是真正的氯通道，如红细胞膜内外的 $C1^-$ 和 HCO_3^-，主要是通过与通道内的结合点结合，引起构象的变化来转运 $C1^-$。我们在这一节里，只讨论电压门控性氯通道。

氯通道的离子选择性

氯通道的离子选择性在不同种属的动物、不同类型的细胞之间都不一样。在低等动物的肌肉上，如蠕形动物属蚯蚓的肌肉氯通道对 Cl^- 的通透性比 I^- 和 Br^- 低，其离子选择性顺序为：$I^- > Br^- > Cl^- > NO_3^- > SO_4^{2-}$；在甲壳类动物，氯通道的离子选择性顺序为：$SCN^- > I^- > NO_3^- > Br^- > ClO_3^- > Cl^- > BrO_3^-$。在脊椎动物和哺乳动物，氯通道对 Cl^- 的通透性较高，其离子选择性顺序为：$Cl^- < Br^- > F^-$，NO_3^-，$SO_4^{2-} > I^- > SCN^-$。

氯通道对阴离子的通透性大小与非水合阴离子的大小有关。例如 Cl^-，Br^- 和 I^- 的离子直径相对较小，分别为 0.181nm，0.195nm 和 0.216nm。但低等动物的氯通道对 Cl^- 的通透性却比 Br^- 和 I^- 低，虽然 Cl^- 的直径比后二者小。因此氯通道的离子选择性大小还与通道内的能障有关。电压门控性氯通道内有二个能障，穿过通道的离子必须与两个结合位点结合。不同种属动物的氯通道的能障不同，不同的阴离子与结合位点的结合难易程度不一样，通道的离子选择性也就不一样。

氯通道的动力学

A. 氯通道的激活和失活

电压门控性氯通道的激活与阳离子通道不同，一般在超极化状态下激活，而不是在去极化状态下。细胞膜超极化引起外向整流氯电流的出现。这种激活通常是慢的（大约数秒钟）。当把钳制电压阶跃回到原来的静息电位时，通道出现失活，其过程比激活过程更慢。如果在氯通道被激活后，再给细胞膜一个大的去极化阶跃电压（如从 −100mV 到 −40mV），通道电流将增大。也就是说，这种通道是被超极化电压缓慢地激活，一旦被激活，电流就随着去极化的增加而增大。另外温度和pH值的变化也影响氯通道的激活。温度升高增加通道的激活，如通道的激活在30℃时比20℃时快20倍。pH值降低将增加通道激活的概率，而pH值升高则减少通道的开放。

值得注意的是氯通道的外向电流与氯离子流的方向不同。我们知道细胞外的氯离子浓度大于细胞内的氯离子浓度，氯离子流的方向应该是内向的，但氯电流为何是外向的呢？这是因为当离子驱动力$E-E_{cl}$是正向时，存在一个外向电流，超极化或先超极化后去极化会引起外向氯电流。但是由于电流被确定为正电荷的运动方向，外向氯电流就代表了氯离子（阴离子)的内流。可以说超极化或后去极化导致氯离子经氯通道内流。因此开放的氯通道的电流-电压关系通常是条曲线，外向的电流电导大于内向电流电导。

B. 氯通道的动力学模型

氯通道的种类多，动力学过程非常复杂和不同。根据氯电导（g_{cl^-}）的大小不同，可将电压门控性氯通道分为三种：（1）大电导氯通道，g_{cl^-}的范围在180～430pS。膜电位为0mV时激活，钳位电压正向（去极化）或负向（超极化）阶跃时，通道关闭然后失活。它的动力学过程大概有开放、关闭和失活三个状态。（2）中电导氯通道，包括有两种：一种是快动力学通道，g_{cl^-}为45pS左右。快通道的开放时间是lmS，并且通道在开放和关闭状态之间来回转换。动力学分析表明，快通道最少有五种不同的关闭状态（电导为0pS）和二种开放状态（二种状态的电导相近）。当膜电压从－80mV减少到－20mV时，通道开放时间从5%增至80%，g_{cl^-}增加16倍。另一种是慢动力学通道，电导为6lpS。慢通道的开放时间是10mS，没有开放和关闭的来回转换。(3) 小电导氯通道，在l5pS以下。其动力学过程尚不清楚。已有研究表明氯通道可能由两个平行而又完全相同的孔道组成。快速门控过程开放或关闭二个孔道是彼此独立的，而慢速门控过程则是一次性地打开或关闭整个的双孔系统。

氯通道的调控

氯通道在维持静息电位，消除正常的兴奋性方面起着重要的作用。如果氯通道被阻断，细胞出现过度兴奋。肌强直性抽搐是一种遗传性或后天获得性疾病，人和动物都可患此病。其发病机理就是由于氯通道功能的异常，导致Cl^-内流减少，g_{cl^-}减小，从而引起肌细胞的过度兴奋乃至肌强直性抽搐。

任何引起氯通道阻断的拮抗剂都会使细胞功能改变。氯通道阻断剂可分为三类：(1) 无机阴离子，如ClO_3^-，ReO_4^-，SCN^-等，此类阻断剂无特异性，主要是与Cl^-竞争性地与氯通道结合，阻断作用不很强。而且它们相对可通透，所以阻断浓度都很大，为毫摩尔级。如SCN^-（硫氰酸盐离子）就可通过甲壳类动物的氯通道。(2) 无机阳离子，包括UO_2^{2+}、Cu^{2+}、Zn^{2+}和Cd^{2+}等。阳离子阻断剂的作用是非特异性的，作用比有机阻断剂弱得多；一般只用于肌肉的氯通道的研究，如Zn^{2+}可阻断龙虾肌肉的氯通道。(3) 有机阻断剂，主要是芳香酸类(aromatic acid)，常见的有蒽－9－羧酸(anthracene－9－carboxylate，A－9－C)，菲－9－羧酸(phenanthrene－9－carboxylate，P－9－C)；磺胺类强利尿药呋喃苯胺酸（furosemide）；双磺酸芪类SITS（4－乙酰胺－4－异硫氰基芪－2，2'－二磺酸）和DIDS（4，4'－二异硫氰基芪2－2'－二磺酸）等。有机阻断剂的作用很强，一般在微摩尔浓度就可完全阻断氯通道。

电压门控性氯通道的激活是电压依赖性的，但有一种大环内酯化合物阿凡曼菌B_{ia}(avermectin B_{ia}(AVM))可以刺激电压敏感的氯离子通道开放，这一作用可以被DIDS强烈抑制。

复习思考题

1. 什么是离子通道？如何分类？它们各有什么特性？
2. 什么是电压钳技术和膜片钳技术？膜片钳技术有哪些形式和优点？如何用荧光探剂标记方法测量细胞内钙离子浓度？
3. 试述K^+通道的分子结构，哪些结构与离子选择性滤器、电压传感器以及激活、失活过程有关？并比较Na^+、Ca^{2+}通道与K^+通道在分子结构上的异同。
4. 简述钠通道的离子选择性。如何用数学公式表示任一瞬间的钠电导值？哪些药物和毒素可以影响钠通道的开放和关闭。举例说明麻醉药对钠通道的作用机制。
5. 钾通道有哪些类型？简述钾通道的作用和离子选择性。哪些因素调制钾通道的功能？
6. 钙通道有哪些类型？电压依赖性钙通道有什么功能？哪些因素影响钙通道的选择性和通透性？钙通道的激活与失活与什么有关系？钙通道的阻断剂和激动剂有哪些？
7. 氯通道有哪些类型？电压门控性氯通道是依据什么分类的？氯通道的调制剂有哪些？

参考文献

1. Hille B. Ion channels of excitable membranes. Sunderland; Sinauer Associates Inc, 2001
2. Hammond C. Cellular and molecular neurobiology. New York: Academic Press, 2001
3. Ladish H. BerkA, Eipursky SL et al, Molecular Cell Biology, 4th edition, New York: Media Connected W.H Freeman and Company, 2001
4. Jiang Y, Ruta V, Chen J, et al The principle of gating charge movement in a voltage-dependent K^+ channel. Nature, 2003, 423: 42−48
5. Sakmann B. and Neher E. Single-channel recording, New York: Raven Press, 1992
6. Sperelaris N and Kariyama H. Ion channels of vascular smooth muscle cells and endothelial cells, New York: Elsevier, 1991.
7. Bretag, AH. Muscle Chloride Channels. Physiological Reviews, 67:618−724, 1987

7 细胞粘附
Cell Adhesion

以下三章讨论的内容均与细胞表面有关。如图7–1 (a) 所示，细胞表面主要由质膜和细胞外衣两部分构成。其中，细胞外衣 (cell coat) 又称糖萼 (glycocalyx)，是指位于大多数真核细胞外表面的富糖区。糖萼中糖的来源主要是质膜中糖蛋白和糖脂的寡糖链，同时也包括那些由细胞分泌并吸附于细胞表面的糖蛋白和蛋白多糖以及细胞外基质的某些成分。细胞表面的糖在细胞粘附与细胞识别 (包括受体与配体的识别) 过程中起重要作用。细胞表面的糖 (特别是其中的唾液酸) 也是细胞表面电荷的主要来源。糖的量约为膜干重的10%，细胞外衣厚约数十纳米。因此，很容易计算出细胞外衣中糖的平均浓度。如测出细胞表面的电荷数或唾液酸残基数，也能算出细胞表面的电荷密度。为了讨论的方便，可将细胞表面简化为图7–1 (b) 所示的模型。在此模型中，细胞表面分为三个区：(A) 区，又称核心区，7nm厚，由跨膜蛋白的疏水区和磷脂碳氢链的尾部构成；(B) 区，厚约10nm，可视为一糖的溶液。这些糖来自于膜上糖脂和糖蛋白的寡糖链。此区每平方纳米细胞表面上的糖残基数和电荷数分别为1.5和0.3；(C)区，不含细胞成分，主要由蛋白多糖和脂多糖构成。假设此区中的糖占糖萼中糖总量的10%，则其糖残基密度为0.15/nm^2。需要指出，模型中的数字只是为了说明有关参数的数量级，其具体数值可因研究对象或某些原始假设而有所变化。

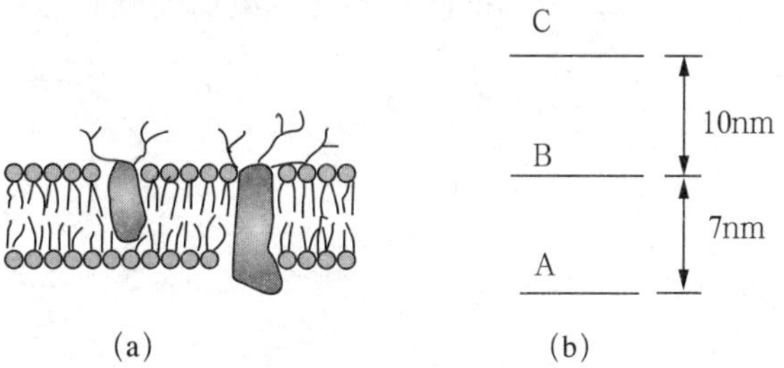

图7–1　细胞表面的简化模型（引自参考文献3）

7–1　研究细胞粘附的方法

细胞粘附有多种研究方法，下面介绍的是其中的几种主要方法。

毛细管法

此法可用于测量使已粘附的两细胞分开所需的力。首先，用一玻璃毛细管吸取一个细胞。此毛细管内的负压较大，因此，该细胞的大部分被吸到管内，而在管口仅余呈球形的一小部分，设该细胞为a (图7–2)。取另一毛细管以较小的负压吸取另一细胞b。因为此时负压较小，

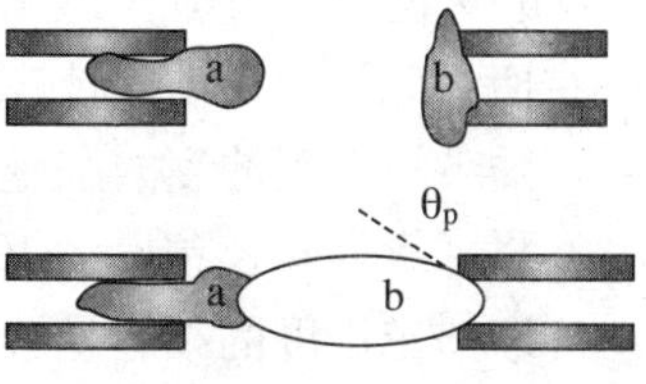

图7–2　毛细管法测量细胞粘附力示意图

细胞大部分在管口外，可基本保持其自然形态。在显微镜下移动两毛细管，使细胞a，b靠拢并发生粘附。然后，再反向移动毛细管。开始，细胞b将发生形变。随着毛细管的移动，细胞b的形变增大，施加于a、b两细胞接触部的力也将增大。当此力等于细胞间粘附力时，两细胞分开，细胞b恢复原状。细胞间的粘附力可由下式求出：

$$F_p \cong \square R^2_p \square p \sin \square_p \tag{7-1}$$

式中R_p为毛细管内半径；$\square p$为第二个毛细管内的负压；$\square_p$为两毛细管分开瞬间，细胞b在毛细管入口处细胞膜的切线方向与毛细管口平面方向的夹角。

Couette 粘度计法

此法用于研究液流内细胞因相互碰撞而发生粘附的能力。在理论上，液体的流动既可使细胞碰撞而发生粘附，也可使已粘附的细胞分离。当细胞间的粘附力大于液流的剪切力时，细胞即可形成稳定的聚集（粘附）。这就是说，液流中细胞的聚集程度取决于细胞的粘附力和液流的剪切力。因此，只有在恒定的剪速下测量细胞的聚集情况才能对细胞粘附进行定量评价。Couette 粘度计法（viscosimeter method）可以满足这一要求。

Couette粘度计法的原理示于图7−3。其主要结构为两个同轴的圆筒，设内外筒的半径分别为r_i和r_o。两筒的间隙内充以测试的细胞悬液。内筒借一金属丝悬吊，当外筒在马达驱动

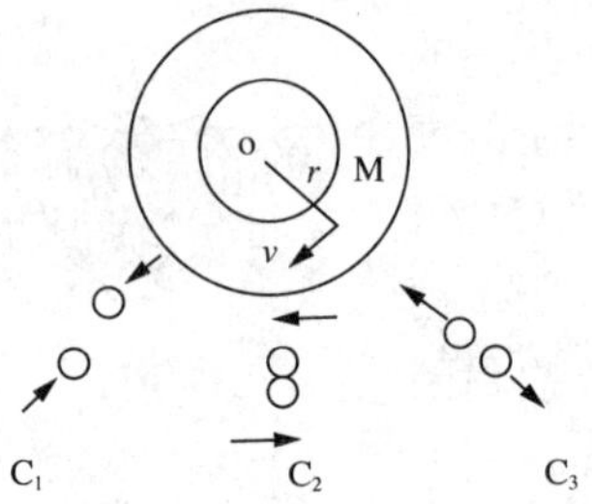

图7−3 Couette 粘度计的工作原理

剪速$G = dv/dr$，$v(r)$是在距离筒轴（图中的0点）r处的流体线速度；

C_1，液流使细胞碰撞；C_2，粘附细胞受剪切力作用；C_3，粘附力大于剪切力而使细胞分离

下以一定角速度$\square$旋转时，内筒也随之发生偏转，并达到一稳定状态。此时，在内外筒间的细胞悬液产生一恒速的层状剪流，其剪速

$$G = \omega \frac{r_o^2 + r_i^2}{r_o^2 - r_i^2} \tag{7-2}$$

G的单位为s^{-1}。

在使用此法时，粘度计应经校准。步骤如下：

1. 准备一系列浓度的细胞悬液，浓度范围可在$2 \times 10^5 \sim 2 \times 10^6$（单位：$ml^{-1}$）。
2. 将粘度计转速预设为10秒$^{-1}$。
3. 取一定浓度的细胞悬液加到粘度计内，并在时间$t = 0$时取样，计数颗粒数/ml。
4. 使粘度计旋转60分钟，每隔10分钟取样一次，计数颗粒数/ml（颗粒包括单细胞和聚

集的细胞团）。

5. 改变粘度计转数（最好是 10 秒 $^{-1}$ 倍数），重复 3、4 两步。

6. 将每次实验结果绘制成细胞聚集动力图（图 7–4）。图中 $N_{\square t}$ 为在时间 t 时单位体积中的颗粒总数，$N_{\square 0}$ 为在 $t=0$ 时单位体积中的颗粒总数。在图 7–4B 中，曲线的斜率将随细胞的初始浓度和剪速而变化。如将纵坐标中的数值变换成自然对数，重新绘图，则能找到一个细胞的初始浓度和剪速，使所绘图形为一直线（图 7–4，C）。不同种类的细胞获得直线的条件（细胞的初始浓度、剪速）也不相同。正式实验即在此条件下进行。

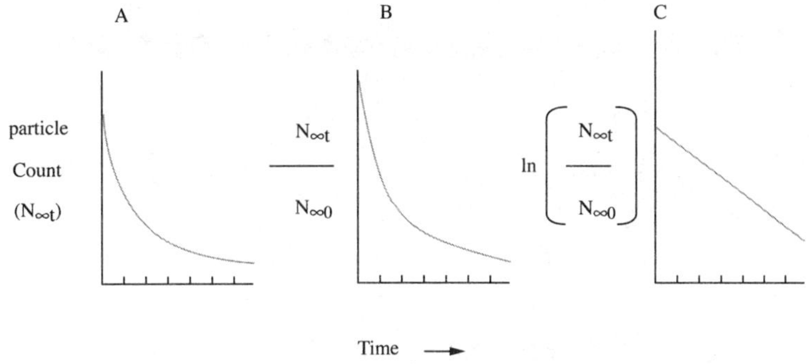

图 7–4　细胞聚集动力图（引自参考文献 4）

用此法测量细胞粘附力，其结果可表示为碰撞效率 □:

$$\alpha = \frac{\pi \ln(N_{\infty t}/N_{\infty 0})}{4\psi G t} \qquad (7\text{–}3)$$

式中 G 为剪速，可由式（7–2）算出；t 为时间，□ 为细胞体积百分比。$t=0$ 时的颗粒均为单细胞，因此，

$$\square = N_{\square 0} \times V \qquad (7\text{–}4)$$

V 为细胞的平均体积。□ 越大，细胞粘附能力越强。

恒流槽测定法

本法用于测定液流中的细胞与某基质表面粘附的能力。设备的基本结构示于图7–5。小槽由两张显微镜载玻片构成，其间有一约150□m的间隙，间隙四周用密封胶或石蜡粘合。上面一片打两个孔，孔间距离4cm，细胞悬液由一个小孔以恒速泵入小槽，再由另一小孔排出。将小槽置于一倒置显微镜上，并保持 37℃。用录像带连续记录粘附于小室中心部分的细胞，将单位面积小室底上粘附的细胞数对时间作图，其斜率可作为细胞与基质粘附力大小的量度。记录的时间不能过长（一般在5分钟左右），否则得到的将不是一条直线。用此法所测量的是流动中的细胞与基质的粘附力，而不是使已粘附于基质的细胞与基质分开的力。可在小槽下面的载玻片上预先涂以某些蛋白，如胶原、层粘连蛋白、抗体等作为基质，研究细胞与它们的粘附力。

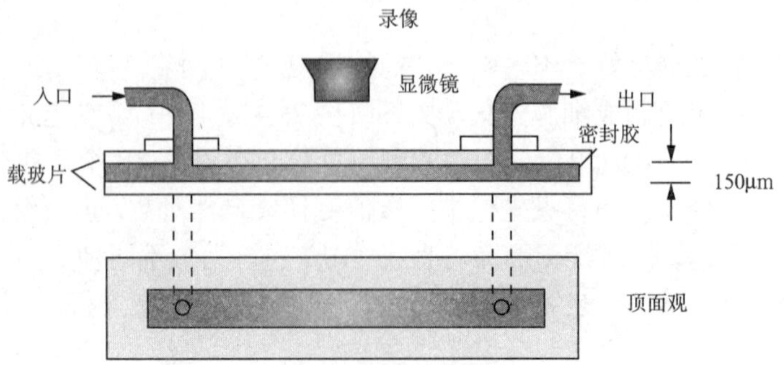

图 7–5　恒流槽法测量细胞粘附的基本原理（引自参考文献 4）

7—2　细胞粘附中的作用力

静电斥力

在一电解质水溶液中，两个带有同种电荷 q 的颗粒之间相互排斥的势能：

$$W = \frac{q^2 \exp(-kr)}{4\pi\varepsilon r} \qquad (7\text{–}5)$$

其中，r 为电荷间的距离；□为水的介电常数；k 为倒易 Debye-Hückel 长度。在生理盐水中，

$$k = \left(\frac{2CQ^2}{KT\varepsilon}\right)^{1/2} \qquad (7\text{–}6)$$

C 是电解质浓度（单位体积中的分子数），Q 为一个电子的电量，K 为波尔兹曼常数，T 为绝对温度。在 0.15M NaCl 溶液中，在室温下，$1/k$ 约为 0.8nm。

假设有两个平行而带有同种电荷的膜，其荷电层厚度为 L，电荷密度为□，两膜间距为 D，利用式（7–5）可以算出两膜间相互排斥的能量和作用力。在图 7–1（b）的细胞表面模型中，L 为 10nm，□为 0.3 电子电量 /nm^2，D 为两个膜表面的 A/B 界面间的距离。据此可以算出两细胞彼此靠近时因表面电荷相互作用而产生的势能和作用力随距离而变化的规律。结果分别示于图 7–6 和图 7–7。从图中可见，其变化规律随 D 而不同，即可分为 $D > 2L$，$L < D < 2L$ 和 $D < L$ 三个不同区。还可看出，当细胞间距 D 小于 25nm 时，这种排斥作用力非常重要。

因立体结构稳定性而产生的斥力

细胞表面被覆着一层糖链，这些糖链有一定的柔韧性。每个糖链可视为由 i 个刚性的小段组成，每个小段均可绕邻近的段旋转，由此产生了链的不同构型。一构型的自由能由溶剂——溶剂，溶剂——聚合物和聚合物——聚合物相互作用的自由能之和决定。现在来考察一下当两细胞彼此靠近时，细胞表面多糖构型自由能的变化。仍按图 7–1（b）模型，假定细胞外衣厚为 L，细胞间距为 D。

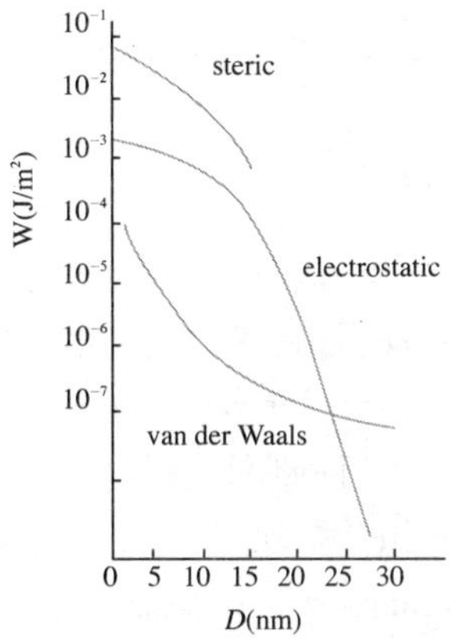

图 7–6　细胞间相互作用的势能（引自参考文献 3）

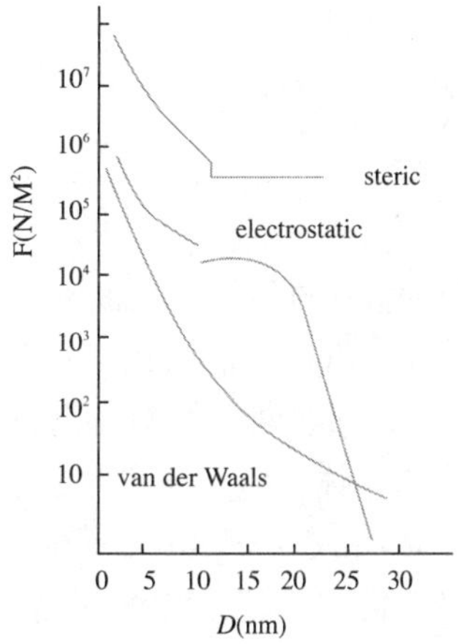

图 7–7　细胞间相互作用力（引自参考文献 3）

当 $D > 2L$ 时，即细胞分开距离很大时，不存在细胞间相互作用，因此表面糖链构型也不会发生变化；

当 $L < D < 2L$ 时，两细胞外衣部分重叠，导致糖链局部浓度增加，因而在重叠区糖链构型的可能类型减少。每种构型的自由能因某些溶剂－聚合物相互作用代之以聚合物－聚合物相互作用而发生变化。结果，总的自由能变化将是正的。由于这种变化不能自动发生，因而产生细胞间的相互排斥作用；

当 $D < L$ 时，细胞外衣既有重叠也有压缩。此时不仅糖链的局部浓度进一步增加，而且每一条糖链均因压缩而使其自由空间减少，两者均导致总的自由能增加。也就是说，在这种情况下，因糖链空间结构稳定性而产生的细胞间斥力将进一步增加。

以上三种情况下细胞表面糖链的构型变化示于图 7–8，由此产生的排斥势能和排斥力分别示于图 7–6 和图 7–7。由图可见，当细胞间距 D（两个脂双层间的距离）小于 20nm 时，因糖链空间结构稳定性而产生的斥力将大于静电斥力，因而在阻止细胞相互靠近方面起更重要的作用。

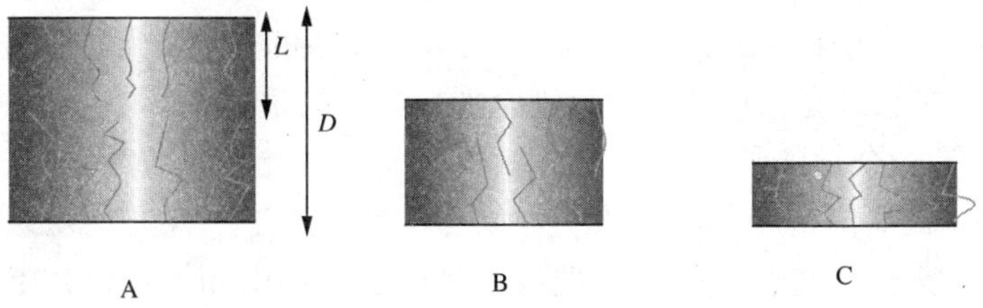

图 7–8　当细胞相互靠近时糖链的构型变化（引自参考文献 3）

van der Waals 力

在真空中两分子相距 r，它们的运动如果是不受限制的，则相互吸引。这是由于一个分子所带电荷的位置或运动与另一个分子所带电荷的位置或运动是相互关联的，由此而产生的力即 van der Waals 力，其大小与 r^{-6} 成正比。如将两个发生相互作用的细胞的细胞膜设想为厚

度 $x = 7\text{nm}$ 的均匀的平板（在一很小的局部，这一假设可以成立），即相当于图 7–1（b）的 A 区，两板分开的距离为 D，则由于 van der Waals 力而产生的势能可按下式计算：

$$W = -\frac{A}{12\pi}\left(\frac{1}{D^2} - \frac{2}{(D+x)^2} + \frac{1}{(D+2x)^2}\right) \qquad (7\text{–}7)$$

其中 A 是一个常数，与相互作用的分子和它们所在介质的性质有关。对于水相中的两个脂双层，$A = 5 \times 10^{-21}$ 焦耳。根据式（7–7）算出的 van der Waals 势能和力分别示于图 7–6 和图 7–7。可以看到，除非两个细胞非常靠近，细胞间非特异的 van der Waals 相互吸引力总是远小于静电斥力和立体稳定性所产生的斥力。因此，如果没有某种原因使细胞间的斥力减小或使其克服，单靠 van der Waals 力不足以发生细胞粘附。细胞的重力、运动、细胞表面的某些特化结构以及后面将要谈及的细胞粘附的某些初始步骤都可能成为克服细胞斥力的原因。

7–3 细胞粘附的过程及其影响因素

如上所述，细胞粘附涉及多种不同作用力。在多数情况下，这一过程还包括粘附分子之间的特异性相互作用。本节将首先考察一下细胞粘附的基本过程，然后再讨论影响这一过程的可能因素。

细胞粘附过程

细胞粘附过程可能包括以下步骤：

A. 细胞之间的相互靠近

细胞之间欲发生粘附，必先彼此靠近。细胞之间的靠近可在两种情况下发生：(1) 受液流的驱动。血液、淋巴液、消化道和尿道内的细胞均可在液流的驱动下彼此靠近；(2) 细胞的主动运动。粘附于基质上的细胞可伸出片足，进行阿米巴式的运动，从而彼此靠近。电位梯度和化学信号的浓度梯度常可诱发这种主动运动。

B. 克服细胞的初始排斥作用

当细胞靠近到一定距离，例如两细胞膜的脂双层间距小于 25 nm，细胞之间将会产生斥力。如前所述，这种斥力来源于静电相互作用与表面糖链的立体稳定性。此外，细胞之间的液膜也可阻止细胞接触。克服这些斥力是细胞形成粘附的前提。

C. 在接触区第一个键的形成

细胞的最初接触部位是斥力最小的或者该部位能够产生一种力足以克服细胞之间的相互排斥作用。这个部位可能在微绒毛尖端或片足边缘。理由如下：(1) 电镜观察显示，自然聚集的鸡胚细胞或 Con A 诱导的成纤维细胞聚集过程中，细胞接触的初始部位总是在细胞的胞质突起处；(2) 某些研究表明，微绒毛尖端的膜成分与质膜的其他部位不同，因此这些区域产生排斥作用的分子可能少于其他部位；(3) 微绒毛等细胞突起能从细胞表面伸出并作主动运动。这个过程对外界产生一个力，其大小与胞质突起的体积成正比，约等于 5×10^6 达因 / 厘米^3。因此，长 1□m 的微绒毛因主动运动对外界施加的压力约为 5×10^6 达因 / 厘米^3 $\times\ 10^{-4}$ 厘米 = 50 牛顿 / 米^2。有趣的是，这与细胞相距 25nm 时因静电而产生的斥力相当（图 7–7）。一旦细胞在这样一些特殊部位之间发生接触，并形成第一个键（或键簇），就会对细胞接触起稳定作用。

D. 接触区的结构变化及其扩展

这是细胞粘附中最复杂的一步。由于第一个键（或键簇）的形成，将会触发膜下的细胞骨架，从而引起膜分子的侧向运动。其结果将导致特异相互作用的粘附分子向接触区移动，使接触区扩大；与此同时，那些相互排斥的分子将会被挤出接触区。这两个过程都会使细胞粘附进一步加强(图7–9)。上述步骤与细胞骨架的运动密切相关，因而依赖于细胞代谢。

特异分子之间的相互作用主要借助van der Waals力，这种力仅在分子靠得很近时才能起作用。电镜观察显示，形成稳定粘附的分子之间的间隙约在 10～20nm，这大体代表了发生特异结合的分子突出于细胞表面的长度。从膜表面模型（图 7–1）也可看出，此时两个膜的B区（即含有寡糖链的区域）必有部分相互重叠。

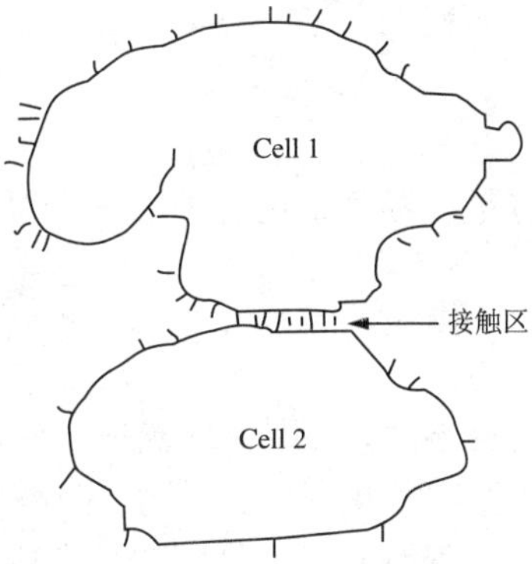

图 7–9　接触区的扩展

特异粘附分子（图中细胞表面的短线）向接触区部位扩散，使接触区扩大

细胞粘附的影响因素

综上所述，细胞粘附是一个包括多个步骤的复杂过程，因而受多种因素的影响。下面进一步讨论其中的某些因素。

A. 细胞代谢

细胞粘附常常与细胞代谢有关。低温、代谢抑制剂（如叠氮钠）、钙离子螯合剂、细胞松弛素等都能抑制细胞粘附。在每个具体情况下，细胞代谢对细胞粘附影响的途径可能不同。除了上面谈到的细胞代谢会影响粘附分子的运动外，还可能有以下两种情况：(1) 改变细胞形状和运动能力。例如，EDTA、细胞松弛素 B 等均能影响细胞形状与运动，并进而使细胞粘附能力发生变化。细胞形状和运动能力的变化对已粘附细胞的分离也有影响。观察表明，这种分离的第一步是细胞的圆球化。(2) 影响细胞表面蛋白的表达。如果这些蛋白是参与细胞粘附的分子，其表达的改变会导致细胞粘附能力的变化。

B. 细胞间的接触时间

细胞间欲形成稳定粘附，必须接触足够长的时间。时间太短，则无法完成粘附过程。

C. 疏水性

细胞对细菌或颗粒吞噬的第一步是与它们发生粘附。研究表明，只有比细胞表面更为疏水的细菌或颗粒才能被细胞吞噬。这一事实说明，至少在某些情况下，非特异相互作用在细胞粘附中可能扮演重要角色。

D. 细胞表面电荷

在细胞粘附过程中，由于细胞表面电荷而产生的静电排斥作用会产生一种非特异的能量屏障。为使细胞粘附得以发生，必须靠化学方法（在人为条件下）或借助细胞本身的主动运动克服这个能障。

E. 膜分子的侧向运动与细胞表面的柔韧性

我们已经看到，细胞间的最初接触和接触面积的进一步扩大的过程包括了膜分子的侧向运动，并要求细胞表面形态发生某种变化——细胞膜必须具有一定的柔韧性。假设有一半径为 a 的细胞，为使其表面上面积为 ΔS 的一小部分展平所需的最小能量可用下式计算：

$$W = 2\alpha\left(\frac{2}{a}\right)^2 \cdot \Delta S \tag{7–8}$$

其中 α 是与细胞结构有关的一个常数，实验估计，$\alpha = 1.9 \times 10^{-15}$ 焦耳。设 $a = 4\mu m$，则

$$\frac{W}{\Delta S} = 9.5 \times 10^{-4} \text{ 焦耳/米}^2 \tag{7–9}$$

前已述及，当细胞形成粘附后，细胞间距约为10～20nm。由图7–6可见，为使细胞靠近到这个距离，并且克服斥力（因静电和立体稳定性产生的斥力之和）所需要的势能远大于使细胞变形所需要的能量。这从理论上证明，任何能克服细胞间的斥力而使细胞靠近的能量都足以使细胞发生变形。

7—4 细胞粘附研究的意义

细胞粘附研究对生物医学的理论与实践具有重要意义。现仅举几例如下：

胚胎学

受精过程中精子与卵子的结合是一种特异性粘附现象。从海胆精细胞顶体曾分离出一种结合素，它能与海胆卵细胞表面的含糖受体特异结合；从一种软体动物Mutilus的卵细胞表面也曾分离出一种称为受精素的糖蛋白，能促使其精子在卵细胞周围聚集并与卵细胞表面密切接触。这些工作为研究高等生物的受精过程奠定了基础，并将有助于计划生育和不孕等问题的解决。

在原肠胚形成的开始阶段，未来外胚层的细胞倾向于互相粘附，并在中胚层和内胚层细胞表面铺展。即使将这些细胞分离后培养，上述特性仍可维持。神经胚阶段，胚胎背侧的外胚层增厚而形成神经板，其两侧隆起并在中间会合组成一中空的神经管。研究证明，神经板中部区域细胞与中胚层细胞之间的粘附能力明显高于两侧细胞，这可能是神经管得以形成的原因。

病因学

A. 心血管病

血栓形成是心血管病患者死亡的重要原因之一。研究表明，此类患者的红细胞和血小板的粘附性明显高于正常人。

B. 肿瘤

肿瘤细胞的特点之一是浸润和转移。肿瘤细胞的转移包括一系列环节。例如，黑色素瘤

向肺转移的过程中，细胞首先要脱离原发部位，穿过基膜，进入间质，随后再穿过毛细血管的基膜和细胞间隙进入血循环。在血流中，某些瘤细胞可能发生聚集，这些聚集细胞较分散细胞在远隔部位定居的可能性大得多。另一方面，随血流转运的细胞并非在任何组织和器官都能定居并增殖。黑色素瘤在肺部转移的机会最多。这种定居要求细胞在流经肺的毛细血管时停留下来，穿过毛细血管内皮细胞间隙和基膜而达肺的实质组织。所有上述环节都涉及细胞之间（瘤细胞间或瘤细胞与其他细胞间）或细胞与基质间的粘附过程。

生物医学工程

在细胞粘附研究中发展起来的理论对解决生物医学工程中的某些问题可能有指导意义。例如，在体外循环、人工肾或人造瓣膜的情况下，血液要反复流经这些人造器官的表面，这就要求这些表面对细胞的粘附性越低越好，否则就有可能形成血栓而引起致命的危险。在制造这些人造器官时，选择带有尽可能多的负电荷的材料可能是解决这类问题的一个途径。

在创伤外科中，有时会遇到肝、肾等实质性脏器大面积损伤的止血问题。这时，采用缝合的办法常有困难。曾设想采用遇水可以聚合的材料经过喷雾覆盖于创面上而达到止血的目的。这些材料除了对人体无毒并能渐被人体吸收外，应当与细胞和组织具有很好的粘附性，因而形成薄膜后能牢固地贴复在创面上。

复习思考题

1. 试述用 Couette 粘度计法研究细胞粘附的主要步骤。如何估计粘附力的大小？
2. 欲研究细胞与基质的粘附，应选用哪种方法？
3. 立体结构稳定性为何会产生细胞间斥力？它如何随细胞间距而变化？
4. van der Waals 力有什么特点？它在细胞粘附中起什么作用？
5. 简述细胞粘附的基本过程。
6. 细胞代谢对细胞粘附有什么影响？
7. 有一半径为 10□m 的细胞，为使其表面积为 2□m^2 的局部展开，需要多大能量？

参考文献

1. Andre P and Bongrand P. Cell−Cell Contacts, In: Glaser R and Gingell D. eds. Biophysics of the Cell Surface, Berlin: Springer−Verlag, 1990
2. Curtis ASG and Lackie JM. Measuring Cell Adhesion. Chichester, New York: John Wiley and Sons, 1991
3. Bongrand P and Bell G. Cell−Cell Adhesion: Parameters and Possible Mechanisms, In: Perelson AS eds. Cell Surface Dynamics, Concepts and Models. New York and Basel: Marcel Dekker, 1984
4. Curtis ASG. Cell Adhesion, In: Butler JAV and Noble D eds. Progress in Biophysics, Vol 27, pp317−386. Oxford: Pergamon Press, 1973

8 膜受体

Membrane Receptor

受体与生命的基本特征——应激性有关，它的研究涉及生物医学的几乎全部学科。作为细胞生物物理学的一部分，本章将集中讨论受体的结构及其与功能的关系，以及与化学信号结合后受体本身和细胞膜所发生的某些变化，特别是物理性质的变化。

8-1 受体的结构

细胞膜受体是膜的内在蛋白，通过疏水作用与膜脂密切结合。多数受体的含量极微，难以得到足够的样品供结构分析之用。这些都为结构分析带来很大困难。只是由于近年来分子生物学方法和生物物理技术的进步才使得受体结构研究取得了重要进展。

受体结构的研究方法

A. cDNA 克隆技术

由于受体分子量很大和难以分离和纯化的特点，用常规的氨基酸序列分析方法无法得到它们的全部一级结构。cDNA克隆技术为受体一级结构的确定提供了有力武器。这种方法的基本原理是设法确定编码受体蛋白的mRNA的结构，再由此推知受体蛋白的一级结构。其主要步骤包括：①从细胞中分离mRNA；②以mRNA为模板合成其互补的DNA(cDNA)；③将cDNA插入克隆载体（质粒或噬菌体），并用来感染宿主（一般用大肠杆菌），形成含有全部mRNA信息的cDNA文库；④使cDNA克隆化，并用DNA探针筛选出与所研究的受体蛋白有关的cDNA克隆。上述方法的关键是如何选择DNA探针。这里有三种可能性：①如果所要确定的受体蛋白的基因在某一物种或组织中已分离出并克隆化，而且这种基因在进化中是保守的，则可利用已知的基因DNA作为探针；②如果所研究的受体蛋白的部分氨基酸序列已知，则可用人工方法合成编码这段序列的寡核苷酸，用它作为探针。一般只要有由12个核苷酸构成的寡聚物已有足够特异性。如nAchR的α亚单位的cDNA即用此法分离出；③如果有某种突变细胞不表达所研究的受体，则可用该突变细胞的全部cDNA作为探针，筛选出不能与这些探针杂交的cDNA克隆，该克隆就是编码受体的cDNA。

B. 疏水性分析

疏水性的定义是：将一化学基团从非极性溶剂中转移到水中时自由能的变化。不同的氨基酸残基由于侧链性质不同因而具有不同的疏水性(hydrophobicity)。因此，确定了受体蛋白的一级结构后，即可对其进行疏水性分析。疏水性的数值可由实验测出，也可从理论计算得到。疏水性分析对判断受体蛋白的各个肽段在膜中的配置方式十分重要。

C. 冷冻成像和电镜图像的三维重构

这是研究受体蛋白空间结构特别是亚单位结构的一种重要方法。详见第 13 章。

D. 辐射灭活分析（analysis of radiation inactivation）

本法用于研究受体分子（也包括酶等其他大分子）的结构与功能关系。一个受体分子具有两个基本功能：与配体特异结合的功能和信号转导的功能。如果已经了解某受体的基本结构及其分子量，或者，一个分子由几个亚单位构成，每个亚单位的分子量已知，那么上述基本功能究竟与受体的哪一部分或哪一个亚单位有关呢？用辐射分析靶大小的方法可以回答上述问题。这种方法的基本原理是，以受体的某一功能（如与配体特异结合的功能）为指标，用电离辐射的方法改变受体分子以使该功能丧失（灭活），则电离辐射所破坏的结构（靶结构）的大小就是与该功能有关的结构大小。当用电离辐射在避免产生间接辐射效应的条件下照射样品时，被射线击中的原子将发生电离（原初电离），引起共价键破坏、激发等，导致分子的破坏和生物活性的丧失，而未被破坏的分子则可完全保留其生物活性。如果一射线穿过样品时，其轨迹上造成的原初电离是随机的（如在 γ 射线和高能电子时），在一结构单位中造成 n 个原初电离的概率是

$$P(n) = \frac{e^{-x} \cdot x^{n}}{n!} \qquad (8-1)$$

其中 x 为每单位途径中发生原初电离的平均数。那些没有发生原初电离（$n = 0$）因而保存生物活性的分子出现的概率是

$$P(0) = e^{-x} \qquad (8-2)$$

已知 $x = kD$ 。D 为辐射剂量，k 为与单位大小成正比的常数。又因为

$$P(0) = \frac{A}{A_0} \qquad (8-3)$$

即等于用剂量为 D 的射线照射后存活的活性 A 和未被照射样品的活性 A_0 之比，因此

$$\frac{A}{A_0} = e^{-kD} \qquad (8-4)$$

A，A_0 均可用实验测定，D 已知，由此可以算出 k 值的大小。如 D 的单位用每道尔顿的原初辐射数表示，k 的单位即为质量（道尔顿）。

受体的分类

目前，按照结构特点将受体分为三类。

A. G 蛋白相关受体（G protein associated receptor）

这是一类借助G蛋白进行信号转导的受体，也是已知的数量最多的一类受体。已确定属于这类受体的数目近100种，其中有代表性的有蕈毒碱样乙酰胆碱受体(mAchR)、肾上腺素能受体(α_1、α_2、β_1、β_2)、多巴胺受体(D_1、D_2)、$GABA_B$ 受体、组胺受体(H_1、H_2)、5− 羟色胺受体、腺嘌呤核苷受体(A_1、A_2)、谷氨酸受体、P 物质受体、阿片受体和胰高血糖素受体等。

除此而外，也包括光受体视紫红质。在结构上，这些受体都是一条含有 7 个跨膜段的肽链。现以 mAchR 为例说明这类受体的特点。

用洋地黄皂苷可将mAchR从膜中溶解和分离，并保留与配体特异结合的特点，而用Triton X-100溶解时，其与配体结合的特点丧失。这也是所有G蛋白相关受体的共同性质，而与其他类受体有明显区别。纯化后的 mAchR 在 SDS-PAGE 上显示为一条带，表观分子量为70kDa。配体结合活性为14nmol/mg蛋白质。这说明每个mAchR分子由一条肽链构成，并含有一个配体结合位置。

根据拮抗剂的不同，mAchR 分为 4 个亚型(分别称为 m1、m2、m3、m4)。这 4 个亚型的一级结构均已用 cDNA 克隆法确定。根据测序后的分子计算，m1、m2、m4 分子量为 50kDa，m3 为 60kDa，均比其表观分子量 70 kDa 小，两者间的差值为糖基。

根据疏水性分析，4 个亚型的肽链上都有 7 个疏水区，每个疏水区由 20 个左右的氨基酸残基构成，刚好形成一个包埋在膜脂疏水区内的α螺旋。根据上述结果所提出的mAchR分子在膜内的配置模型示于图 8-1A 和 B。其他 G 蛋白相关受体的一级结构也具有同样特点（如图 8-1 中 c 所示的光受体视紫红质和α_2、β_2肾上腺素能受体），而且在跨膜段上的很多氨基酸残基与 mAchR 相同。这表明，G 蛋白相关受体是一个来源于共同祖先的大家族。

从图 8-1 的 A 和 B 可以看出，4 种 mAchR 亚型的跨膜区中的氨基酸残基多数相同，而其暴露于膜外的亲水区中的氨基酸残基则极少相同。人的β_1、β_2肾上腺素能受体与火鸡的β-肾上腺素能受体的跨膜区也十分类似，而胞外区则极少相同之处。用化学修饰法除去受体分子的胞外亲水区不影响其与配体结合的性质。相反，疏水段的任何微小变化则可改变受体与配体特异结合的能力。例如，通过致突变的方法将β肾上腺素能受体第三跨膜段中的天冬氨酸用天冬酰胺代替，受体虽然仍能插入膜内，但却完全丧失了与配体结合的能力。以上事实都说明，这类受体与配体结合的位置在跨膜段上，而与胞外的亲水区无关。

从图 8-1A 中还可看出，在 mAchR 的 4 种亚型中，其细胞外段和跨膜段中均有若干个半胱氨酸是共同的（ * ）。这些半胱氨酸与受体的激活关系密切。因为即使在不存在配体的条件下，仅用二硫苏糖醇还原受体的二硫键即可使 β 肾上腺素能受体激活。

此类受体的跨膜信号转导（transmembrane signal transduction）均靠 G 蛋白进行。G 蛋白种类很多，已分离的有G_s、G_i、G_t和G_o等。所有 G 蛋白都由α、β、γ 三个亚单位组成，α 亚单位可结合 GTP 并具有 GTP 酶活性。不同 G 蛋白的α亚单位彼此不同，而β和 γ 亚单位在不同 G 蛋白间是否相同仍不清楚。G 蛋白是一种膜结合蛋白，但其三个亚单位中的疏水区长度均不足以形成跨膜段。因此认为它们是暴露于膜的胞浆侧而不是埋藏在膜脂内。G 蛋白α亚单位的 C 端可能是受体结合的部位。从 G 蛋白在膜中的存在部位推测，受体与 G 蛋白的结合部位可能在近膜的胞内区和近胞内侧的疏水区，对此尚无直接证据。

此类受体虽然都通过 G 蛋白介导进行信号的跨膜传递，但在不同受体，甚至不同组织的同一种受体，G 蛋白起作用的具体方式都可能不同。例如，在不同细胞中 mAchR 起作用的方式至少有以下 4 种可能：（1）通过 G 蛋白直接与离子通道耦联（图 8-2A）。如在心肌细胞中m_2受体对K^+通道的调节作用；（2）通过G_i蛋白抑制腺苷酸环化酶的激活（图 8-2B）。如在心肌中 mAchR 对 β 肾上腺素能受体引起的Ca^{2+}内流的抑制作用；（3）通过 G 蛋白激活磷脂酶 C 催化的肌醇磷脂分解过程（图 8-2C）。这一过程的产物IP_3作用于内质网，导致Ca^{2+}释

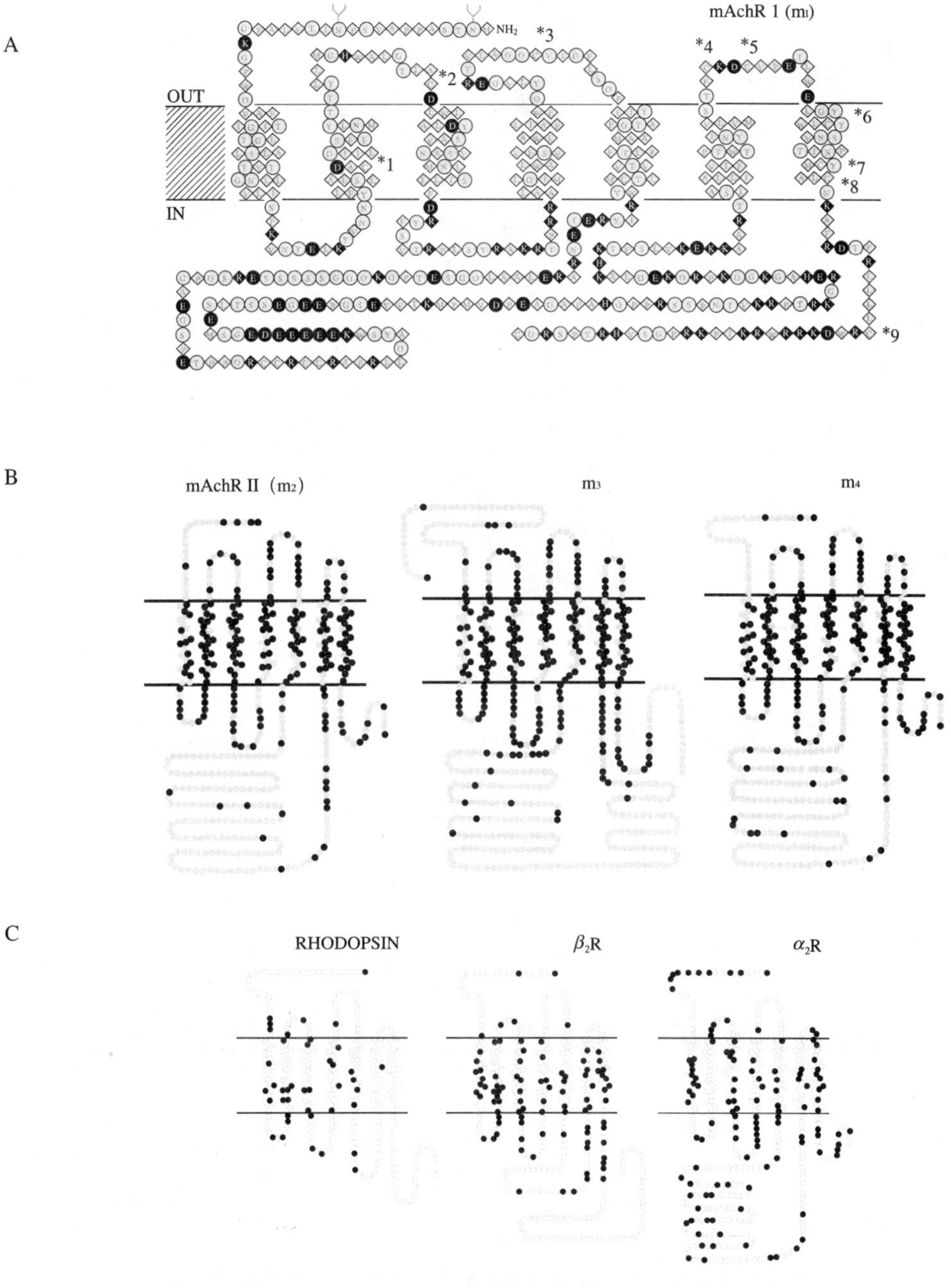

图 8–1　mAchR 亚型的氨基酸序列

A:mAchR(m1)的氨基酸序列；其中，●酸性氨基酸；◆碱性氨基酸；○中性亲水氨基酸；◇中性疏水氨基酸；*4 种 mAchR 亚型共同的半胱氨酸

B:m2、m3、m4 mAchR 亚型的氨基酸序列；C:视紫红质，β_2 肾上腺素能和 α_2 肾上腺素能受体

放，后者开启 Ca^{2+} 依赖的离子通道，如海胆卵中的 Ca^{2+} 依赖的 Cl^- 通道和胶质细胞瘤中的 Ca^{2+} 依赖的 K^+ 通道；（4）肌醇磷脂分解的另一种产物 DG 激活 Ca^{2+} 活化磷脂依赖的蛋白激

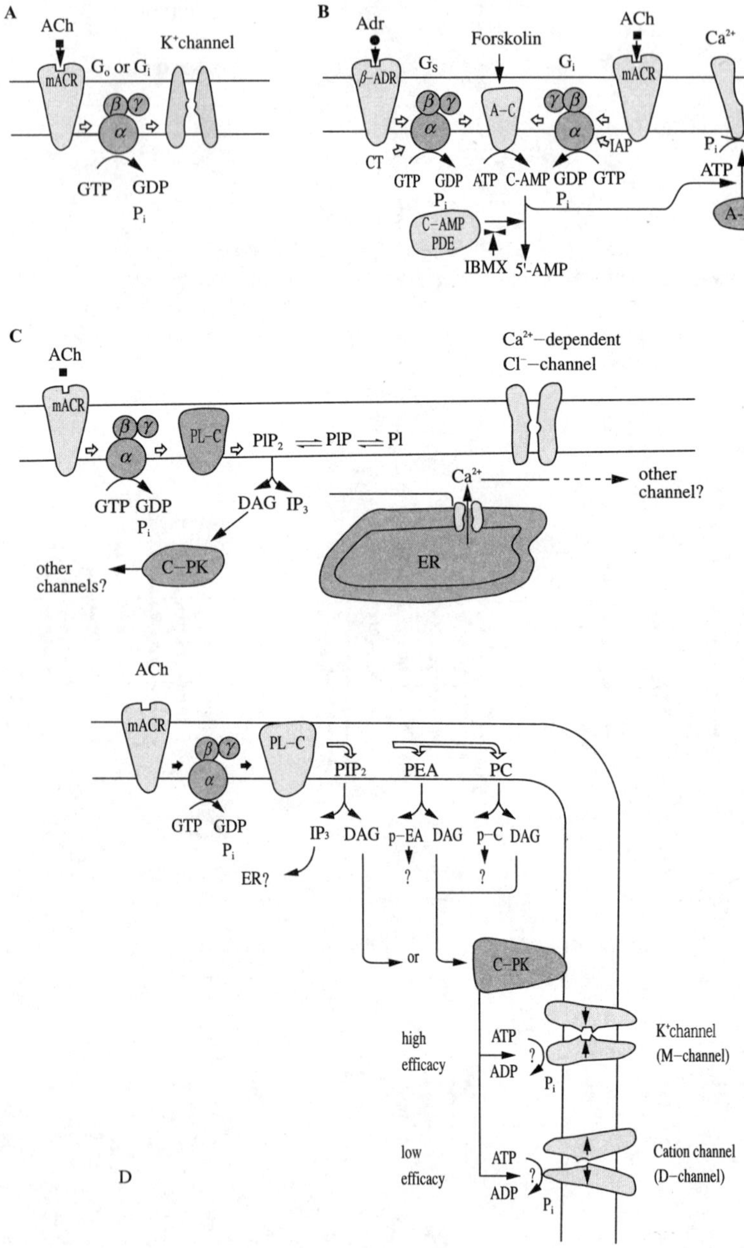

图8-2 mAchR通过G蛋白介导信号传递的4种方式（引自参考文献2）

酶（PKC），导致离子通道或与其相关的蛋白质的磷酸化。如在牛蛙交感神经节细胞中的m1受体对电压依赖的K^+通道（M通道）的关闭作用和对电压不依赖的阳离子选择通道（D通道）的开启作用（图8-2D）。

B. 通道相关受体

此类受体为离子通道，因此又称为配体门控离子通道。在结构上，这类受体的共同特点是，它们均由亚单位构成。目前已知属于这类受体的有$GABA_A$受体、甘氨酸受体、烟碱样乙酰胆碱受体（nAchR）（以上都由5个亚单位构成）和Ryanodine受体（肌浆网上的一种钙通道，由4个亚单位构成）。下面以nAchR为例，说明此类受体的结构特征及其与功能的关系。

n AchR是一个配体（乙酰胆碱）门控型阳离子通道，存在于神经突触后细胞膜上。当神经突触前细胞受激而分泌乙酰胆碱时，分泌的乙酰胆碱结合到神经突触后细胞膜上的AchR，激活通道，阳离子（Na^+）通过通道进入细胞，导致膜去极化，产生兴奋。AchR通道是如何开放的？控制通道开放的机构是什么？AchR通道的阳离子选择性机制是什么？这些是神经生物学家感兴趣的问题。由于通道开放的时间极短(20ms)，如何捕捉到通道开关过程结构的变化，是对科学家的严峻挑战。英国剑桥MRC分子生物学实验室的N.Unwin和合作者应用底物混合冰冻技术，将AchR通道冻结在关闭和开放状态，用冷冻电子显微镜研究了这两种状态的结构，"看"到了AchR通道在开关过程中结构的变化，推导了AchR通道的门控机制。

应用冷冻电子显微镜及图像三维重构技术，N.Unwin和合作者解析了AchR的三维结构（图8–3A），揭示了AchR的构造——AchR由5个结构类似的亚基（α、γ、α、β和δ）组成。通道由5个亚基围成，每个亚基可分为两个结构区域，即膜外区和跨膜区。膜外区由β–片层构成，其中的两个α亚基上含有乙酰胆碱的结合位点；跨膜区由4个α–螺旋M1–M4构成，其中M2直接面向孔道，围成离子通道。M2呈倾斜状态并在中央发生弯折（kink），此处有数个疏水氨基酸。当AchR通道处于关闭状态时，来自于5个亚基的M2的中央疏水氨基酸存在侧向相互作用，使得5个M2紧密接触，形成一个牢固的"腰带"（girdle）状的"门"。另外3个α–螺旋围在M2的外面，将M2与脂双层分隔开来。在M2与M1及M3的交界处存在缝隙，这些缝隙为M2的运动提供了空间，为通道的门控提供了必要的结构基础。

当通道完全关闭时，"门"的直径为0.6nm（图8–3B）。水气单价阳离子（Na^+、K^+）的直径≈ 0.8nm，不能通过"门"。当乙酰胆碱结合到受体α亚基的膜外区结合位点时，诱发其发生构象变化。由于连接α亚基膜外区β1–β2的环与M2接触，该构象变化触发M2发生构象变化，引起M2发生～15° 旋转。这样一个类似于照相机"快门"的运动，导致通道"门"的开放（图8–3）。开放时"门"的直径为0.9nm，水气单价阳离子（Na^+、K^+）可以通过（图8–3B）。

与K^+通道类似，AchR通道的入口存在一些荷负电的氨基酸。由于静电场的作用，荷正电的离子被吸引可进入孔道，荷负电的离子被排斥而不能进入孔道，这就解释了AchR通道的阳离子选择性；与K^+通道不同，在AchR通道中不存在类似于K^+通道的选择性滤器（selective filter），对K^+（或Na^+）没有选择性。当通道开放时，直径<0.9nm的水气阳离子都能通过，这就解释了AchR通道是一个非特异的阳离子选择性通道，同时也解释了AchR通道的高效运输能力（～ $3 \times 10^4 Na^+/ms$）。

C. 单链跨膜受体

发现属于此类受体的已有20余种，包括胰岛素受体、多种生长因子受体和白细胞介素受体等。它们的共同结构特点是只有一个跨膜的疏水段。受体本身具有酪氨酸激酶活性（或者本身虽不具备酪氨酸激酶活性但能与胞浆酪氨酸激酶偶联），或丝/苏氨酸激酶活性，或鸟苷酸环化酶活性。配体的结合可使这些酶激活并催化受体蛋白上相应的氨基酸磷酸化或者使胞内的cGMP浓度增加，从而诱发一系列细胞反应。现以胰岛素受体为例说明此类受体的特点。

胰岛素受体由4个亚单位构成：$\alpha_2\beta_2$。用cDNA克隆技术已确定了它们的氨基酸序列。α

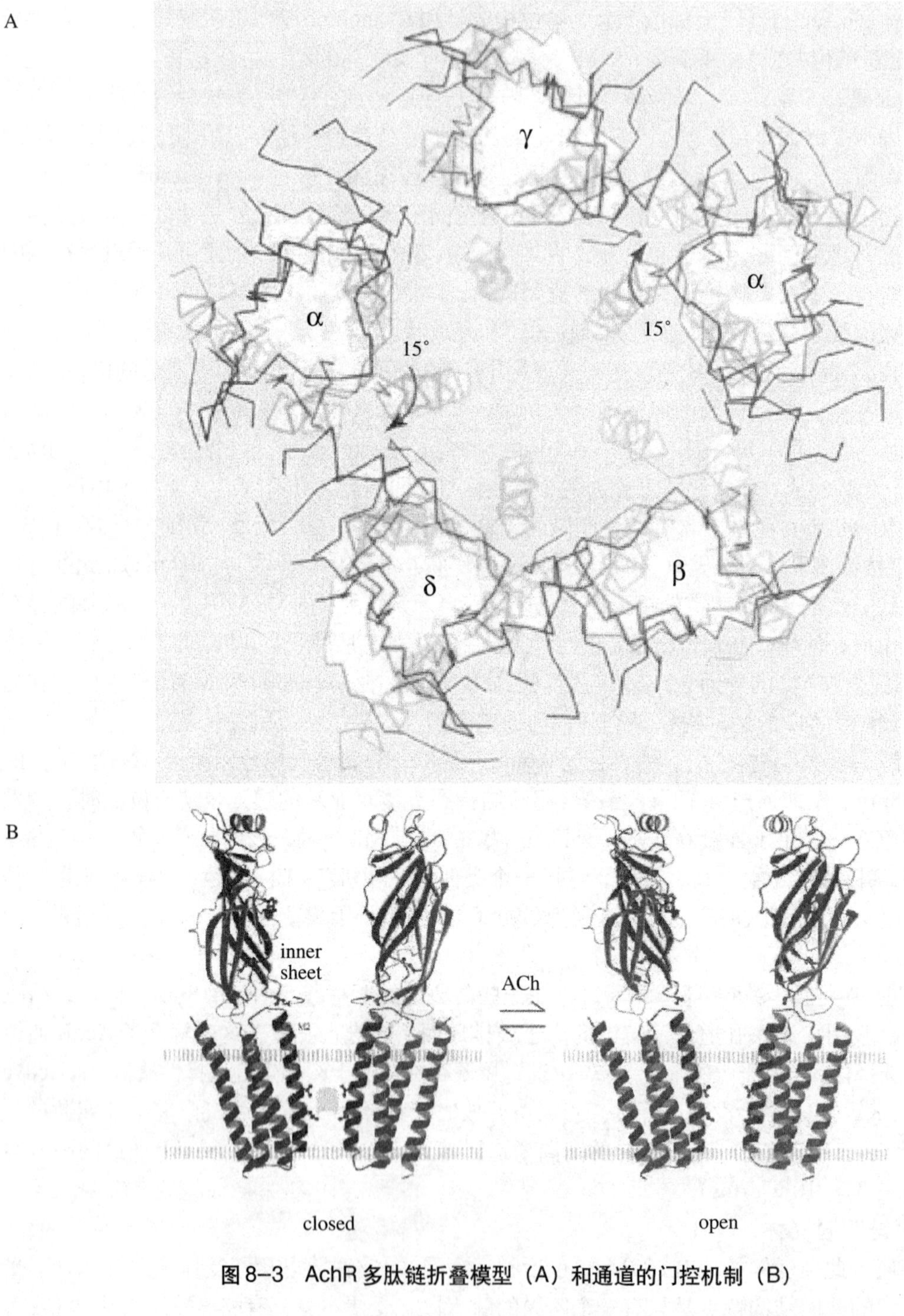

图8-3 AchR多肽链折叠模型（A）和通道的门控机制（B）

通道	段	亚单位	氨基酸序列
connexin32(1)	M3	6	T L W W T Y V I S V V F R L L F E A V F M Y V
connexin43(2)	M3	6	G L L R T Y I I S I L F K S V F E V A F L L I
synaptophysin(3)	M3	6	G P M M D F L A T A V F A F M W L V S S S A W
A chR,alpha(4)	M2	5	G E K M T L S I S V L L S L T V F L L V I V E
A chR,beta(5)	M2	5	G E K M S L S I S A L L A V T V F L L L L A D
A chR,gama(6)	M2	5	G Q K C T L S I S V L L A Q T I F L F L I A Q
A chR,delta(5)	M2	5	G E K M S T A I S V L L A Q A V F L L L T S Q
neur,A chR,a l pha3(7)	M2	5	G E K V T L C I S V L L S L T V F L L V I T E
neur,A chR,beta2(8)	M2	5	G E K M T L C I S V L L A L T V F L L L I S K
GABA rec., alpha(9)	M2	5	P A R T V F G V T T V L T M T T L S I S A R N
GABA rec., beta(9)	M2	5	A A R V A L G I T T V L T M T T I S T H L R E
GABA rec., gama2(10)	M2	5	P A R T S L G I T T V L T M T T L S T I A R K
glycine rec.(11)	M2	5	P A R V G L G I T T V L T M T T Q S S G S R A
MIP(12)	M6	?	V Y M V G P V I G A G L G S L L Y D F L L F P
ryanodine rec.(13)	M2	4	M E P A L W C L S L L H T L V A F L C I I G Y

图8-4　几种通道蛋白疏水段的部分氨基酸序列

T,苏氨酸；G,甘氨酸；P,脯氨酸；A,丙氨酸；S,丝氨酸（仿参考文献3）

亚单位有719个氨基酸残基，均为亲水氨基酸；β亚单位由620个氨基酸残基构成，其中包括一个20个左右疏水氨基酸组成的跨膜段。在α亚单位之间和α与β亚单位间均有二硫键相连。根据上述结果设想的胰岛素受体结构模型示于图8-5。在每个α亚单位上各有一个与配体特异结合的位置，两者完全等价。在β亚单位的胞液区（长391个氨基酸残基）有一个ATP结合位点，配体与受体结合能促使磷酸基从ATP转移到该区的4个酪氨酸残基上，导致受体的自身磷酸化。当β亚单位的ATP结合位置上的一个残基或4个酪氨酸残基中的两个发生突变。胰岛素仍能与受体结合，但不能引发胰岛素的生物学作用。说明受体的自身磷酸化参与信号跨膜传递过程。

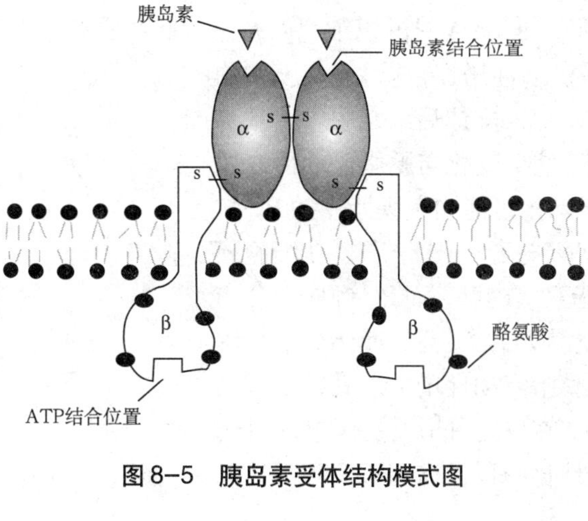

图8-5　胰岛素受体结构模式图

8–2 受体与配体结合引起的细胞膜变化

受体与配体的结合以及随之而发生的信号跨膜传递过程可引起受体分子本身和膜上的其他相关分子发生一系列改变，并表现为膜的物理性质的变化。研究这些变化及其意义是细胞生物物理学的重要内容，其结果常可为探讨受体作用的机理提供有价值的线索。

圆二色谱

圆二色谱可反映生物样品中大分子二级结构的特点。利用这种方法证明，当配体受体结合后，常可使膜蛋白中α螺旋含量减少。上节已经提到，不论哪种受体都有一段到数段跨膜的α螺旋。因此圆二色谱的结果表明，受体（也许还有其他膜蛋白）的跨膜段与受体激活和信号传递关系密切。

固有荧光

在蛋白质分子中含有某些发光氨基酸，如色氨酸、酪氨酸和苯丙氨酸，在紫外光照射下可发出荧光，称为蛋白质的固有荧光。每种氨基酸发出的荧光都有自己确定的波长。例如，色氨酸发出的荧光峰位在348nm。而荧光强度受发光基团的位置及所在的微环境的影响。因此蛋白质分子四级结构的任何变化都可能影响所发出的荧光强度。利用这一原理曾研究了受体与配体结合后膜蛋白四级结构的变化。例如，垂体前叶中有一组能产生促甲状腺素的细胞，其表面有促甲状腺素释放激素（thyrotropin releasing hormone，缩写为TRH）受体，可与TRH结合。当TRH作用于该细胞时，细胞在348nm处的荧光强度明显下降，反映了含有色氨酸的蛋白质分子的四级结构发生了变化。如用TRH作用于垂体前叶中另一些不含TRH受体的细胞则看不到类似变化，说明上面观察到的蛋白质分子四级结构改变确系受体与配体特异结合所引起的。

膜脂流动性

配体受体结合可影响膜脂分子的运动，反映为膜脂流动性的变化。用荧光偏振法观察肾上腺素对大鼠网织红细胞、Con A对淋巴细胞以及缓激肽对成纤维细胞的作用，结果发现配体与受体结合均可使膜流动性增加，这可能与膜脂的甲基化有关。图8–6表示加入配体后细胞膜中甲基参入量随时间的变化规律，这个变化与膜脂流动性变化的时间过程相吻合。甲基化可能引起膜脂中的PE转化为PC，这种转化分两步进行（图8–7）。在细胞膜内，PE倾向于分布在脂双层内叶，而PC倾向于分布在脂双层外叶。PE转化为PC后，会促使脂分子从内叶向外叶转移，从而使膜脂流动性增加。其结果有助于信号跨膜传递。例如，在G蛋白相关受体中，受体、G蛋白、通道、腺苷酸环化酶以及磷脂酶C等都是独

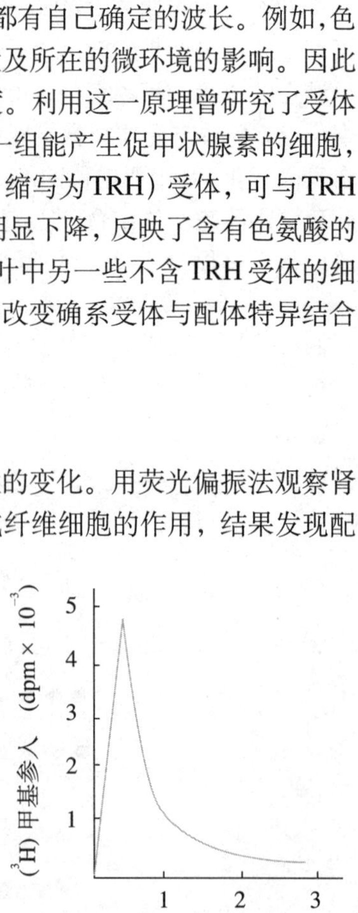

图8–6 甲基向细胞膜参入随时间的变化

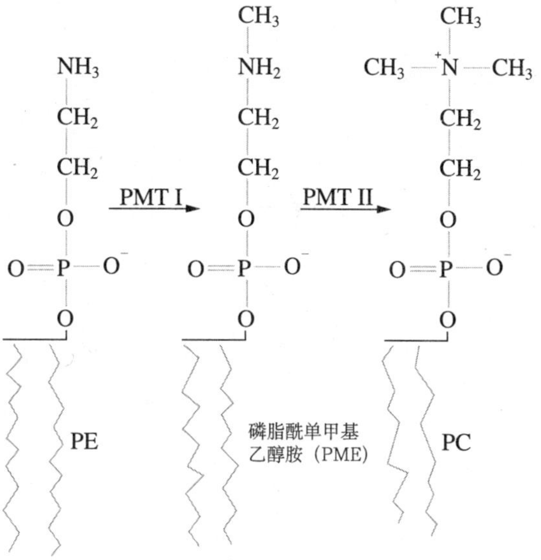

图 8–7　PE 经甲基化转变为 PC 的过程

PMT Ⅰ,磷脂甲基转移酶Ⅰ；PMT Ⅱ，磷脂甲基转移酶Ⅱ

立的蛋白质分子，信号跨膜传递需要这些分子之间的耦联，而膜脂流动性的增加无疑会使膜蛋白运动变得容易，从而增加这些分子之间耦联的机会。在另一些情况下，膜流动性变化可能直接与信号跨膜传递有关。如在肌醇磷脂信号系统中，肌醇磷脂的分解本身即可引起膜脂流动性的增加。

A. 膜通透性与膜电位

受体与配体结合后可引起离子跨膜转运并导致膜通透性和膜电位的变化。这里有两种情况：第一，受体本身即为离子通道，即通道相关受体。这类受体中研究得最多的是 nAchR，包括位于神经和肌细胞膜上的nAchR。在突触后膜上，Na^+和K^+共用一个通道。乙酰胆碱与 nAchR 的结合导致通道的开放，由于离子顺浓度梯度的转移，特别是Na^+的大量内流，使突触后膜去极化，引起突触后细胞的兴奋。第二，受体本身并非通道，但配体受体结合后会通过酶或其他蛋白调节离子通道的开关，从而影响膜的通透性。这种情况比较复杂。在8–1中谈到的 mAchR 受体对膜通透性影响的几个途径大体上反映了这种情况的复杂性。

B. 细胞膜变化与细胞的生物效应

现将配体与受体结合后细胞膜上所发生的变化以及这些变化与细胞生物效应间的可能联系总结于图 8–8。可以看到，细胞功能的变化都可以追溯到细胞膜中分子（包括膜蛋白和膜脂）的变化。从这个高度简化的模式图中还可以看到，从配体结合受体到细胞作出反应是一个涉及众多环节的复杂过程。这些环节间还可能存在横向联系，作为反馈调节。此外，这里所列出的仅限于发生在细胞膜上的某些变化。实际上，在细胞发生反应前，细胞内还可能发生一系列变化。弄清这些环节并阐明其间的联系是受体研究的重要课题。

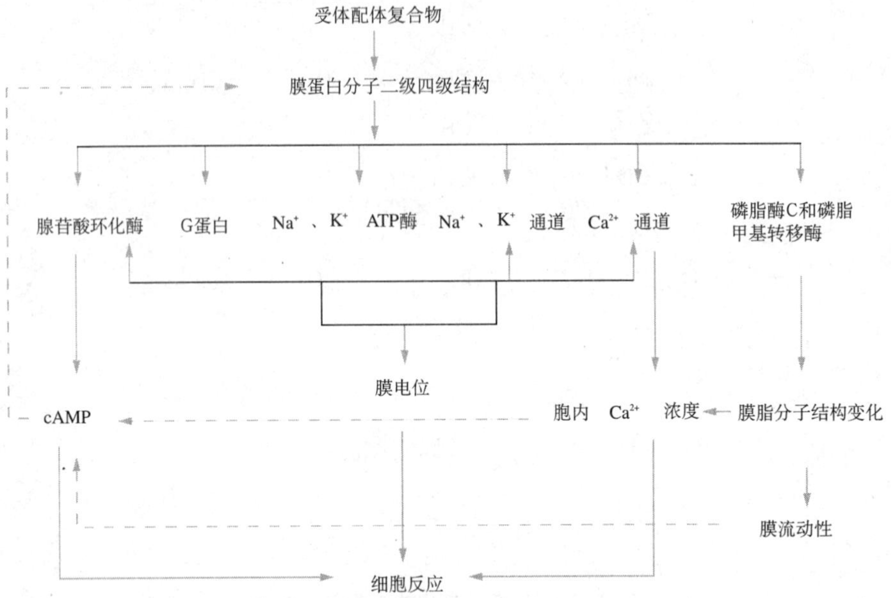

图 8-8 受体配体结合引起的细胞膜变化及其与细胞反应之间的关系

复习思考题

1. 试述用 cDNA 克隆技术确定受体一级结构的基本步骤。
2. 疏水性的定义是什么?
3. 用辐射灭活分析研究受体功能单位大小的理论根据是什么?
4. G 蛋白相关受体在性质、结构和功能上有什么特点?
5. 通道相关受体在结构和功能上有何共性?
6. 膜脂流动性变化和受体功能之间有何关系?
7. 受体配体结合引起膜通透性变化的可能途径有哪些?

参考文献

1. Haga T. The Structure and Function of Mascarinic Acetylcholine Receptors. In: Kasai M , Yoshioka T, SuzukiH et al, Biosignal Transduction Mechanism, e Tokyo, Japan Sci Soc Press, Berlin, Springer-Verlag, 1989 115−138
2. Kuba Ket al. Transduction Mechanism for Mascarinic Regulation of Ion Channels.ibid, 1989, 85−112
3. Schlegel W. Structure-Functions Relations for Cell Surface Receptors and Adenylate Cyclase: Studies Using Target Size Analysis of Radiation Inactivation, in: Principles and Methods in Receptor Binding, Cattabeni F and Nicosia S eds. New York: Plenum Press, pp 233−253, 1984
4. Changeux J Pet al. The Acetylcholine Receptor: A Model of an Allosteric Membrane. Protein Mediating Intercellular Communication. In : Interactons among Cell Signaling Systems, Ciba Foundation Symposium 164. New York: John Wiley and Sons, pp66−97, 1992
5. Unwin N. Structure and action of nicotinic acetylcholine receptor explored by electron microscopy. FEBS Lett. 2003, 555: 91−95

(尹长城与韩红梅两位老师参加了本章部分内容的编写)

9　细胞表面电荷与细胞电泳

Cell Surface Charge and Cell Electrophoresis

9–1　双电层结构和 Zeta 电位

细胞表面存在带电集团，使其带有电荷（固定的表面电荷）。大多数动物细胞表面带有净负电荷，糖蛋白上唾液酸的羧基是其负电荷的主要来源。

细胞表面的净负电荷会吸引周围介质中的正离子靠近细胞表面，而因扩散作用，这些离子又有远离细胞表面的倾向。其结果是，离膜表面越远，离子浓度越稀，因此形成一个垂直于细胞表面的电位梯度。这个电位称为双电层的总电位，或热力学电位（ψ-potential，ψ 电位）。

吸附于细胞表面的正离子可分为两层。一层为吸附层，紧靠细胞表面，厚度约为 1nm。这部分正离子不易离开细胞表面，并会随细胞而运动；其外侧的一层正离子易于离开细胞表面，这一层正离子称为扩散层。两层离子的电荷总和等于细胞表面的净负电荷总和。从另一个角度来看，细胞表面的固定电荷与吸附层电荷的净电荷总和与扩散层电荷的性质相反，数值相等。由此而在细胞表面形成一个双电层(electrical double layer)。在外加直流电场作用下，吸附层电荷随细胞一起相对于介质而运动，双电层分离，并产生一个电位差，称之为 Zeta 电位（Zeta potential，ζ电位）。Zeta电位的大小显然与细胞表面电荷的性质和数量有关，并随溶液中离子浓度的改变而改变。当电解质浓度加大时，会有更多的反离子进入吸附层，扩散层因而被压缩，Zeta 电位下降。ζ 电位仅在外加电场作用下细胞运动时才能显现，因此又称电动电位。ζ 电位是 ψ 电位的一部分，因而小于后者。以上所述见图 9–1。

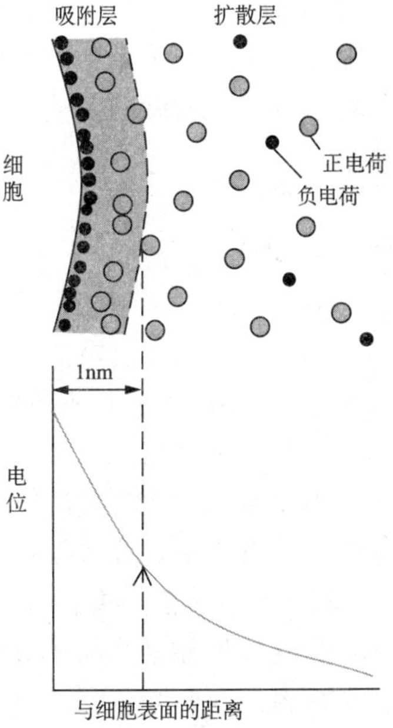

图 9–1　双电层和 Zeta 电位(ζ)

9–2　细胞电泳

理论基础

给细胞悬液外加直流电场时，细胞向某一电极移动的现象称为细胞电泳（cell electrophoresis）。Zeta 电位产生于细胞与细胞外液直接接触的一个极薄的液层（10^{-8}cm）上，而且电位降垂直于细胞的移动方向，不可能采用金属板电极直接测量，但是可以根据细胞电泳时

的运动速率或电泳速度来测定。这是因为，

$$\upsilon = \varepsilon\zeta E/4\pi\eta \tag{9-1}$$

因而，

$$\zeta = \frac{\upsilon \times 4\pi\eta}{\varepsilon E} \tag{9-2}$$

式中　υ为细胞电泳速度；η为溶液粘度；E为外加电场的电位梯度，即单位长度的电压降；ε：溶液的介电常数。

鉴于Zeta电位与细胞表面电荷多少有直接关系，测得Zeta电位后，还可进一步计算细胞表面电荷密度σ。对于悬浮在1价或2价的电解质溶液（如氯化钾或硫酸镁）中的细胞，

$$\sigma = \sqrt[2]{\frac{NDKT}{2\pi \times 1000}} \times \sqrt[x]{c} \times \sinh\frac{Ze\zeta}{kT} \tag{9-3}$$

其中c为电解质浓度（克分子/升），Z为离子价，N为阿伏伽得罗常数，k为波尔兹曼常数，T为绝对温度，e为电荷的绝对值，sinh为双曲正弦函数。这个公式已广泛用于计算细胞的平均净表面电荷密度。

细胞电泳方法

A. 显微镜方法

在光学显微镜下观察悬浮于溶液中的细胞在外加电场作用下的移动，根据有无移动来判断细胞表面是否带有电荷，根据移动的方向（向阳极或阴极）来判断其电荷性质（负电荷或正电荷），根据移动的速率来测定其Zeta电位和表面电荷密度。

（1）电泳装置

其基本结构包括直流电源、电极系统、观察小室、显微镜及光学系统、恒温系统和计时系统。观察小室是放置细胞悬液的玻管，其形状以长方或圆柱者为常用。在制备长方形小室时，在较宽的两面中央各作一条标记，用于测量静止层。测量时，用滴管将样品注入小室，充满小室所需样品量约为0.05～0.1ml。小室放于支架上，两端各套一塑料管（内充10% NaCl溶液配制的3 %琼脂）。支架固定在显微镜台上，插入电极，通以直流电，并用显微镜观察细胞在电场中的移动情况。加于小室两端的电压梯度选择在5～15V/cm为宜。所用电极应为去极化电极，常用Ag−AgCl电极。观察小室有两种常用的放置方式，如图9−2所示。其中方式（1）（水平位）用于研究较小细胞，而方式（2）（水平侧位）用于研究较大细胞。

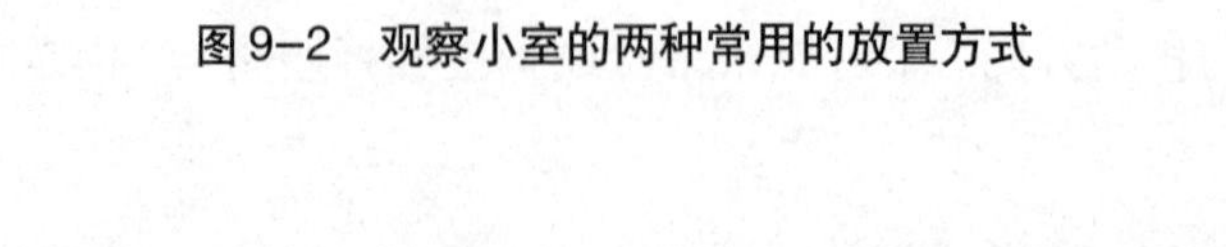

图9−2　观察小室的两种常用的放置方式

(2) 电泳迁移率的测定

细胞在电场中的移动速率用电泳迁移率(electrophoretic mobility, ν)来表示，

$$\nu=\frac{\upsilon}{E} \tag{9-4}$$

式中 ν：电泳迁移率($\mu m \cdot s^{-1} \cdot V^{-1} \cdot cm$)；$\upsilon$：细胞移动速度($\mu m \cdot s^{-1}$)；$E$：电场梯度($V \cdot cm^{-1}$)。由上式可见，因为电场强度已知，只要在显微镜下测出细胞移动速度，即可算出其电泳迁移率。

细胞移动速度的测量应在观察小室的静止层上进行。因为观察小室内的细胞悬液在电场作用下，除了细胞相对于溶液的移动－电泳外，还有溶液相对于带负电的观察小室壁的移动电渗(electro-osmosis)(见图9−3a)。电渗的存在直接影响细胞移动速度的测量。根据流体力学规律，由于观察小室两端是密闭的，室中流体的总流量为零，其内部必存在一个反向液流。因此在某一深度总能找到一个电渗为零的地方，此处即为静止层。位于静止层的细胞由于无电渗作用的干扰，其移动速度可真正反映电泳迁移率的大小（见图9−3,b）。静止层的位置可通过理论计算，也可用实验测出。根据流体力学和电动力学计算的结果如下：圆柱形小室的静止层至管壁的距离为半径的0.293；长方形小室（宽：高>20），静止层在整个高度的0.21和0.79交界处。介质pH值在5～9的范围内对红细胞表面电荷的解离影响不大，但可影响其电渗。利用这一性质，在pH 5～9的范围内，选择两个不同的pH值，测定了红细胞悬液在方形小室中不同位置处的移动速度，得到两条抛物线，其交点处的电渗为零，即静止层（图9−4）。

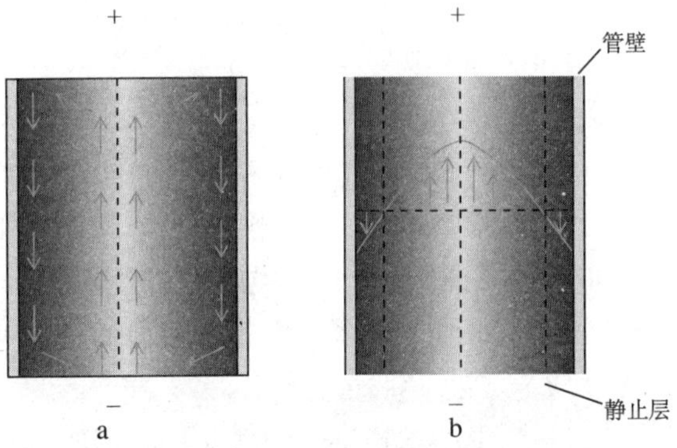

图 9−3 电渗及其对电泳速度的影响

a 为电渗的方向；b 为受电渗影响的电泳速度

在管壁和静止层之间的电泳速度小于真正的电泳速度，两个静止层之间的电泳速度大于真正的电泳速度，只有在静止层上的电泳速度不受电渗的影响

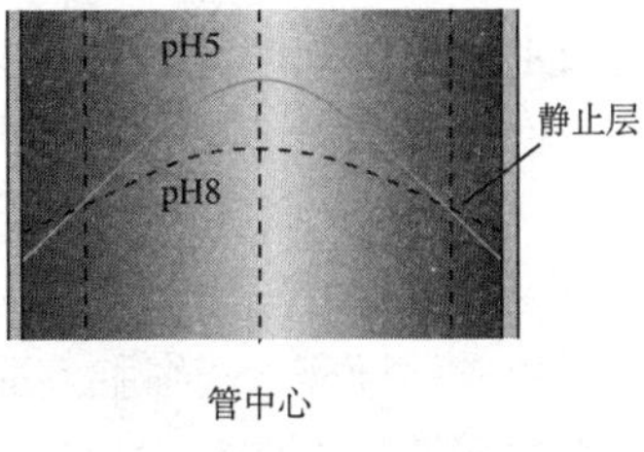

图 9−4 用实验方法测量静止层的示意图

B. **电泳光散射法**（electrophoretic light scattering, ELS），**又称激光多普勒电泳**（laser Doppler electrophoresis）

当光作用于移动颗粒（例如细胞）时会发生散射，散射光的频率对入射光而言有一小的改变，即频率移动(频移)，这种现象称为多普勒效应。频移（Δf）的大小决定于产生散射的颗粒移动的速度（v）和散射角(θ)：

$$\Delta f = f_1 - f_0 = f_d(v, \theta) \tag{9-5}$$

$$f_d = \left(\frac{2n}{\lambda}\right)\sin\frac{1}{2}\theta E v \tag{9-6}$$

其中，f_1 和 f_0 分别为散射光和入射光的频率；n 为悬浮液的折射率；λ 为入射激光的波长；E 为电场强度；v 为电泳迁移率。

因此，只要测得频移，即可根据式（9−6）计算出电泳迁移率 v。

9—3 细胞电泳在生物医学中的应用

细胞电泳广泛用于生物医学研究。本节将集中讨论以下两个方面：

免疫学

A. 淋巴细胞的电泳行为与表面特征

淋巴细胞的电泳迁移率有快慢两个峰，其中快峰的细胞具有T细胞的表面特征和生物学特点，而慢峰的细胞则具有B细胞的表面特征和生物学特点，因此可以用细胞电泳方法将T、B两种淋巴细胞分开。进一步的研究证实，造成两类淋巴细胞电泳迁移率差异的原因是，T细胞表面带有负电荷的神经氨酸比B细胞表面多，而带正电荷的基团则少于B细胞表面。

B. 抗体与细胞表面的反应

用特异抗体处理细胞可引起其电泳迁移率的明显变化。例如，将抗人淋巴细胞的家兔血清与正常人的淋巴细胞作用，在1 : 256的稀释度即可看到电泳迁移率明显下降，而在1 : 64稀释度时凝集反应才出现阳性。因此细胞电泳可用作观察淋巴细胞与其抗血清特异反应的一种敏感而可靠的方法。

C. 淋巴细胞与抗原识别反应的研究

当淋巴细胞与抗原接触时，产生淋巴素类物质，其中有些物质可作用于巨噬细胞表面并使其电泳迁移率变慢。因此，细胞电泳可用作检测淋巴细胞免疫反应的一种简便工具。在临床上用本法可以预测器官移植的效果。

病理学

A. 细胞表面电荷与其生物学性质的关系

多数实验证实，癌细胞表面比对应的正常细胞带有更多的负电荷，而且其负电荷多少与癌细胞的恶性程度、转移能力等成正相关。这一性质是否具有普遍性并为癌细胞所特有尚待进一步研究。

B. 细胞、血小板的表面电荷与血栓形成的关系

动脉硬化性疾病的血栓形成中红细胞和血小板的凝集起重要作用，因而与红细胞、血小板和血管内皮细胞表面电荷的变化有密切关系。实验表明，这类病人的红细胞和血小板的电泳迁移率都比健康人要慢。这种变慢是细胞表面电荷减少的结果。凡能使表面电荷减少的物质，例如饱和脂肪酸，均可减慢其电泳迁移率并促进细胞凝集，反之亦然。

C. 末梢血细胞的电泳图与血液病

健康人末梢血细胞的电泳图可看到三个峰，即低速(S，电泳迁移率为 $-0.7 \pm 0.09\ \mu ms^{-1}\ V^{-1}cm$)、中速(F，电泳迁移率为 $-0.89 \pm 0.17\mu ms^{-1}V^{-1}cm$)、高速(R，电泳迁移率为 $-1.17 \pm 0.06\mu ms^{-1}V^{-1}cm$)峰，分别相当于白细胞、淋巴细胞和红细胞所在的位置。在各种病理条件下，尤其是白细胞异常的各种疾病，电泳图发生相应的变化。例如淋巴细胞增多时，F峰明显高于S峰，并向左右扩展；嗜中性粒细胞增多时，S峰明显高于F峰；而慢性粒细胞白血病时在电泳迁移率为 0.9～1.1 的范围内出现一个新的高峰，主要由幼稚细胞所构成。

复习思考题

1. 细胞表面的双电层和Zeta电位是如何形成的？影响Zeta电位大小的主要因素有哪些？
2. 细胞电泳的基本原理是什么？有哪些方法可用于测量细胞电泳迁移率？
3. 影响细胞电泳迁移率测量结果的因素有哪些？

参考文献

1. Preece AW and Light PA. Cell Electrophoresis in Cancer and Other Clinical Research, Amsterdam: Elsevier/North-Holl and Biomedical Press, 1981
2. Uzgiris EE. Laser Doppler Spectrometer for Study of Electrokinetic Phenomena.The Review of Scientific Instrument,45(1):74-80, 1974

10 自由基与医学
Free Radical and Medicine

自由基的研究是当前生物学医学领域的一个热点。回顾历史，1900年Gomberg对三苯甲基的发现揭开了自由基的首篇章。1931年Michalis首次指出某些酶催化的氧化/还原反应的中间产物是自由基。1969年L. Fridovich和J. McCord共同发现了超氧化物歧化酶（SOD），这一发现为自由基生物学与医学的发展铸就了里程碑，此后对氧自由基（及/或活性氧）的生物医学效应展开了研究。1986年一氧化氮的生物效应被揭示后，自由基生物学与医学的内容又包括活性氮的作用。进入21世纪以来，人们不仅认识到各种因素导致的自由基过量生成、或机体清除自由基的能力减弱与许多疾病有关，而且逐步了解在机体代谢中产生的自由基，参与各种生理生化活动，如酶的激活，信号转导，基因调控，细胞凋亡，受精与发育，细胞增殖与分化，杀灭病原体等等。一方面自由基的生物学效应不断被揭示，另一方面自由基与某些疾病发病学的关系逐渐被认识。因此，自由基研究越来越受到生物医学家们的关注。

10—1 自由基概念

自由基、氧自由基与活性氧

“基”或“根”（radical）在化学上是指作为单位存在的各种原子集团，如甲基（$-CH_3$）。因此，自由基（free radical）可理解为可以自由存在的“基”。但是化学家们认为“基”是不能自由存在的。它只能结合在分子中存在。然而因袭于历史上的习惯，自由基一词已应用百年之久，至今大多数书刊中仍旧应用。

原子中多电子以能量最低原则分配在不同轨道（实际上电子在原子核外运动是没有轨道的，人们将核外电子出现几率最高的空间区域连接而成的曲面称为轨道）。在外轨道，凡是占领能量相同的不同轨道的电子，只能是一个，且这些电子的自旋方向相同。但是，如果是两个电子，这两个电子的自旋方向必须相反。

许多化合物分子中，原子与分子或原子团（group）靠配对电子形成共价键结合，例如甲烷（CH_4）中的甲基与氢原子的结合（$H-CH_3$）。在特殊实验条件下，可将连接H与CH_3的共价键断裂，使两个配对电子均裂，而H与CH_3各带有一个不配对电子，分别成为自由基，CH_3与H（为表明自由基，在原子式、分子式或离子式中，在其具有不配对电子的原子上角加一圆点“·”）。自由基是带有不配对电子的原子（团）、离子或分子。

氧分子是自由基。它有两个不配对电子，各位于两个π反键轨道，而且这两个电子自旋方向相同。这是氧分子独立存在的最低电子能级，即氧分子的基态。氧分子是个氧化剂，但是它与机体中的许多物质反应十分迟缓。这是由于氧分子不可能同时接受两个平行自旋但又与氧分子π反键轨道上的电子自旋方向相反的电子。实际上，在生物系统中，在酶的催化下，氧分子连续接受4个电子，进行完全还原，最后成为水。该反应是在线粒体电子传递链进行的。我们吸入的氧,就是在细胞内线粒体电子传递链中按公式(10−1)的四步连续还原为H_2O。

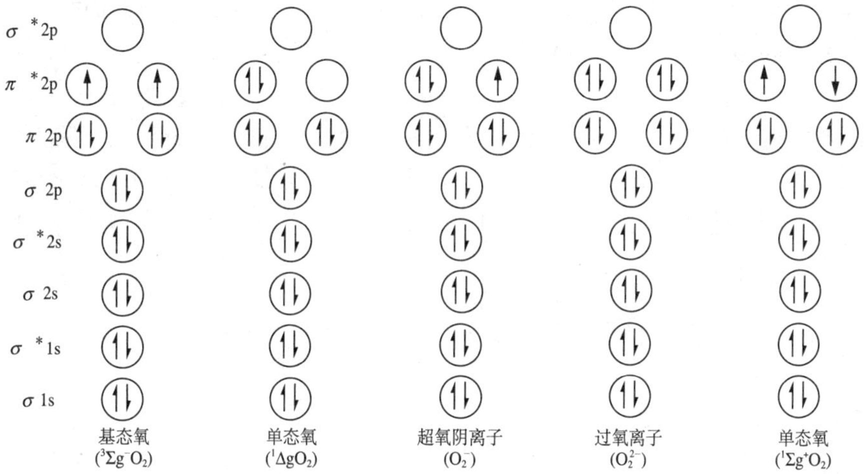

图 10−1　双原子分子氧的键

该反应实际上是单电子过程，即相继接受4个电子分别形成$^{\cdot}O_2^-$、H_2O_2、$^{\cdot}OH$和H_2O。

$$O_2 \xrightarrow{e} {}^{\cdot}O_2^- \xrightarrow{e+2H^+} H_2O_2 \xrightarrow[H_2O]{e+H^+} {}^{\cdot}OH \xrightarrow{e+H^+} H_2O \qquad (10-1)$$

反应中形成的能量被细胞利用。在健康机体中，95%～98%吸入的氧是通过上述途径被完全还原成水的，其余2%～5%的氧被不完全还原，形成自由基。例如，O_2的单电子还原产物为超氧阴离子（superoxide anion,$^{\cdot}O_2^-$）；接受三个电子后的还原产物是羟自由基（hydroxyl radical,$^{\cdot}OH$)。氧分子接受两个电子后被还原为过氧离子（peroxide ion，O_2^{2-})，但在反应系统中，氧的二价阴离子还原产物通常是过氧化氢（hydrogen peroxide，H_2O_2)。过氧离子与过氧化氢均非自由基。过氧化氢为蓝色液体，易与水混合，虽为氧化剂，但氧化性相对较弱。由于H_2O_2分子中的O−O键较弱，该分子易发生均裂而形成两个$^{\cdot}OH$。在生物系统中，人们关注的是在过渡金属离子催化下,H_2O_2接受一个电子形成$^{\cdot}OH$(见公式10−4)。$^{\cdot}OH$是寿命极短、氧化能力与杀伤能力很强的自由基。迄今为止，尚未发现体内能清除$^{\cdot}OH$的酶系。由于该自由基的高反应活性，它几乎只能在有限的扩散范围内，和所接触到的任何分子反应，且反应速度极快（速率常数约为$10^8 \sim 10^{10}\ mol^{-1} \cdot s^{-1}$)。$^{\cdot}OH$能将与其反应的非自由基分子变成自由基。$^{\cdot}OH$与脂质作用时由不饱和脂肪酸的共价双键位置上抽提氢,形成烷氧基(alkoxy radical, $R-O^{\cdot}$）和烷过氧基（alkylperoxy radical，$R-OO^{\cdot}$)。这两个自由基也能由不饱和脂肪酸抽提氢，再产生新的自由基，使反应延续并扩大，这便是自由基引起的连锁反应。氧的单电子还原产物$^{\cdot}O_2^-$也有足够的氧化活性，但是它的负电荷使其氧化活性有所减弱。然而当质子H^+将其负电荷中和、形成$HO_2^{\cdot}$后，后者能显示出较强的穿膜能力及氧化能力。$^{\cdot}O_2^-$也能氧化多种有机化合物，如儿茶酚胺，抗坏血酸，生育酚，多酚及含巯基的物质。$^{\bullet}O_2^-$ 还能使过氧化氢酶、过氧化物酶、二羟酸脱水酶等失活。以上所介绍的 $^{\bullet}O_2^-$，$^{\bullet}OH$，R−O$^{\bullet}$ 和 R−OO$^{\bullet}$ 被称为氧自由基（oxygen free radical）。H_2O_2 虽不属自由基，但是由于它有氧化活性，又是 $^{\bullet}OH$ 的前体，因此将氧自由基与 H_2O_2 总称为活性氧（reactive oxygen species，ROS）。至于图 10−1 中的单线态氧（singlet oxygen）$^1\Delta gO_2$ 和 $^1\Sigma gO_2$，由其 π 反键轨道中电子的自旋方向可见，$^1\Delta gO_2$ 不是自由基；$^1\Sigma gO_2$ 是自由基。但后者因其两个电子自旋方向相反（总自旋数为 0）而不具顺磁性。$^1\Sigma gO_2$ 化学势能高，很不稳定，能很快变为 $^1\Delta gO_2$。$^1\Delta gO_2$ 的化学势能也比基态氧 O_2 高，它在自由基反应中形成，又启动其他反应。如次氯酸离子与 H_2O_2 反应可形成 $^1\Delta gO_2$。OCl^- 由吞噬细胞的髓过氧化物酶形成（见后）。所形成的 $^1\Delta gO_2$ 也参与杀菌作用。因此活性氧中还包括单线态氧。

$$OCl^- + H_2O_2 \longrightarrow Cl + H_2O + O_2\ (^1\Delta g) \qquad (10\text{−}2)$$

过渡金属、Fenton 反应与 $^{\bullet}$0H

按照自由基定义，元素周期表 d 区的第一列中，除锌外，其他元素均属自由基。铜不是自由基，因为它的 3d 轨道是满的，但它很容易失去两个电子形成 Cu^{2+}，这两个电子一个出自 4s 轨道，另一个出自 3d 轨道，因此剩下了一个不配对电子。所有过渡元素都是金属，其中很多都具有重要的生物学意义。如铜是机体内多种酶（SOD、细胞色素氧化酶、赖氨酸氧化酶、多巴胺−β−羟化酶）和铜蓝蛋白的重要成分。钒与胆固醇代谢，Na^+、K^+ 跨膜运输密切相关。锰是线粒体 SOD 的重要成分，并能活化许多水解酶和羧化酶。钼是某些黄素金属酶（如黄嘌呤氧化酶，亚硫酸氧化酶，硝酸盐还原酶等）的成分。以下着重讨论铁。铁集中于红细胞血红蛋白，还有少部分铁结合在肌红蛋白、酶、运输蛋白中。除红细胞内的血红蛋白外，尚有百余种蛋白质含有铁。这些蛋白质包括传递氧的蛋白质，合成蛋白质与核酸的蛋白质，进行氧化磷酸化及合成能量的蛋白质，促生长与促生殖的有关蛋白质等。血红蛋白含的铁为二价铁 Fe^{2+}（ferrous），与吸入的氧结合后仍为二价。

$$Fe^{2+} + O_2 \longrightarrow Fe^{2+} = O_2$$

至于高铁血红蛋白，它不在生理情况下存在。在执行氧化/还原功能的各种含铁的酶中，铁参与电子传递，因此有 Fe^{2+} 与 Fe^{3+} 变换。

如前所述，分子氧不能同时接受两个自旋平行、但又与氧分子 π 反键轨道上电子自旋方向相反的电子，对生物分子进行氧化。但是，铁离子（以及其他过渡金属，特别是铜）便可能打破这种动力学限制，使 O_2 还原为氧自由基。对于铁与 O_2 反应产生活性氧提出了许多机制，其核心是 Fe^{2+} 催化 $^{\bullet}OH$ 生成。如：

$$\text{还原剂}^{n} + Fe^{3+} \longrightarrow \text{还原剂}^{n+1} + Fe^{2+}$$

$$^{\bullet}O_2^- + Fe^{3+} \longrightarrow O_2 + Fe^{2+} \qquad (10\text{−}3)$$

$$Fe^{2+} + H_2O_2 \longrightarrow Fe^{3+} + OH^- + {^{\bullet}OH} \qquad (10\text{−}4)$$

$$\text{总反应为}\quad {}^{\bullet}O_2^- + H_2O_2 \longrightarrow O_2 + OH^- + {}^{\bullet}OH \qquad (10-5)$$

反应（10−5）为金属催化的Haber-Weiss反应。其中的（10−4）被Fenton于1894年发现，称为Fenton反应（Fenton reaction）。由上诸反应式可见，某系统中，有还原剂、分子氧存在时，Fe^{3+}也可引起$^{\bullet}OH$生成。Minotti和Aust用脂质体模式系统研究发现，脂质过氧化（见后）的启动不仅需要$^{\bullet}OH$，也需要Fe^{3+}。反应依赖Fe^{2+}/Fe^{3+}比率，当该比率为1时，反应速度最大。学者们还发现，少量阿霉素也能启动脂质过氧化，在反应中也有部分Fe^{2+}氧化（见后）。铁盐不但启动脂质过氧化反应，而且使反应扩展，使脂质过氧化物分解，产生烷氧基、烷过氧基，后两个自由基再抽提氢，推动反应不断进行。

$$R{-}OOH + Fe^{3+} \longrightarrow R - O^{\bullet}O + H^+ + Fe^{2+} \qquad (10-6)$$

$$R{-}OOH + Fe^{2+} \longrightarrow R - {}^{\bullet}O + OH^- + Fe^{3+} \qquad (10-7)$$

$^{\bullet}OH$是攻击生物大分子、损伤组织能力最强的氧自由基。由于组织中有一定浓度的还原剂（如抗坏血酸、半胱氨酸、谷胱甘肽等）存在，可使Fe^{3+}还原为Fe^{2+}，而H_2O_2可来自巨噬细胞及酶对$^{\bullet}O_2^-$的歧化（见后），因此就有可能在体内生成$^{\bullet}OH$，$^{\bullet}OH$对组织的损害也就一直受到重视。但是，对于体内是否有Fenton反应存在曾有过争议，持反对意见者的主要看法是：第一，Fenton反应的速率太低，此反应无生物学意义；第二，铁主要存储于铁蛋白（ferritin）中，其中铁为三价Fe^{3+}。铁蛋白的还原电位极低，难以被细胞内还原剂还原，因此Fe−蛋白复合物稳定，机体内无游离铁存在。学者们通过实验研究，对上述问题作出了回答。Fenton反应的确很慢，反应速率常数$<10^2 mol^{-1}\cdot s^{-1}$。如果$Fe^{2+}$与$H_2O_2$浓度均达μmol，$^{\bullet}OH$的生成速率$R$为

$$R = K_{Fe}[Fe^{2+}][H_2O_2] = K_{Fe}[10^{-6}][10^{-6}] = 7.6\times10^{-11}\ (K_{Fe}\text{值取}76\ mol^{-1}\cdot s^{-1})$$

肝实质细胞平均体积$>10^{-12}L$，因此每个肝细胞每秒$^{\bullet}OH$生成的数量是

$$N = 7.6\times10^{-11}\times10^{-12}\times6.023\times10^{23} = 46\ (\text{个}\ {}^{\bullet}OH)$$

即使这种计算是保守的，由于$^{\bullet}OH$的高反应活性，如果$^{\bullet}OH$的产生部位离与生命活动密切相关的大分子（如DNA）太近，也会引起明显的生物学效应。对于铜而言，反应速率常数K_{Cu}是$4.7\times10^3 mol^{-1}\cdot s^{-1}$，比$K_{Fe}$要大得多，因此有

$$Cu^+ + H_2O_2 \longrightarrow Cu^{2+} + OH^- + {}^{\bullet}OH \qquad (10-8)$$

学者认为过量铜的危害比铁要大（如Wilson病）。

食物中的铁被吸收后入循环，与运铁蛋白（transferrin）结合。运铁蛋白通过细胞表面相应受体将铁带入细胞，或被利用，或转至铁蛋白储存。运铁蛋白系一糖蛋白，每分子蛋白质有两个铁结合位点。在一般情况下，运铁蛋白只有30%负载铁，因此使血浆中几乎无游离铁。在某些体液（如乳汁）中，有另一种与运铁蛋白相似的蛋白质，即乳运铁蛋白（1actoferrin）。后者由巨噬细胞产生。乳运铁蛋白也有两个铁结合位点。遗传性血色病患者因所吸收的铁不能与运铁蛋白结合而滞存于血浆，使血浆中游离铁浓度增高。患者的主要病理表现为慢性铁超

载引起的肝纤维化和肝硬化。这种肝损伤是复合性损伤，包括铁诱导脂质过氧化引起的肝细胞溶酶体膜脆性增加，内质网及线粒体膜脂质过氧化等。运铁蛋白在 pH < 5.6、 而乳铁蛋白在 pH < 4.0 时才会释放所携带的铁。因此，一般情况下这些蛋白质螯合的铁不起催化 $^{\bullet}OH$ 生成作用。机体暂不需要的铁元素储存于铁蛋白中。每个铁蛋白分子可结合4500个铁离子。上述两种运铁蛋白结合的铁与铁蛋白中的铁一样，均为三价铁 Fe^{3+}。然而实验表明，当 $^{\bullet}O_2^-$ 直接与铁蛋白作用时，可导致 $^{\bullet}OH$ 生成（公式 10−3 与 10−4），反应速率常数为 $2 \times 10^6 mol^{-1} \cdot s^{-1}$。还有实验表明血红蛋白（以及肌红蛋白，变性血红蛋白及变性肌红蛋白等）与 H_2O_2 反应生成 $^{\bullet}OH$，并能直接损伤生物大分子及引起脂质过氧化。有趣的是血红蛋白被限局在红细胞内，红细胞含有丰富的抗氧化酶系。因此，血红蛋白中的铁在正常情况下不太可能用来启动Fenton反应。20 世纪 80 年代初，Gutteridge 等用博来霉素测定体液中的游离铁。由于博来霉素 − 铁 − 氧复合物与 DNA 结合具有特异性，抗氧化剂几乎不能干预，因此用该反应检测各种体液中的铁，且敏感性极高。检测结果表明，健康人血浆、血清及尿液中几乎无游离铁，但在汗液、脑脊液和部分关节炎患者的关节腔液中可检测到少量铁。经以上分析可知，健康机体在十分严密地控制游离铁。这可能是抗氧化机制重要的一环。然而，在氧化应激、炎症及组织细胞被破坏时，便有催化 $^{\bullet}OH$ 生成的铁可利用。疾病时服用药物，如阿霉素等也可促进 $^{\bullet}OH$ 生成（见后）。

活性氮

活性氮（reactive nitrogen species，RNS 或 reactive nitrogen oxide species，RNOS）是一氧化氮（nitric oxide，NO）及其在体内的一系列氧化产物。NO 是气体，一直认为它是大气污染物之一，对机体有害。1977 年 Murad 提出硝酸甘油能舒张血管是通过 NO 作用于平滑肌细胞。此后，Furchgott 提出乙酰胆碱与缓激肽的血管舒张作用和内皮细胞有关，该两种物质能使之释放内皮细胞衍生松弛因子（endothelium-derived relaxation factor，EDRF）。1986 年 Furchgott 和 Ignarro 各自提出 EDRF 可能是 NO。1987 年 Palmer，Ferridge 和 Moncada 通过实验证明 EDRF 就是 NO。

在 NO 分子中，N 原子外层有 5 个电子，O 原子外层有 6 个电子，形成共价键后，在第四条反键轨道上有一个不配对电子，因此 NO 属自由基。NO 不稳定，半寿期为 5～10 秒。NO 能溶于水，但溶解度不高，且随温度的增高而降低，然而它有较高的脂溶性，因此易穿过生物膜。

NO 与氧结合能生成许多化合物

$$2NO + O_2 \longrightarrow 2NO_2 \tag{10-9}$$

$$NO + NO_2 \longrightarrow N_2O_3 \tag{10-10}$$

$$N_2O_3 + H_2O \longrightarrow 2\,HNO_2 \tag{10-11}$$

N_2O_3，HNO_2 容易与生物大分子中的 −SH，$-NH_2$ 等亲核基团反应，如

$$N_2O_3 + R{-}SH \longrightarrow NO_2 + R{-}SNO + H^+ \tag{10-12}$$

$$N_2O_3 + R{-}NH_2 \longrightarrow NO_2 + R{-}NHNO + H^+ \tag{10-13}$$

R−NHNO 是亚硝胺，为致癌剂。R−SNO 是亚硝基硫醇，可能是 NO 参与信号转导的一种机

制。应特别提出的是 NO 与 $^{\bullet}O_2$ 反应产物为过氧亚硝基（peroxynitrite，$ONOO^-$），其质

$$NO + {}^{\bullet}O_2 \longrightarrow ONOO^- \qquad (10\text{–}14)$$

子化形式为ONOOH。虽然$ONOO^-$不是自由基，但$ONOO^-$/ONOOH为一强氧化剂，类似$^{\bullet}OH$，可启动脂质过氧化、氧化蛋白质、核酸、使芳香族氨基酸羟化或亚硝基化等等。由于$ONOO^-$的生成主要取决于NO 与 $^{\bullet}O_2^-$ 的浓度，在生理情况下，$^{\bullet}O_2^-$ 浓度常常低于nmol/L，而NO浓度一般为μmol/L，因此在正常组织细胞中，不会有多量$ONOO^-$。NO能与其他自由基反应，生成非自由基。也能与脂质过氧化的中间产物反应，从而终止脂质过氧化。NO与血红蛋白的亲和力远大于CO和O_2，与之结合后生成亚硝酰血红蛋白（HbNO）。HbNO有顺磁性。在病理情况下进行研究时，惯用血红蛋白作为ESR自旋捕集剂（见后），观察NO的生成及其数量。NO还能氧化氧合血红蛋白，使其中的Fe^{2+}成为Fe^{3+}。

$$\text{血红蛋白}\ (Fe^{2+}-O_2) + NO \longrightarrow \text{高铁血红蛋白} -Fe^{3+} + NO_3 \qquad (10\text{–}15)$$

但是，NO不能直接使生物大分子亚硝基化，因为反应需要电子受体。

$$NO + R-SH \xrightarrow{Fe^{3+} \curvearrowright Fe^{2+}} R-SNO + H^+ \qquad (10\text{–}16)$$

NO存在于内皮细胞、巨噬细胞、中性粒细胞、神经细胞、内分泌细胞、肝、肺、肠等脏器的细胞中。由NO合酶（nitric oxide synthase，NOS）合成。哺乳动物有三种基因编码

$$L-\text{精氨酸} + O_2 \xrightarrow{NOS} NO + L-\text{胍氨酸} \qquad (10\text{–}17)$$

的NOS，两种构建型（cNOS，又分为内皮细胞型与神经原型）和诱导型（iNOS）。前者活性受Ca^{2+}信号途径激活，是Ca^{2+}/CaM依赖性酶，其基因表达无明显种属差异。当cNOS被激活，合成的NO参与许多生理功能的调节，如降低血管张力、血压控制、抑制血小板聚集等。当巨噬细胞和其他细胞受内毒素和（或）细胞因子等刺激后，iNOS表达。iNOS是在诱导因素存在时才表达，其表达产物、即合成的NO数量是构建型表达产物的1000倍。iNOS为非Ca^{2+}/CaM依赖性酶，其基因表达有种属差异。

10–2 自由基与生命

如前所述，2%～5%吸入的氧在线粒体电子传递链中被不完全还原，形成自由基。因此自由基是在机体生命过程中产生。自由基参与组织细胞的许多重要机能活动，甚至在细胞的某些机能中，具有不可替代的作用，以下举例说明。

吞噬作用，呼吸爆发与自由基

白细胞产生的氧化剂和蛋白酶构成机体抗病原体的一道重要防线。白细胞接受刺激或吞噬病原体后，氧消耗突然增加，称为呼吸爆发（respiratory burst）。中性粒细胞呼吸爆发时耗氧量比静止时增加10～20倍，巨噬细胞增加得略少些。呼吸爆发时胞内糖原消耗增加，但不

被氰化物抑制，说明其能量来源与线粒体电子传递无关，是经过戊糖旁路代谢供给能量。呼吸爆发与杀菌机制密切有关。虽然用驱氧充氮抑制中性粒细胞呼吸爆发时，该细胞对某些细菌仍有杀伤作用；虽然很多微生物属厌氧菌，是靠中性粒细胞颗粒中的溶菌酶，“颗粒阳离子蛋白”及溶酶体酶等杀灭，但在无氧情况下，中性粒细胞对很多细菌杀灭作用减弱。

呼吸爆发时，质膜上的NADPH氧化酶（NADPH oxidase）产生 $^{\bullet}O_2^-$，继之形成 H_2O_2，次氯酸（hypochlorous acid），$^{\bullet}OH$，单线态氧甚至 $ONOO^-$ 等氧化剂，起到杀菌作用。一种以反复感染为特征的遗传性疾病，慢性肉芽肿（chronic granulomatous disease，CGD）就是因患者的白细胞虽然能吞噬病原体，但无呼吸爆发，不能杀灭所吞噬的病原体，造成危及生命的反复感染。

A. NADPH 氧化酶及 $^{\bullet}O_2^-$ 形成

NADPH氧化酶是一类分布在来源于中胚层各种细胞质膜上的酶，在许多功能不同的细胞中，都表达该酶的活性。因此该酶的功能广泛。对于在吞噬细胞（主要是中性粒细胞与巨噬细胞）中的NADPH氧化酶研究得最多。在吞噬细胞中，该酶的功能就是对 O_2 进行单电子还原，产生 $^{\bullet}O_2^-$。戊糖旁路生成的NADPH为电子供体。在吞噬细胞中，该酶一部分位于质

$$NADPH + 2O_2 \longrightarrow NADP^+ + 2^{\bullet}O_2^- + H^+ \qquad (10-18)$$

膜及特殊颗粒的包膜，另一部分位于胞浆（图10–2）。酶的质膜部分为一不寻常的黄素细胞色素b，由于血红素还原态的吸收峰在558nm，故得名细胞色素b558；由于该蛋白质的还原电位极低，其中值为−245mV，又称细胞色素b245；还由于它能将 O_2 直接还原为 $^{\bullet}O_2^-$，因此又称为NADPH：O_2 氧化还原酶。酶的质膜部分由分子量为91kD糖基化的大亚单位gp91，(gp，糖蛋白；p，蛋白质，以下同）和p22小亚单位组成，这两部分构成异二聚体。胞浆部分为三种可溶性蛋白质，各为p40，p47与p67，这三部分构成复合体。此外，维持酶的活性尚需两个低分子量GTP结合蛋白Rac2（在静止细胞的胞浆中）和Rap（在膜上）。gp91 基因位于X染色体，其缺陷见于2/3 X性连锁遗传的CGD患者。p22 基因位于16号染色体，极少数CGD患者与此基因缺陷有关，是常染色体隐性遗传性疾患。p47基因缺陷是1/3 CGD患者的病因，为常染色体隐性遗传病。细胞接受刺激或进行吞噬后，p47（含多个丝氨酸残基）高度磷酸化，Rac与GTP结合并与胞浆部分的复合体一道转移到质膜，结合到质膜中的细胞色素b558的相应位点上，使该酶活化。电子通过细胞色素b558后便使质膜外 O_2 还原为 $^{\bullet}O_2^-$。当病原体被吞噬及吞噬泡形成后，$^{\bullet}O_2^-$ 便进入吞噬泡内。用ESR自旋捕集技术可直接证实呼吸爆发时 $^{\bullet}O_2^-$ 生成。将中性粒细胞或巨噬细胞置于含有四唑氮蓝的介质中，将细胞激活后，在显微镜下可见吞噬泡部位呈蓝色。这是由于四唑氮蓝被 $^{\bullet}O_2^-$ 还原。经超氧化物歧化酶作用后(见后)，便形成 H_2O_2。

再提CGD患者，其白细胞有吞噬动作，但由于NADPH氧化酶缺陷不能产生 $^{\bullet}O_2^-$，细胞内的溶菌酶等虽不能有效杀灭病原体，但能损伤局部组织。此与未能杀灭的病原体一道构成致命的慢性肉芽肿。

B. 髓过氧化物酶与次卤酸形成

除巨噬细胞外，吞噬细胞的颗粒中都含有一种过氧化物酶。中性粒细胞中的嗜苯胺蓝颗粒含有髓过氧化物酶（myeloperoxidase，MPO），它是一个典型的含血红素的过氧化物酶，当

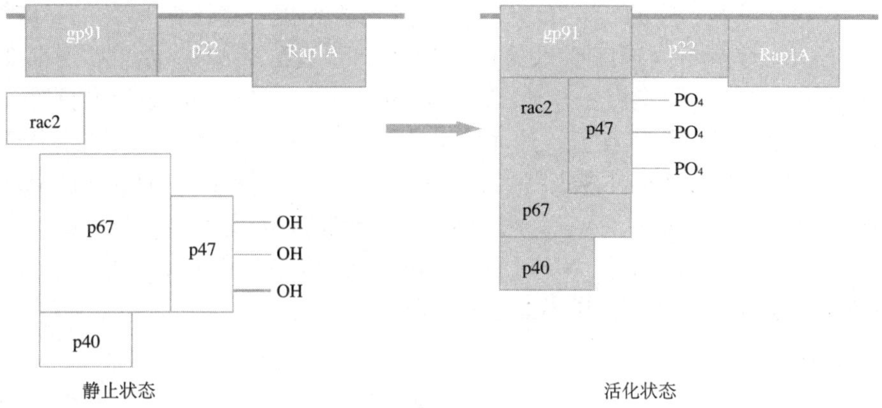

图 10-2 NADPH 氧化酶的结构示意图

白细胞活化时，酶被释放入吞噬泡。该酶“放大”了 H_2O_2 的毒性和杀菌作用。借助于 H_2O_2，它可氧化许多物质。其中对于氯离子氧化为次氯酸（HOCl）的作用是独特的（10-19）。

$$H_2O_2 + HCl \longrightarrow HOCl + H_2O \qquad (10-19)$$

HOCl 是中性粒细胞产生的杀菌力最强的非自由基类氧化剂。许多种病原体都能被 $MPO/H_2O_2/Cl^-$ 体系杀灭。细菌的敏感部位，如铁-硫蛋白、膜运输蛋白、ATP 生成系统以及 DNA 合成与复制部位等都对 HOCl 敏感。

由于 MPO 能特异地氧化 Cl^-，一般都认为它的功能是生成 HOCl，但在病理情况下还有其他产物形成。MPO 的其他底物尚有溴、碘、硫氰酸盐及亚硝酸盐等。

嗜酸性白细胞含有嗜酸性过氧化物酶，相应的底物是 Br^-。

C. ·OH 形成

对于 ·OH 是否在活化的中性粒细胞中产生，是否为该细胞的重要杀菌成分曾有争论。目前认为中性粒细胞活化时有 ·OH 生成，但是该细胞杀菌力最强的是次卤酸。由于在 MPO 缺乏症患者白细胞中不能捕集到 ·OH，因此认为 ·OH 生成依赖于 MPO。·OH 生成可推断经如下反应：

$$HOCl + {}^{\cdot}O_2 \longrightarrow {}^{\cdot}OH + Cl^- + O_2 \qquad (10-20)$$

嗜酸性白细胞中的嗜酸性过氧化物酶也能催化上述反应，生成 ·OH。在此顺便说明，机体中存在着不依赖于过渡金属的（髓过氧化物酶或嗜酸性过氧化物酶依赖的）·OH 生成途径。

D. 单线态氧形成

由理论推测 H_2O_2 与 HOCl 反应生成 $^1\Delta gO_2$（10-2）。由被激活的白细胞有化学发光现象也推之有 $^1\Delta gO_2$ 生成。然而通过特异的红外化学发光技术却未能检测到 $^1\Delta gO_2$，因此曾否定中性粒细胞能产生 $^1\Delta gO_2$。尔后，Steinbeck 等用单线态氧捕集剂捕集到活化的嗜中性粒细胞产生 $^1\Delta gO_2$。

E. NO形成

学者对于炎症细胞产生的NO与$ONOO^-$的细胞毒性作用一直怀有兴趣。已知啮齿动物巨噬细胞中有NOS。学者们发现巨噬细胞生成的NO对于真菌、细菌、原虫和病毒都有很强的杀伤力，对于利－杜体，弓形虫和分支杆菌的杀伤力可能比经典的呼吸爆发更有威力。但是上述资料均来自啮齿动物巨噬细胞。然而近来据报道，由泌尿系感染患者尿中分离的中性粒细胞中检出了NOS，在由接触过细胞因子的人血分离出的中性粒细胞中也发现NOS。最近发现人巨噬细胞中有iNOS活性。再有，由于MPO和HOCl都能氧化亚硝酸，因此中性粒细胞可能不需要自家的NO源。总之，NO对吞噬细胞的氧化杀菌反应有重要意义。但是NO在人类吞噬细胞的杀灭病原体中的作用尚需进一步研究。

信号转导与自由基

细胞接受刺激后，相应受体活化并产生相应的细胞效应。然而，在受体活化的同时，在细胞内外产生ROS。迄今已发现20余种细胞在接受各种细胞因子和分裂因子刺激后，都能产生ROS。已有许多资料证明，胞内生理浓度的自由基是细胞功能的重要调节因素。自由基的这种调节作用，涉及细胞各方面功能，由转录活性到细胞增殖与凋亡。

ROS中的H_2O_2与NO都比较稳定，且易于在胞内扩散，因此目前人们认为H_2O_2与NO是信号转导的良好调节者，并有学者称它们为信号分子。

以H_2O_2为例，具体说明信号分子的功能。H_2O_2易与其靶分子活性中心的巯基反应，使这些靶分子处于各种硫氧化状态，如成为次磺酸（$-SOH$），亚硫酸（$-SO_2H$），磺酸（$-SO_3H$）等。被H_2O_2修饰的靶分子有硫氧还蛋白、蛋白质酪氨酸磷酸酶（PTPs）、受体酪氨酸激酶、神经受体酪氨酸激酶、转录因子等。但是，这些氧化反应是可逆的，这些氧化产物的存在是短暂的。以PTPs为例，在细胞静息状态，酪氨酸激酶被PTPs强烈抑制，PTPs的活性部位有半胱氨酸与精氨酸，它们被5个其他氨基酸残基隔开，在局部的微环境中，使半胱氨酸具有亲核性，并易于氧化。H_2O_2作用后，半胱氨酸氧化为次磺酸并导致PTPs失活，因而解除了对酪氨酸激酶的抑制，细胞中因此出现了酪氨酸激酶活化后的下游反应。

当H_2O_2被诱导而暂时升高时，通过它可逆性地氧化蛋白质中起关键作用的巯基，起着信号酶调节剂的作用。由于细胞内有充足的抗氧化能力（见后），因此蛋白质这种硫氧化状态短暂而可逆。“关闭”ROS的信号转导相，则是胞内抗氧化剂的功能。

NO往往与鸟苷酸环化酶、过氧化氢酶、环氧化酶、细胞色素P450等大分子活性中心的血红蛋白铁反应，形成亚硝酰复合物，从而活化或抑制靶分子的活性，调节细胞效应。

目前，自由基的信号转导功能正是自由基生物学与细胞生物学的热点。

受精与自由基

20世纪50年代，学者们发现哺乳动物与人精子能产生ROS。尔后，学者们相继用各种手段如化学发光、ESR捕集以及化学分析等发现各种哺乳动物精子都能产生ROS。精子产生$\cdot O_2^-$，尔后形成H_2O_2。但是哺乳动物精子产生$\cdot O_2^-$机制各异；如牛精子通过芳香氨基酸的氧化脱氨基产生$\cdot O_2^-$，家兔精子通过线粒体电子传递链的电子漏产生$\cdot O_2^-$，马精子可能通过NADPH氧化酶反应产生$\cdot O_2^-$。精子产生的$\cdot O_2^-$快而短暂。加入诱导剂如NADPH、钙离子导体促进钙内流时，均可检出 $^{\bullet}O_2^-$。$^{\bullet}O_2^-$对于精子的生理功能有重要影响，大量实验表明，活性氧诱发精子高反应活性和顶体反应。离体实验表明，孕酮、精液、滤泡液与人脐带血清滤液均可诱导精子 $^{\bullet}O_2^-$产生、蛋白酪氨酸磷酸化与精子活化。其中人脐带血清滤液的诱导作用最强。加入SOD，则能防止 $^{\bullet}O_2^-$及精子活化。但在温育30分钟后再加入SOD或过氧化氢酶，都无效于防止 $^{\bullet}O_2^-$产生及精子活化。说明 $^{\bullet}O_2^-$启动了一个导致精子活化早期事件的连锁反应。大量实验证明，精子与卵子透明带反应时，需要精子质膜上蛋白酪氨酸磷酸化。与精子蛋白酪氨酸磷酸化/去磷酸化有关的某些酶可能是ROS的标靶。

ROS参与精子生理功能可能是多方面的。① ROS活化磷脂酶 A_2 促进顶体反应。由于磷脂酶 A_2 活化可使膜脂分解生成溶血磷脂，膜中因有一定量的溶血磷脂而使流动性增加，因而有利于精子与卵子膜融合；②可能由于ROS刺激胞外钙内流，使精子内钙浓度增加，促进顶体反应；③增进酪氨酸磷酸化，该反应通过以下两个途径进行，借助 $^{\bullet}O_2^-$增加胞内cAMP，使酪氨酸激酶活性增高，或者 H_2O_2 直接作用于激酶/磷酸酶系统，激活激酶并抑制磷酸酶。

精子有RNS活性。完整的人精子能将L–^{3}H–精氨酸转变为L–^{3}H–胍氨酸，且胞外有亚硝酸盐蓄积。RNS活性可被L–刀豆氨酸和N（G）–单甲基L–精氨酸抑制；亚硝酸盐可被NO清除剂血红蛋白抑制。当精子与人滤泡液温育，仅4小时，便可见胍氨酸合成明显增加。在此过程中，顶体活性大大增加。同样，滤泡液诱导的顶体活性增加可被L–刀豆氨酸和血红蛋白抑制。而NO供体，如硝普钠等可增加有反应活性的精子数。使精子在其获得高活性的条件下（如与钙离子导体或人滤泡液温育等）温育，出现蛋白酪氨酸亚硝基化，说明有 $ONOO^-$ 生成。活化的精子生成NO，而NO又能调节精子活动，顶体反应等等。至于NO影响精子功能的途径，可能也有多种。①外源性NO通过NO敏感的可溶性的鸟苷酸环化酶、c–GMP合成与PKG活化起作用，而PKG活化需要胞外钙离子；② NO作为信使通过调节c–AMP途径使蛋白酪氨酸磷酸化起作用。

总之，精子活化与受精过程中产生一定浓度的ROS与RNS，有氧化/还原作用调节精子的生理功能。由于精子成熟过程中，在丢失大量胞浆的同时也丢失了胞浆中的抗氧化酶，因而成熟的精子缺乏足够的抗氧化物质；加之精子质膜富含多不饱和脂肪酸，此为自由基标靶，因此精子对于氧化性损伤又非常敏感。

由上述的几个例子可见，ROS与RNS在恰好的时间与部位生成，以及生成与利用、生成与清除之间的平衡是机体维持各项功能的重要因素。

10–3 机体抗自由基防御系统

目前由于自由基与细胞功能尤其是与疾病关系的深入研究，对于抗自由基、抗氧化物质予以特别关注。对于机体内的抗氧化物质有多种分类方法，有些学者将它们分为还原剂，自由基清除剂，单线态氧清除剂，金属整合剂等；还有些学者分为第一线抗氧化系统与第二线抗氧化系统等等。为使大家对机体内抗自由基、抗氧化系统有个初步但又较全面的了解，我们只就抗自由基酶系统及抗氧化低分子物质两方面做概括介绍。

超氧化物歧化酶

超氧化物歧化酶（superoxide dismutase，SOD）于1968年被McCord和Fridovich发现，其功能是移除细胞中的$^{\bullet}O_2^-$。通过大量研究，迄今为止，除$^{\bullet}O_2^-$外还未发现SOD的其他底物，因此认为SOD对清除$^{\bullet}O_2^-$是特异的酶。SOD保护功能的重要性由以下实验可看出，缺乏SOD活性的细菌或酵母对于H_2O_2诱发的致突变性和毒性相当敏感，若再植入SOD基因，这种细菌或酵母对于H_2O_2的抵抗能力又恢复到正常水平。真核细胞系统主要有Cu–Zn–SOD和Mn–SOD，原核系统主要有Fe–SOD。以下分别讨论Cu–Zn–SOD和Mn–SOD。

Cu–Zn–SOD主要存在于胞浆中。红细胞含量丰富，通常由红细胞提取制备。该酶分子量为32kD，具有两个亚单位，每个亚单位各具一个含有一个铜离子和一个锌离子的活性中心。与$^{\bullet}O_2^-$的反应如公式（10–21）。在歧化反应中，一个$^{\bullet}O_2^-$分子被还原，另一个被氧化。酶中的铜离子在该反应中起交替氧化/还原作用。

$$E-Cu^{2+}+{}^{\bullet}O_2^- \longrightarrow E-Cu^{+}+O_2$$

$$E-Cu^{+}+{}^{\bullet}O_2^-+2H^+ \longrightarrow E-Cu^{2+}+H_2O_2$$

总反应：$^{\bullet}O_2^-+{}^{\bullet}O_2^-+2H^+ \longrightarrow H_2O_2+O_2$ （10–21）

Zn无催化功能，似乎起稳定酶作用。其他过渡金属如Mn置换Cu后酶不再有功能，但Co、Hg、Cd离子置换Zn后都能增加酶的稳定性。如果Co^{2+}置换Cu^{2+}后，酶催化功能下降。Cu–Zn–SOD的结构已完全清楚。

Mn–SOD为四聚体，分子量是40kD。主要位于线粒体基质中（线粒体内、外两层膜间含Cu–Zn–SOD）。其活性中心含Mn。Mn–SOD同样催化$^{\bullet}O_2^-$歧化反应。一切高等有机体的Mn–SOD均含四个亚单位，每个亚单位具有0.5～1.0个Mn。若去掉Mn，酶活性丧失。一般说来，Mn不能被其他金属取代。各种属的Mn–SOD氨基酸序列已清楚，但与Cu–Zn–SOD有很大差别。

因为SOD催化的反应产物是H_2O_2，该酶清除活性氧的有效功能必须依赖其他酶（见后）对H_2O_2的清除。一个有趣的实验清楚地说明了这点：转染Fe–SOD基因的大肠杆菌，其SOD活性比相应对照高10倍，而其他抗氧化酶系活性与对照相同，这种大肠杆菌对氧化剂甚为敏感。这说明$^{\bullet}O_2^-$大量歧化为H_2O_2后仍未消除毒性，若有效地清除$^{\bullet}O_2^-$的毒性作用，还需其他酶协同作用。

过氧化氢酶

在哺乳动物，过氧化氢酶（catalase）存在于各器官中。肝及红细胞中最丰富，脑、心脏及骨骼肌中含量较少。在不同肌肉中以及在同一肌肉的不同区域，该酶的活性不同。过氧化氢酶是胞内抗过氧化氢的重要酶，其活性见于由单层膜围绕的细胞器微体中，该细胞器由此又得名过氧小体(peroxisome)。过氧化氢酶由四个亚单位组成，每个亚单位有一个活性中心，在活性中心有一个血红素分子。该酶的催化机制类似于SOD，一个H_2O_2被还原为H_2O，另一个被氧化为O_2，总反应为：

$$2H_2O_2 \longrightarrow 2H_2O + O_2\text{（基态氧）} \quad (10-22)$$

谷胱甘肽过氧化物酶

谷胱甘肽过氧化物酶（glutathione peroxidase，GSH−Px）催化过氧化氢或有机过氧化物还原为相应的醇，同时将GSH变为GSSH。GSH−Px含有微量元素硒Se。胞浆中的GSH−Px是个水溶性的四聚体，每个亚单位含有一个Se原子，

$$ROOH + 2GSH \longrightarrow ROH + H_2O + GSSG \quad (10-23)$$

Se原子通过半胱氨酸残基与活性部位相连，Se的生物学作用可能与此有关。近十余年又发现三种GSH−Px同工酶，即血浆型GSH−Px，胃肠型GSH−Px与磷脂氢过氧化物GSH−Px。它们能非常有效地催化H_2O_2、有机过氧化物还原作用。磷脂氢过氧化物GSH−Px呈单体形式存在，与膜结合，主要催化磷脂过氧化物还原。

谷胱甘肽还原酶

由于GSH−Px的作用，使GSSG增加。但在正常细胞中，GSH/GSSG比例高而恒定，因此有一种机制使GSSG还原为GSH，这便是谷胱甘肽还原酶（GSH−R）。它所催化的反应是（10−24）。因此，足够的NADPH亦为维持机体抗氧化机能所必需。NADPH由磷酸戊糖途径

$$GSSG + NADPH + H^+ \longrightarrow NADP^+ + 2GSH \quad (10-24)$$

提供。葡萄糖−6−磷酸脱氢酶与6−磷酸果糖脱氢酶均使$NADP^+$变为NADPH。

细胞中过氧化氢酶与GSH−Px相互配合行使功能。脑与精子中几乎无过氧化氢酶，但有中等的GSH−Px活性，哺乳动物红细胞含有这两种酶活性。正常情况下红细胞出现少量H_2O_2可被GSH−Px清除。因此，因遗传缺陷过氧化氢酶活性低下的某些患者，平时不出现症状，但若服用某类药物，使红细胞H_2O_2浓度异常增高时便显出症状。哺乳动物红细胞中的磷酸戊糖旁路可提供足够的NADPH，使GSSG还原。在热带和地中海地区的某些人，患先天性葡萄糖−6−磷酸脱氢酶缺乏症，这部分患者红细胞膜虽有缺陷，但平时无症状。如果服用某些药物或在某种特殊情况下（如怀孕），H_2O_2产生增多，但NADPH生成不足使GSH/GSSH比率下降，GSH−Px停止工作，导致红细胞溶血。肝脏中过氧化氢酶与过氧化物酶活性都很高，但分布部位不同。羟乙酸氧化酶、尿酸氧化酶作用后产生的H_2O_2主要被过氧化氢酶清除；线粒体、内质网及胞浆中的H_2O_2则由过氧化物酶处理。在肺、眼和肌肉中，GSH系统抗氧化能力有限，如对幼兔饲以氨基三唑以抑制过氧化氢酶，容易诱发动物白内障。

低分子抗氧化物质

A. 维生素E

维生素E（α-生育酚，αT-OH）为脂溶性，能与各种自由基快速反应。20世纪90年代以来，人们认为反应性质是H原子转移，形成色满氧自由基（chromanoxyl radical，αT−˙O）。αT−OH是脂氧自由基的主要清除剂（10−25）。αT−˙O可被抗坏血酸有效地恢复为αT−OH，后者形成抗坏血酸自由基（见后）。

$$\alpha T\text{-}OH + RO^{\bullet}O \longrightarrow \alpha T\text{-}{}^{\bullet}O + ROOH \qquad (10\text{-}25)$$

其他抗氧化剂如尿酸，神经细胞中高浓度的5−HT，羟基吲哚衍生物等也能将$\alpha T-{}^{\bullet}O$恢复为维生素E。

$$\alpha T\text{-}{}^{\bullet}O + AH \longrightarrow \alpha T\text{-}OH + {}^{\bullet}A^{-} \qquad (10\text{-}26)$$

但对于谷胱甘肽与αT−OH活性的恢复报道不一。αT−OH持久地抗氧化作用取决于(10−25)与（10−26）的单电子氧化/还原效率。在无适当电子供体的情况下，αT− O便进行第二次氧化，经过一个中间反应物变成8α−羟生育酮（10−27）。8α−羟生育酮，这两个电子的氧化产物可因无还原剂、而在H^+或OH^-作用下，色满环打开变为生育醌（10−27）。

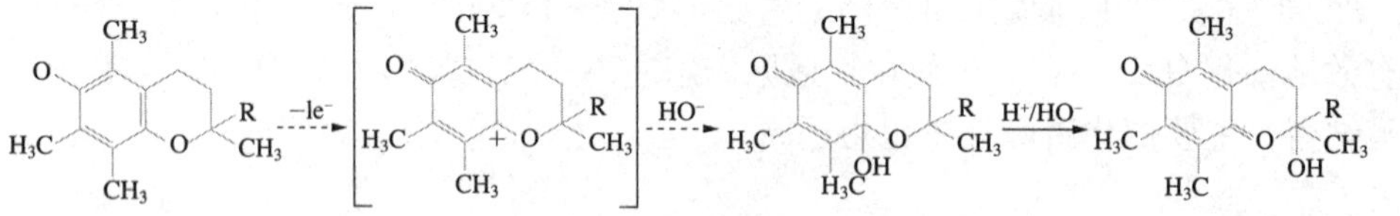

(10−27)

8α−羟生育酮　　生育醌

主动脉阻塞缺血时，α生育醌/α生育酚比率增高。如果介质中有还原剂存在，8α羟生育酮可能有效地恢复为维生素E。生育醌不能再被还原为生育酚，只能在肝细胞中以NADH或NADPH依赖的被还原为生育氢醌。也曾报道过多的$\alpha T-{}^{\bullet}O$本身结合形成螺旋双烯二聚体和三聚体。还有报道在无还原剂时，$\alpha T-{}^{\bullet}O$也可由多不饱和脂肪酸中抽提氢，启动脂质过氧化。

B. 维生素C

维生素C（抗坏血酸，ascorbic acid，AH_2）的大量离体实验证明，抗坏血酸是个能对抗ROS与RNS损伤、保护生物大分子的抗氧化剂。抗坏血酸盐与多种自由基起反应，如与${}^{\bullet}O_2^-$或$HO^{\bullet}_2$以及与${}^{\bullet}OH$反应，最后生成抗坏血酸自由基（${}^{\bullet}A^-$）

$$AH_2 + {}^{\bullet}O_2^- \longrightarrow {}^{\bullet}A^- + H_2O_2 \qquad (10\text{-}28)$$

AH_2可将Fe^{3+}还原为Fe^{2+}，以促进肠道中铁的吸收（10−29）。AH_2还能与烷氧基$R-{}^{\bullet}O$和以碳为中心的脂质自由基等反应，而AH_2被还原为${}^{\bullet}A^-$（10−30）。

$$AH^- + Fe^{3+} \longrightarrow {}^{\bullet}A^- + Fe^{2+} \qquad (10\text{-}29)$$

$$AH^- + R\text{-}{}^{\bullet}O \longrightarrow R\text{-}OH + {}^{\bullet}A^- \qquad (10\text{-}30)$$

由于在急性风湿性关节炎、呼吸窘迫综合征等患者体内发现抗坏血酸水平降低，推测抗坏血酸因清除炎症时被活化的吞噬细胞生成的大量自由基而被消耗。有些学者甚至用ESR检测抗坏血酸自由基信号的强度来判断病情。

学者们一直认为，抗坏血酸的主要生理作用是通过电子转移使维生素E自由基恢复还原活性（10−26）。此外，据报道，抗坏血酸也涉及硫醇的修复（见后）(10−31)。

$$AH^- + RS^{\bullet} \longrightarrow RS^- + {}^{\bullet}A^- \qquad (10\text{-}31)$$

由上可见，抗坏血酸可移除多种自由基，而本身成为抗坏血酸自由基，一个不甚活跃的自由基。后者可通过相应酶的催化（消耗谷胱甘肽），再恢复为抗坏血酸。

但是由于 AH_2 能将 Fe^{3+} 还原为 Fe^{2+}，启动 Fenton 反应，因此又将 AH_2 称为前氧化剂。

C. 泛醌

泛醌（ubiquinone），亦称辅酶Q（coenzyme Q，CoQ ）位于线粒体膜中，线粒体电子传递链通过一个自由基的中间物泛半醌（$CoQH^{\bullet}$）起氧化还原反应。虽然在体内泛醌的抗氧化机制并不很清楚，它在线粒体中的作用可能十分重要。因为线粒体电子传递链时时在进行 $CoQH_2/CoQH^{\bullet}$ 循环。因而认为 $CoQH_2$ 是线粒体的一个有效的抗氧化剂。

泛醌也存在于脂蛋白和细胞的膜结构中。体外实验表明，泛醌（$CoQH_2$）能清除烷氧基 $R-O^{\bullet}$ 从而抑制脂质过氧化，而其本身被氧化为泛半醌自由基 $CoQH^{\bullet}$（10−32）。Ingold 等提

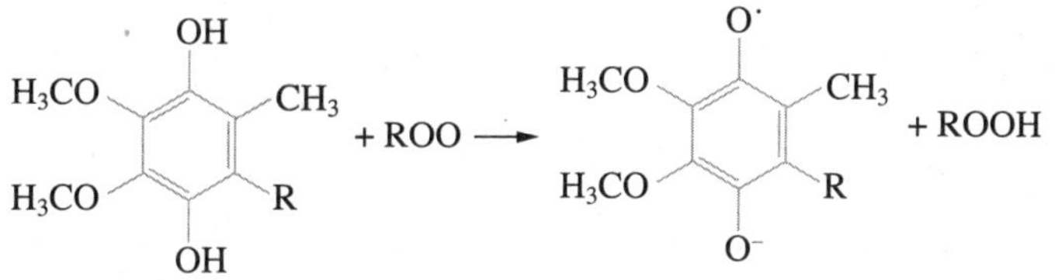

(10−32)

出，$CoQH_2$ 可能是对抗 LDL 氧化修饰（即氧化剂对 LDL 的氧化性损伤，使其成为自由基或带有电荷）的重要因素。还有学者认为泛醌（$CoQH_2$）有抗动脉粥样硬化作用。由于缺乏泛醌的菌株S.cerevisiae对多不饱和脂肪酸脂质过氧化产物的损伤特别敏感，进一步证明了泛醌的抗氧化作用。还有学者提出人血浆中 $CoQH_2/CoQH^{\bullet}$ 比率可作为氧化应激（见后）指标。在膜结构中 αT−OH 与泛醌含量相差不多，而 LDL 中的泛醌含量明显少于 αT−OH。CoQ 清除 $R-O^{\bullet}$ 的速率为αT− OH的十分之一。然而，泛醌能使膜中的 $\alpha T-{}^{\bullet}O$ 恢复为αT−OH（10−33）。$CoQH^{\bullet}$ 可自氧化或经酶催化还原为氢醌 $CoQH_2$。

$$CoQH_2 + \alpha T-{}^{\bullet}O \longrightarrow \alpha T-OH + CoQH^{\bullet} \qquad (10-33)$$

$$CoQH^{\bullet} \xrightarrow{\text{单电子还原}} CoQH_2 \qquad (10-34)$$

胞浆中的醌还原酶（quinone reductase）在消耗两个分子NADH或NADPH的条件下，可催化CoQ的2个电子还原为氢醌 $CoQH_2$。因此该酶的抗氧化功能可能部分与此有关。

D. 尿酸

尿酸（U）是机体内重要的抗氧化剂。当血浆暴露于 O_3，其中尿酸含量下降。尿酸使高铁肌红蛋白还原为变性肌红蛋白，同时出现尿囊素。这都说明尿酸在体内起抗氧化剂作用。尿酸能与 ${}^{\bullet}OH$，${}^{\bullet}O_2^-/H^{\bullet}O_2$，$CCl_3OO^{\bullet}$，鸟嘌呤自由基等反应。反应特点是一价阴离子尿酸（$UH^-$）以电子转移方式与各种自由基（$R^{\bullet}$）作用（10−35）。尿酸失去一个电子。虽然尿酸自

$$UH^- + {}^{\bullet}R \longrightarrow {}^{\bullet}U + RH \qquad (10-35)$$

由基 ${}^{\bullet}U$ 不与 ${}^{\bullet}O_2^-$ 反应，然而它的反应活性也相当强，寿命也比尿酸所淬熄的自由基的相应寿命要长。尿酸的抗氧化性可被抗坏血酸增强，因此推测尿酸自由基可被抗坏血酸修复(10−36)。如果的确如此，则在机体内，这便是一个系列反应中出现自由基性质由活跃向不活跃方面转移的例子。例如，${}^{\bullet}OH$ 被 UH^- 清除，而 ${}^{\bullet}U$ 被 AH^- 恢复。在该反应系列中，氧化电位逐渐下降；

$$^{\bullet}U + AH^{-} \longrightarrow UH^{-} + {}^{\bullet}A^{-} \qquad (10-36)$$

($E^{\bullet}_{OH/HO} = +2.3lV$，$E^{\bullet}_{U/UH} = +0.51V$，$E^{\bullet}_{A/AH} = +0.28V$)。

自由基形式的尿酸可变为如尿囊素、乙醛酸、草酸等稳定化合物。

E. 硫醇

硫醇（thiols，R−SH）是指含巯基的化合物，如谷胱甘肽，半胱氨酸，N−乙酰半胱氨酸等。20世纪80年代末对这些含硫化合物与自由基的反应进行了充分的研究。R−SH可与各种自由基作用。生物系统中以碳为中心的自由基（如起源于葡萄糖的自由基）$^{\bullet}R$ 及 $^{\bullet}OH$ 等皆可被R−SH还原（10−37），（10−38）。在这些反应中，ESR自旋捕集剂DMPO捕集实验表明，R−SH本身形成自由基（$R-S^{\bullet}$）。

$$R-SH + {}^{\bullet}OH \longrightarrow R-S^{\bullet} + H_2O \qquad (10-37)$$

$$GSH + {}^{\bullet}R \longrightarrow GS^{\bullet} + RH \qquad (10-38)$$

Wardman认为$R-S^{\bullet}$的转归有以下两个途径：$R-S^{\bullet}$与硫醇基（RS^{-}）结合或$RS^{\bullet}$与分子氧结合。在生理pH下，体内有一定浓度的RS^{-}存在。$RS^{\bullet}$与RS^{-}结合后形成二硫阴离子

$$RS^{\bullet} + RS^{-} \longrightarrow {}^{\bullet}[RSSR]^{-} \qquad (10-39)$$

自由基$^{\bullet}[RSSR]^{-}$（10−39）。与O_2结合生成$RSOO^{\bullet}$（10−40）。$RS^{\bullet}$与$RS^{\bullet}$结合成为RSSR

$$RS^{\bullet} + O_2 \longrightarrow RSOO^{\bullet} \qquad (10-40)$$

的清除$RS^{\bullet}$途径并不是主要的。因为$RS^{\bullet}$只有在高浓度时才有分子间碰撞。$^{\bullet}[RSSR]^{-}$是个还原活性十分强的自由基〔$E_{RS^{\bullet}+RS^{-}/^{\bullet}[RSSR]^{-}} = -1.6V$〕，清除它的方式是将电子转移给

$$^{\bullet}[RSSR]^{-} + O_2 \longrightarrow RSSR + {}^{\bullet}O_2 \qquad (10-41)$$

氧（10−41）。可将以上反应详细解释如下：一方面通过R−SH（GSH）消除自由基（10−37，38），另一方面通过与RS^{-}结合（10−39）清除$RS^{\bullet}$。该反应系列具有不同的热力学性质。前一反应是生成活泼的氧化剂$RS^{\bullet}$，而后一反应则生成强还原剂$^{\bullet}[RSSR]^{-}$。

$$\frac{GS^{\bullet} \longrightarrow GS^{-}}{E \qquad +0.7V} \longrightarrow \frac{^{\bullet}GSSG^{-} \longrightarrow GSSG}{E \qquad -1.6V} \qquad (10-42)$$

若再以GSH清除1−萘氧自由基为例，在pH 7时，萘氧自由基/萘酚单电子氧化还原电位是+0.56V，而$GS^{\bullet}/GS^{-}$是+0.84V，尽管（10−43）电子传递反应在热力学上不利，但由

$$GSH + Nph-O^{\bullet} \longrightarrow GS^{\bullet} + Nph-OH \qquad (10-43)$$

介质中移除$GS^{\bullet}$（与GS结合后再与O_2结合）的化学热力学性质（10−42）便驱使反应（10−43）向右方进行。由此可见，$GS^{\bullet}$的性质便使GSH易与很多毒物（如四氧嘧啶自由基，抗癌药digziquone等）反应，使它们失去活性。

近十余年来，硫氧还蛋白（thioredoxin）越来越受重视。硫氧还蛋白一类含巯基的多肽，

分子量达12kD，主要存在于内质网。近来发现细胞中ROS增高时，该蛋白质易位入核。硫氧还蛋白活性部位，有两个半胱氨酸残基（−Cys−Gly−Pro−Cys−）。硫氧还蛋白能使胞浆中各种底物蛋白的二硫键还原为有活性的巯基，而本身形成二硫键。

$$硫氧还蛋白-(SH)_2 + 蛋白-S_2 \rightleftharpoons 硫氧还蛋白-S_2 + 蛋白-(SH)_2$$

氧化型的硫氧还蛋白可被硫氧还蛋白还原酶恢复为有活性的硫氧还蛋白（消耗NADPH）。

10−4 氧化应激

如前所述，在生命活动中自由基不断生成，并执行和参与着机体的各种机能活动。在机体完备的抗氧化系统保护下，生物大分子结构与功能完好无损，生命现象正常进行。也就是在健康机体中，氧化反应与抗氧化反应保持着平衡。然而，由于内源性或外源性因素的刺激，使机体（或局部）自由基生成过多并超过抗氧化系统的清除能力，或抗氧化系统受损伤使其清除自由基能力减弱，抑或外源性氧化剂的过量摄入，使机体（或局部）氧化/抗氧化之间的平衡被破坏，倾向于氧化反应增强的方面，导致自由基在体内（或局部）堆积，出现了细胞毒性过程。这种情况是氧化应激（oxidative stress）。氧化应激往往与组织缺血性损伤、创伤、感染、疾病（特别是动脉粥样硬化症，神经系统变性性疾病等）、金属与毒物中毒等病理情况伴行，造成组织、细胞与生物大分子损伤，并且加重病势。

疾病或损伤时自由基的来源

A. 缺血再灌注损伤

机体整体性（或局部）较长时间缺血，经输血或输液治疗（再灌注），此时组织细胞出现缺血再灌注损伤。损伤机制与自由基过量生成密切有关。过量的自由基来源如下：

血管内皮细胞黄嘌呤氧化酶（xanthione oxidase，XOS）活性增加。正常情况下，血管内皮细胞中主要以黄嘌呤脱氢酶（XD）形式存在。缺血时，细胞 Ca^{2+} 浓度增高，使该酶由还原状态XD成为氧化状态XOS。这两种类型酶虽然都使黄嘌呤降解，但前者以 NAD^+ 为电子受体，后者则以分子氧为电子受体。此外，缺血时细胞中ATP减少导致AMP增加，后者分解生成

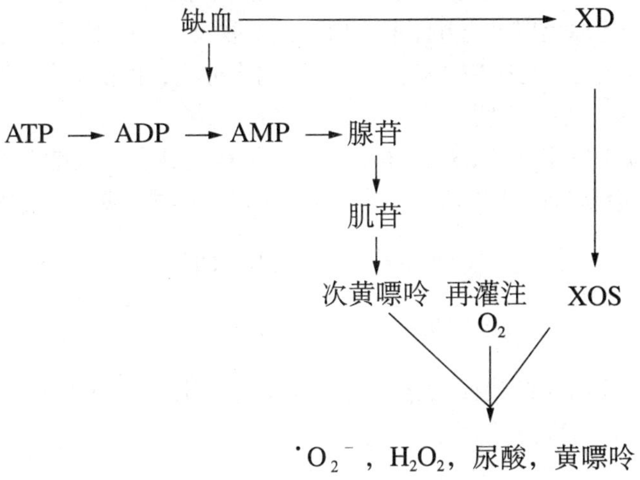

次黄嘌呤。次黄嘌呤也是XOS的底物。再灌注时，提供分子氧，即XOS的另一底物。因此$^{\bullet}O_2^-$大量生成。

缺血时，线粒体功能明显受抑，电子传递链终末氧化物缺乏，电子漏增多。

缺血的细胞内，许多小分子（如呼吸链中的醌类物质，黄素等）处于还原态，再灌注（复氧）时，大量氧分子进入，处于还原态的小分子发生自氧化，因而产生氧自由基，如醌自氧化为半醌自由基。

缺血时，儿茶酚胺大量分泌，通过交感末梢和血液循环供给心脏及其他器官。儿茶酚胺氧化降解时，伴有$^{\bullet}O_2^-$生成。由于缺血时心、脑和肾上腺中儿茶酚胺消耗增加，由苯丙氨酸迅速合成以补充，在合成过程中亦伴有$^{\bullet}O_2^-$生成。

缺血时，血管内皮细胞受损，cNOS活性降低，但是iNOS活性增强。大量生成的NO与$^{\bullet}O_2^-$作用产生$ONOO^-$，进一步损伤血管和缺血组织。

缺血再灌注损伤如果发生在心脏，则是临床上常见的心肌梗死。缺血受损组织释放蛋白酶，该酶裂解补体的第三个成分，使之成为有趋化活性的片段，吸引白细胞。因此在缺血的组织周围有白细胞聚集、活化。若以髓过氧化物酶活性代表白细胞聚集与活化的程度，则缺血90分钟，再灌注5小时，该酶活性增加了23倍。说明白细胞产生的ROS等活性物质，又使心肌损伤加剧。

B. 炎症及创伤

炎症及创伤时，白细胞活化，炎症因子大量分泌，诱导一种重要的核转录因子NF−κB活化。NF−κB的活化又进一步引起炎症因子、白细胞趋化因子、细胞黏附因子、磷脂酶A_2和iNOS等活性增加或浓度增高，以对抗致病因素。然而，由于炎症介质的过多释放或持续时间过长，则对机体产生明显损伤。如活化的白细胞生成大量的ROS与RNS，iNOS活化后生成大量的RNS，$ONOO^-$浓度的增高，都会加重病势。

C. 代谢活化与自由基活性中间产物形成

许多外源性无毒物质，经过肝细胞内质网中细胞色素P_{450}代谢活化后，形成活性中间产物，这一类活性中间产物往往是自由基或带电物质，它们能与生物大分子结合，或引起脂质过氧化（见后），或破坏代谢过程，导致细胞损害或死亡。物质代谢活化需要完整的细胞色素P_{450}系统。这是一组结构和功能相关的超家族基因编码的同工酶。包括NADPH−细胞色素P_{450}还原酶黄素蛋白、NADPH、细胞色素P_{450}和有关磷脂。对于P_{450}系统的研究已积累了许多资料。该酶通过单电子还原反应，一方面催化内源性底物反应调节代谢，又一方面活化某些外源性物质，生成亲电成分（包括ROS等），攻击胞内大分子，损伤细胞，因此，P_{450}系统又称万能的“酶杀手”。以下举例说明：

制备肝炎动物模型常用CCl_4，CCl_4的肝细胞毒性机制就在于它进入细胞后，经P_{450}系统代谢活化，形成三氯甲基自由基$^{\bullet}CCl_3$，后者可与氧结合，形成三氯甲基超氧自由基(10−45)。

$$CCl_4 + e^- \longrightarrow {}^{\bullet}CCl_3 + Cl^- \qquad (10-44)$$

$$^{\bullet}CCl_3 + O_2 \longrightarrow CCl_3 - O^{\bullet}O \qquad (10-45)$$

CCl_4本无毒，但经过P_{450}系统代谢活化，最后形成的$CCl_3 - O^{\bullet}O$则可启动脂质过氧化，损伤肝脏组织。

$$CCl_3-O^{\bullet}O+RH \longrightarrow CHCl_3+R-O^{\bullet}O$$

许多药物的副作用也与P_{450}系统的作用有关。例如，解热镇痛药扑热息痛可引起严重肝损伤，其原因是它经细胞色素P_{450}系统代谢后形成一种半醌自由基（N-乙酰对苯醌亚胺），后者可致肝坏死。阿霉素族的药物是有效的抗癌药，但是由于它们的严重副作用使得患者不得不中断治疗。产生副作用的原因就是该药经过P_{450}系统以及其他还原酶还原为半醌自由基，后者再与分子氧反应生成$^{\bullet}O_2^-$。

$$\text{醌}+e^- \longrightarrow \text{半醌自由基}$$

$$\text{半醌自由基}+O_2 \longrightarrow \text{醌}+{}^{\bullet}O_2^- \tag{10-46}$$

反应可再继续进行下去，学者认为通过Haber-Weiss反应生成 $^{\bullet}OH$，后者启动脂质过氧化。或者半醌自由基直接还原Fe^{3+}，然后启动Fenton反应，生成$^{\bullet}OH$（10-47）。然而也有学者提出，阿霉素与Fe^{2+}形成螯合物，该螯合物是脂质过氧化的有效启动剂。

$$\text{半醌自由基}+Fe^{3+} \longrightarrow \text{醌}+Fe^{2+}$$

$$Fe^{2+}+H_2O_2 \longrightarrow Fe^{3+}+OH^-+{}^{\bullet}OH \tag{10-47}$$

氧化应激对生物大分子的损伤

A. 脂质过氧化（lipid peroxidation）

由多不饱和脂肪酸（PUFA）两个双键之间的亚甲基 $-CH_2-$ 抽提氢开始。使PUFA碳原子出现一个不配对电子 $-^{\bullet}CH-$。由于双键存在，使与之相邻的碳原子C-H键变弱，因而H较容易移动，引起分子重排，最后出现一个使 $-^{\bullet}CH-$ 稳定的共轭双烯结构。与氧反应后，形成以氧为中心的自由基$RO^{\bullet}O$，后者可氧化蛋白或脂质，或再抽提氢，形成R-OOH，若有过渡金属，则被催化分解。$R-O^{\bullet}$活性比$R-OO^{\bullet}$强些，抽提氢后，形成连锁反应。$RO^{\bullet}O$

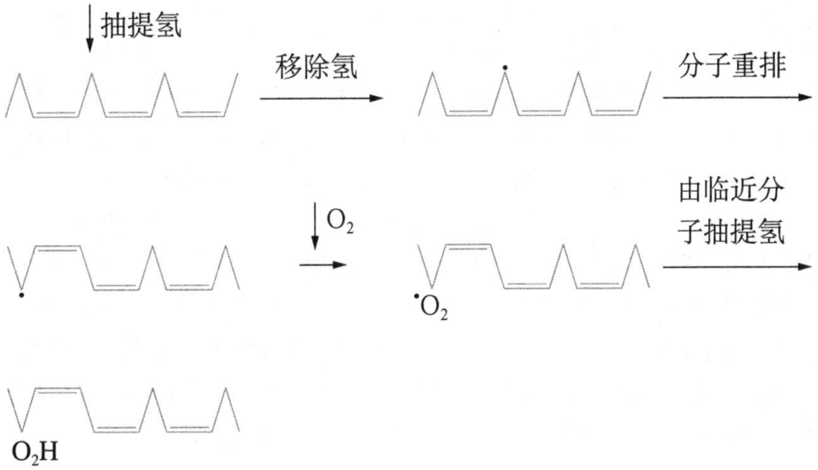

$$R{-}OOH + Fe^{2+} \longrightarrow R{-}O^{\bullet} + Fe^{3+} + OH^{-}$$ 还原分解

$$R{-}OOH + Fe^{3+} \longrightarrow R{-}OO^{\bullet} + Fe^{2+} + H^{+}$$ 氧化分解

也能形成环状过氧化物。最后，−C−C−键断裂，形成几个低分子化合物：醛、短碳氢化合物和一个自由基。醛可与蛋白、脂质上的−SH、$-NH_2$交联。因此认为醛是毒性物质。

B. 蛋白质氧化与亚硝基化

蛋白质与氨基酸都是自由基的攻击标靶。据估算，正常状态下，每消耗100个氧分子就氧化一个蛋白质分子。目前研究得较多、且影响蛋白质功能的氧化修饰是羰基（> C = O）与亚硝基（−HNO）出现。蛋白质羰基化主要由于赖氨酸、脯氨酸、精氨酸与苏氨酸残基的侧链氧化。蛋白质亚硝基化一般是由于被$ONOO^-$氧化。酪氨酸亚硝基化后成为3−亚硝基酪氨酸。3−亚硝基酪氨酸增加也是蛋白质氧化损伤的标志。

此外，尚有含硫的氨基酸如半胱氨酸、蛋氨酸也容易被氧化损伤。半胱氨酸氧化后，形成分子间或分子内二硫键，蛋氨酸形成硫氧蛋氨酸。不过，这两种氧化修饰均可被相应的酶逆转，或被硫氧还蛋白恢复。

蛋白质被自由基氧化后本身成为自由基。即相应的氨酰基成为自由基，但是不配对电子可转移到其他氨酰基上。

蛋白质被氧化后肽链断裂，或形成聚集物。聚集物形成可通过二硫键交连、两个酪氨酰自由基之间的2, 2′−二苯基交连、两个以碳为中心的自由基反应，或者通过被氧化的基团之间的疏水作用或静电作用形成聚集物。这种聚集物在热力学上不稳定，呈现局部伸展的三维构象，且疏水性增强，这种被氧化的蛋白形成聚集物后，不但丧失功能，而且有毒性。有证据表明，这种变性蛋白质的聚集物，便是老年性痴呆症神经元中的淀粉样纤维的中间物。

C. 对DNA的损伤

损伤方式有①生成嘧啶二聚体；②碱基损伤生成70余种产物；③碱基丢失，形成无碱基位点；④ DNA间交联或DNA与蛋白质交联；⑤ DNA链断裂；⑥姐妹染色单体交换等等。

D. 对线粒体的损伤

线粒体是膜性细胞器，有大量蛋白质和脂质，是电子传递链的所在。细胞90%的ROS来自线粒体。因此ROS首先损伤线粒体。在线粒体中出现长期的、积累性的损伤。

对脂质的损伤；脂质过氧化。

对蛋白质的损伤；乌头酸酶，腺嘌呤核苷酸移位酶等是长期氧化损伤的重要标靶。

对线粒体DNA（mitochondrial DNA，MtDNA）的损伤；与核DNA相比，MtDNA对氧化损伤更为敏感。Van Houten等证明，外源性低剂量H_2O_2在不引起核DNA损伤的情况下，MtDNA却出现损伤。在无外源性氧化剂攻击的情况下，MtDNA被氧化的碱基10～15倍于核DNA。MtDNA比核DNA脆弱的原因是：①线粒体本身产生ROS；②电子传递链富含Fe，Fe可以从铁−硫簇中释放；③ MtDNA缺乏组蛋白保护；④ MtDNA损伤修复机制较差。因此，在进化过程中，哺乳动物MtDNA的突变率5～10倍于核DNA。此外，MtDNA氧化损伤随年龄而增加，而且有年龄依赖性的积累。例如在人心肌组织发现的年龄依赖性的MtDNA删除在生命过程中一直在积累，新的删除可以重叠在旧的删除之上。

10—5 自由基及氧化应激的检测

在生物组织中，直接检测自由基的方法是电子自旋共振（ESR）波谱术。由于自由基的寿命短暂，往往在待检测组织中加入自旋捕集剂（spin trapping）间接检测。自旋捕集剂本身不具顺磁性，因此无ESR波谱。如5，5′－二甲基－1－N－氧化吡咯林（DMPO）能与$^{\bullet}O_2$，$^{\bullet}OH$，烷基，烷氧基等短寿命的自由基起反应，生成相对稳定的、ESR可检测的氮氧化物。后者在室温下便可被ESR检测。α－苯基－N－特丁基萘特龙（PBN）也是个常用的捕集剂，不但可捕集$^{\bullet}OH$，也可捕集烷氧基及烷过氧基。如前所述，血红蛋白是NO的ESR自旋捕集剂等等。

间接检测生物组织自由基的方法很多，如化学发光法等等。

学者们也常常检测组织中脂质过氧化（如醛类化合物的含量、不饱和脂肪酸含量等），蛋白质中羰基含量以及DNA的氧化损伤来判断氧化应激。检测组织中抗氧化酶活性与抗氧化剂（如GSH，抗坏血酸及α－生育酚等）水平都是测定组织氧化应激的重要指标。

复习思考题

1. 什么是自由基，氧自由基与活性氧，活性氮?
2. 什么是Fenton 反应?
3. 呼吸爆发与白细胞的杀菌机制有什么关系?
4. 自由基如何参与细胞信号转导?
5. 自由基与卵子受精有什么关系?
6. 试述哺乳动物机体中的抗氧化酶系。
7. 试述哺乳动物机体中的抗氧化小分子物质。
8. 什么是氧化应激?
9. 什么是脂质过氧化？试述自由基对蛋白质的损伤?
10. 试述自由基对线粒体的损伤。

参考文献

1. Halliwell B, Gutteridge JMC. Free Radical In Biology and Medicine. Oxford: Clarendon Press, 1999
2. 方允中，郑荣梁主编. 自由基生物学的理论与应用. 北京：科学出版社，2004

11　光生物物理
Photobiophysics

光是地球上一切生物赖以生存最重要的物理因素，是生命活动最重要的能量来源。光对生物的生长、发育、结构和功能有着强烈的影响，它既可以造成生物体的损伤，又可以用于治疗疾病。由于它包含的内容十分丰富，因而光与生物学相互关系的光生物学一直是一门很活跃的学科。研究对象包括分子、细胞到整个机体的各个层次，包含细菌、细胞、植物和动物。

太阳是最大的光源，照到地球上的阳光，其波长范围，包括从紫外光谱区的200nm起，可见光，直到红外光谱区的800 nm以上。不同波长的光具有不同的能量，诱发不同的生物学效应。医学院校的生物物理课程，重点讲述光对机体产生的效应，常将短于400 nm的光分为以下几波段：

第一波段从315nm到400nm，称UVA波段（ultraviolet A）。UVA能穿过表皮达到真皮，一般不会引起严重的皮肤改变，但能增加因紫外线照射引起的光致损伤，并诱发光敏化作用。

第二波段从280nm到315nm，称UVB波段（ultraviolet B）。它被皮肤的角化层吸收，具有很强的生物学作用，抑制DNA、RNA和蛋白质的合成，扰乱有丝分裂，造成皮肤烧伤，诱发皮肤癌等。但另一方面它也是合成维生素D不可缺少的光源。

第三波段是短于280nm的紫外线，称UVC波段（ultraviolet C）。它的穿透力很小，具有和UVB类似的生物学作用。在实验中常用人工光源产生。

随着从分子水平研究光对生物体作用的进展，光生物学出现了光生物化学、光生物物理的分支学科，但二者的界线很难划分，而是有着密切的联系。从光生物物理研究的角度，主要是研究紫外线和可见光作用于生物体系时，光能量的吸收、转变以及光照引起的化学变化与生物学效应的关系。在植物学中，光合作用的原始过程是光生物物理的重要研究课题，在动物学和医学中，视觉的原始过程、光敏化氧化过程及其机制都是与光生物物理密切相关的课题。

本章内容包括光的物理化学基础、紫外线对生物大分子的作用、光敏化作用及光敏化氧化作用，同时举例阐明光生物物理在医学中的应用。

11－1　光的吸收和光化学反应

光的本质

光是一种能引起人类视觉的电磁辐射，这种电磁辐射，波长处于380～800nm之间，这一波长区间叫电磁辐射的可见部分（表11－1）。光生物学更关心波长从200nm到800nm的辐射，因为这种辐射被生物大分子吸收后能引起物理、化学变化和较广泛的生物学效应。

既然光的本质是一种电磁辐射，因而它具有波动性和粒子性。所谓波动性，是指光是一

列彼此垂直和迅速交变的电磁场，二者又都垂直于光的传播方向（图11–1）。作为一种波动，可用波长或频率 v 来表示

$$\lambda v = C \tag{11–1}$$

式中 C 为光速，3×10^8m/s。从光的粒子性讲，光是一种一个个彼此独立而又具有一定能量的粒子，又称光子（photon），是量子化的。每个光子具有的能量 E 与 λ 和 v 有关。

$$E = hv \tag{11–2}$$

式中 h 为普朗克常数（6.63×10^{-34}JS）。

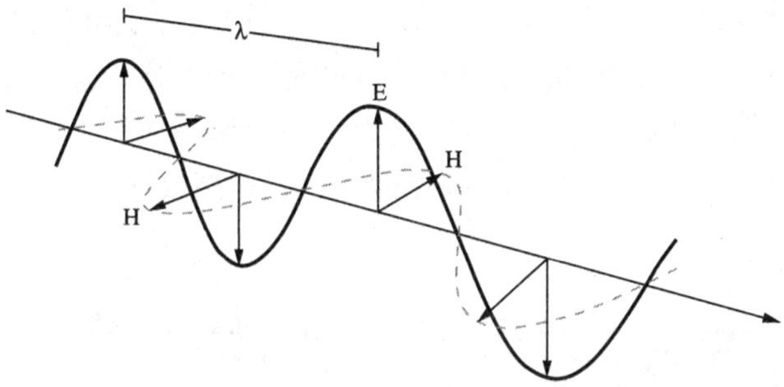

图 11–1　电磁波

表 11–1　电磁辐射谱

范　围	波　长
γ射线	$10^{-4} \sim 10^{-1}$nm
χ射线	$10^{-2} \sim 10$nm
真空紫外	10～200nm
紫外	200～300nm
近紫外	300～380nm
可见	380～800nm
红外	0.8～1000μm
微波	1mm～100cm

光的吸收

物质分子对光的吸收服从 Lambert-Beer 定律

$$I = I_0 10^{-\varepsilon cl} \tag{11–3}$$

式中 I_0 为通过溶液前的光强度；l 为通过厚度为 d 克分子浓度为 c 后的光强度；ε 为克分子消光系数。

物质分子在吸收光子能量后，如果该能量在数值上正好等于该分子的基态与电子激发态之间的能量差，那么分子就由基态跃迁到高能的电子能级即电子激发态，如果光的能量较低，不足以跃迁到电子激发态，则可能扰动分子振动能级的平衡分布，如果能量更低，则可使分子的转动能级的平衡分布受到扰动。

分子吸收光子能量后跃迁到电子激发态，成为激发分子，它是一种不稳定的状态。因而随之便开始一系列能量降低的事件。包括荧光辐射、非辐射跃迁和通过系间交连转入三重态等。有关这一部分内容，我们将在荧光技术中详细叙述。这些过程称为光物理过程。除此以外，处于电子激发态的分子，还可以通过键断裂或重新形成键的过程，即分解成自由基或产生新的化合物，从而消耗所吸收的能量。这就是光化学过程。因而光物理过程只是引起某些物理性质的改变。一般而言，在生物体系中光物理过程不会引起生物学效应，而光化学过程由于能产生有反应活性的产物，往往会导致生物学效应。但由此也可看到，光物理过程和光化学过程，二者是相互联系不可分割的。图11−2说明激发态分子、光活性产物以及生物效应之间的关系。由图11−2可见由激发态分子导致的光化学产物，可能是高反应活性的中间产物(a)或者就是最终产物，二者均可能产生生物学效应，或者高反应活性的中间产物也可能释放能量回到基态。

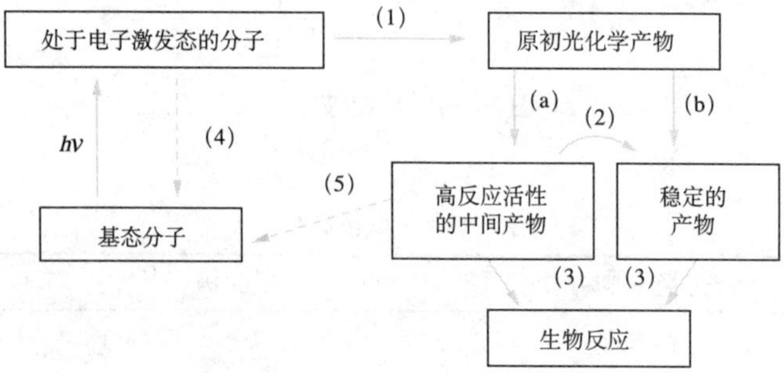

图 11−2　激发态分子和光产物之间的关系

光激发分子导致：(1)原初光化学产物可能是在暗处发生转变的高分子反应活性的中间产物 (a)或者是最终产物(b)；(2)最终产物形成；(3)中间产物或最终产物引起生物反应；(4)和(5)分别为返回基态的电子弛豫和化学反应

光化学反应

光化学反应是指一个体系在光照时引起的化学反应，它与通常所谓的热反应的区别，在于前者与激发的分子有关。因此光化学反应实际上包括两个步骤：第一步是物质分子吸收光量子，此过程是在光作用下直接产生的反应，称为光反应；第二步是化学反应，由于它是光反应后的继发反应所以又称暗反应。在光生物物理中着重讨论的是第一步光反应。如果激发分子相对于基态反应物发生了键的破坏或形成了新的化学键，这就可以说激发分子进行了一次光化学反应，这种反应又称之为原始光化学过程（primary photochemical process），倘若原始光化学过程的产物是具有高反应活性的中间物如自由基，它们就会进一步反应。直至生成最终的稳定产物，而由中间产物引起的继发反应，是在无光照条件下进行的。

下面介绍几种主要的原始光化学反应的类型。

A. 光解离

激发分子与电子吸收的能量转移到一个特别的键上，结果产生键的断裂这种作用在光化学上称解离，而不叫分解。例如：

$$Cl - Cl \xrightarrow{h\nu} Cl^{\cdot} + Cl^{\cdot}$$

解离的结果是产生自由基，但有时也可以产生稳定的分子，例如CO–Fe卟啉络合物光解后就生成稳定的铁卟啉与CO。

B. 光异构化（photoisomerization）

例如全反式的视黄醛转变为顺式视黄醛。

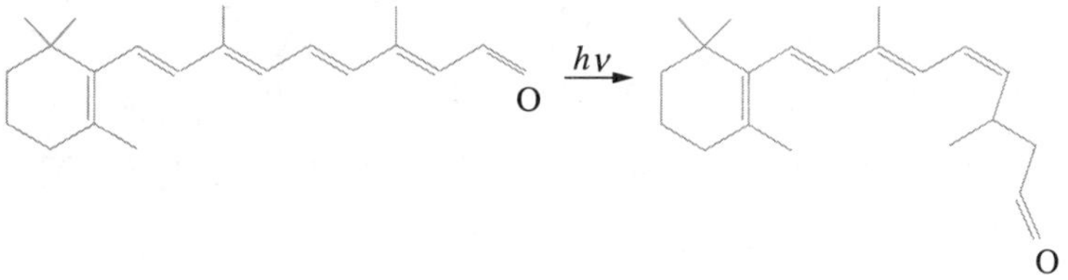

C. 光氧化还原反应

光氧化（photoxidation）是指氧对分子的加成作用，它有两种形式：

$$1.\ M \xrightarrow{h\nu} M^* \xrightarrow{O_2} MO_2$$

$$2.\ M + O_2^* \longrightarrow MO_2 \text{（*分子处于激发态）}$$

光还原（photoreduction）是指一个氢原子或一个电子对一个分子的加成作用。

D. 电子转移反应

在轨道能量适合的情况下，激发分子M*和基态分子N能够交换一个电子。

$$M^* + N \longrightarrow M^{-\cdot} + N^{+\cdot}$$

光合作用过程中叶绿素a和醌分子间的电子转移属于这种情况:

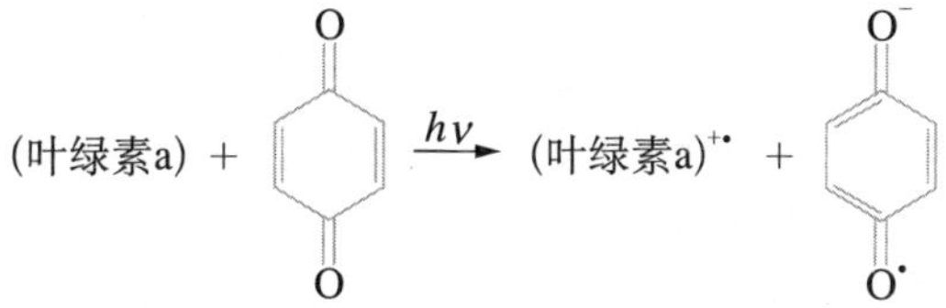

E. 光敏化反应（photosensitization）

M和X发生光化学反应，可直接照射M，使 $M \longrightarrow M^*$ 再与X起作用，也可以通过敏化剂（sensitizer）S吸收能量，再经能量转移使M激发，然后与X起作用，即

$$S \longrightarrow S^* \quad S^* + M \longrightarrow S + M^* \quad M^* + X \longrightarrow \text{产物}$$

实际上在光氧化反应中，还有一种敏化光氧化，有两种可能发生这种作用。

$$S^* + O_2 \longrightarrow S^*O_2 \xrightarrow{M} S + MO_2$$

$$S^* + O_2 \longrightarrow S + O_2^* \xrightarrow{M} S + MO_2$$

前一种反应是激发态的敏化剂S^*先与O_2形成氧化物，再与M反应，后一类反应是S^*的能量先转移给O_2使形成激发态O_2^*，再与M反应形成产物MO_2。无论是通过哪条途径，这类反应都称光敏化氧化作用或光动力作用（photodynamics）。

F. 环加成反应

例如胸腺嘧啶在光照下形成环丁烷式的胸腺嘧啶二聚体

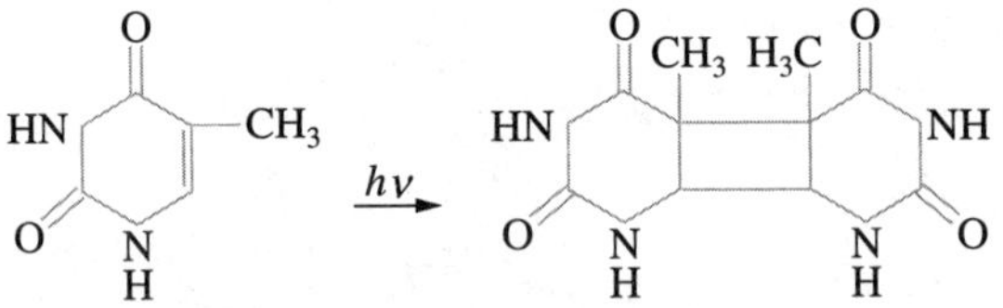

除以上提到的几种原初光化学反应外，还有其他种类的反应，例如不饱和系统的线性加成、取代反应、结构重排等等，此处不再一一列举。

光化学反应的量子产率与作用光谱

对于光化学反应，分子A吸收了光子能量后，最终形成产物B，即 $A \xrightarrow{h\nu} B$ 则产物B的量子产率φ_B为

$$\varphi_B = \frac{\text{生成}B\text{的分子数}}{A\text{吸收的光子数}} \tag{11-4}$$

可见量子产率是一个度量被吸收光子产生能测量的化学变化效率的量，是表征光化学反应的重要参数。一般来说，光化学反应的量子产率总是小于1。在光化学反应过程中有中间产物出现时，这些中间产物可能进行的几种过程的速率变化，都会影响此反应最终产物的量子产率。也就是说量子产率也是用来表征光化学反应过程的参数。光照时激发态分子形成的效率、原初过程的效率、原初反应和最终产物形成之间发生的所有阶段效率的综合，才能给出最终产物的量子产率。

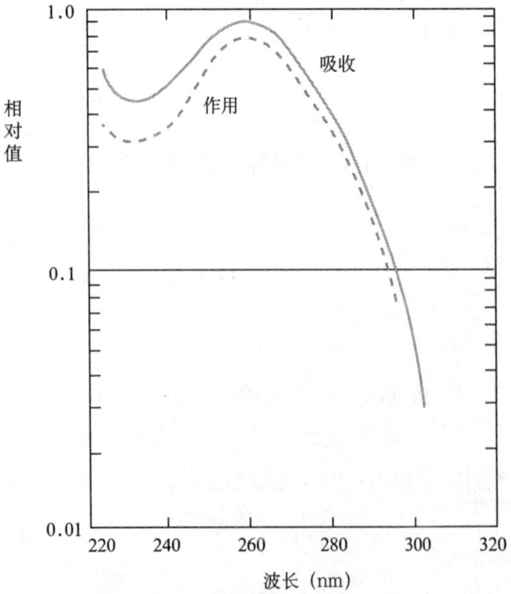

图 11-3　DNA 水溶液的紫外吸收光谱和胸腺嘧啶二聚体形成的作用光谱

作用光谱指的是光照产生的效应对波长的依赖关系。图11-3中虚线表示的是胸腺嘧啶在紫外线照射下形成二聚体光化学反应与波长的关系，即作用光谱，而实线表示的则是DNA水溶液的吸收光谱。与量子产率相似，作用光谱提供了光诱发过程的一个重要实验表征，它

表明什么波长的光会导致最有效的结果，同时也可以给出复杂系统中分子机制的有用信息。

现就下面的光化反应讨论此问题。

$$A \xrightarrow{h\nu} B$$

用波长为λ_1和λ_2的二束单色光分别照射A，对λ_1而言，在一特定的光强I_1和照射时间t_1条件下，产物B的生成量Ns可由下式给出

$$N_1 = I_1 t_1 \sigma_1 [A] \varphi_1 \tag{11-5}$$

式中σ_1是在波长λ_1处A的吸收截面，它代表一个光子穿过一个分子时被吸收的几率，[A]代表物质A的浓度，φ为量子产率。同样对λ_2而言，

$$N_2 = I_2 t_2 \sigma_2 [A] \varphi_2 \tag{11-6}$$

如果$N_1 = N_2$，则$I_1 t_1 \sigma_1 [A] \varphi_1 = I_2 t_2 \sigma_2 [A] \varphi_2$　(11−7)

因而

$$\frac{I_1 t_1}{I_2 t_2} = \frac{\sigma_2 \varphi_2}{\sigma_1 \varphi_1} \tag{11-8}$$

设D为总的光子量，$D = It$，则

$$\frac{D_1}{D_2} = \frac{\sigma_2 \varphi_2}{\sigma_1 \varphi_1} \tag{11-9}$$

D_1/D_2是在波长为λ_1和λ_2光照条件下，引起上述光化学变化的相对效率之比。我们可以测定在许多波长下光化学反应的相对效率。由相对效率对波长作图即可得到光化学反应的作用光谱。如果量子产率不随λ改变，则作用光谱的形状与σ对λ的吸收光谱基本相似。因而作用光谱对于测定光化学或光生物学过程中，吸收所涉及的分子及产物或效应，提供了重要的实验手段。图11−3中虚线代表的胸腺嘧啶二聚体形成的作用光谱与实线代表的DNA水溶液的吸收光谱基本一致，260nm的紫外线为DNA分子吸收的峰位，也是使胸腺嘧啶形成二聚体的峰位。实验表明，紫外线对几种微生物的致死效应的作用光谱，和DNA水溶液的吸收光谱也是吻合的。另外，对许多动物来说，视觉反应的作用光谱都和其视觉色素的吸收光谱一致。

11−2　紫外线对核酸和蛋白质的作用

紫外线对核酸的作用

紫外线比可见光具有更高的能量，它对生物体的作用一直是人们关心的问题，到目前为止，已经证明紫外线除了它照射人体后能在皮肤中产生维生素D，在实验室广泛用来消毒灭菌以外，对许多疾病还具有治疗作用。但是大量的资料也表明，紫外线照射对机体可以产生有害的作用，其作用主要是由于对DNA作用的结果。其中最有害的效应是致死，其他的还包

括致突、致癌、抑制核酸和蛋白质的合成，干扰细胞的有丝分裂等。因而紫外线对生物大分子——核酸和蛋白质的作用已成为引人注目的课题。

A. 嘧啶光水合物的形成

胞嘧啶与胸腺嘧啶都能形成光水合物，它们比尿嘧啶更容易，特别是胸腺嘧啶。下面的反应式为尿嘧啶水化合物形成

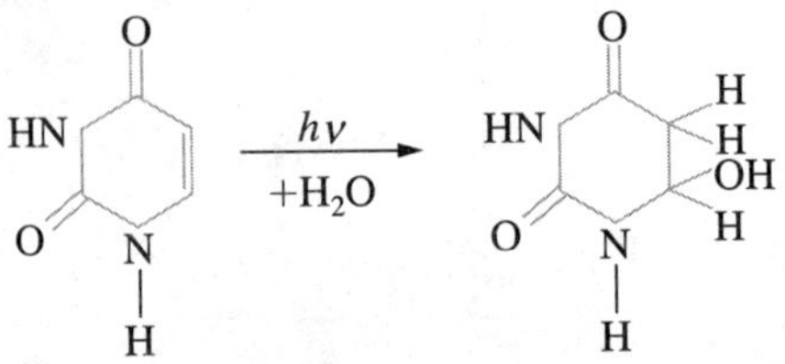

可见，这是由于在嘧啶环的5，6位双键处加上了一个水分子，产生了6−羟基，5−氢尿嘧啶。当DNA复制和转录时，会出现一些单股DNA的区段，这些区段上形成嘧啶光水合物，是产生突变的一个因素。密码的变化是由于胞嘧啶水合物形成的缘故，这时胞嘧啶水合物与腺嘌呤形成碱基对，而不是与鸟嘌呤形成碱基对。

B. 嘧啶的环丁二烷型二聚体

1960年就有人报道紫外线引起的DNA一条链上两个相邻的胸腺嘧啶残基可形成二聚体，称为环丁烷型的二聚体。这种二聚体是通过每个嘧啶环的5,6位碳原子相互连接形成的。它有四种异构体（图11−4）。紫外线照射引起的嘧啶二聚体不仅在同种嘧啶之间形成，也可以在不同种的嘧啶之间形成。

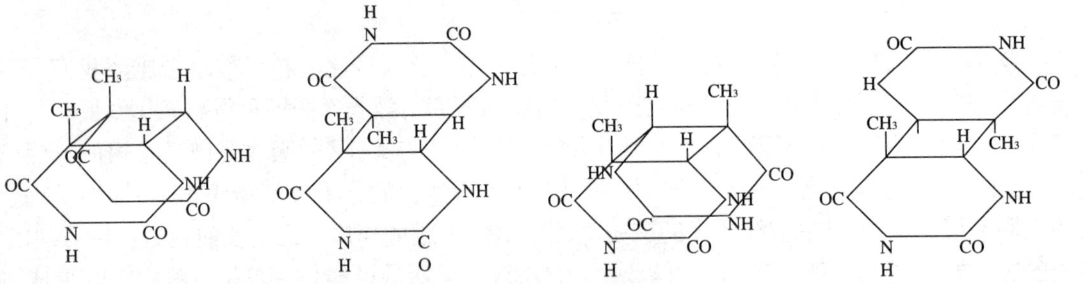

顺—顺　　反—顺　　顺—反　　反—反

图11−4　环丁烷型嘧啶二聚体的异构体

嘧啶二聚体对热和酸碱的作用是稳定的，一旦形成了二聚体，特征的紫外吸收就消失，因此吸收程度的变化是检查二聚体生成程度的一个指标。另外，二聚体的形成，使得DNA复制过程中正常碱基配对受到影响，从而产生突变。

C. DNA与蛋白质的交联

紫外线可引起DNA与蛋白质的交联。例如紫外线照射胸腺嘧啶和半胱氨酸溶液，可分离出一种产物——5−S半胱氨酸，6−氢胸腺嘧啶。

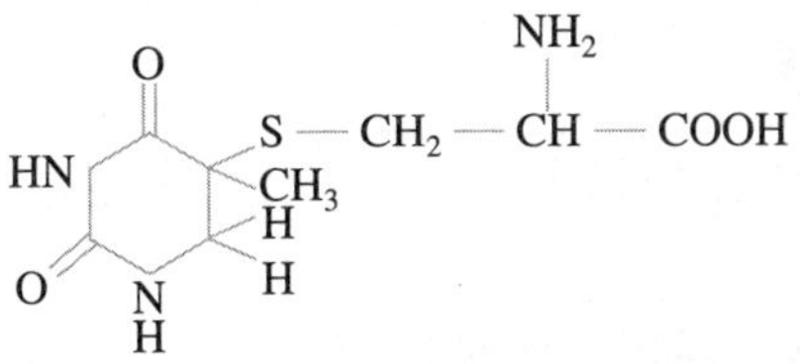

5−S 半胱氨酸，6− 氢胸腺嘧啶

这种化合物可以用来作为交联现象的一种模型。半胱氨酸还可以接到DNA、RNA和多聚尿苷酸或胞苷酸或胸苷酸上。精氨酸、赖氨酸、酪氨酸、色氨酸及胱氨酸也可与胸腺嘧啶通过光化学反应连接起来。谷氨酸、苏氨酸、半胱氨酸、胱氨酸、蛋氨酸、精氨酸、组氨酸、苯丙氨酸、色氨酸、和酪氨酸在光化学反应过程中与尿嘧啶连接加成。

DNA与蛋白质在光化学反应中引起交联，可能在细胞的失活上起着重要作用。微球菌是一种抗紫外线能力强的生物体。让其致死的作用光谱与杀死较为敏感的生物大肠杆菌的作用光谱有着明显的差别。在微球菌的吸收光谱中，存在280nm和260nm的峰位，而在其作用光谱中，在280nm有反应，这表示紫外线对微球菌的生物效应涉及蛋白质。因而人们认为在紫外线照射下导致微球菌死亡的是DNA和蛋白质的交联。

对于核糖核酸RNA来说，损伤它的光化学反应与DNA十分相似。例如烟草花叶病毒含有作为遗传决定因素的RNA，它的光化学反应是导致该病毒迅速钝化的原因。

紫外线对蛋白质的作用

蛋白质中大多数氨基酸不吸收大于240nm的紫外光，能吸收的只是芳香氨基酸以及含芳香氨基酸的蛋白。另外蛋白或多肽中的肽键和二硫键也能吸收光，肽键的最大吸收是150～190nm，在254 nm也能吸收。因此胱氨酸成为影响蛋白功能最敏感的靶。这种光化作用产生的最明显的效果是脱羧，即形成CO_2，使侧链断裂，从而使蛋白失活。许多酶例如羧肽酶、溶菌酶、胃蛋白酶等的光化失活就是因为酶对紫外线光化敏感的结果。除此以外，蛋白的紫外光化反应，还可使蛋白的溶解度发生变化，热变性的敏感度增加以及其他光学与物理特性的变化等。

紫外线还能使蛋白或氨基酸产生光解离，例如色氨酸光解离后可产生色氨酸的正离子与水化电子（aqueous electron）e_{aq}^-，所产生的e_{aq}^-可与氨基酸、肽键、二硫化物及含 −SH 的氨基酸等反应使之去氨基酸、键断裂等，从而影响蛋白的结构与活力。

$$Trp + H_2O \xrightarrow{hv} {}^3Trp - OH$$（三重态 Trp 的 OH 化合物）

$$Trp + hv \longrightarrow Trp\text{−}O^{\bullet} + e_{aq}^- + H$$

在光对蛋白的光生物学作用中，色氨酸起着非常重要的作用。色氨酸是一种疏水氨基酸，在蛋白折叠中起着成核作用，色氨酸能吸收280nm的光，而且发荧光，因而它成为研究蛋白结构和动力学的内在报告基团。另外，用大于290nm的光激发色氨酸，产生一种重要的光产物——甲酰犬尿酸，其生物活性很广，可与DNA结合，抑制大分子合成，抑制减数分裂和某些酶的活性；它还同时产生O_2^-，形成过氧化物，当存在外源性光敏化剂时，产生光敏化氧化作用。

表 11−2 列举了蛋白溶液在紫外线作用下多种性质的改变。

表 11−2　蛋白溶液在紫外线作用下多种性质的变化

性　质	变　化	可能原因
吸收系数	增加或减少（与波长有关）	吸收基团的破坏与形成
酸性基团聚集	增加，pH 改变	肽键断裂，形成酚基
胶体渗透压	减少	凝聚作用
−SH 基团	增加，被氧化	总体结构改变
粘度	增加	凝聚作用
颜色	在闪光分解作用下暂时产生	自由基的形成
免疫学效应	抗原性破坏	芳香基团被破坏
热作用敏感性	增加	疏水基团受照射
表面电位	增加	离子碎片的形成
表面张力	改变	降解作用

除上述作用以外，由于能量转移的机制，被蛋白各部分吸收的光子能量，可以向“活性”部位转移，导致结合在“活性”部位的化合物分解出来。

11−3　光动力学作用

光动力学作用产生的条件

光动力作用即光敏化氧化作用。重要的生物大分子例如核酸和蛋白吸收的光波长都是小于300nm的紫外线，可见光对这些分子不产生作用。但是如果在DNA溶液中加入亚甲兰，在有氧的环境中，可见光的照射就会引起DNA的损伤。1900年类似的报道还有，在有染料吖啶存在的条件下，可见光照射含有草履虫的培养液，可导致草履虫死亡。在上述两个例子中，加入的亚甲兰和吖啶被称为敏化剂（sensitizer），它使得DNA或草履虫对可见光的作用表现出敏感性。

由此可见，光动力学作用是在有敏化剂、氧和可见光三者同时具备的条件下产生的。敏化剂的作用是吸收光子的能量（320nm～800nm），本身被激发变为激发分子后，再与底物或体系中的其他分子反应，最终使底物氧化造成损伤。一般来说，敏化剂本身在光动力学作用过程中并不消耗或被破坏。常用的敏化剂有三类：一类是染料如亚甲兰、吖啶橙和曙红；一类是色素如血卟啉、黄素和叶绿素；还有一类是多环碳氢化合物如3，4−苯并芘以及某些蒽类化合物（图11−5）。氧的作用是使体系中的物质发生氧化，因为在无氧条件下是不会发生光动力学作用的。

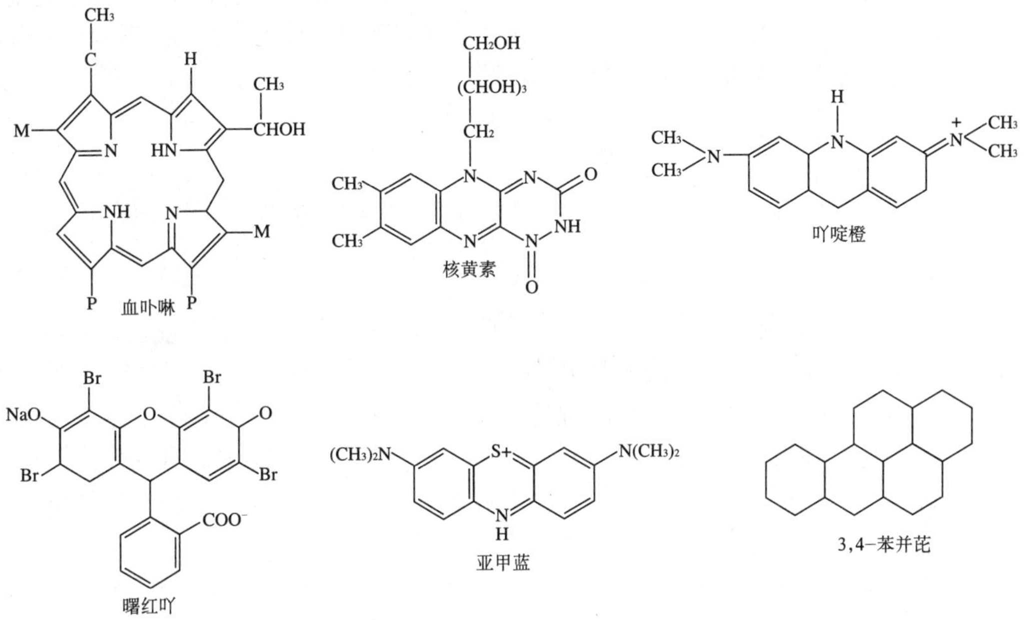

图 11–5 几种敏化剂的结构式，M 代表甲基、P 代表丙酸

生物大分子及细胞光动力学作用的表现

蛋白、多肽及氨基酸可由光动力学作用而引起改变，虽然三者的敏感性有些不同，但都能产生光动力学作用。甲硫氨酸、组氨酸、色氨酸和酪氨酸、半胱氨酸不论是游离的或在肽链上，都是主要受影响的氨基酸。自由氨基酸的改变取决于敏化剂、溶剂、pH 及氧的含量。如甲硫氨酸在用亚甲兰为敏化剂时光动力学作用可产生甲硫氨酸亚砜；如敏化剂为黄素时，则产生甲硫醇。

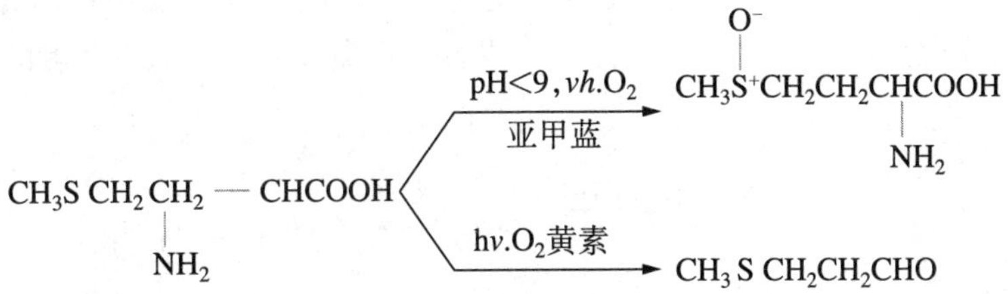

对于蛋白或多肽，光动力学作用可改变其性质，溶解度、粘度、吸收光谱、抗原性、酶活性和激素活性都会发生变化。肌凝蛋白在亚甲蓝存在的条件下，用300瓦白炽灯照射，ATP 酶活性丧失。溶菌酶在有亚甲蓝光照时，其中色氨酸被氧化，同时酶活性丧失。

核酸可因光动力学作用发生变化，导致熔解温度降低、因链断裂的结果而使粘度降低、以及容易被酶降解。用亚甲蓝对DNA及其中的核苷和核苷酸的光动力学作用研究结果表明，鸟嘌呤及其衍生物在光动力学效应方面，比其他碱基敏感。约在pH8的条件下，鸟嘌呤的变化最迅速，胸腺嘧啶就缓慢得多，而腺嘌呤、胞嘧啶和尿嘧啶则基本上不受影响。由于核酸受光动力学作用后产生的变化产物多不稳定，所以不易检测，使之对它的研究存在一定困难。

细胞膜的光氧化即脂质的氧化。脂肪酸衍生物与胆固醇光氧化产物，是双键移到丙烯位置上，形成过氧化物，$^1O_2$是中间活化物，从而引起自由基氧化反应。

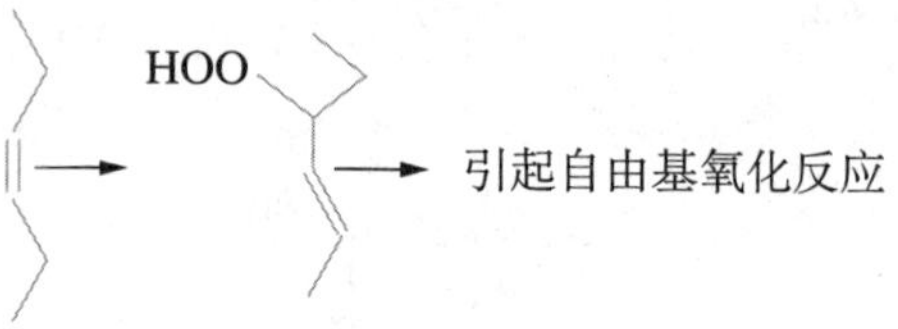

脂肪酸氧化是膜破坏的主要原因。因为当它生成过氧化物时，膜就很脆弱，更重要的是过氧化物诱发自由基的氧化反应造成整个膜的破坏。红细胞做成的血影细胞膜，若在其中加入一些血卟啉，光照后由于氧化整个膜就破碎了。若同时加抗氧化剂β–胡萝卜素或其他的自由基抑制剂，就可以抑制氧化反应保护红细胞膜。另外曾经有人观察到鼠肝线粒体悬液在有敏化剂存在时，发现敏化剂溶于溶酶体，光照使溶酶体膜的通透性增加，导致溶酶体的破裂，细胞最终死亡。这可能是水解酶释放到细胞质里造成的。

细胞水平上观察到的光动力学效应，包括细胞的死亡、分裂的延缓、细胞溶解和溶血、变异的产生及膜通透性的改变等。在哺乳动物包括人的完整的抗体上，也可观察到光动力学作用的效应。代谢产物如血卟啉、药物如磺胺等和某些食物使得敏化剂存在于机体中，对于完整的机体而言，光动力学作用的效果有两种，一是光毒性反应，一是光变态反应。前者是光照后立即发生的。后者是滞后的，似乎是由于形成的光敏化氧化产物与蛋白质作用产生一些"光致抗原"，引起某种免疫反应。两种反应均在皮肤上表现出损伤，如红肿、出疹、坏死和溃烂等。

光动力学作用的机制

光动力学作用是在敏化剂参与下的光氧化作用，所以又称为光敏化氧化作用(photosensitized oxidation)。对其机制的研究结果表明：敏化剂分子S在吸收光子能量后，转变为单线激发态分子^1S，接着以很高的效率转变为长寿命的三线态激发分子^3S。三线态分子^3S再启动后续的反应。从下式可见，敏化剂三线态的寿命较单线态长，二者的失活率分别为$10 \sim 10^4$秒$^{-1}$和$\sim 2 \times 10^8$秒$^{-1}$。

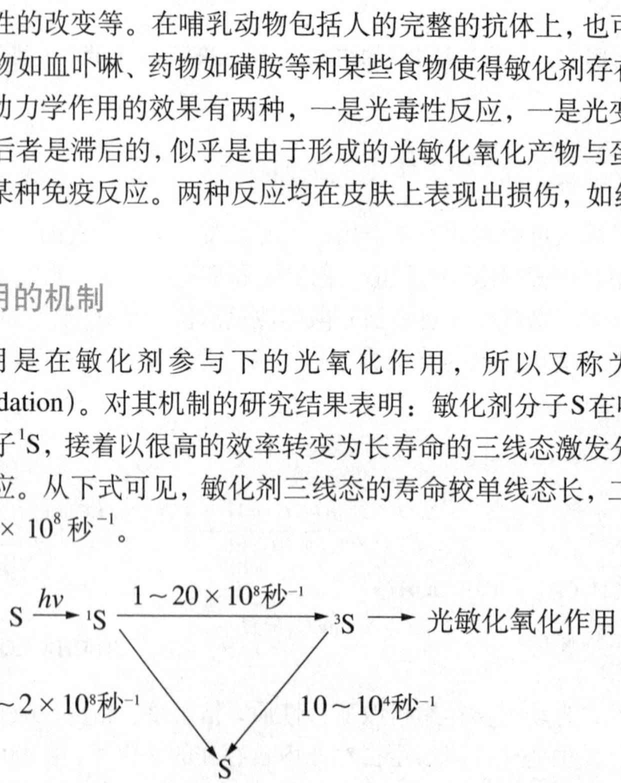

三线激发态敏化剂通过下列两种类型的反应，导致光敏化氧化作用。

第一类反应（Ⅰ型）是三线激发态敏化剂，直接与底物或体系中的氧分子作用，给出氢原子或发生电子转移，生成的自由基再进一步反应导致效应的出现。这类反应的发生与激发态敏化剂和底物的氧化还原电位有关。例如亚甲兰的氧化电位为+900mV，组成核酸的碱基中鸟嘌呤的氧化电位为+850mV，腺嘌呤为+950mV，胸腺嘧啶为+1050mV，胞嘧啶为+1200 mV。因为鸟嘌呤的氧化电位低于亚甲兰的氧化电位，因而很容易发生Ⅰ型反应，故鸟嘌呤对光动力作用比其他碱基敏感。这一类型反应的通式如下：

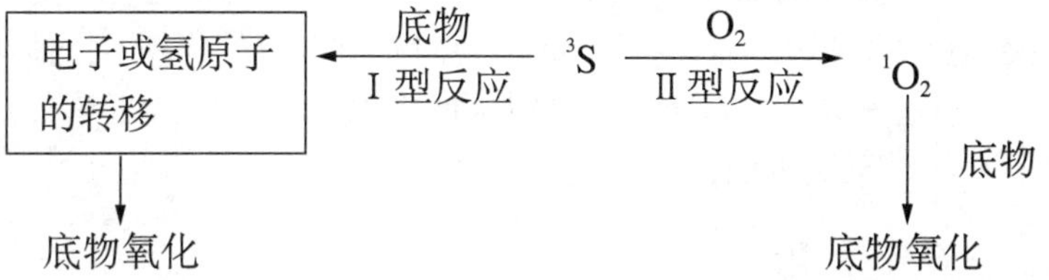

电子转移的反应也可以在激发态敏化剂氧分子之间发生，产生超氧负离子$O_2^{\bullet -}$

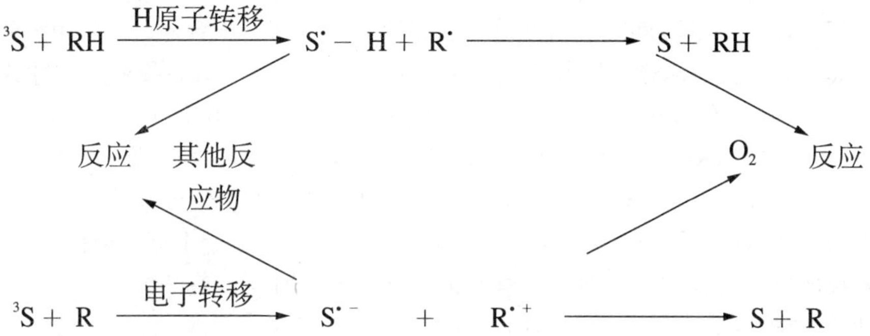

$$^3S + O_2 \longrightarrow S^{\bullet} + O_2^{\bullet -}$$

$$S^{\bullet -} + O_2 \longrightarrow S^{\bullet} + O_2^{\bullet}$$

$$S^{\bullet +} + R \longrightarrow S + R^{\bullet +}$$

$$^1O_2 + R \xrightarrow{H} ROOH$$

第二类反应是三线激发态分子与基态氧分子作用，将激发能转移给氧分子而使氧变成单线激发态氧（singlet oxygen，$^1O_2$ 单态氧）。单态氧有很高的反应活性，极易与其他分子相互作用：

$$^3S + O_2 \longrightarrow S + {}^1O_2$$

$$^1O_2 + R \longrightarrow \text{氧化产物}$$

单线态是光敏化氧化作用过程中很重要的活性很高的中间物。氧分子通常在基态时是三线态分子（$^3O_2$），具有两个不配对电子。单态氧有高能与低能两种。高能单线态氧（’ΣO_2）具有的能量为1.55 × 10^5J，存在寿命小于10^{-9}秒；低能态的单态氧（‘ΔO_2）的能量为9.2 × 10^4J，寿命为10^{-8}～10^{-5}秒。高能态单态氧易被淬灭到低能态，因此通常讲单态氧实际是指低能的单态氧。单态氧在重水中（D_2O）的寿命可延长约10多倍。β−胡萝卜素、叠氮钠和维生素E等都能淬灭单态氧。

11-4 光生物学作用及其与医学的关系

自古以来，人们都将太阳看成是人类生命和健康的希望之光，这是因为光辐射对地球上生命起源有着重要的贡献，其次人们也早已认识到阳光对健康的作用，包括对某些疾病的预防与治疗。当然，也有越来越多的事实或证据表明，过度的阳光或人工紫外线光源的辐射将有害于健康。本节将从以下两方面作一简要的介绍。

紫外线的临床治疗作用举例

抗炎作用

红斑量紫外线（照射皮肤或粘膜能引起红斑反应的剂量）对表浅组织的炎症有良好的治疗效果。其机理主要是紫外线可直接杀灭病原体或抑制其生长繁殖。280nm～302nm的紫外线，细菌或病毒的蛋白能强烈吸收，从而引起蛋白发生变性解离，降低酶活性或使酶活性消失；253nm～260nm的紫外线，以核酸吸收最为强烈，在核酸中形成胸腺嘧啶二聚体，DNA的结构、功能受到损害，导致细菌和病毒的死亡。此外，紫外线照射区血管舒张，局部营养状况改善，炎症介质加快清除，缺氧和酸中毒情况得到改善。紫外线照射人体后，刺激细胞产生白细胞介素－1（IL－1），从而促使中性粒细胞、单核细胞集中到炎症区，吞噬能力增强。这些因素都使紫外线具有抗炎作用。最近有人用UVC照射那些严重危害人类健康的病毒如人类免疫缺陷病毒（HIV），乙型肝炎病毒（HBV）和丙型肝炎病毒（HCV）等，已经取得了很理想的结果，在美国已进入临床试验阶段。

紫外线可抗佝偻病和骨软化症

佝偻病是由于缺乏维生素D而发生的钙、磷化代谢紊乱的疾病。维生素D的主要作用是促进肠道对钙与磷的吸收，使钙磷在体内保持正常水平，促进骨基质钙化。长期缺乏维生素D时，骨骼变形，容易发生骨折。紫外线照射可促进机体维生素D的生成，是治疗佝偻病和骨软化症的基础。人体皮肤中有大量维生素D_3原，经中波段紫外线（283、295nm）照射后形成维生素D_3，有明显的抗佝偻病作用，对老年人易患骨质疏松症也有积极意义。

光动力学作用与医学关系

血卟啉光敏治疗肿瘤是光动力学作用在医学中应用的一个很好的例子。由于血卟啉及其衍生物能较长期地存留在肿瘤组织中，在一定波长可见光照射下，可启动光敏化氧化作用，从而杀死瘤细胞。无论对体外培养的瘤细胞，还是肿瘤患者的实验研究都已得到了肯定的结果。对体表或与外界相通的腔道的肿瘤都有着良好的治疗效果。这种光敏疗法选用的波长为630nm的单色激光，其机理可能是单线态氧，它是产生治疗作用的主要原因。这种治疗方法的缺点是皮肤容易产生光敏反应，因而在治疗过程中病人必须严格避光。

银屑病是皮肤疾患，其主要病理特征是表皮细胞迅速增殖，细胞周期尤其是DNA合成期明显缩短。近年来采用所谓PUVA法。P是指补骨脂素（psoralen），其结构式为

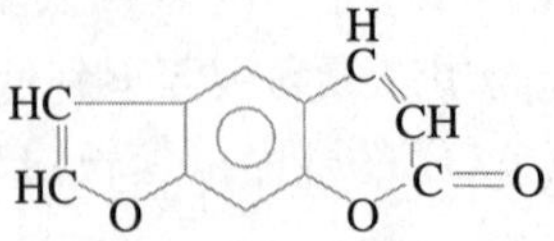

它不吸收大于400nm的光，但吸收UVA的光。在有补骨脂素存在的条件下，用UVA波段的光照射，可使细胞体系产生明显的损伤效应。它的治疗作用是两种机制共同作用的结果（图11–6）。一种是典型的光动力学作用，另一种是补骨脂素与表皮细胞DNA的胸腺嘧啶形成一种光加成物致使表皮DNA的正常结构和功能发生变化，表皮细胞停留在S期，从而抑制细胞的分裂和增殖。

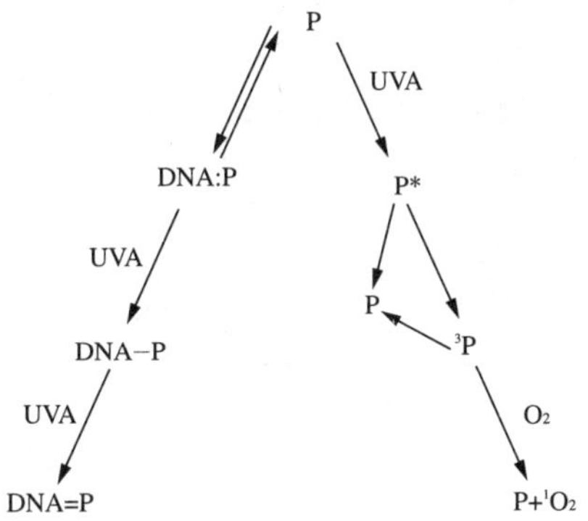

图11–6　补骨脂素的光敏化机制

光疗方法的另外一个例子是可以治疗小儿黄疸病。此病是由于小儿体内产生过多的胆红素。胆红素也是一种光敏剂。光疗方法是通过450nm左右的光照射病儿除眼外的身体外部，根据胆红素的光敏性质，它可以生成水溶性的化合物和光异构体，使小儿黄疸病患者，体内排除过量的胆红素，避免体内游离的胆红素穿过血脑屏障进入脑中，破坏脑神经细胞组织，造成瘫痪。

紫外线除了上面所述的有临床治疗作用以外，对人类健康也有不利的一面。

短时期过度暴露于紫外辐射，可引起急性皮肤反应，出现红斑，这是真皮炎性反应，血管扩张从而血流量和通透性增加的结果。如果口服或局部使用了某些化学药品如柠檬，化妆品等，还可以产生光敏反应，产生光毒性反应，出现红斑、水肿、水疱和湿疹等。过度的紫外线照射，最严重的不良影响是皮肤癌的产生。现在认为至少有三种类型的皮肤癌即基底细胞癌、鳞状细胞癌和黑色素瘤和紫外线照射有关。其致癌的分子机理，主要是UVB在皮肤DNA中产生的光合物，即环丁烷嘧啶二聚体和嘧啶－嘧啶酮，它们都在UVB所致的突变及最终导致癌变中起着重要作用。

紫外辐射对眼睛也产生损伤，包括光角膜炎、眼睑红斑、白内障及视网膜的损伤等。角膜敏感的光辐射峰值在270～280nm。活性氧和自由基通过脂质的氧化和对蛋白质的修饰两种方式在白内障的形成中起着重要作用。实验证明用5mW · cm^{-2}的365nm紫外线照射小鼠晶体，一天即会使Na^+、K^+–ATP酶活性降低90%；如进行慢性照射，数月后即出现晶体上皮细胞分化异常，蛋白质聚集增加，一年以后出现白内障。

为了减轻紫外辐射的危害，许多国家在天气预报中增加了紫外线照射强度的栏目。目前认为有效地避免日光中以及人工紫外线光源的危害，可从以下几方面入手，首先是应尽量避免上午10时至下午3时之间紫外线最强的照射，另外可局部应用紫外线防护物或防护剂，还有一点就是有计划地进行日光照射来诱导、增强皮肤的自然防御机制，如表皮的增厚和色素的沉着。

红外线在医学中的应用

红外线（infrared ray）诊断技术已应用于临床。主要包括红外热成像仪（infrared thermograph）和红外光谱组织血氧检测仪。当室温低于体温时，人体皮肤产生肉眼看不见的红外辐射，将其记录后，可以得到一幅热分布图像。此图像在不同疾病状态下有其特点，如偏头痛、甲状腺瘤、肺癌、心肌梗死、腹部的肿瘤等等，根据各自特有的热像分布图可作出诊断。红外组织血氧检测仪的原理是，去氧血红蛋白和氧化血红蛋白分别在760nm、840nm处有吸收峰。因此可根据此峰值的高低决定每种成分的相对百分含量即血氧饱和度。红外线可透过头皮、颅骨达到脑组织。脑血氧饱和度主要代表静脉部分，大脑组织中静脉占75%，动脉占20%，毛细血管占5%。测得的脑血氧饱和度，可用于成人的脑氧测量。

红外除用于诊断以外，还可用于治疗疾病。例如红外线治疗仪即是一种应用红外线疗法治疗疾病的仪器。其临床适应证，主要在两个方面：一是有关妇科的一些疾病，如宫颈炎、慢性盆腔炎、慢性输卵管炎等；另外是针对一些外科疾病进行治疗，如各种伤口感染的防治、软组织挫伤、乳腺炎、乳腺增生等。由于红外线疗法具有疗效高、无副作用、不接触人体、治疗时间短、患者几乎无痛感等优点，从1994年起，在我国各级计划生育服务机构已推广使用。

红外线产生生物效应的机制。总的来说，红外线是一种电磁波，因而其作用机理实质上是一种特定的电磁波与生物体系的相互作用。具体作用是产生两大效应，即热效应与非热效应，其中以热效应为主，关于非热效应目前尚有争论，详细内容请参见第十二章第五节。

由于红外线在临床上既能应用于诊断，又可治疗疾病，因而它在医学中的应用日益受到人们的关注。

复习思考题

1. 光的本质以及光被物质分子吸收的规律是什么？
2. 紫外线对核酸和蛋白有哪些作用？它们的生物学或医学的意义是什么？
3. 什么是光动力学作用？它有何特点。
4. 举例说明光的各个波段在医学中的应用。

参考文献

1. 程极济. 光生物物理学. 北京：高等教育出版社,1987
2. 丁振华、范建中.紫外辐射生物学与医学 · 北京：人民军医出版社，2000
3. 吴本玠 . 红外技术与生物医学 . 中国医疗器械信息，2001，7（2）：33−35
4. Dawe RS. Ultraviolet A1 phototherapy. Br J Dermatol. 2003 Apr; 148(4): 626−637

12 电磁生物物理
Electromagnetic Biophysics

随着现代科学技术的发展，人类生存环境的电磁污染日益严重。在电磁能作业现场，有关从业人员受到强大电磁场（electromagnetic field）的长期照射，而且随着电磁能和电磁波应用的不断发展，空间的电磁场强度也会日益增大，这样在人们面前就提出了一个尖锐而迫切的问题，这些电磁场对生物，特别是人类是否会产生影响或产生何种影响？电磁波的生物学效应及其在理疗中的应用早在20世纪30年代就有过报道，主要是利用其内生热效应，以后发现射频（radio frequency，RF）和微波（microwave）职业暴露者的健康受到影响。近20多年来，有关电磁波生物效应，特别是极低频（extremely low frequency, ELF）和射频生物效应的研究发展很快，形成了一门新的边缘学科——生物电磁学（Bioelectromagnetics），它是研究直流到毫米微波电磁场与生物系统的相互关系和相互作用的。本章电磁生物物理主要介绍生物电磁学中的一些基本问题，包括电磁场与生物系统相互作用的物理基础、环境和生物体电磁场、生物电磁剂量、电磁场的生物效应、生物效应的机理以及在生物医学中的应用等。

12-1 电磁场与生物系统相互作用的物理基础

电磁场的基本特性

A. 电磁场的类型

电磁场是一种特殊形态的物质。不随时间变化的宏观静电荷产生宏观静电场（electrostatic field），恒定电流（做恒速运动的电荷）产生静磁场（magnetostatic field）。在这种静态情况下，电磁场可以单独存在。随时间变化的电荷（必伴有随时间变化的电流）产生时变电磁场（time-varying electromagnetic field）。在时变条件下，电场和磁场相互激发而形成电磁波，所以电磁波就是电场波和磁场波的组合，它们携带着能量和信息在空间传播。电磁场的基本特性是对电荷具有作用力，即电磁场对任何带电粒子（电子、质子、正负离子）或由它们组成（如分子、包括生物分子）具有电磁力作用。通过这一作用，场力使带电粒子、系统运动或使系统变形、转动和振动。通过这一过程，一部分电磁能转化为带电粒子或系统的动能或位能。

在生物环境中，电磁场一般都是随时间作或快或慢和不同方式的变化。利用傅里叶方法总可以把这些随时间作任意变化的电磁场分解为许多不同频率的简谐场，或称为不同频率的简谐电磁波，实际环境的时变电磁场，一般可看作为许多不同频率不同传播方向的平面电磁波的叠加。因此，单色（单一频率）平面电磁波的特性就成为研究电磁场对物质作用的基础。

B. 电磁波的传播与穿透深度

所有电磁波在真空中都是以相同速度（$3 \times 10^8 ms^{-1}$）传播，但同一频率的波在不同物质以不同速度传播，因而同一频率的波在不同物质中的波长（wave length）也不相同，λ（波长）=v（电磁波速度）/f（频率）。研究表明电磁波在生物体内的传播速度仅比真空中光速低一个数量级，而比生物化学反应速度的传播速度和生物电传导速度要高两个数量级以上，因此可以认为电磁场所及各点的作用是同时发生的。

当电磁波射向不同物质的界面（interface）时，会产生波的反射（reflection）和折射(refraction)。一部分能量由界面反射回第一种物质，一部分能量透过界面进入第二种物质。图12-1是平面波由空气斜入射到有耗介质的情况，由于透射波在介质(medium)中的能量转化，随着波的传播，其强度逐渐减小，电磁波衰减的速率可用穿透深度描述。穿透深度(penetration depth）定义为：功率衰减到表面处的13.5%（即$1/e^2$）的深度。穿透深度的大小取决于波的频率和介质的性质。只有进入生物体内的电磁场和电磁能才能和生物体发生作用。

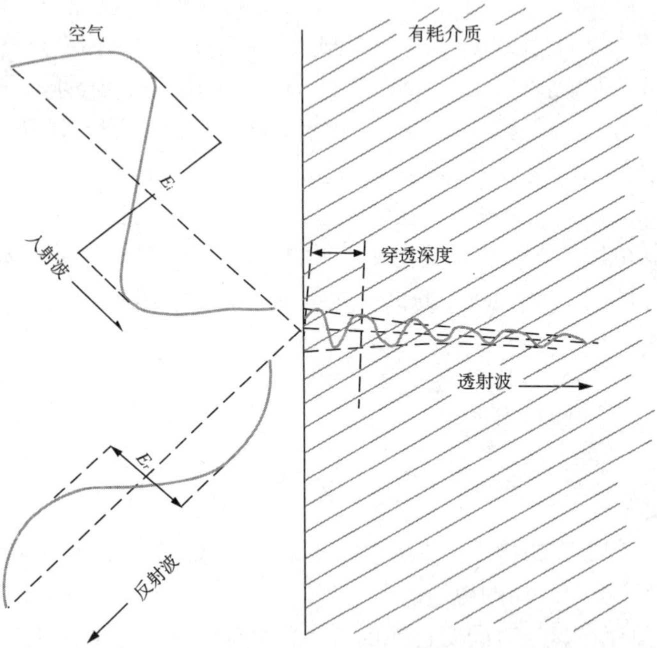

图12–1 平面波入射到有耗介质

物质对电磁场的响应特性

在研究电磁场与生物体的相互作用时，必须首先了解生物组织作为一种物质对电磁场的响应（response）特性，组织内自由电荷（free charge, 可自由运动的电子和各种离子）对外加电场的响应特性为导电（传导，conducting）特性，其变化用电导率（conductivity）表示，单位为西门子/米（sm^{-1}）。生物分子的束缚电荷（bound charge, 只能在分子线度范围内运动的电荷）对外加电场的响应特性为介电特性，用介电常数（dielectric constant）表示。极化(polarization)是介质对外加电场的响应，使介质中带电粒子的电荷产生重新分布。极化是一种过程，从加上电场至建立起具有一定极化强度的稳定状态，需要经过一定的时间，称为弛豫时间（relaxation time)。

12–2 环境和生物体电磁场

静磁场

磁场强度H(单位是安培/米,Am^{-1})的磁场在体内可产生磁通密度(magnetic flux density) B（单位是特斯拉 tesla,$T = Vsm^{-2}$，伏特×秒／平方米）的诱导磁场：

$$B = \mu \mu_0 H \tag{12-1}$$

这里μ_0是真空导磁率（magnetic permeability），$\mu_0=1.256 \times 10^{-6} VsA^{-1}m^{-1}$，$\mu$是导磁系数(magnetic permeability number)，对真空来说，是一个无量纲数，这里$\mu = 1$。非铁磁物质的导磁率离1很小，所以引入磁化率（susceptibility）$x = \mu - 1$。

不同物质的磁特性可分为三类：

抗磁性（diamagnetic）: $\mu<1, x<0$；

顺磁性（paramagnetic）: $\mu>1, x>0$；

铁磁性（ferromagnetic）: $\mu \geqslant 1, x \geqslant 0$。

细胞和组织一般具有抗磁性。红细胞是顺磁性,这是由于血红蛋白分子的中心有铁原子,如果血红蛋白与氧结合，则从顺磁性变为抗磁性。高度有组织结构，如细胞膜显示磁各向异性（magnetic anisotropy），其磁化率决定于所测量的方向。各向异性Δx的定义如下：

$$\Delta x = x_{\parallel} - x_{\perp} \tag{12-2}$$

这里$x_{\parallel}$和$x_{\perp}$相应于与结构特征方向平行和垂直方向的磁化率。细胞膜和染色体等各向异性磁结构可在强磁场中定向。

静电场

陆生动物在地球静电场中生存，在海平面地球表面附近的场强约为$100 \sim 200 V \cdot m^{-1}$，其比电导率约为$2.5 \times 10^{-14}$西门子/米（$sm^{-1}$）。所以场强为$200\ V \cdot m^{-1}$时，电流密度为$5 \cdot 10^{-12} A \cdot m^{-2}$。空气中电导率决定于带电荷颗粒的多少，在较高的高度时约为10^9离子m^{-3}。

环境电场对生物体的影响决定于其进入体内的情况。人体的电导率比空气的大10^{14}倍,介电常数比空气大50倍，这使人体周围的电力线发生畸变（图12–2)。人体表面的电场强度明显增加，特别是头部和手的末端。

外部电场引起人体内部电荷的移动，空气（真空中介电常数$\varepsilon_0 = 1$）中外加电场E_e在一个非电导（电导率g_i=0）球形体中诱导出下列内部电场E'_i:

$$E'_i = \frac{3E_i}{2+\varepsilon_i} \quad ，在 g_i = 0 时 \tag{12-3}$$

如果物体是导电的（$g_i \neq 0$)，这个内部电场将立即为一个内部电流所中和。考虑到这个过程，真实的场强E_i是时间（t）的函数：

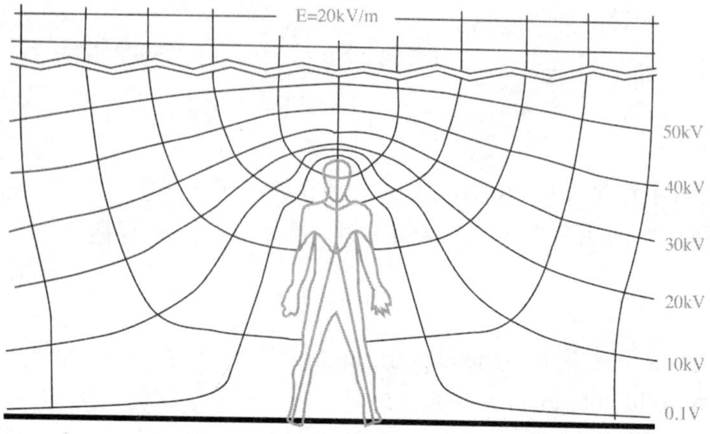

图 12–2 直立人体周围静电场的畸变（引自参考文献6）

$$E_i=\frac{3E_e}{2+\varepsilon_i}e^{-\frac{g_it}{\varepsilon_i\varepsilon_0}}=\frac{3E_e}{2+\varepsilon_i}e^{-kt} \quad (12–4)$$

这里$k=\frac{g_i}{\varepsilon_i\varepsilon_0}$

代入适当的参数（$g_i = 0.6\text{sm}^{-1}$），$\varepsilon_i = 50$，$\varepsilon_o = 8.84 \times 10^{-12}\text{CV}^{-1}\text{m}^{-1}$（C为电量单位，库仑）得到相应的速率常数$k = 1.35 \times 10^9\text{s}^{-1}$。其含意是用单个方波脉冲诱导一个内部电场，其消失的半寿期（half life time）是$\ln2/1.35 \times 10^9 = 5.13 \times 10^{-10}\text{s}$。只是在较高频率的时变电场和脉冲电场的情况下才能在物体内部诱导出一个明显的电场。空气环境中的静电场只影响生物体的表面，主要是毛发的静电竖立。

人体中的不同生物源电场不是简单的被动特性，而是与机能有关的一些电生理过程的伴随现象。损伤电位造成的局部电位可达几百Vm^{-1}，这是控制细胞运动、细胞分化或细胞生长等生物过程、也是进行电治疗给予外加电场大小的依据。

细胞有两种电特性：一是趋电性（galvanotaxis），在场强约$100\sim500\ \text{Vm}^{-1}$的静电场中活细胞的运动被定向（orientation）。这种定向不仅在寄生虫、精子、而且在颗粒白细胞、成纤维细胞、成骨细胞和神经细胞等观察到。趋电性不应与电泳（electrophoresis）相混淆，电泳是在电场中电荷颗粒的被动运动。与电泳相反，趋电性是细胞的主动运动，通常不被外加电场所加速，只是简单的定向，需要较长的时滞，约数秒，甚至数分钟。大多数细胞带负电荷时，趋电性使细胞向阴极运动，组织细胞的趋电性机制仍不清楚。二是向电性（galvanotropism），外加静电场对细胞生长方向的影响。在$0.1\sim1\text{kVm}^{-1}$强度的电场中，神经细胞的树突偏好于阴极方向，膜电位的局部调制和膜蛋白的侧向运动均与上述反应有关。该特性被用于刺激神经再生的治疗。

人类环境的电磁场

随着技术和工业的发展，人类环境中的人造电磁场数目急剧增加。在工频(power frequency, PF) 范围，离地面高17m左右的765kV高压线，对地面产生的场强可达$10kVm^{-1}$，离冰箱30cm场强为$60Vm^{-1}$。在射频（微波）范围，微波炉功率为$5mW \cdot cm^{-2}$时场强为$130Vm^{-1}$，导航雷达平均发射功率高达几十千瓦以上，脉冲功率达几十兆瓦；用于工业（加热、干燥）、医疗和农业等的微波装置，功率从200W～100kW。治疗仪器主要是应用工频（50或60Hz）和射频（$10^5 \sim 3 \times 10^{11}$Hz）。

在较高频率时皮肤效应（skin effect）是重要的，其含义是在一个高频电磁场中一个导体中所诱发的电流密度在表面下方迅速下降。这个效应决定生物体内高频电磁场的穿透深度。其特征可由皮肤深度（skin depth，δ）计算得到：

$$\delta = \sqrt{\frac{1}{\pi \mu \mu_o g v}} \tag{12-5}$$

δ为场强减至$1/e = 0.368$的距离。这里真空导磁率$\mu_o = 1.256 \times 10^{-6} V \cdot sA^{-1} \cdot m^{-1}$，导磁系数$\mu = 1$，和组织的平均导电率$g = 0.6sm^{-1}$。皮肤深度在电磁场的治疗应用中起着重要作用。

除人造电磁场外，人类还暴露于天然电磁场。这些场的频率分布很广，从地球静电场开始，闪电产生电脉冲在10Hz以上，地球电共振频率是7.8Hz，其相应谐波是13.8、19.7、25.7和31.7Hz。大气中不同放电产生的脉冲，其电磁场可高达几十KHz。上述影响是人类对气候产生敏感性的基础。

12—3　生物电磁剂量

在电磁生物效应的研究中，剂量（dose）是要建立电磁场物理量和生物效应强度间的定量关系。剂量是电磁场生物效应研究的一个重要的、先决性的基础问题。不解决剂量问题，不同条件下得到的各种生物效应的实验结果就无法进行比较，也无法把动物实验结果外推到人。

目前被广泛采用的剂量是生物体的平均比吸收率（Whole Body Average Specific Absorption Rate, 缩写为WBA-SAR）其定义是生物体吸收的总电磁功率与总质量之比

$$\mathrm{WBA-SAR} = \frac{P_{at}}{m_t}(\mathrm{W/kg}) \tag{12-6}$$

式中P_{at}为生物体吸收的总功率，m_t为生物体的总质量。虽然生物体吸收的总功率仍不能说明生物体内的电磁场分布，但平均SAR已考虑了进入生物体内的电磁能，而且可方便对不同生物系统在不同辐照条件下的生物效应归一化。在比较不同实验条件和用不同实验动物得到的生物效应结果时，都以每单位质量吸收的功率作为比较标准，这就为由动物实验结果外推到人提供了基础。

平均SAR虽已被广泛采用，但存在的问题是显而易见的。平均SAR是生物体吸收的总功率对总质量平均，但生物体内各点吸收的功率不可能是均匀的。我们知道生物体内任一点

单位体积吸收的电磁功率或吸收功率密度，取决于该点生物组织的电特性和该点电场的幅值。研究表明，人体内吸收功率最大处1克组织中平均的SAR称为局部空间峰值比吸收率（Spatial Peak Localized Specific Absorption Rate，缩写为SPL−SAR），与WBA−SAR之比可超过20：1，甚至两者相差可高达两个数量级。这些电磁功率的高吸收点，通常称为“热点”（一般并不一定是高温升点）。这些热点在体内的分布不同，其导致的生物效应显然会不同。所以，对于不同的生物体，相同的平均SAR，不一定产生相同的生物效应。目前平均SAR作为基本生物电磁剂量应用，但不够理想，说明剂量学是一个尚待研究和发展的课题。

12−4 电磁场的生物效应

电磁场生物效应（biological effect）的研究主要集中在低频（low frequency, LF）和射频。

低频电磁场的生物效应

这方面的研究主要在极低频（<300Hz）和工频（50或60Hz）进行。地球上是一个极低频电磁场的大环境，大气层的地电离层和导电的大地之间形成了电磁辐射的谐振腔，两者相距约800km，只对极低频辐射产生共振，像地球上随时随地出现的雷电所形成的Schumann场，来源于太阳的极低频辐射场等等，都在此谐振腔内强烈共振，形成了地球上极低频的电磁场。自原始生命开始，所有生命都存在于这种ELF电磁场中，经过亿万年的自然选择，生物有可能发育出与之相适应，甚至利用这种极低频电磁场的调节机制。大多数电力设备的电磁场是50或60Hz的工频，而且随着社会发展，其强度急剧增长，这远超过生物变异适应的速度。在相当一段时期内，生命体如果长期处于这类强辐射源附近，恐怕会以应激的甚至病态的反应做出应答。

低频电磁场生物效应有三个明显的特点。(1) 非线性：不仅极微弱的电磁场就能够产生很明显的效应，而且场强和效应的强弱之间不存在线性关系。随着磁场从0.1mT增大至0.5mT时细胞增殖受到抑制的程度有所增强，但是在0.6mT时细胞增殖则反受到激活。当磁场从0.6mT升至1.0mT时，增殖激活则不断加强。出现了明显的非线性特点。(2) 场的频率、功率和作用时间具有“窗口”特点：只有在满足一定条件的低频电磁场作用下才能引起明显的生物效应。在钙从脑组织中流出的实验中只有在外场满足钙离子回旋共振条件的频率时才产生最明显的效应。(3) 产生低频电磁场生物效应的能量，如磁场仅为0.1mT、50Hz，可使单个活细胞中自由钙的浓度发生振荡变化。

A. 低频电磁场对细胞信号系统的影响

细胞信号系统以细胞膜为界，大致可以分为三个部分：a. 细胞膜外的胞间信号，也称第一信使；b. 细胞膜内的胞内信号也称第二信使；c. 信号的跨膜转导。低频电磁场对细胞信号系统的某一个转导环节或某个信号产生影响则会对整个细胞产生“牵一发而动全身”的生物效应。已有的实验表明，低频电磁场对细胞信号系统的三个部分都可能产生影响。环境磁场（12μT、60Hz）使褪黑激素和三苯氧胺对人乳腺癌细胞增殖的抑制作用减弱，低频电磁场使胞间信号——褪黑激素的功能发生变化，在外加50Hz、0.1mT磁场15～120s后细胞内自由钙浓度振荡的振幅明显增大，在外加磁场撤去后10min内振幅回到原有值。这是一个可逆的低频电磁场对胞内信号（钙）的影响。

甲状旁腺激素（PTH）对骨细胞内胶原蛋白的合成有抑制作用。但在72Hz磁场的作用下，这种抑制作用有极明显的减弱，PTH在细胞膜上有受体，实验证明低频磁场没有影响PTH与其受体结合，而是影响了PTH的信号跨膜转导。

B. ELF 电磁场对基因表达的影响

目前这方面的研究着重在基因转录水平上进行，用mRNA差异显示（differential display, DD）技术通过比较两群或多群细胞的mRNA可同时筛选出与因素有关的差异表达基因，包括上调、下调的已知和未知基因。用DD法在人淋巴瘤细胞中发现酰基鞘氨醇转糖酶（GCS）的mRNA转录水平受50Hz磁场下调，且呈时间效应，表现为磁场辐照20min及24h时细胞中GCSmRNA转录水平下降，1h、2h及4h则未见改变。用60Hz磁场辐照已被刺激原激活的T-淋巴细胞，可同时检测到胞内Ca^{2+}及*c-myc*转录水平的增高。用人皮肤成纤维细胞给予20Hz磁场的辐照也发现胞内Ca^{2+}及*c-fos*和*c-myc*基因转录水平增高。结果说明EMF可影响第二信使Ca^{2+}的胞内浓度，经信息传递激发基因转录的改变。目前较为一致地认为EMF作为信息分子作用于细胞膜，通过细胞信息转导激活一个控制代谢、信使和细胞生长酶系统的级联反应，导致相应的基因在转录、翻译及翻译后的水平改变，从而产生细胞增殖和分化等的生物应答。

射频电磁场的生物效应

关于电磁场的生物效应这里主要介绍射频（微波）在分子和细胞水平的生物效应。

当交流电的频率达到每秒十万次以上时，它的周围形成了射频电磁场。这种在空间行进的电磁场，称为无线电波。在电磁波谱中射频按波长和频率分为三类：高频、超高频和特高频（微波）（见表12–1）。

表12–1 射频波段

波段名称	特高频			超高频		高频	
	毫米波	厘米波	分米波	超短波	短波	中波	长波
频率范围（赫兹）	3×10^{11} – 3×10^{10}	3×10^{10} – 3×10^{9}	3×10^{9} – 3×10^{8}	3×10^{8} – 3×10^{7}	3×10^{7} – 3×10^{6}	3×10^{6} – 3×10^{5}	3×10^{5} – 10^{5}
波 长	1～10mm	1～10cm	0.1～1m	1～10m	10～100m	0.1～1km	1～3km

射频电磁场为非电离辐射。任何射频电磁场的发射源周围均有两个作用场存在，以感应为主的近区场（closed field）和以辐射为主的远区场（far field）。它们的相对划分界限为波长的1/6处。

A. 微波对酶的作用

用3GHz的连续波照射由牛心脏提取的乳酸脱氢酶，其SAR为30～1800W · kg^{-1}，温度为30～60℃，发现在高SAR情况下微波对酶的影响与普通加热方法相同，而在照射不引起可探知的升温情况下，微波对酶不产生影响。

用频率为2.8GHz调制频率为1000Hz的方法调制微波，在波导管内照射由人的血清提取的乳酸脱氢酶、酸性脱氢酶和碱性脱氢酶，波导管内的功率密度为400～1000mVcm^{-2}，SAR为230 ± 70Wkg^{-1}在保持温度为37℃、46.7℃和49.7℃的条件下，用微波照射4.5～18.5分钟，与保持在0℃的对照组比较，发现酶的相对活性逐次下降。进一步的实验表明，微波对三种酶的影响与普通加热方法完全相同。在同样条件下照射由人血和酵母菌提取的葡萄糖−6−磷酸脱氢酶，同样发现这种酶相对活性的下降是微波致热的结果，而且发现酶的活性最大可降低80%。

B. 微波对细胞膜通道和受体的效应

a. 用10mW（功率密度power density约为50μW · cm^{-2}）、10.75GHz（2.7cm）微波观察对鸡培养肌管细胞的作用，使乙酰胆碱激活单通道开放概率减少。被认为该效应为非热效应，与微波诱发胞内酶过程（如蛋白激酶的激活）的改变有关。

b. 脉冲波（10GHz、脉冲宽度1微秒、重复频率1000脉冲/秒、平均输出功率300W，脉冲峰值功率300kW）对脂双层膜中短杆菌肽−A（Gramicidin-A）通道稳定性和形成的影响。实验发现，微波辐射不影响单通道电导或通道寿命时间，在一定程度上说明不同于纯粹的热效应。另一方面，照射时通道形成速率降低，这是与纯热效应相反的，此效应与二聚体形成（dimerization）过程有关。

c. 环丙甲羟二羟吗啡酮对微波引起中枢胆碱受体改变的阻断作用。脉冲微波（2450MHz、脉冲宽度2微秒、重复频率500次／秒、功率密度1mW · cm^{-2}）10次45分钟全身照射大鼠（平均比吸收率为0.6W · kg^{-1}），使额叶皮层和海马的该受体浓度增加；10次20分钟照射则使受体浓度减少，这说明内源性阿片物质在微波对中枢乙酰胆碱系统的效应中是起作用的。

C. 微波对微生物的作用

用毫米微波照射大肠杆菌的实验结果。用64～75GHz频段的微波照射大肠杆菌时，在频率为66、68、71和73GHz处各有一个吸收峰，即表现出样品对微波吸收的频率特异性。进一步的实验发现，大肠杆菌对66、71和73GHz微波的特异性吸收，抑制其生长，而对68GHz微波的特异性吸收则促进其生长。追溯特异性吸收的分子基础，发现66GHz处的吸收峰是由DNA分子引起的，68GHz和71GHz的吸收峰是由RNA分子引起的，73GHz处的吸收峰是由蛋白质分子引起的。在探讨各频率特异性吸收影响大肠杆菌何种新陈代谢的过程中发现，66GHz微波减缓了大肠杆菌对胸腺嘧啶和氨基酸的吸收；71GHz微波对胸腺嘧啶和氨基酸的吸收有弱的影响，73GHz微波减缓了大肠杆菌对胸腺嘧啶和尿嘧啶的吸收，而68GHz微波则促进了大肠杆菌对尿嘧啶的吸收。

D. 微波对细胞的作用

用频率为2450MHz的连续微波在波导管中照射中国仓鼠的体细胞，功率密度为500mW · cm^{-2}（SAR为1059W · kg^{-1}），温度严格控制在37 ± 0.1℃。结果发现，照射后经过12天培养，生长率下降30%，照射后48小时内有10%的细胞发生形态学变化，在连续生长的过程中，细胞内出现不规则且不断增大的液泡。由于照射过程中温度得到控制，因而产生的效应不能归结为温度变化，但却承认可能发生强烈的热效应，并提出在液泡中可能产生热点，由于膜的包围而影响液泡的热交换，从而有局部加热的作用。

用频率为2450MHz的连续微波在功率密度由10～500mWcm^{-2}的条件下，对培养的人的成纤维细胞和淋巴母细胞在控制温度的条件下照射15分钟（最大的SAR达$1200W\cdot kg^{-1}$），然后观察细胞的生长和存活能力，没有发现与温度无关的效应。

有人试图澄清微波对细胞功能和存活能力方面的效应，设计了十分精密的照射系统，使照射剂量、功率水平和频率范围都足够精确。实验结果表明，他们所发现的效应总是与温度升高有关。

用频率为38GHz的连续微波照射LACA系10～14周龄小鼠的骨髓细胞悬液，在功率密度为$2mW\cdot cm^{-2}$的条件下，照射5或10分钟，结果发现粒系造血母细胞（CFU-c）的生成量显著高于对照组（$p<0.05$）。而在功率密度为$1mW\cdot cm^{-2}$，其他条件不变的条件下则观察不到上述效应。

E. 对脑组织中结合钙离子的窗效应

脑组织中结合的钙离子对微弱电磁场有很高的灵敏度。用重复频率为200Hz，强度与脑电同数量级，即在大脑皮层内感应的场强为$60mVcm^{-1}$的脉冲波照射觉醒猫的大脑，会引起大脑皮层中$^{45}Ca^{2+}$流出量的剧烈增加。用频率为450MHz、调制（modulation）频率为16Hz，功率密度为$3mWcm^{-2}$微波照射觉醒猫的大脑，同样发现$^{45}Ca^{2+}$流出量的极大增加；用插入式探针测得频率为450MHz、功率密度为$3mWcm^{-2}$的连续微波在脑半球中的感应电场强度约为$50mV\cdot cm^{-1}$。

结合在脑组织中的钙离子对于电磁波的调制频率和功率密度显示出窗效应（window effect），现以调制频率窗效应为例，把离体鸡脑放在有$^{45}Ca^{2+}$的培养基中培养后，放入无放射性元素的洗涤液中冲洗，再用频率为147MHz的连续射频电磁波和不同极低频调制的频率为147MHz的射频电磁波，在功率密度为$0.8mW\cdot cm^{-2}$的条件下照射，发现连续波以及调制频率为0.15Hz和3Hz的调制波不引起$^{45}Ca^{2+}$流出量的明显改变；而调制频率为6～16Hz的调制波则引起了$^{45}Ca^{2+}$流出量有一具有统计学意义的渐变性增加；当调制频率由20Hz增加到35Hz时，$^{45}Ca^{2+}$流出量又逐渐减小。整个过程呈现出对调制频率的特异性响应即频率窗效应。

12—5 射频电磁场生物效应的机理

为了阐明电磁场生物效应的机理，通常将它们分为热效应和非热效应。热效应是指进入生物系统的电磁能转化的热能，由热能引起的生物效应。非热效应是指当生物系统吸收电磁能量后，产生不归属于温度变化的生物学变化，非热效应也称为场的特异性效应。这里着重阐述非热效应机理。

热效应

从物理学观点出发，热效应（thermal effect）应该是由分子热运动产生的效应。热效应的特点是：发生在热平衡态附近，在很宽的场强范围（$0\sim10^5Vm^{-1}$）显示线性响应特征，效应的能源是外部电磁场在生物系统内部转化的热能。电磁波作用于生物体，只有部分能量被吸收转变为热。被组织吸收的电磁波功率及电磁波穿透深度与各层的介电常数、导电率、厚度以及电磁波频率有关。关于热作用原理，通常将构成生物体的细胞比作电介质电容器。在电场作用下，组织中的偶极子（dipole）的取向作用产生位移电流（displacement current），在取向过程中，偶极子与周围分子（粒子）发生碰撞摩擦而产生大量的热；离子发生移动产生传导电流（conduction current），频率很高时在其平衡位置振动，使电介质变热，此外机体内某些成分为导体（如体液），在不同程度上具有闭合回路的性质，还可产生局部性感应涡流而生热。

非热效应

非热效应（athermal effect）是直接由机械的或电磁的能量形式产生的效应。非热效应的特点是：发生在远离平衡状态，生物系统对满足一定条件的电磁波的响应是非线性的，并表现出频率特异性和功率特异性，效应的来源有时来自于生物系统内部，而外部电磁场仅起触发信号的作用。在生物系统中非热效应不仅是可能的，而且在强场和弱场两个领域都能产生，非热效应是一个内涵很广的概念，其原因是非热形式的能量不止一种，生物靶目标的结构和功能各异，因而作用方式也会不同，下面介绍非热效应的四种主要假设。

A. 生物系统的相干电振荡理论

Fröhlich（1968～1984 年）提出的相干电振荡（coherent electric vibration）理论要点是，活生物组织中存在有 10^{10}～10^{12}Hz 的相干电振荡，振荡偶极间存在远程的有选择性的吸引作用。作用的强度依赖于非平衡状态的存在，非平衡状态的存在依赖于振荡的激发，振荡的激发依赖于新陈代谢的提供。

生物膜的厚度约为 10^{-6}cm，约有 100mV 的静息电位存在，因而约有 10^5V · cm^{-1} 的电场作用在膜上，而使膜处于强极化状态。当膜在垂直于膜表面的方向作固有振荡时，膜及其镶嵌在膜内的蛋白质如同偶极振荡一样要辐射电磁波，其半波长等于膜的厚度，如果膜的弹性与 10^5cm · s^{-1} 的声速对应，则它的振荡频率为 5×10^{10}Hz。不仅是膜，DNA 和 RNA 等大分子及其复合物也具有大小不同的偶极矩，它们也以一定的频率在振荡。各种形式的振荡偶极矩，使生物系统成为一个复杂的偶极振荡系统，各振荡偶极间存在强的相互作用。

热平衡条件下，两振荡偶极间相互作用能均正比于 $1/R^6$（R 为两偶极间的距离）。振荡被强烈激发条件下，当 $\omega_1=\omega_2$（振荡频率分别为 ω_1 和 ω_2 的两个振荡偶极间的相互作用）时，相互作用能正比于 $1/R^3$。而当 $\omega_1 \neq \omega_2$ 时，相互作用能正比于 $1/R^6$。由此可知，当振荡被强烈激发时，振荡频率相等的振荡偶极间的相互吸引作用远强于频率不等者，这就是远程的有选择性的相互吸引作用。提供给偶极振荡系统的新陈代谢能量超过某一临界值，系统处于极高的有序状态，就能使振荡得到强烈激发。

该理论的实验依据是，测定溶菌酶水溶液的拉曼（Raman）谱，发现在 3×10^{12}Hz 附近有一个较宽的频谱带，不进行新陈代谢的酵母细胞上发现有相同特征的谱线。当给予同步的酵母细胞以适当营养时，在 7×10^{10}～5×10^{12}Hz 之间出现相当尖锐而且很强的拉曼谱线。一般说来这种强且尖锐的谱线有两个可能来源，一是中间化学产物产生的；二是新陈代谢能对振荡偶极系统的强烈激发产生的，进一步的实验证实是后者，实验支持了 Fröhlich 的相干电振荡理论。

B. 离子回旋共振

Ca^{2+} 的跨膜传导是细胞膜上的一种主要信息流。有人提出只有满足 Ca^{2+} 回旋共振频率条件的外加电磁场才能产生最明显的效应，并在实验的基础上提出了离子回旋共振（ion cyclotron resonance）的理论模型。该模型分为三步：（1）电磁场能引起小的生物化学变化；（2）小的生物化学变化放大；(3) 通过二次作用将放大的生物化学变化表达出来。

静磁场中带电粒子受洛伦兹力的作用而做圆周运动，电磁辐射中平行于静磁场的交变磁场分量会增加带电粒子的角速度和轨道半径，即产生回旋共振。在相当于地磁的弱静磁场(50μT)中，$^{40}Ca^{2+}$的回旋加速频率为38.4Hz。当回旋加速共振频率与胞内Ca^{2+}依赖过程的ELF频率窗频率一致时，会诱发细胞表面受体或跨膜通道里的离子做圆周运动或螺旋运动；钙调蛋白 (calmodulin) 里被弱束缚的Ca^{2+}的结合状态改变，会进而影响许多受钙调蛋白调节的酶，诱导出各种生理生化改变。同时，电磁场使离子通道 (都为α螺旋) 的偶极矩变化，加上通道内离子的回旋运动，最终会干扰离子的通透。

C. 自由基效应机制

自由基由于其非偶电子而具有磁矩，能跟电磁场相互作用，同时可以复合成为三重态(自旋相同)或单线态(自旋相反)。电磁场可以影响顺磁性自由基的复合速率，从而影响自由基的寿命，也就是影响自由基的瞬时浓度，产生一系列效应。同时，三重态的磁矩更大，对电磁场更敏感，自由基则对三重态的效应发挥了一种转导作用。实验证明，化学上有高度活性的自由基可以调节生物分子与电磁场的相互作用。

D. 参量二维等离子体激活模型

有人提出带电荷膜双层中参量二维等离子体激活 (parametric two-dimensional plasmon excitations) 模型来解释微波引起生命物质共振的机理。首先介绍一下等离子体的概念，等离子体一般指电离的气体，由离子，电子，及未经电离的中性粒子所组成，因正负电荷密度几乎相等，故从整体看呈现电中性。在等离子体中电磁力起主要作用，能引起和普通气体大不相同的内部运动形态，例如：电子和离子的集体振荡，因此也有人称它为“物质第四态”。低水平$\leqslant 10^2Wm^{-2}$电磁场与生命物质产生有效耦合。实验发现生命物质对$10^{10} \sim 12^{12}$Hz的电磁辐射产生共振反应。这提供了一个概念，生命体对微波显示电振荡，这种振荡似乎与细胞膜有关，可能与磷脂膜的弹性振荡有关，并由代谢系统提供能量。影响二维等离子体模型频率的因素有：(1) 可移动的表面电荷密度；(2) 细胞的大小；(3) 层间电耦合强度，和 (4) 内、外表面间离子的分布。细胞膜可看作是弱电磁刺激的初级放大元件。外部诱发表面电荷重新分布导致沿膜和跨膜电场的改变。这些电场对膜离子输运、膜内蛋白构象和对脂双层的影响可产生生理和病理的效果。

12–6 电磁生物物理在生物医学中的应用

电磁能的医学应用可追溯到1892年法国物理学家、生理学家和医生Arsonval的发现，频率为10kHz及其以上的交流电流经人体时，电磁能可在组织中转换为热能实现深部加热。20世纪70年代电磁能用于医学诊断和治疗的研究获得了广泛的注意和发展。最突出的应用实例是肿瘤的电磁高温治疗和核磁共振成像技术。

癌症高温治疗

癌症高温治疗是将肿瘤温度提高到43～50℃，以杀死癌细胞的一种方法。肿瘤组织的特点是供血、供氧不足，易受电磁波的有害影响；经同位素稀释法测定，肿瘤组织的血流量仅为周围正常组织的2%~15%。利用大功率射频电磁能的热效应可使肿瘤组织温度明显升高，由于其血液循环差，温度升高超出正常组织5～9℃（甚至10～11℃），且维持时间较长，可使癌细胞死亡。

尽管电磁高温治疗的临床应用正在增长，但仍处于发展阶段。其中一个重要问题是如何在各种肿瘤中产生适当的热场分布，对于表皮肿瘤，已采用工作频率为915MHz和2450MHz的单个接触式辐射器。对于深部肿瘤则采用平板电容、螺旋线圈和多辐射器阵的无损伤加热方法。现已有一种环状相控阵系统，其工作频率为60～90MHz，用来加热大的解剖区域，诸如胸部，腹部和骨盆。其主要优点是能够通过改变每一单元辐射器的相位而电控热点位置，从而使微波的相控阵系统可用于对人体不同解剖位置的深部肿瘤进行有效的选择性加热。

核磁共振成像

1972年提出核磁共振成像（NMR-Imaging，MRI）设想，经十多年努力现已成为一种重要诊断手段。在外加恒定均匀磁场和三维梯度磁场作用下，在任一时刻三维空间中只有一个点（称为灵敏点）满足共振条件。将这些“灵敏点”的核磁共振信号依靠电子计算机以图像形式显示出来，就成为核磁共振成像。与X—CT相比，MRI的优点是：(a) 易分辨软组织，特别是脑，(b) 无损伤，(c) 既是解剖图像，又是生化图像。目前向缩短成像时间，提高分辨率和对比度发展。

人体重要生理指标探测

与循环系统和呼吸系统相关联的膨胀和收缩，在人体表面引起微小运动，通过遥感或非接触式检测这些运动，为测量诸如循环、呼吸、脉搏和心率等重要生理指标提供了一种无损方法。在不损害所有生理现象的完整性的条件下，微波多普勒（Doppler）可提供一种简单方法来检测心脏，动脉壁和呼吸过程引起的运动。频率为2.5～25GHz之间的一束微波射向目标，对反射的多普勒信号进行处理，即得到欲检测器官的信息。

脉冲电磁场在生物医学中的应用

脉冲电磁场（pulsed electromagnetic field）与连续波相比，是一个宽频带信号，其频带往往从直流延伸到数千兆赫。在连续波中经常使用的平均功率密度，在脉冲电磁场中这个概念已失去意义，因为在周期性脉冲波中，周期往往远大于脉宽，故平均功率趋于零，必须使用脉冲幅度、脉冲上升时间和脉宽等基本参数来表示。

经过大量研究证明，脉冲电磁场对细胞的影响主要发生在细胞膜上，即使在很低的强度，例如数$kV \cdot m^{-1}$,也可能在膜上形成电穿孔（electroporation）现象。电穿孔有下列几方面的应用：(1) 通过质粒或外来基因导入细胞实现基因转染；(2) 细胞融合实验为异核体和杂交胚胎做准备；(3) 把蛋白质嵌入细胞膜；(4) 提高药物进入细胞的能力，从而提高化疗治疗癌细胞的效率；(5) 把人体细胞融入动物细胞组织，构造新的动物品种；(6) 激活细胞的传输因子，提高酶的活性；(7) 改变基因在生物中的表达形式。

脉冲电场和磁场用于骨折和假关节（骨折愈合不全形成）的治疗，有迹象表明，低频脉冲磁场将会广泛应用于运动医学，脉冲磁场另一种已引起注意的应用是重新修复松动义肢，低频脉冲磁场可使松动的髋部义肢重新填缝并重建其整体性，正如脉冲磁场可以促进骨骼生长一样，也可以促进组织向义肢表面生长。

复习思考题

1. 不同电磁场的基本特性及其与生物医学的关系。
2. 什么是生物体的平均比吸收率和局部空间峰值比吸收率？
3. 低频电磁场生物效应有哪些特点？并述其对细胞信号系统的影响。
4. 用实验材料说明什么是微波电磁场的窗效应？
5. 试举二种假说，说明电磁场生物效应的非热效应机理。
6. 提出一个关于电磁生物物理应用于医学的创新设想及其依据。

参考文献

1. 李缉熙，牛中奇．生物电磁学概论．西安：电子科技大学出版社，1990
2. 程极济，林克椿主编．生物物理学．北京：人民教育出版社，1982
3. 王保义等．电磁场在生物医学中的应用．北京：国防工业出版社，1990
4. Lin J C. Electromagnetic Interaction with Biological Systems. New York: Plenum Press, 1989
5. Polk C and Postow E. Handbook of Biological Effects of Electromagnetic Fields. Boca Raton, CRC Press, 1986
6. Glaser R.Biophysics ,Berlin,springer, 2001
7. 刘亚宁等．电磁辐射的生物效应专题. 基础医学与临床，2000 ，20（1): 8–23

13　生物大分子的电子显微学

Electron Microscopy of Biological Macromolecules

在电镜下观察生物大分子时，观察的对象是三维结构，电镜图像是这些三维结构的二维投影。由生物结构的二维电镜图像推知其三维结构的方法统称为三维电镜方法。由于大多数生物功能都是在生物结构的三维空间中发生的，三维电镜方法的研究一直是生物电镜工作者为之努力的方向。这种努力在过去的10年间，特别是最近的5年来取得了重大进展。这首先要归因于电镜设备本身的进步。计算机辅助的电镜控制系统的出现与进步使样品台倾斜角度、欠焦量以及曝光量等的精确调节和控制成为可能。其次，冷冻电镜样品制备方法，特别是高压冷冻方法的成熟，使生物样品可以在含水状态下在电镜内观察，所得结果更接近生活状态。不仅如此，由于冷冻过程可以在数毫秒内完成，因而可以用电镜方法捕捉那些瞬间即逝的生化过程，在亚细胞和分子水平上把结构和功能更好地结合起来。最后，计算机图像处理技术的进步不仅弥补了电镜方法固有的缺陷，而且使以前看似不可能的样品的分析成为现实。

研究生物大分子三维结构的电镜方法包括二维结晶的三维重构（three-dimensional reconstruction of two-dimensional crystal）和单粒子法（single particle method）两种。

利用电子显微镜方法研究生物大分子的主要问题是如何保存生物大分子结构，而在这方面，早期的干燥样品的金属投影或负染的方法显然不符合要求。这不仅是因为干燥过程本身会改变分子的形态，用于增加反差的重金属会掩盖分子的结构细节，而且在电镜下观察和拍照的过程中，电子束也会损坏样品。随着冷冻电镜方法（cryo-electron microscopy）的出现，这些问题得到了解决。冷冻电镜方法是在20世纪70年代提出的，经过近10年的努力，在80年代趋于成熟。冷冻电镜方法对于样品制备，样品向电镜内的转移以及在电镜下的观察均有特殊要求。

13-1　冷冻电镜技术

样品制备

用于冷冻电镜研究的生物大分子样品必须十分纯净。冷冻电镜样品制备就是在亲水的支持膜上将欲观察的含水样品包埋在一层较样品略高的薄冰内的过程。表13-1列出了制备这种样品的一些主要方法。这里有两个关键步骤。第一，样品在载网上冷冻之前如何形成一薄层水膜。为此，可先用滤纸小心地把多余液体吸去后再置于空气中蒸发，直至其成为一薄膜。薄膜的厚度可以根据相差显微镜下载网边缘处水气界面的干涉色来判断。为避免样品在冷冻前完全干燥，这一步骤最好在湿盒内进行。第二，将第一步获得的水薄膜冷冻。样品中一般含有水、盐和生物大分子或分子聚集物。这些成分的冷冻不应导致生物大分子结构的明显变化。水可以冷冻成为不同形式。在低温低压下，水主要冷冻成为玻璃态、立方形和六角形的冰。后两种为结晶，在冷冻速度较低时形成；而玻璃态的冰仅在冷冻速度很快时才能形成。这一步的关键就是要使水冷冻成为玻璃态的冰，因为结晶的冰会与溶质和生物大分子分离，并引起生物大分子结构变形。如表13–1所示，在多数情况下，用手工将载网迅速浸入液氮内可使水冷冻成为玻璃态而避免冰晶的形成。

表 13–1　冷冻样品的制备方法

方 法	支持膜	膜的亲水化处理	膜的形成	冷冻剂
折叠网间夹芯法	碳膜	一氧化硅涂层	蒸发	液氮
两碳膜间夹芯法	碳膜	不需处理	蒸发	液氮
不同网间的夹芯法	聚酰亚胺	不需处理	吸去多余液体	液氮
薄膜冷冻	碳膜或空网	在烷基胺中辉光放电	吸去多余液体	液态乙烷

冷冻样品向电镜内的转移

按上法制备的冷冻样品转移到电镜内的过程中需要注意，既不能使样品解冻，又不应在样品表面结霜。为此，需要用专门的设备——冷冻输送器（cryo-transfer）来完成这一步骤。具体方法可参照该设备的使用说明书。

冷冻样品在电镜下的观察和拍照

用于冷冻含水样品观察的电镜必须配备冷冻样品架，样品架的温度应保持在−125℃～−150℃之间，以免玻璃态的冰转变为结晶，而且样品架应能倾斜±60°。电镜还应配备有效的防污染装置，其工作温度应比样品温度更低，即−150℃～−160℃。在电镜下观察时，首先要确定样品中的冰是否处于玻璃态，这可以通过电子衍射来判断。玻璃态冰的电子衍射花样为宽而弥散的衍射环，如看不到这种衍射花样时，必须重新制备样品。样品中形成冰晶的原因可能是：(a) 样品冷冻不当；(b) 样品架的工作温度太高，在−120℃时，纯冰只要几分钟时间即可从玻璃态转变为立方形晶体；(c) 当样品向电镜内转移或在电镜内观察过程中在样品表面凝结了冰晶。

由于冷冻含水样品对于辐射非常敏感，因此电镜下的资料收集必须使用最小曝光技术(minimal exposure technique)。如果在40 000倍下拍摄一张冷冻含水样品的电镜图像，样品的曝光量应在5～10个电子/$Å^2$。

冷冻含水样品的反差取决于样品本身的散射反差、物镜的欠焦量和冰的厚度等因素。其中，样品本身的散射反差与样品结构有关，是无法改变的。冰层过厚与支持膜过厚一样会降低样品反差，因此其厚度必须适当。改变物镜欠焦量可以改变图像的反差。把物镜欠焦量调到几个微米可以增加低分辨结构细节的清晰度，但是同时也使结构重组变得复杂。一般的做法是，在进行结构重组之前，在不同欠焦量下拍摄大量的包埋于不同厚度的冰中的样品图像，以便确定哪种实验条件是最合适的。

13–2 生物大分子的三维重构

如上所述，在冷冻电镜方法中，由于样品未经染色而反差很低；样品对辐射损伤的耐受能力虽因冷冻而增加，但为获得高分辨图像，在观察和拍照时所用的剂量仍然必须很小。因此，与常规方法相比，冷冻电镜方法的信噪比更低。这就是说，冷冻电镜方法虽然能够很好的保存生物大分子生活状态时的结构，但这些结构细节常常淹没在噪声之中而难以辨认。解决这个问题的办法是在低剂量下拍摄一种生物大分子的大量的同一种图像（即同一个二维投影），然后用某种方法加以平均来消除噪声。

理论原理——中心截面定理

在电镜中，所观察到的像不是物体的三维结构，而是三维物体的垂直于电子束方向的二维投影。图13–1说明，每一幅电子显微像都是投影像，只能给出物体投影结构的二维信息。每幅投影像的傅里叶变换是傅里叶空间（即倒易空间）通过原点且垂直于投影方向的一个截面。不难理解，若倾斜试样，沿不同投影方向拍摄一系列电子显微像，则这些像的傅里叶变换是傅里叶空间通过原点的一系列不同取向的截面。当电子显微像的数目足够多时，把它们的傅里叶变换组合起来，便得到傅里叶空间的三维信息，再进行傅里叶反变换，便得到物体的三维结构。所以电子显微学三维重构思想的数学基础是傅里叶变换的投影与中心截面定理，即一个函数沿某方向投影函数的傅里叶变换等于此函数的傅里叶变换通过原点且垂直于此投影方向的截面函数。

目前，应用电子显微像的三维重构理论，人们已经可以对各种生物大分子样品的结构进行解析，并且建立了三种基本方法。一是电子晶体学（electron crystallography），利用电子与晶体的相互作用，研究生物大分子的结构。本节主要讨论这方面的内容。二是单粒子法（single particle analysis），根据很多不同取向的电子显微像，重构生物大分子的结构。下节将详细介绍该方法的主要步骤和应用。第三是电子断层学（electron tomography），根据样品在一系列不同的倾转角度下的多个电子显微像进行三维重构。

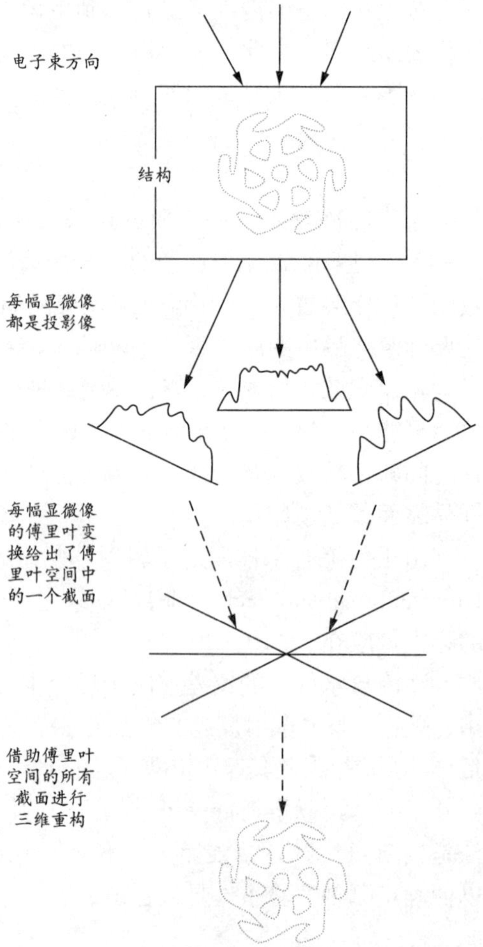

图 13–1 三维重构原理示意图

电子晶体学的基本步骤

以蛋白质二维晶体的结构解析为例，可将电子晶体学分析生物大分子的空间结构过程划分为三大基本步骤。简单描述如下：

A. 蛋白质二维晶体的生长

这是生物大分子三维重构的限速步骤。一般而言，可溶性蛋白的二维结晶需要借助于一个表面来促进蛋白质分子在二维方向上的有序堆积；而膜蛋白则在很大程度上借助于脂双层而自发地形成二维晶体。

B. 电子显微镜样品的制备和观察

即应用冷冻电子显微镜技术（第一节），研究蛋白质的二维晶体。这是获得高分辨三维结构所必需的。

C. 数据处理及三维重构

通常先借助光学衍射检查电子显微像的质量，应选用衍射斑明锐、对称性好和分辨率高的负片，借助显微光密度计对选定负片的某一区域进行数字化。对于不倾转试样，可直接利用强衍射斑初步测定二维晶体的点阵参数和空间群。

数据处理中的一个重要步骤是校正晶体点阵的畸变。根据互相关函数，选择互相关图（cross correlation map，CCM），并搜寻CCM上的峰位置，使晶胞恢复到比较精确的位置。数据处理的另外一重要步骤是测定衬度传递函数（contrast transfer function, CTF）。对同一试样的同一区域拍摄两幅像，一幅低剂量的，一副高剂量的。从低剂量像的傅里叶变换上可见衍射斑，这幅像用作蛋白质的结构测定；高剂量像的傅里叶变换显示出CTF的轮廓，于是可测定出CTF。

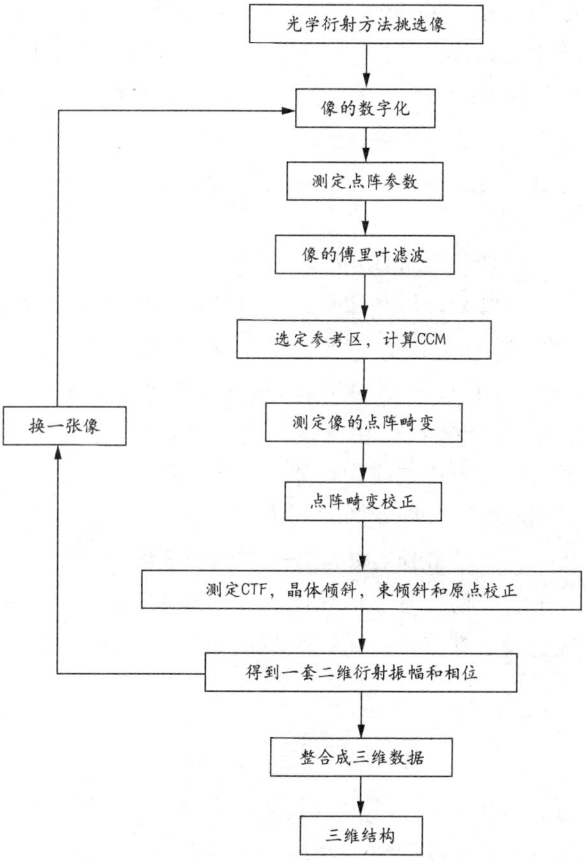

图 13–2　数据处理流程图

对每一幅像进行校正之后，可以得到一套衍射振幅和相位，这是二维的数据。为了把全部二维数据整合成一套三维数据，需确定三维空间的原点。在这一过程中，各组二维数据中的衍射相位得到进一步修正。在各组二维数据中，找出彼此间衍射指数和高度均相同者，用以统一全部三维数据的衍射振幅。对三维的衍射数据作傅里叶反变换，即得出所求定的结构。因为电子衍射数据比从像获得衍射振幅可靠，故建议把二者结合起来。利用从像得到的相位，结合从电子衍射得到的振幅，进行三维重构。图13–2是电子晶体学三维重构数据处理流程图。

电子晶体学三维重构在膜蛋白结构与功能研究中的应用

A. 膜蛋白的结构

1975年，英国剑桥MRC分子生物学实验室的R. Henderson和N. Unwin应用电子晶体学方法，解析了细菌视紫红质的结构，使人们第一次看到了膜蛋白的构造，开始了膜蛋白结构研究的纪元。迄今为止，共有4个膜蛋白用电子晶体学方法解析到原子分辨率：植物捕光复合体Ⅱ（light-harvesting complex Ⅱ）、细菌视紫红质（bacteoriorhodopsin）、水通道（aquaporin-1）和乙酰胆碱受体（acetylcholine receptor）。此外，数以百计的膜蛋白用电子晶体学方法进行了研究，其中一些得到了0.4～0.8nm分辨率的三维结构，如H^+–ATP酶、植物光系统Ⅱ反应中心（photosystem Ⅱ reaction centre）、间隙连接通道（gap junction channel）、细菌视紫红质（halorhodopsin）、微体谷胱转移酶（microsomal glutathion transferase-1）、Na^+-H^+转运蛋白（NhaA）、蛋白转运通道（SecYEG）、OxIT、细菌药物转 运蛋白（EmrE）等。

目前，电子晶体学解析的膜蛋白的结构在分辨率上尚不能与X射线晶体学相比，但电子晶体学的一个优势在于通过这种方法得到的是膜蛋白在脂双层中的结构，而X射线晶体学得到的是膜蛋白在去垢剂中的结构。因此，用电子晶体学解析的膜蛋白的结构更反映生理状态下的结构。

B. 膜蛋白的功能

虽然X射线晶体学可获得膜蛋白的高分辨结构，但这些结构是静态结构，而且往往是基态结构。为了理解膜蛋白的功能，我们需要了解膜蛋白处于过渡态或激发态的结构。在三维晶体中，由于晶格的限制，这些状态难以获得；别外，这些中间结构往往存在的时间很短，难以捕捉。近年来，由于低温电子显微术（cryo-electron microscopy）的出现及完善使得研究膜蛋白的功能状态成为可能。结合底物混合冰冻技术（spray-freezing），可以使两种溶液（如受体和配体）在极短的时间内混合起来（ms量级），然后快速冷冻，将其固定在某种反应中间状态，这样能对生物大分子在结合底物时或其他生化反应中的快速的结构变化进行测定，深入了解生物大分子的功能。前面第8章介绍的乙酰胆碱受体通道，恰当地说明了冷冻电子显微镜及三维重构在研究膜蛋白功能方面的应用。

13–3 单粒子法

生物大分子二维结晶的三维重构法的局限性在于所使用的样品必须天然具备（例如，某些膜蛋白）或在纯化状态下能够形成二维结晶，这样的生物大分子毕竟数量有限。大多数生物大分子，包括那些具有重要生物学活性的蛋白质分子或蛋白质分子聚集体都不能形成二维结晶。因此，寻找一种普遍适用的生物大分子电镜图像的三维重构方法就成为科学家们追求的目标。单粒子法就是适应这一要求而诞生的。

原理

单粒子法可分为两大类。一类需要将样品倾斜不同角度拍摄一组电镜照片，另一类则不需倾斜样品拍照，即“零倾斜（zero-tilt）”法。后者无需倾斜样品，原则上可获得更高的分辨率。“零倾斜”法获得的图像进行三维重构时又可分为“投影匹配法（projection matching）”和“角重构法（angular reconstruction）”。由于理论上角重构法是一种无偏的方法，而且又有广泛的通用性，因此我们将集中讨论这一方法。

溶液中的粒子取向完全是随机的，因而具有6个自由度，即3个平移自由度：X、Y、Z，和3个旋转自由度，α、β、γ（图13–3）。设想电镜图像是粒子沿Z方向的投影，对于每一个粒子的图像则有5个参数需要确定：两个平面内的平移自由度X、Y，一个平面内的旋转自由度γ和两个离开平面的旋转自由度α、β。平面内自由度可以通过各种契合方法加以消除，比如分类法。每个分子离开平面的旋转自由度提供了分子的三维信息，因而在进行三维重构之前必须加以确定。单粒子的图像处理的目的就是确定资料中每一个粒子的这些参数。

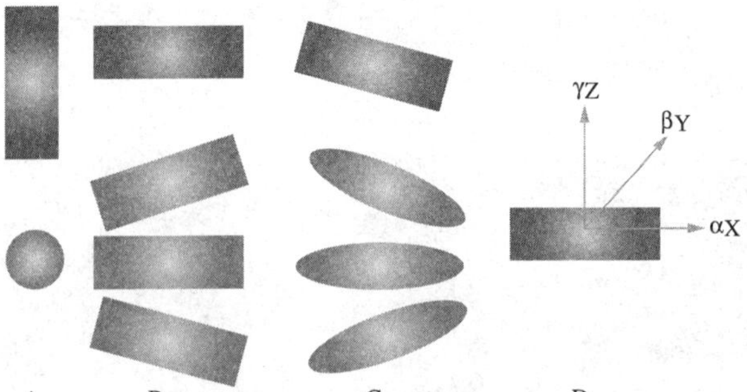

图13–3　单颗粒的模式图

A、B、C分别是圆柱在溶液中的三个可能取向及其相应的二维投影；D是一个圆柱可能有的六个自由度

主要步骤

所获得的底片用密度仪扫描并输入计算机，使图像数字化。生物大分子的单粒子电镜图像具有如下特点：(1) 大分子在空间的取向是随机的，因而其电镜图像包含了该分子所有可能的二维投影。也就是说，虽然一个纯化样品的分子的形状只有一种，但其电镜图像却具有多样性；(2) 样品未经染色，分子本身与周围的水的电子密度接近，因而反差很低；(3) 由于样品、电镜和照相底片乳胶的固有缺陷，使图像的信噪比降低。为了通过这样的图像重组为大分子的三维结构，就必须对图像进行处理与分析。其基本步骤包括：粒子采集、粒子的对位（alignment）和分类（classi fication）、三维重构。

A. 粒子采集

图13–4(a)是一张显示在计算机监视器上的单粒子的冷冻电镜图像。可以看到，图中有粒子的多种形态各异的图像(二维投影)。粒子采集就是用鼠标点击研究者认定的每一个二维投影，将其存入计算机，并最后形成一个如图13–5所示的图像阵列，供后面处理之用。迄今为止，粒子采集仍然靠手工进行。为了获得高分辨的结果，需要采集大量的粒子，对于那些无对称性的结构尤其如此。如在分析核糖体结构时，为达到15Å的分辨率，需要采集29 000个粒子的图像，而要使分辨率达到11.5Å，则需要70 000个粒子。按此推算，要达到原子分辨率，需要采集上百万个粒子，其工作量之大可以想见。因此粒子采集构成了单粒子三维重

构工作的瓶颈。

B. 粒子分类

在单粒子法中，同一种大分子的电镜图像虽然多种多样，总可以分为若干类。单粒子图像的精确分类是介于粒子采集和三维重构之间的重要步骤。目前已有多种方法用于粒子分类，包括：多变量统计分析（multivariate statistical analysis，MSA）、逐阶上升分类法（hierarchical ascendant classification）、混合分类法（k-means & ascendant）、模糊c－法（fuzzy c-means）等。这些方法的基础是所看到的每一个图像都是同一种分子的不同的二维投影，但是这一要求并不总能得到满足。因为同一生物样品在生化上均匀的粒子在结构上并不一定均匀；不同图像之间的差异可能确实存在，而不是由于在平移和旋转自由度参数上的不同所造成的。这使分类变得极其复杂而困难。现在已有若干种软件用来完成这一任务，例如IMAGIC 5软件包、SPIDER图像分析程序包等。分类不仅将大量的原始资料压缩成若干类，而且在分类的过程中经过平均消除了噪声。图13–4（b）、（c）和（d）就是三组经过分类和平均的粒子。从图中可见，它们比原始图像要清晰得多。

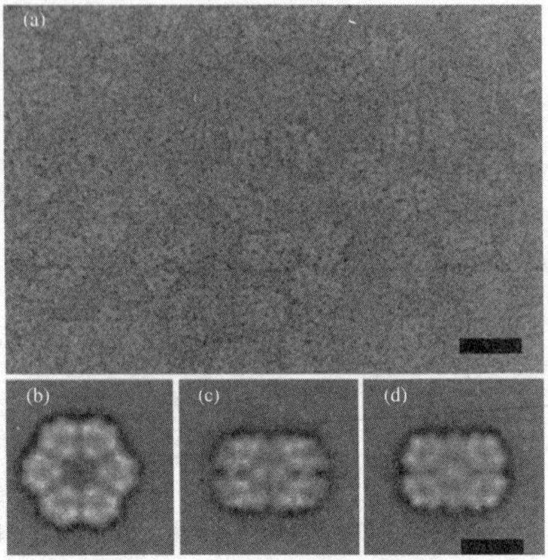

图13–4　蚯蚓血红蛋白的冷冻电镜图像

(a)冷冻含水样品的一个视野，图像经平均加以分类；(b)、(c)、(d)是其中的三类

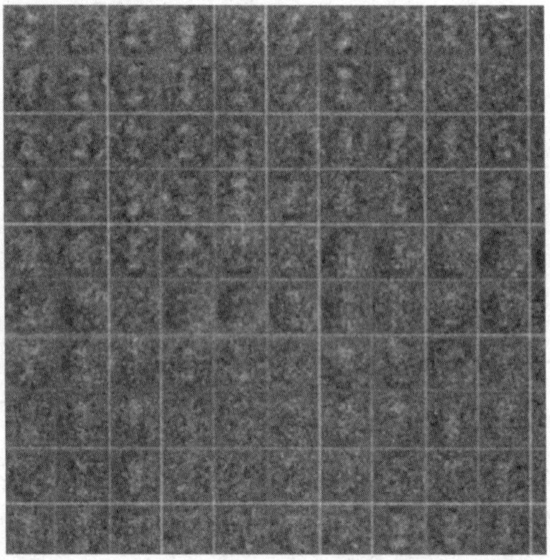

图13–5　大T-抗元双六聚体冷冻电镜原始图像阵列

C. 三维重构

通过分类得到的是同一个三维结构在不同方向上的二维投影。只要有了足够数量的质量优良的二维投影图像，而且又知道了这些二维投影之间的取向关系就可以重构成为三维结构了，这就是角重构法。其基本原理是：同一三维对象的两个不同的二维投影之间总能找到一个共同的一维投影。对于一个完全无对称性的粒子来说，至少需要三个不同的二维投影才能解决取向问题。重构后的大分子三维结构可以用断层成像技术（tomography）研究其不同方向不同断面的结构细节。

必须说明的是，不论粒子分类还是三维重构都是需要大量运算的过程。而且，获得了初步的重构的三维结构之后，还要以此为模型，得到其可能的二维投影，用作参照，进一步优化图像的分类，进行新一轮的三维重构。这个过程可能要反复多次。这种大量的运算工作没有现代的高速计算机是非常困难甚至是不可能的。这就是为什么虽然单粒子法的基本原理在20世纪80年代已经提出，但只是在最近几年才得到广泛运用并取得丰硕成果。

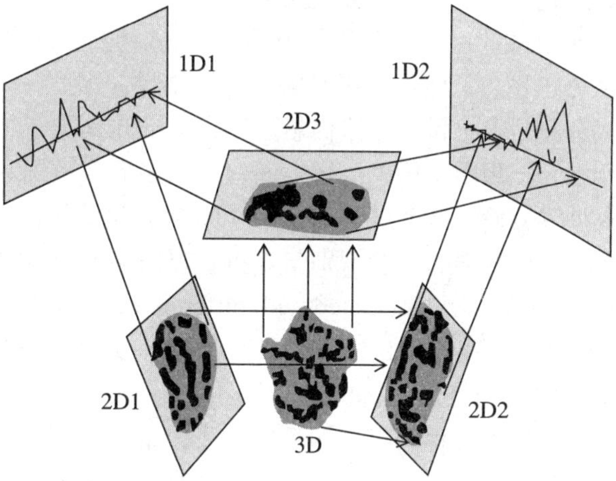

图 13–6　角重构法的原理

同一个三维物体（3D）的两个不同的二维投影之间（例如 2D1 和 2D3 之间或者 2D2 和 2D3 之间)总是有一个一维投影是共同的（如 1D1 或 1D2）

单粒子法的应用

用冷冻电镜单粒子法研究生物大分子的工作近年来备受关注，新的成果与日俱增，令人目不暇接。大体说来，有以下几个方面。

A. 三维结构的确定

在用单粒子法重构三维结构时，有对称性的粒子所能达到的分辨率比没有对称性的要高。例如，具有 D6 对称性的蚯蚓血红蛋白的分辨率为 13Å，而 20 面体对称性的番茄矮小病毒的分辨率已达 5.9Å。

对于大的无对称性的蛋白质聚集体而言，一般可达到20Å左右的分辨率。在这样分辨率下，虽然还无法定位每一个亚单位，但却可以确定其外形。这对于研究在这个水平上的结构与功能关系常可提供非常有用的信息。例如，牛线粒体复合物 I 由 43 个不同的亚单位构成，总分子量约为900kD。它可解离为两个亚复合物 I_α 和 I_β，分别含有23个和17个亚单位。I_α 含有大多数的亲水亚单位，包括结合NADH和FMN的亚单位，以及全部的Fe−S；而 I_β 则是复合物I跨膜区的一部分。重构的牛线粒体复合物I的三维结构显示，它由两部分构成，中间由一细柄相连。根据两部分的体积计算，它们分别为 I_α 和 I_β。这个结果说明，细柄构成电子传递链的一部分。再如，网格蛋白（clathrin）是构成有衣囊泡（coated vesicle）外衣的主要蛋白，后者参与入胞作用和生物合成的最后阶段。网格蛋白能够使膜变形并形成凹陷的芽，此处聚集了带有特异信号并可反复利用的受体。网格蛋白笼在21Å分辨率下三维重构的结果是一个六角形的桶，揭示了网格蛋白分子是如何相互作用而形成笼形结构的。这一结果还为网格蛋白分子在膜上的聚集和解聚过程提供了结构基础。

B. 定位亚单位和活性位点

对于一个由多个亚单位构成的大分子，单粒子法也可提供其中个别亚单位位置的信息。办法是用亚单位特异性抗体标记这些亚单位。如果复合物来源于重组，有时也可以在某些特定位置引入半胱氨酸，再用金标记。这些标记物在原来的三维结构上产生一个附加的密度，从而可以识别被标记的亚单位。有时某些亚单位的X射线衍射或核磁共振资料已经获得，将由此得到的模型转为低分辨密度，就可以用来解释电镜结果。因此，即使整个复合物由于尚无法结晶而不能获得高分辨结构，利用此法仍然可以大体推知其原子结构。现举两例说明单粒子法在这方面的应用。(1) 蛋白小体（proteosome）。大多数真核细胞的错误折叠蛋白通过泛素途径被26S的蛋白小体分解，这个过程依赖于ATP酶。尽管蛋白小体20S的核心的结构已经知道了，对于结合在核心两端的能够识别错误折叠蛋白的调节复合物却所知甚少。调节复合物含有 AAA ATP 酶（ATPase Associated with different cellular Activities）的六聚体，以及另外 12 个亚单位。其中一个亚单位是去泛素化酶 p37A。最近，Hölzl 等利用不能水解的底物类似物确定了这个亚单位的位置。这是第一次定位了调节亚单位的一个特异功能—去泛素化活性，从而为认识底物分解过程的事件顺序提供了线索。(2) 转录因子TFIIH。TFIIH是一个由 12 个不同的亚单位构成的复合物，具有转录启动功能和转录耦联的 DNA 修复功能。利用单粒子法，已经得到了人 TFIIH 的 38 Å 分辨率的三维结构。结果表明，TFIIH 是一个环形结构，有一个大的蛋白质区从环中突出。免疫标记实验显示了复合物中某些亚单位的相对位置。螺旋酶 XPB 和 XPD 大体位于环形结构的两侧，环形结构所围绕的腔可以容下双股DNA。而突起则相当于和 Pol II 的羧基端磷酸化有关的激酶。

C. 与功能相关的构象变化

F_0F_1 型的 H^+-ATP 酶在线粒体，叶绿体和细菌的膜内催化 ATP 合成耦联的质子运输，其 F_0 段为跨膜段，与质子运输有关；而可溶的 F_1 段则含有 ATP 结合位点。单粒子图像处理结果表明，F_0 和 F_1 之间有一个明显的柄将二者连在一起。在有和无AMP-PNP的两种条件下得到的这个酶的三维结构图说明，核苷酸的结合并不引起 F_0 的变化，但却可导致 F_1 构象的明显改变：直径变小，出现一个帽形结构，内腔变化。

核糖体结构的三维重构及其在不同功能状态下的构象变化是单粒子法在这方面应用的另一个成功范例。Frank 等曾获得了在翻译周期不同阶段的结合有不同附因子（tRNA）或延长因子的核糖体结构的三维重构像，并利用此法重构了整个翻译周期各阶段的核糖体结构。Stark 等发现，移位前后延长因子 G（EF-G）具有不同的构象，并因此导致这两个阶段核糖体构象的区别。Frank 和 Agrawal 最近发现，EG-F 的结合和 GTP 的水解除了能造成核糖体两个亚单位构象变化外，还可引起 30S 亚单位相对于 50S 亚单位的旋转。EG-F 的结合和初始的逆时针旋转伴随着 mRNA 通道的增宽。而水解时 tRNA 移位，然后发生顺时针旋转，这使 mRNA 通道重新变窄。

复习思考题

1. 冷冻含水电镜样品的优点是什么？在制备这类样品时应注意哪些环节？
2. 在研究冷冻含水电镜样品时对电镜有什么特殊要求？

3. 冷冻含水电镜样品的反差比常规电镜样品低，这是为什么？如何调节冷冻含水电镜样品的反差？
4. 简述生物大分子二维结晶三维重构的原理，应用范围和局限性。
5. 单粒子法与二维结晶三维重构法相比主要优点是什么？
6. 试用一句话说明角重构法的原理。
7. 用单粒子法进行三维重构要经过哪些基本步骤？

参考文献

1. Nogales E, Grigorieff N. Molecular machines: Putting the pieces together. J Cell Biol, 2001, 152 (1): F1−F10
2. McIntosh JR. Electron microscopy of cells: A new beginning for a new century. J Cell Biol, 2001, 153 (6): F25−F32
3. Van Heel M, Gowen B, Matadeen R, et al. Single-particle electron cryo-microscopy: towards atomic resolution. Quarterly Rev Biophys, 2000, 33: 307−369
4. Miyazawa A, Fujiyoshi Y, Stowell M, et al.Nicotinic acetylcholine receptor at 4-6 Å resolution : transverse tunnels in the channel wall. J Molec Biol, 1999, 288:765−786
5. Schatz M, Orlova EV, Dube P, Stark H, Zemlin F, van Heel M. Angular reconstruction in 3D electron microscopy: practical and technical aspects. Scann Microsc. 1997, 11:179-194
6. Frank J, Heagle AB, Agrawal RK. Animation of the dynamical events of the elongation cycle based on cryoelectron microscopy of functional complexes of the ribosome. J Struct Biol, 1999, 128:15−18
7. Stark H, Rodnina MV, Wieden HJ, et al. Large-scale movement of elongation factor G of the ribosome during translocation. Cell, 2000, 100:301−309
8. Frank J, Agrawal RK. A ratchet-like inter-subunit reorganization of the ribosome during translocation. Nature, 2000, 406: 318−322
9. 李方华，刘维和，李宗利. 蛋白质晶体学. 物理学报. 1997，26(9): 515−523

（尹长城与韩红梅两位老师参加了本章部分内容的编写）

14　X射线晶体衍射分析
X-ray Crystallography

导论

本章将讨论X射线晶体衍射的理论和实践，特别是在解析生物大分子三维结构中的应用。讨论将以蛋白质为例，但其中的理论和实践亦适用于其他生物大分子(DNA， RNA)或它们的复合体(如病毒，核糖体等)。

首先，我们先介绍一下为什么我们要解析生物大分子的三维结构。生物大分子的三维结构能使我们在最基本的层次上理解生物学过程：比如在一个生物学过程中，哪些分子发生相互作用，它们如何作用，酶分子如何催化一个反应，离子通道如何输运离子，载体如何转运物质，药物分子如何发生作用等。在某些情况下，三维结构甚至能使我们在原子水平上理解疾病，一个典型的例子是镰形红细胞症。三维结构的一个重要应用是我们可利用三维结构的信息来设计新药。

为什么采用X射线

如果我们想要测定一个物体的结构，最直接的方法就是“看”这个物体。如果这个物体太小，我们须借助于显微镜将其放大。但在一个显微镜下，我们能看到的物体的大小是有限制的，这个限制就是用于观察的光的波长应与所希望的分辨率的大小相当。可见光的波长在几百纳米的量级，而原子的量级在0.1nm，即1Å。所以要想把分子中的原子分辨出来，我们就必须用波长量级为Å的电磁辐射。X射线恰好满足这个要求。我们常使用由高能电子轰击铜靶来产生X射线，这种X射线有几个特征波长，X射线晶体学所使用的是CuKα，其波长为1.5418Å。这个尺度与分子中碳原子之间的键距相当，因此正好适用于解析分子的结构。

与光学或电子显微镜不同，我们无法制造X射线显微镜来观察分子，因为X射线是非荷电粒子，没有透镜能将其聚焦来形成图像。虽然我们无法用透镜将X射线聚焦，但是我们可用计算机来模拟透镜，用计算的方法将X射线聚集成像。设想一台显微镜的工作原理由两个阶段组成：第一，射线撞击物体并沿不同方向衍射；第二，透镜收集衍射的射线并将其聚集形成图像(图14–1)。对X射线而言，我们通过检测从物体衍射的射线，然后用计算机将其聚集来形成图像(图 14–2)。

X射线晶体学的结果是什么

与光学或电子显微镜不同，X射线晶体学的结果并不是分子的图像，而是分子中电子的空间分布，即电子密度图(electron density map)。但由于电子紧密地围绕着原子核，因此电子密度图可作为分子的图像的一个很好的代表。根据经典力学，电磁波(包括X射线)与物质作用时，其电场将引起荷电粒子的震荡加速运动。加速运动的荷电粒子将发射与入射波相同波长的电磁波称次生波。次生波的强度与荷电粒子的电荷/质量的平方成正比。与原子核相比，电子具有很高的电荷/质量比，因此电子在次生波的产生中占统治地位。

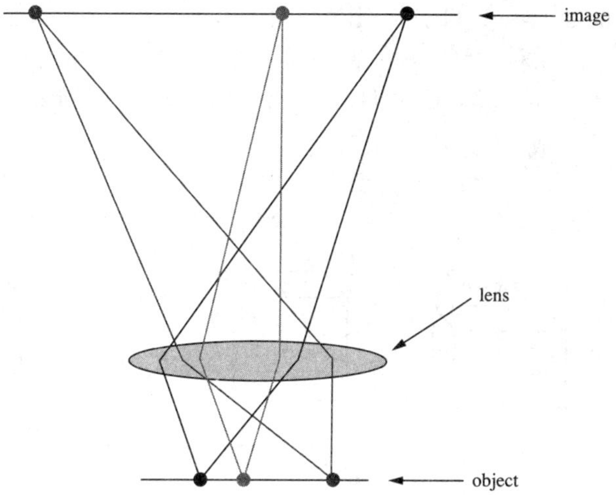

图 14-1　光学显微镜成像原理

光线通过物体发生衍射，透镜将衍射线聚集形成放大的图像

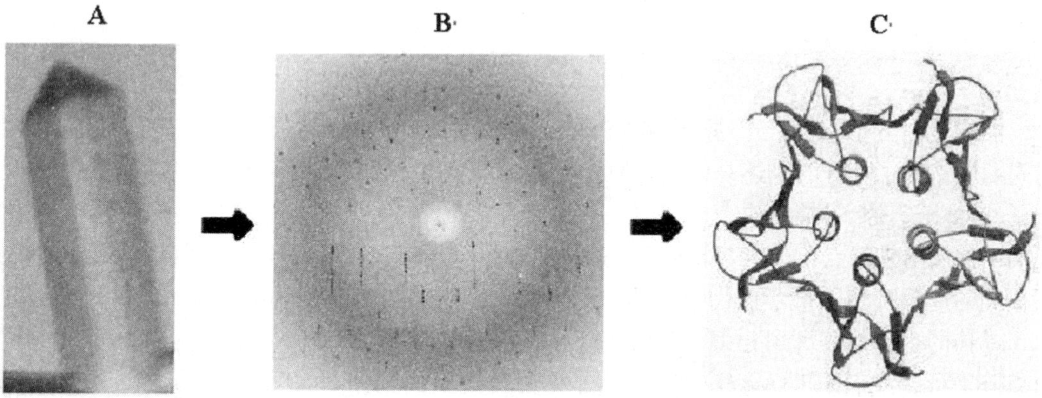

图 14-2　X 射线晶体学成像原理

X射线通过晶体（A）产生衍射(B)，计算机模拟透镜将衍射线“聚集成像”(C)

为什么采用晶体

由单个分子散射的X射线极其微弱，根本无法将其从由空气和水散射的噪音背景中检测出来。在晶体中，大量分子以同样的方式排列(图14−3)，所以由其散射的电磁波可叠加而增强信号到可检测水平。从某种意义上说，晶体实际上起着信号放大器的作用。当然，在一些方向，电磁波可叠加，而在另外一些方向，电磁波却可消除。这就是为什么晶体的X射线衍射图由排列成阵的点子组成。

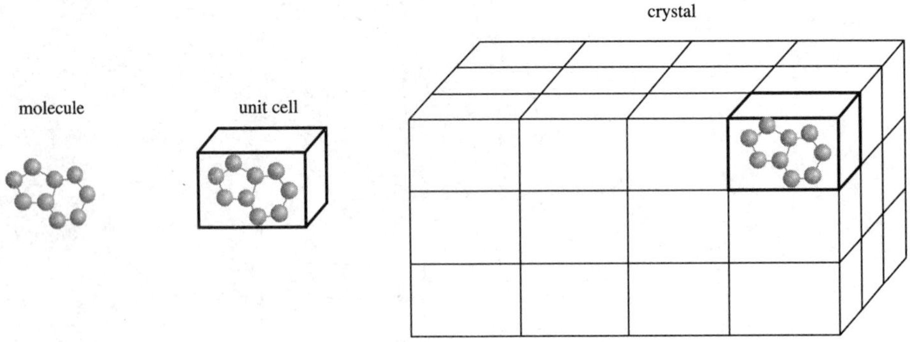

图 14−3　晶体由同样的结构单元(如分子）按同样的方式在空间堆砌而成

14—1　晶体知识初步

晶体的点阵结构

晶体是由分子(或离子，原子)在空间周期性排列形成的固体物质，它具有三维空间的结构周期性。为了更好的描述晶体内部原子排列的周期性，我们把晶体中按周期重复的那部分分子(或离子，原子)抽象成一个几何点来代表。由于晶体结构的周期性，这些从晶体中重复周期中抽象出来的点在三维空间按一定周期重复排列形成点阵(lattice)。点阵中每一个点都具有相同的周围环境，每个点代表的具体内容称为晶体的结构单元(structure motif)。

晶体的空间点阵可划分为一组组平行等距的平面点阵。晶体外形的每个晶面都和一组平面点阵平行。我们采用($h\ k\ l$) 作为一组平面点阵的晶面指标。

如一整块晶体为一个空间点阵所贯穿，则该晶体为单晶；由多个单晶聚集而成的晶体称为多晶。

晶胞、晶系及晶胞参数

按照晶体内部结构的周期性，我们可把晶体划分为大小和形状完全相同的平行六面体，用来代表晶体结构的基本重复单位，叫做晶胞(unit cell)。整个晶体就是晶胞在空间的周期性重复排列堆砌而成。晶胞由晶体空间点阵中三个不相平行的向量$\boldsymbol{a}$，$\boldsymbol{b}$，$\boldsymbol{c}$所规定，其大小和形状用晶胞参数表示。晶胞参数包括晶胞的三个边长(a，b，c)和三个边之间的夹角(α，β，γ)。晶胞的类型共有七种，分别与七个晶系(crystal system)相对应，每个晶系有自己特征的对称元素。七个晶系共对应于14种空间点阵形式(表14−1和图14−4)。在空间点阵中，可以划出和七个晶系相当的平行六面体晶胞单位，有的晶胞只含一个点阵点，称为简单晶胞，用*P*表示；有的晶胞含两个或两个以上的点阵点，称为复晶胞。如果晶胞的中心有一个点阵点，用*I*表示；如果晶胞的一对面上各有一个点阵点，用*C*表示；如果晶胞的所有面上都各有一个点阵点，用*F*表示。

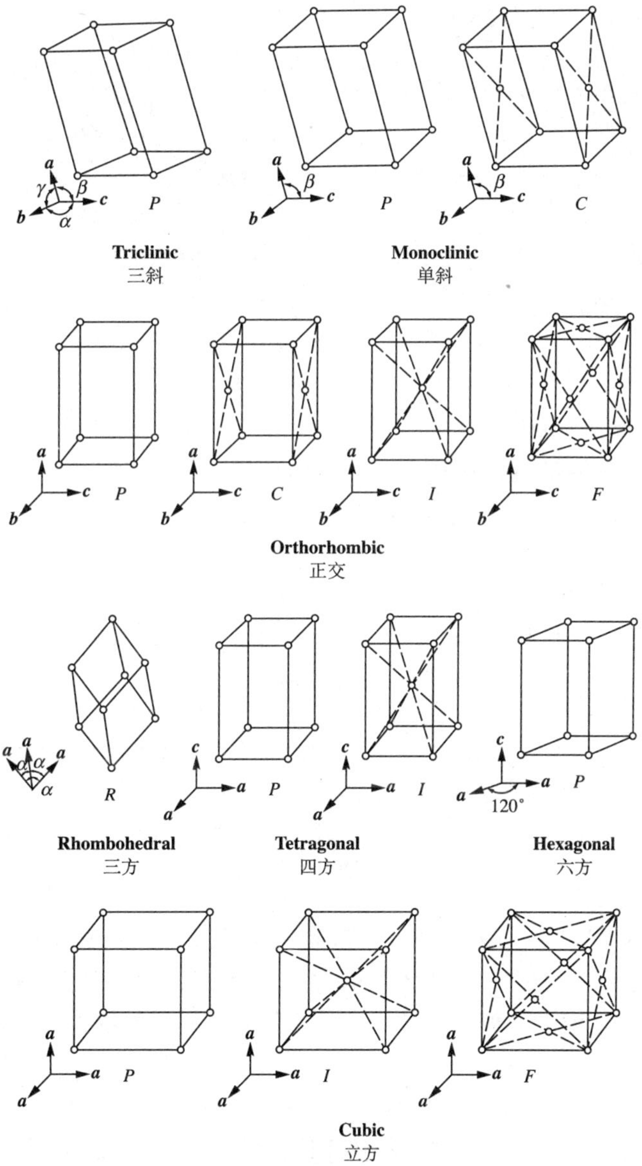

图 14−4　14 种空间点阵形式

[引自参考文献 2]

表 14-1 晶系、晶胞和空间点阵形式

晶系	特征对称元素	晶胞类型	点阵形式
立方	4个按立方体的对角线取向的	$a=b=c$	简单立方（P）
	三重旋转轴	$\alpha=\beta=\gamma$	体心立方（I）
			面心立方（F）
六方	六重对称轴（平行于c轴）	$a=b\neq c$	六方（P）
		$\alpha=\beta=90^\circ$，$\gamma=120^\circ$	
四方	四重对称轴（平行于c轴）	$a=b\neq c$	简单四方（P）
		$\alpha=\beta=\gamma=90^\circ$	体心四方（I）
三方	三重对称轴（平行于c轴）	菱面体晶胞	三方（R）
		$a=b=c$	
		$\alpha=\beta=\gamma<120^\circ\neq 90^\circ$	
		六方晶胞	六方（P）
		$a=b\neq c$	
		$\alpha=\beta=90^\circ$，$\gamma=120^\circ$	
正交	2个互相垂直的对称面或	$a\neq b\neq c$	简单正交（P）
	3个互相垂直的二重对称轴	$\alpha=\beta=\gamma=90^\circ$	底心正交（C）
			体心正交（I）
			面心正交（F）
单斜	二重对称轴或对称面	$a\neq b\neq c$	简单单斜（P）
		$\alpha=\gamma=90^\circ\neq\beta$	底心单斜（C）
三斜	无	$a\neq b\neq c$	三斜（P）
		$\alpha\neq\beta\neq\gamma\neq 90^\circ$	

14-2 X射线晶体学的基本原理

波

由于衍射产生于物质与电磁波的相互作用，因此我们先介绍波（wave）的一些性质。我们首先介绍如何描述波，包括一些术语和数学。由于衍射来自于由不同对象散射波的叠加，我们介绍由不同对象散射的波如何叠加及其与散射对象的相对位置的关系。

A. 波的描述

电磁波(如X射线）随空间和时间而变化。由于X射线与物质的相互作用主要是与带电粒子特别是电子的相互作用，我们将只描述电磁波的电场分量而不考虑其磁场分量。当我们在一个特定的时间观察一个电磁波作为位置的函数(沿着波动传播的方向)，或者在特定的位置观察一个电磁波作为时间的函数时，我们发现电场的变化具有一个余弦函数的形状。

让我们首先考察波作为时间的函数(图14-5)：为方便起见，我们定义波在时间和空间的原点处的相位(phase）为零，这样在时刻零时，波在原点处于峰值。一个波可以描述为它具有振幅A(amplitude，定义为峰的高度)，频率 v (frequency， 定义为单位时间的重复次数)和

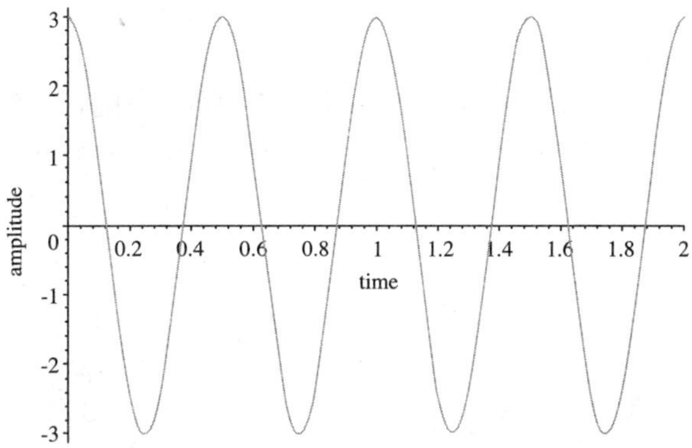

图 14–5　波作为时间的函数

$A = A_0 \cos(2\pi\nu t)$

周期 t(period， 定义为波重复所需时间)，频率与周期互为倒数。波作为时间的函数可用下述方程描述：

$$A = A_0 \cos\ (2\pi\nu t) \tag{14–1}$$

由上式可知，当时间是周期的倍数时（或频率与时间的乘积是整数时)，式中括号内的值是 2π 的整数倍，波将重复。

下面，让我们考察在特定时间波作为传播方向位置的函数（图14–6)：在时间为零时，波

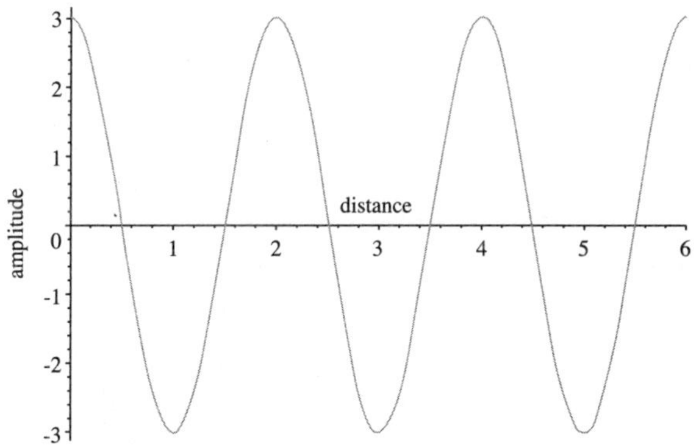

图 14–6　波作为位置的函数

$A = A_0 \cos(-2\pi x / \lambda)$

的相位为零并在原点和处于峰值。如果我们引入波长 λ（wave length，定义为相邻峰的距离）和波传播方向的距离 x，则波作为位置的函数可用下述方程描述：

$$A = A_0 \cos(2\pi x/\lambda) \tag{14–2}$$

由上式可知，当距离是波长的整数倍时，式中括号内的值是2π的整数倍，波将重复。式（14–2）亦可用下式代替：

$$A = A_0 \cos\ (-2\pi x/\lambda) \tag{14-3}$$

随着时间流过，波将向前运动。设时间运行了周期的1/4，我们将得到图14−7所示的波图。这时，波在位置零处的振幅降为零。类似的图在波作为时间的函数时亦可看到。

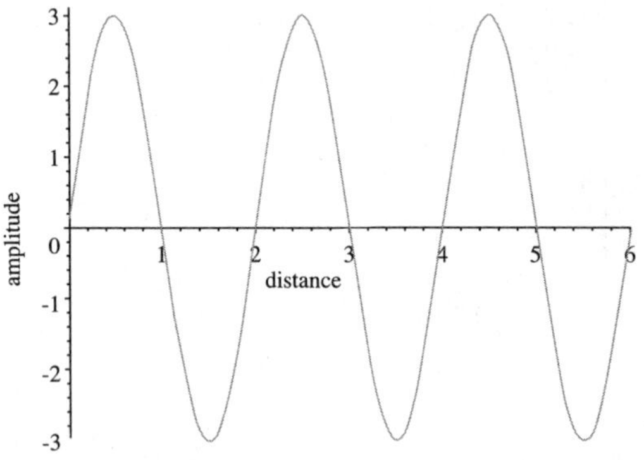

图14−7　时间运行了1/4周期时，波作为位置的函数

我们现在需要把时间和位置的效应结合起来得到一个统一的描述波的方程。我们注意到当我们把波沿传播方向移动波长的1/4时，其结果是抵消了时间效应。因此，时间和位置对波具有相反的效应。我们可用下述方程来描述两者结合起来的波方程：

$$A = A_0 \cos\ [2\pi(\nu t - x/\lambda)] \tag{14-4}$$

我们可认为时间的效应是移动了波的相位，使得它的峰位不再处于原点。

B. 波的向量表示

首先，我们来复习一下余弦函数的物理意义。当一个单位向量沿着一个单位圆从水平方向旋转到一个角度时，这个角度的余弦等于这个单位向量的 x 分量；假设该向量以常速旋转，那么其 x 分量将绘出一个余弦波与时间关系的函数曲线(图14−8)。

一般来讲，当一个向量作匀速圆周运动时，其x分量将绘出一个振幅为向量长度的波曲线。如果这个向量不是从水平方向(设为原点)开始旋转，我们说它有一个相的位移。因此，我们可用平面上的一个向量来描述波：向量的长度代表波的振幅，向量与水平轴的夹角代表波的相位。

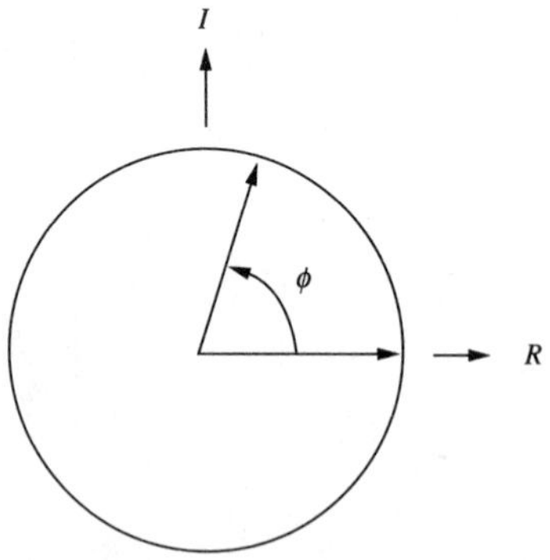

图14－8　波的向量表示

波的振幅用向量的长度代表，波的相位用向量与水平轴的夹角 ϕ 代表。当作匀速圆周运动时，向量的x分量将绘出代表波的余弦曲线

C. 波的叠加

根据波动光学，不同的波可叠加(称为干涉效应)。当我们把两个波叠加时，如果采用解析表达式，我们将陷入繁琐的三角几何。这就是为什么我们用向量来代表波。假设我们用两个向量来代表两个波长相同的波，波 *A* 振幅为 A，与水平轴形成角度 ϕ_1，波 *B* 振幅为 B，与

水平轴形成角度ϕ_2。我们可通过将这两个向量的x分量相加来得到叠加波。通过旋转并叠加，我们可得到整个波作为时间的函数。如果我们将向量B的尾部置于向量A的头部，通过旋转并将x分量相加，我们即得到叠加波(图14–9)。这样，两个向量x分量的加和即代表两个波的叠加，其结果是一个具有与原始波相同波长但不同振幅和相位的余弦波(图14–9)。

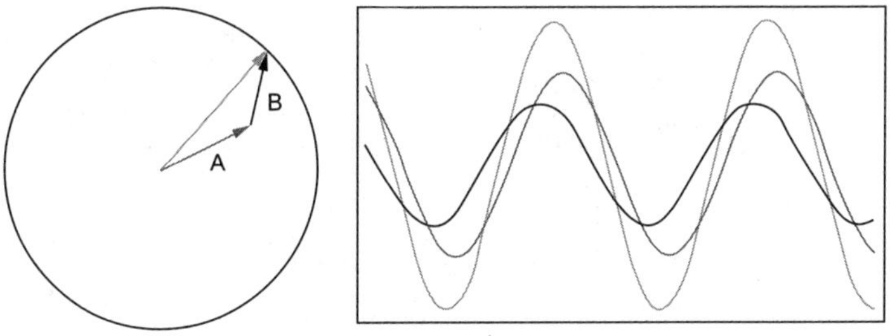

A　　　　B

图14–9　波的叠加

A为波的向量进行叠加；B为两个向量x分量的加和，即代表两个波的叠加，其结果是一个具有与原始波相同波长但不同振幅和相位的余弦波

D. 波的复数描述

复数可以认为是复平面的向量，分别用实部Re和虚部Im来取代实平面的x和y分量(图14–10)。波的叠加可以用复数的加和来代表。

复数可用下式来表示

$$z = a+ib = |z|(\cos\alpha + i\sin\alpha) \tag{14–5}$$

其中$|z|$为复数的模，α为z与实轴的夹角。

$$|z| = (a^2+b^2)^{1/2} = [(a+ib)(a-ib)]^{1/2} = (zz^*)^{1/2} \tag{14–6}$$

$z^* = a-ib$为$z=a+ib$的共轭复数。

利用Euler方程

$$e^{i\alpha} = \exp(i\alpha) = \cos\alpha + i\sin\alpha \tag{14–7}$$

复数可简明地表示为

$$z = |z|e^{i\alpha} \tag{14–8}$$

利用复数，波可表达为

$$A = A_0 e^{i\alpha} = A_0\exp(i\alpha) \tag{14–9}$$

其中A_0为波的振幅，α为波的相位。

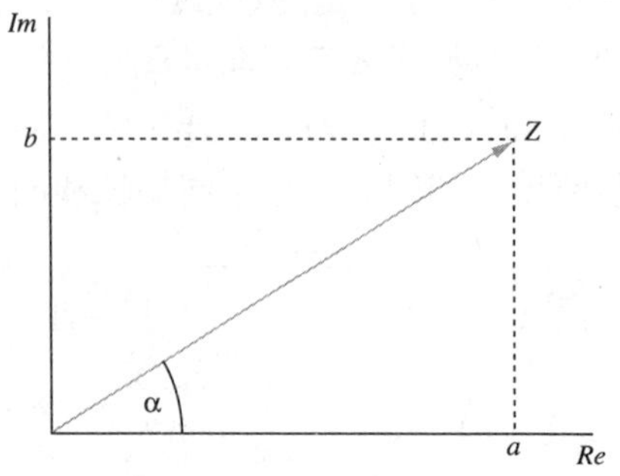

图 14–10 波的复数表示

向量的长度（复数的模|z|）代表波的振幅，向量与实轴的夹角α代表波的相位

衍射

当X射线与物质中的电子发生作用时，X射线将被散射（或重新发射）到各个方向。从不同位置的电子散射的X射线将运动不同的距离，所以它们具有不同的相对相位。如前所述，不同的波将发生干涉：它们可由于同相相加而增强，其结果是其振幅是原始波振幅的加和；它们也可由于反相相减而抵消，其结果是其振幅是原始波振幅之差。波由于干涉效应而增强和抵消的现象称为波的衍射（diffraction）。

A. 发生衍射的条件

我们可把晶体想像为由成千上万的可以反射X射线的镜面组成，这些镜面称为Bragg平面。根据几何光学，当一束光从镜面上发生反射时，其入射角与反射角相等。在什么情况下，波会由于同相而发生干涉产生衍射呢?

由图14–11可以看出，从不同Bragg平面反射的射线将有不同的光程差，这个光程差为$2d\sin\theta$。根据经典光学，在光程差等于波长的整数倍时，波会由于同相而发生干涉产生衍射。据此我们得到衍射的条件为：

$$2d\sin\theta=n\lambda,\quad n=1，2，3\cdots\cdots \tag{14–10}$$

这就是著名的Bragg方程。式中d为镜面间距，θ为入射线(或衍射线)与镜面的夹角，λ为射线的波长。

根据Bragg方程，当衍射角增加时，镜面间距必定减小以满足衍射条件。换言之，衍射点离原点越远，其所对应的空间尺度越小，这就是倒易空间的概念。

Laue导出下列方程来描述衍射发生的条件：

$$\begin{aligned} a(\cos\alpha-\cos\alpha_0) &= h\lambda \\ b(\cos\beta-\cos\beta_0) &= k\lambda \\ c(\cos\gamma-\cos\gamma_0) &= l\lambda \end{aligned} \tag{14–11}$$

式中α_0、β_0、γ_0是X射线入射方向与晶轴$\boldsymbol{a}$、$\boldsymbol{b}$、$\boldsymbol{c}$的交角，α、β、γ是X射线衍射方向与晶轴$\boldsymbol{a}$、$\boldsymbol{b}$、$\boldsymbol{c}$的交角，λ是X射线的波长，h、k、l是整数称为衍射指数，对应于产生衍射

的一组 Bragg 平面。

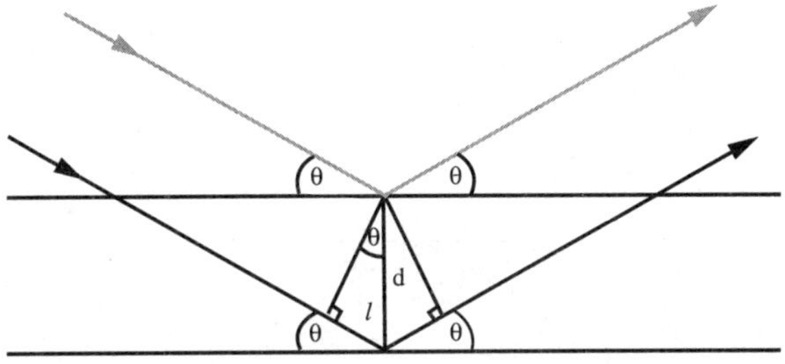

图 14–11 发生衍射的条件

从相邻 Bragg 平面反射的射线的光程差为 $2l=2d\sin\theta$。当光程差等于波长的整数倍时，即 $2d\sin\theta=n\lambda$，波会由于同相而发生干涉产生衍射

B. 衍射的数学描述

为了深入理解衍射与晶体结构的定量关系，我们引入衍射的数学描述，建立衍射波振幅与相位和电子在晶体中的位置及与入射线和衍射线方向的关系。

假设由晶体原点的电子衍射的X射线的相位为零，则由其他位置衍射的X射线具有非零相对相位。如前所述，一个波可表达为一个向量$\boldsymbol{k}$，其方向为波动传播的方向。我们把入射波当成一个平面波，其电场在垂直于波向量的平面具有峰值，相距波长的距离。现在我们考察一个相对于原点位置为$\boldsymbol{r}$的电子，其与波向量的关系如图 14–12。$\boldsymbol{r}$沿着波向量的分量为$|\boldsymbol{r}|\cos\alpha=\boldsymbol{r}\cdot\boldsymbol{k}/|\boldsymbol{k}|$。如果我们将其除以波长λ得该分量为波长的倍数$\boldsymbol{r}\cdot\boldsymbol{k}/|\boldsymbol{k}|\lambda$。如果我们将波向量$\boldsymbol{k}$的振幅$|\boldsymbol{k}|$定为波长λ的倒数，则$\boldsymbol{r}$沿波向量的分量可表达为$\boldsymbol{r}\cdot\boldsymbol{k}$。相对于原点，$\boldsymbol{r}$的相位为$-2\pi\boldsymbol{r}\cdot\boldsymbol{k}$。

现在，我们设入射波向量为$\boldsymbol{k}_0$，衍射波向量为$\boldsymbol{k}$，两者的振幅都为波长的倒数。由图 14–13 可知，相对于原点，在位置$\boldsymbol{r}$的电子由入射线产生的光程差为$\boldsymbol{k}_0\cdot\boldsymbol{r}$，而反射线产生的光程差为$-\boldsymbol{k}\cdot\boldsymbol{r}$，总的光程差为$\boldsymbol{k}_0\cdot\boldsymbol{r}-\boldsymbol{k}\cdot\boldsymbol{r}=(\boldsymbol{k}_0-\boldsymbol{k})\cdot\boldsymbol{r}$，总的相位为$-2\pi(\boldsymbol{k}_0-\boldsymbol{k})\cdot\boldsymbol{r}=2\pi(\boldsymbol{k}-\boldsymbol{k}_0)\cdot\boldsymbol{r}$。现定义衍射向量$\boldsymbol{s}=\boldsymbol{k}-\boldsymbol{k}_0$，则由$\boldsymbol{r}$处电子产生的衍射波的相位可表示为$2\pi\boldsymbol{s}\cdot\boldsymbol{r}$。

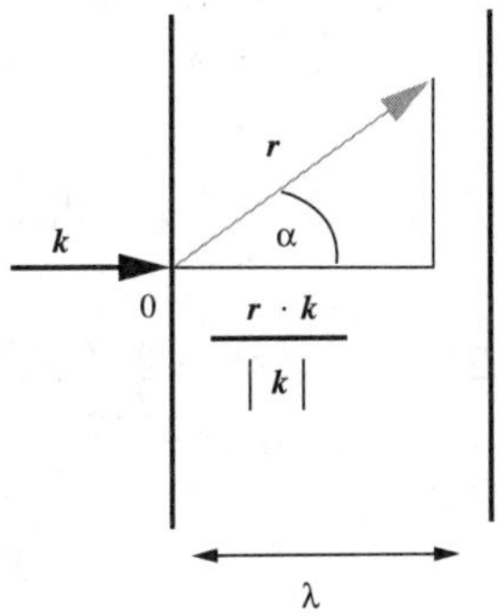

图 14–12 波相位与位置的关系

$\boldsymbol{r}$相对于原点 0 的相位为$-2\pi\boldsymbol{r}\cdot\boldsymbol{k}$

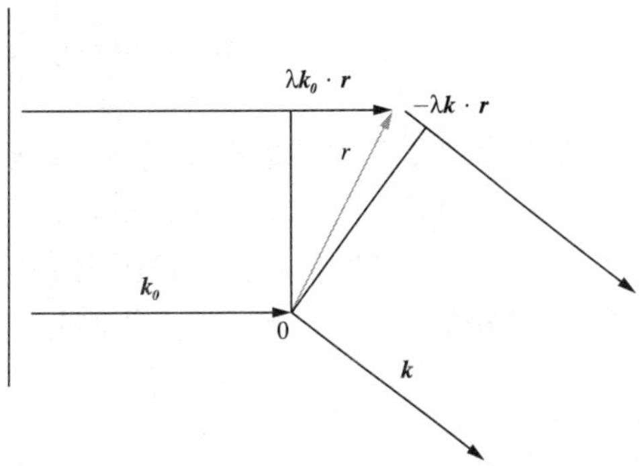

图 14–13 衍射波相位和电子位置的关系

$\boldsymbol{r}$相对于原点 0 的相位为$2\pi(\boldsymbol{k}-\boldsymbol{k}_0)\cdot\boldsymbol{r}=2\pi\boldsymbol{s}\cdot\boldsymbol{r}$

由图 14–14 可以看出$\boldsymbol{s}$是一个垂直于衍射平面的向量，其大小$|\boldsymbol{s}|$为$1/d$，d为 Bragg 平面

的间距。$|s|$越大，其所对应的空间尺度d越小，$|s|$越小，其所对应的空间尺度d越大。因此，s空间称倒易空间。

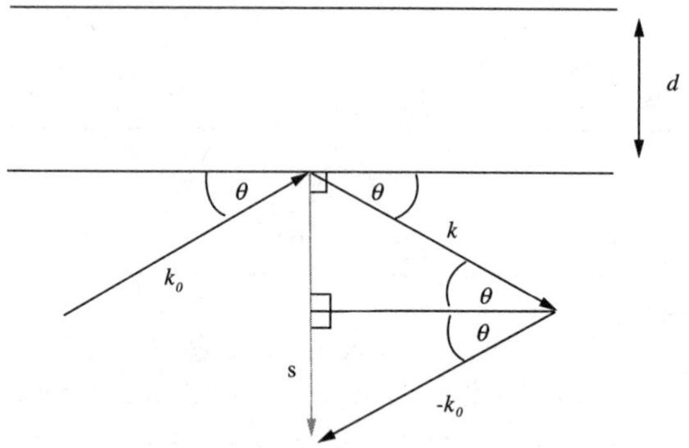

图 14-14　衍射向量 s 的物理意义

s 为垂直于衍射平面的向量，其大小 $|s|$ 为 $1/d$，d 为 Bragg 平面的间距

根据衍射的数学描述，可以证明 Laue 衍射条件可简化为

$$\begin{aligned} \boldsymbol{s}\cdot\boldsymbol{a}&=h\\ \boldsymbol{s}\cdot\boldsymbol{b}&=k\\ \boldsymbol{s}\cdot\boldsymbol{c}&=l \end{aligned} \tag{14-13}$$

式中$\boldsymbol{s}$为衍射向量，$\boldsymbol{a}$、$\boldsymbol{b}$、$\boldsymbol{c}$为代表晶胞三个晶轴的向量。

C. **衍射与晶体结构的关系－结构因子**

根据波的复数表达，由位于$\boldsymbol{r}$处的电子衍射的波可写为：

$$\boldsymbol{F}(\boldsymbol{s})=f_e\exp(2\pi i\,\boldsymbol{s}\cdot\boldsymbol{r}) \tag{14-14}$$

上式代表由一个电子产生的衍射波，f_e为电子散射因子(scattering factor)，代表单个电子散射波的振幅。如果衍射是由处于不同位置的多个电子所产生，则根据波的叠加，其复合衍射波由所有单个电子波叠加而成。

$$\boldsymbol{F}(\boldsymbol{s})=\sum_j f_e\exp(2\pi i\,\boldsymbol{s}\cdot\boldsymbol{r}_j) \tag{14-15}$$

由多个电子产生的衍射图谱含有衍射物体中电子相对位置(结构)的信息。因此，我们把$F(\boldsymbol{s})$称为结构因子(structure factor)。

由于电子在空间的位置不是固定不变的，因此更确切的表达是将电子在空间的位置用电子密度分布表示，即将电子在空间的分布视为连续函数，在此情况下，结构因子可表达为：

$$\boldsymbol{F}(\boldsymbol{s})=f_e\int_{-\infty}^{+\infty}\rho(\boldsymbol{r})\exp(2\pi i\boldsymbol{s}\cdot\boldsymbol{r})d\boldsymbol{r} \tag{14-16}$$

由上式可见，数学上结构因子$\boldsymbol{F}(\boldsymbol{s})$等同于电子密度$\rho(\boldsymbol{r})$的傅立叶变换(Fourier transform)。因为结构因子$\boldsymbol{F}(\boldsymbol{s})$等同于电子密度$\rho(\boldsymbol{r})$的傅立叶变换，另一个傅立叶变换－逆傅立叶变换(Inverse Fourier transform) 存在：

$$\rho(\boldsymbol{r}) = 1/v \int_{-\infty}^{+\infty} \boldsymbol{F}(\boldsymbol{s})\exp(-2\pi i\boldsymbol{s} \cdot \boldsymbol{r})d\boldsymbol{s} \tag{14-17}$$

式中的v是晶胞体积，积分限是整个倒易空间$\boldsymbol{s}$。式(14−16) 和式(14−17) 是X射线晶体学的基本公式。

若我们能够测定晶体的结构因子$\boldsymbol{F}(\boldsymbol{s})$，根据式(14−17)我们即可算出晶体的电子密度分布$\rho(\boldsymbol{r})$，从其峰值位置可确定原子在晶胞中的位置；反之，如果我们知道晶体的电子密度分布$\rho(\boldsymbol{r})$，根据式(14−16)我们即可算出晶体的结构因子$\boldsymbol{F}(\boldsymbol{s})$。在实际过程中，我们将使用原子而不是电子密度分布来构建结构模型，因此，我们须把结构因子表达成原子类型和位置的函数。可以证明，结构因子作为原子的函数具有如下形式：

$$\boldsymbol{F(s)} = \sum_j f_j \exp(2\pi i\boldsymbol{s} \cdot \boldsymbol{r}_j) \tag{14-18}$$

式中f_j为晶胞中第j个原子的散射因子，代表原子对X射线的散射能力，其大小与原子核外的电子数成正相关，它随布拉格角的增大而减小，其值可从X射线晶体学国际表第三卷中查得。

如果我们采用晶轴作为坐标系，则原子在晶胞中的位置可用其分数坐标(x_j, y_j, Z_j)表示，即

$$\boldsymbol{r}_j = x_j\boldsymbol{a} + y_j\boldsymbol{b} + z_j\boldsymbol{c} \tag{14-19}$$

式(14−18) 可写为

$$\boldsymbol{F(s)} = \sum_j f_j \exp[2\pi i\boldsymbol{s} \cdot (x_j\boldsymbol{a} + y_j\boldsymbol{b} + z_j\boldsymbol{c}) \tag{14-20}$$

利用 Laue 衍射条件，上式可写为

$$\begin{aligned}\boldsymbol{F}(hkl) &= \sum_j f_j \exp[2\pi i(hx_j + ky_j + lz_j)] \\ &= |\boldsymbol{F}(hkl)| \exp i\phi(hkl)\end{aligned} \tag{14-21}$$

式中$|\boldsymbol{F}(hkl)|$称为衍射$h\ k\ l$的结构振幅，$\phi(hkl)$ 称为衍射$h\ k\ l$的相角。而计算电子密度的公式为

$$\begin{aligned}\rho(x,y,Z) &= 1/v \sum_{hkl=-\infty}^{hkl=+\infty} \boldsymbol{F}(hkl)\exp[-2\pi i(hx+ky+lz)] \\ &= 1/v \sum_{hkl=-\infty}^{hkl=+\infty} |\boldsymbol{F}(hkl)| \exp i\phi(hkl) \exp[-2\pi i(hx+ky+lz)]\end{aligned} \tag{14-22}$$

根据波动光学，波的强度等于波振幅的平方，即

$$I(hkl) = |\boldsymbol{F}(hkl)|^2 = \boldsymbol{F}(hkl)\,\boldsymbol{F}^*(hkl) \tag{14-23}$$

在X射线衍射实验中，可记录的是衍射点的强度和方位，从衍射点的强度可推算出该衍射点的结构振幅$|\boldsymbol{F}(hkl)|$， 而该衍射点的相位信息$\phi(hkl)$ 却无法从实验中直接获得。因此，晶体结构分析的核心问题是要找出各衍射点的相位。

D. 衍射相位的测定

a. Patterson **函数**

由于衍射的相位信息 $\phi(hkl)$ 无法从实验中直接获得，但衍射的强度 $I(hkl)$ 可直接获得。Patterson 提出这样一个问题，既然结构因子的Fourier变换是电子密度，那么衍射强度的Fourier变换代表什么呢？

$$\boldsymbol{P}(\boldsymbol{u})=\int I(s)e^{-2\pi i s\cdot u}ds=\int \boldsymbol{F}(s)\boldsymbol{F}*(s)e^{-2\pi i s\cdot u}ds \tag{14-24}$$

可以证明

$$\boldsymbol{P}(\boldsymbol{u})=\int \boldsymbol{\rho}(\boldsymbol{r})*\rho(\boldsymbol{r}+\boldsymbol{u})d\boldsymbol{r} \tag{14-25}$$

式(14–25) 表明 $\boldsymbol{P}(\boldsymbol{u})$ 表示晶胞中相距为向量 $\boldsymbol{u}(uvw)$ 的两点电子密度乘积在整个晶胞中的加和，即

$$P(uvw)=\int_0^1\int_0^1\int_0^1\rho(xyZ)\rho(x+u,y+v,Z+w)dxdydz \tag{14-26}$$

根据式(14–22)

$$P(uvw)=(1/v)\sum_{h=-\infty}^{\infty}\sum_{k=-\infty}^{\infty}\sum_{l=-\infty}^{\infty}|F(hkl)|^2\exp[-2\pi i(hu+kv+lw)] \tag{14-27}$$

由式(14–27) 可知 Patterson 函数只要有结构振幅即可计算，不必知道其相位。

只有当向量 $\boldsymbol{u}(uvw)$ 为两个原子间的向量时，$P(uvw)$ 才会有峰值。所以 Patterson 图上的峰反映了晶胞中任意两个原子间的向量。在Patterson图中，所有原子的自身向量峰均位于原点；峰值的大小与这两个原子含有的电子数的乘积成正比。

设在晶胞中的原子数为N，由于每个原子与所有N个原子都有一个向量，所以在Patterson图中共有 N^2 个向量，即 N^2 个峰。其中有 N 个峰来自于原子自身向量，所以原子间向量的数目为$N^2-N=N(N-1)$。如果N是一个小数目(例如$N=10$)，我们有相当数目的非自身向量峰进行分析(对于$N=10$，$N(N-1)=90$)。对小分子而言，这种分析是可行的。通过分析向量峰的位置和向量之间的关系，我们有可能推断出晶胞中原子的位置。如果 N 是一个大数目(例如$N=1000$)，非自身向量峰的数目将数以万计(对于 $N=1000$，$N(N-1)$ =999 000！)。即使在高分辨率，电子密度图中分子中的原子都难以完全分辨，更谈不上将Patterson图的向量峰分辨出来，这使得用Patterson图直接推断原子的位置变得不可能，须采用其他方法来获得相位。

b. 同晶置换法

在同晶置换法中，其思路是改变晶体使衍射的结构因子发生变化并由这些变化来得到原来晶体的衍射相位。为使这些变化易于用少数参数进行解释，最好用重原子来改变晶体。由于重原子含有大量电子，在晶体中引入重原子将显著改变散射强度。由图14–15可见，晶体中处于Bragg平面之间的轻原子(由小球代表)的散射由于不同相倾向于互相抵消，而由重原子(由大球代表)中电子产生的散射基本上同相而加强。原子对散射强度的贡献与其所含电子数的平方成正比。例如，铀原子所含的电子数是碳原子的15倍，一个铀原子对散射强度的贡献相当于225个碳原子。所以，在一个20kDa的蛋白质中加入一个铀原子所导致的强度变化很容易测量出来。

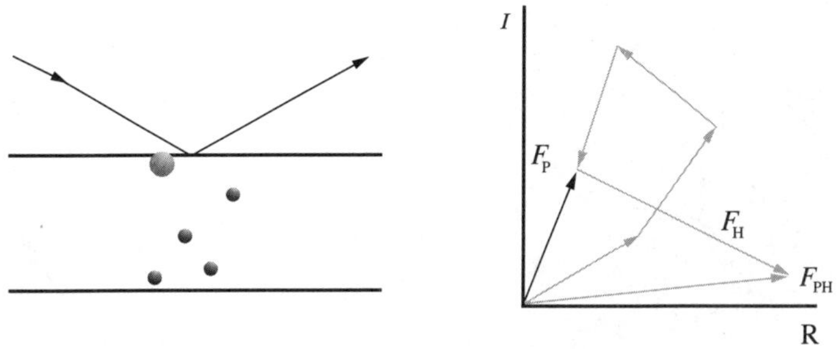

图 14–15 重原子同晶置换法原理

在重原子衍生物晶体与蛋白质母体同晶的情况下，衍生物的结构因子（$\boldsymbol{F}_{PH}$）等于蛋白质的结构因子（$\boldsymbol{F}_P$）与重原子的结构因子（$\boldsymbol{F}_H$）之和

如果我们有两个晶体，一个只含蛋白质（母体晶体），另一个除了蛋白质外还含有结合的重原子（衍生物晶体），我们可分别测量两者的衍射数据。可以认为，两者散射强度的差别主要来自于重原子的贡献。这个差值可用来计算 Patterson 函数并定出重原子在晶胞中的位置。一旦我们确定了重原子的位置，据式（14–21）我们可计算他们对结构因子的贡献，并由此推算出蛋白质母体晶体衍射的相位。

首先，我们假设引入重原子后，由蛋白质产生的散射不发生改变，即重原子衍生物晶体与蛋白质母体同晶。在此情况下，衍生物的结构因子($\boldsymbol{F}_{PH}$)等于蛋白质的结构因子($\boldsymbol{F}_P$)与重原子的结构因子($\boldsymbol{F}_H$）之和，即 $\boldsymbol{F}_{PH}=\boldsymbol{F}_P+\boldsymbol{F}_H$。

由于结构因子具有向量的性质，上述等式决定了一个三角形。我们已知其中一条边($\boldsymbol{F}_H$）的长度和方向及其他两条边的长度(结构振幅)，有两种方式来构建这样的三角形，这意味着$\boldsymbol{F}_P$有两种可能的相位，如图14–16所示。

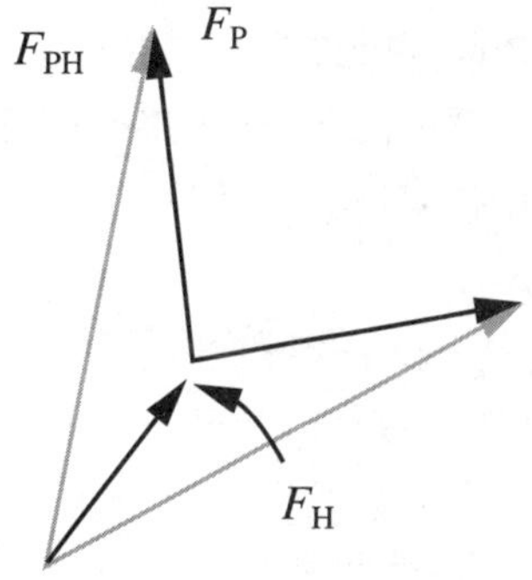

图 14–16 F_P 的两个可能相位

满足等式 $\boldsymbol{F}_{PH}=\boldsymbol{F}_P+\boldsymbol{F}_H$ 的两个可能的三角形，确定了 $\boldsymbol{F}_P$ 的两个可能相位

Harker 发明了一种简单的方式(Harker construction)来显示这两种可能的相位(图14 – 17)。首先，在复坐标系中，以原点为中心，以$\boldsymbol{F}_P$的振幅$|\boldsymbol{F}_P|$为半径画一个圆，这样一个圆代表$\boldsymbol{F}_P$所有可能的相位；然后，将$\boldsymbol{F}_H$的端点置于原点，以$\boldsymbol{F}_H$的起点为中心，以$|\boldsymbol{F}_{PH}|$为半径画一个圆。这两个圆的交点所代表的向量就是满足等式的$\boldsymbol{F}_P$。由图可见，两圆交于两点，即 $\boldsymbol{F}_P$ 有两种可能的相位。

两个相位只有一个是正确的。原则上，引入第二个重原子衍生物可以消除上述不确定性。如图14–18所示，在引入第二个重原子衍生物后，再按Harker法作图，三圆交于一点，这一点所代表的即是正确的$\boldsymbol{F}_P$。这种由多个重原子衍生物解析相位的方法称多重同晶置换法(multiple isomorphous replacement， MIR)。

除同晶置换法外，还有反常散射法、分子置换法来确定相位。受篇幅所限，在此不予介绍。有兴趣的读者可参阅有关文献。

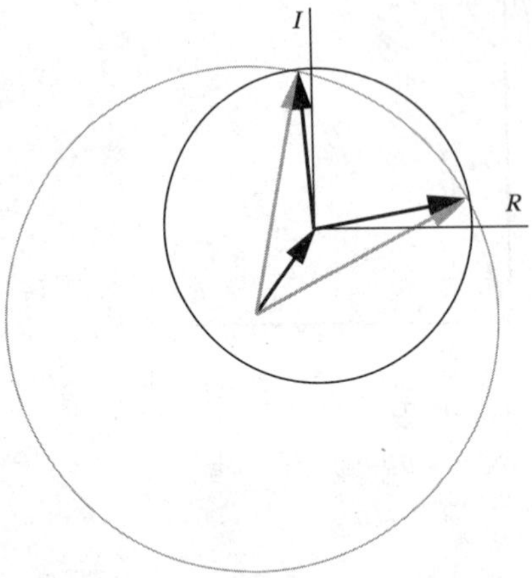

图 14–17　单对同晶 Harker 作图法确定相位示意图

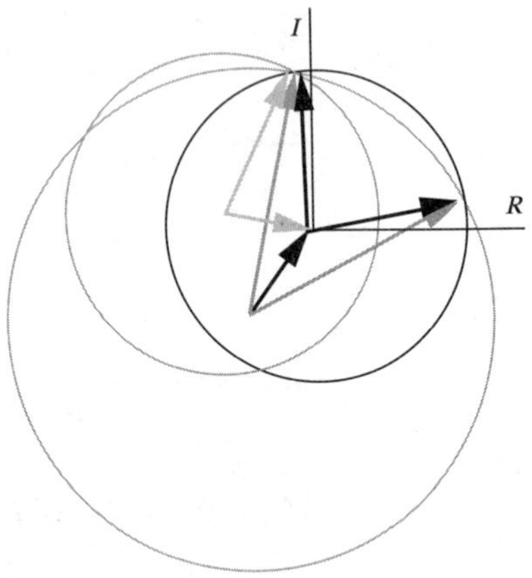

图 14–18　多对同晶 Harker 作图法确定相位示意图

c.衍射图的获得及各种晶体结构衍射图的特征

X射线照射到晶体上，只有在满足衍射条件的方向上才能产生衍射线。当晶体方位固定时，满足条件的衍射线是有限的。为了获得完整的衍射图，可采用两种方法，一种方法是让样品不停的旋转，一般使用于蛋白质单晶样品，所获得的衍射图称单晶回转图；另一种方法是将各种取向的晶体混合成一个样品，一般用于非生物晶体样品，所获得的衍射图称多晶图或粉末图。

单晶回转图是使单晶样品在照射同时绕一个旋转轴旋转而得到。由于晶体在不断转动，因此能满足衍射条件的点都能显示在衍射图上。由于样品是单晶，因此衍射图将由排列成阵的点子构成(图 14–19)。

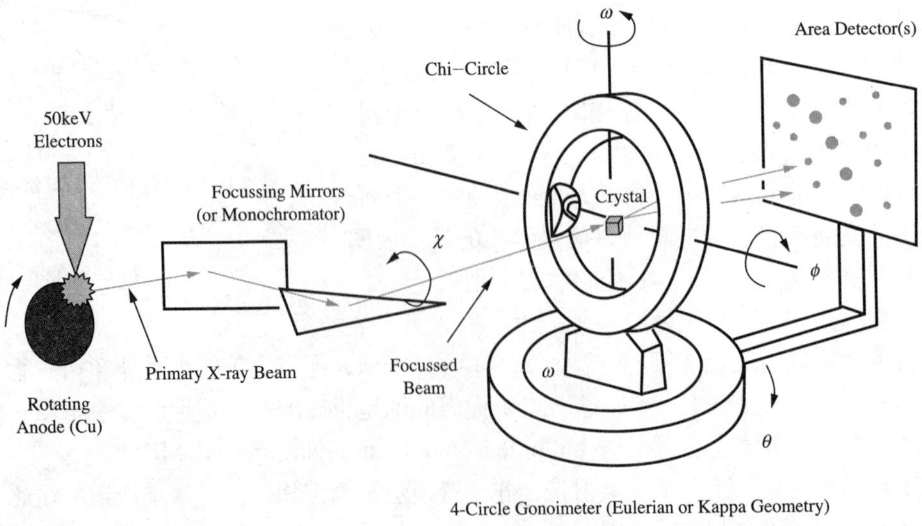

图 14–19　晶体衍射数据收集：单晶回转数据收集装置示意图

有些不规则晶体，可粉碎成无数极小的晶体(粉末)，在这样混合晶体样品中，晶体将有各种取向，这样就有较多机会满足衍射条件。实际拍摄这种多晶样品时，亦使样品旋转。若晶体内有一组平面间距为 d 的镜面符合 Bragg 方程，在相应的方向上将有衍射。由于样品有无数个多晶组成，对应于一个d值，其每一级衍射分布在以2θ为半顶角的圆锥面上，不同的d对应于不同的圆锥(图14–20)。如将底片垂直于入射方向放置，则得到一系列同心圆。根据照相时的几何条件，可求出每个圆所对应的 θ 角及 d 值。

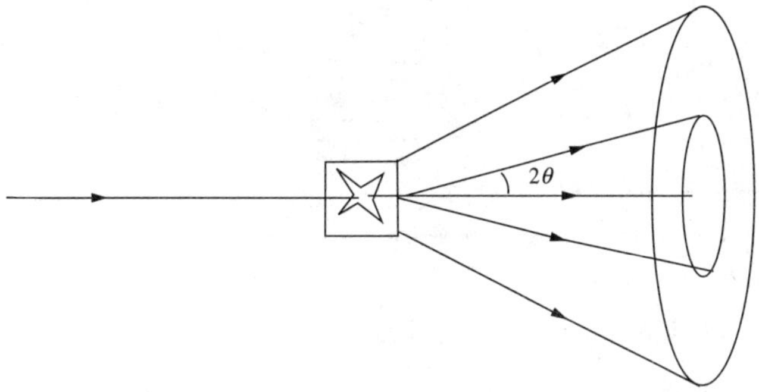

图 14–20　多晶衍射的分布

某些纤维状样品(如毛发，胶原，肌肉纤维等)由多股纤丝组成。它们在纤维轴方向排列规则，在其他方向排列随机。因此纤维衍射图介于单晶图和多晶图之间 。纵向的规则排列使衍射图中出现横向层线，从层线可求出轴向周期；由于侧向排列不规则，使得衍射点形成短弧。图 14–21 是一个典型的纤维衍射图，其中水平中线称为赤道线，垂直中线称为子午线。子午线上强度突出的衍射点(长弧)，来源于轴向规则排列的散射单元，代表最小轴向重复距离(图14－22)。赤道线上的衍射点是平行于纤维轴的平面反射产生的，根据衍射方程可算出纤维丝中不同纤丝之间的间距。

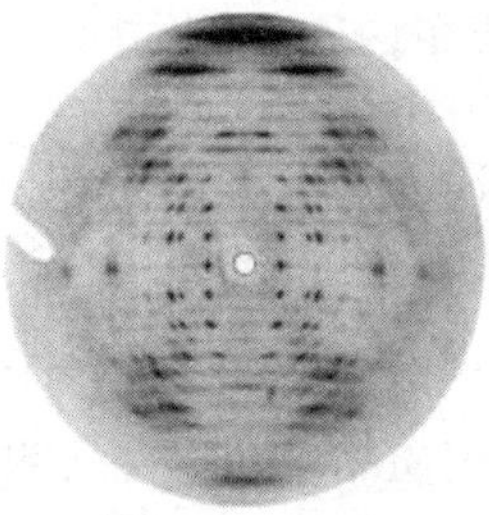

图 14–21　典型纤维图

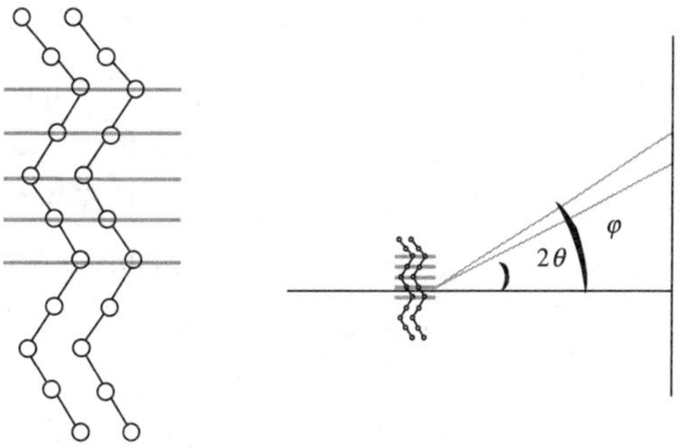

图 14–22　最小轴向重复距离

螺旋结构由于其组分的有规则排列，其衍射图显示一定的规律。图14–23表示螺距为a，每圈含6个结构单元的螺旋结构。如果水平的连接各散射单元的平面组具有相同的散射能力，则(600)平面组将显示一级反射，因为每相邻两个平面反射线的波程差都为一个λ；

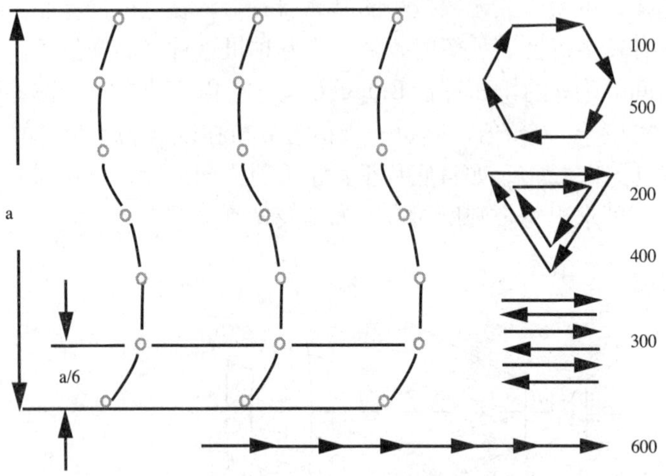

图 14–23　螺旋结构及各级衍射强度的矢量图

而(100)平面组则没有一级反射，因为相邻两个平面的波程差为$\lambda/6$，相位差为$2\pi/6$。利用波的向量表示，可以看出来自一圈散射单元的散射抵消，强度为0。同理 (200)、(300)、(400)、(500) 平面组也没有一级反射。图14–24是一个每圈含10个结构单元的螺旋结构的衍射图样。在衍射图中子午线上只有第十层线上有衍射点，而其他层线上都没有。此外，在和子午线成β角(螺旋角)范围内也看不到衍射点，因为在此区域中没有散射单元。

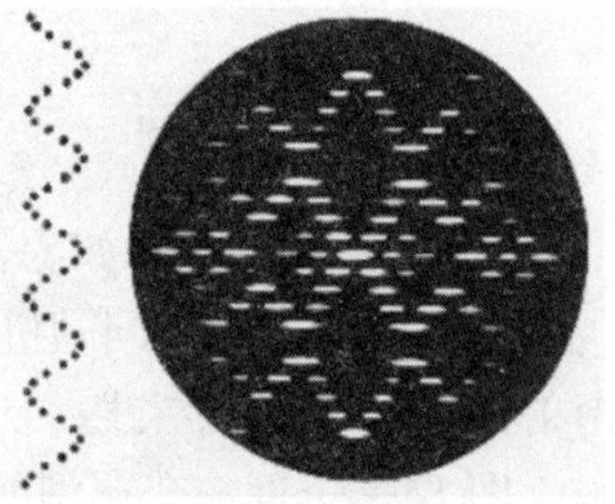

图 14–24　螺旋结构衍射示意图

14–3　蛋白质晶体学简介

蛋白质晶体学 (protein crystallography) 是从20世纪50年代才开始发展起来的一门科学。虽然在1934年英国剑桥大学的晶体学家Bernal已经得到了第一张蛋白质(胃蛋白酶) 晶体的X射线衍射照片，但当时蛋白质大分子晶体衍射的相位问题尚未解决。50年代初，剑桥大学Cavendish实验室的Perutz提出了重原子同晶置换法来解决相位问题，蛋白质晶体学从此得到了飞速发展。50年代后期，Perutz，Kendrew分别测定了血红蛋白和肌红蛋白的低分辨结构，显示了重原子同晶置换方法在解决蛋白质晶体衍射的相位问题方面的威力，他们也于1962年和Watson，Crick一道获得了Nobel奖。60年代，一批重要的蛋白质晶体结构得到测定，如溶菌酶，核糖核酸酶，胰凝乳蛋白酶和羧肽酶等，说明蛋白质晶体学已走上成熟发展的道路。进入70年代，测定的蛋白质晶体结构越来越多，结构测定的精度也越来越高，结构测定的速度也越来越快，而且研究工作也向纵深发展，测定了一些有重要生物学功能的蛋白质的结构。在结构测定的基础上，结合其生物学功能，探讨了它们的作用机理。同时，在解决衍射相位问题方面，除了重原子同晶置换方法外，在解析同源蛋白的结构时，发明了分子置换法并得到了广泛的应用。

蛋白质晶体学的发展也有赖于X衍射实验技术的飞速发展。最初是在X线底片上收集衍射数据，后来有了计算机控制的衍射仪，现在有了面探测器，完成一套高分辨率的数据收集工作只需花几天时间。高强度的同步辐射光源和Laue照相法的应用，使一套高分辨率的数据收集工作在瞬间就可完成，使测定时间分辨率的晶体结构成为可能。

蛋白质晶体结构分析主要包括下列几个步骤：

第一步是晶体培养：获得合用的单晶是进行晶体结构分析必要的物质基础。结构测定的精度依赖于晶体所能达到的衍射分辨率，所以获得具有强衍射能力的晶体是蛋白质晶体结构分析的关键步骤，是蛋白质晶体结构分析的‘瓶颈’。

第二步是数据的收集和处理：一般来讲，中等大小晶胞的一套高分辨率数据，至少要收集几万个衍射强度数据，在经过专门的数据处理程序包处理，给出这一套数据的各种统计结果，以判断数据质量的好坏。

第三步是相位的测定：用X射线衍射方法测定晶体结构，其核心问题是解决每个衍射点的相位问题，对不同对象可采用不同的方法解决。

第四步是电子密度图的计算和解释：有了每个衍射点的相位，加上已经收集到的每个衍射点的结构振幅，就可计算电子密度图。由于蛋白质分子结构的复杂性，它的电子密度图随着分辨率的不同，从图上能识别出的结构层次也不同。

第五步是结构模型修正：从电子密度图上最初建立的蛋白质分子结构模型是比较粗糙的，需要进一步精化。

展望

X射线晶体学与核磁共振波谱学、电子显微学、计算机图形学等密切结合，已从测定生物大分子的三维结构进入到生物大分子三维结构与生物学功能的研究阶段，即不仅是测定单个分子而是测定复合体的结构；不仅是测定静态的，一个复合物的结构，而且是测定动态的，一系列复合物不同状态的结构，在分子及分子间相互作用的基础上研究结构与功能的关系，成为结构生物学(Structural Biology）的重要组成部分。

复习思考题

1. 要在原子尺度“看”到分子，为什么要用X射线？为什么在X射线衍射实验中要用晶体？
2. 波的特征是什么？如何描述波？
3. 什么是波的衍射？发生衍射的条件是什么？
4. 什么是结构因子？给出结构因子的数学表达。
5. 结构因子与晶体结构（电子密度）的关系是什么？
6. X 射线衍射实验记录的是什么信息？如何用同晶置换法测定衍射波的相位？
7. 各类晶体衍射图的特征是什么？

参考文献

1.Blundell T L & Johnson L N. Protein Crystallography. London: Academic Press. 1976
2. Cantor C R & Schimmel P R. Biophysical Chemistry. Part Ⅱ. Chapter 13. San Francisco: W H

Freeman & Company. 1980
3. Drenth J. Principles of Protein X-ray Crystallography. New York: Springer-Verlag. 1994
4. Sherwood D. Crystals, X-rays and Proteins. London: Longman. 1976
5.卢光莹，华子千编著. 生物大分子晶体学基础. 北京：北京大学出版社. 1995
6. 杨铭主编. 结构生物学概论. 第三章. 北京：北京医科大学出版社. 2002

15 振动光谱技术— 红外光谱与拉曼光谱

Vibrational Spectroscopy – Infrared Spectroscopy and Raman Spectroscopy

前已述及：分子能态取决于其价电子的运动、分子绕其重心的转动、分子内原子在平衡位置附近的振动等运动形态，各种运动状况的改变将引起分子所处相应能级的变化，电子能级的变化为电子伏特（eV）数量级，转动能级的变化在 $10^{-4} \sim 10^{-5}$eV 范围。而在本章中我们所关心的振动能级的变化为 $10^{-1} \sim 10^{-2}$eV，即相当于波长为 $10^{4} \sim 10^{5}$nm 的红外光波的能量。当某一物质（分子）吸收了某一个或某几个频率的红外光波后，将引起分子的振动（包括转动）运动状态改变，得到该物质的红外吸收光谱。因为红外光谱捕捉的是振动（包括转动）能级变化时所携带的结构及其变化信息，所以红外吸收光谱又称为分子振动转动光谱（但主要是振动能级的信息，所以常简称它为振动光谱）。

与红外光谱一样，能够得到分子振动能级信息的还有拉曼光谱，但这种信息是从样品的散射光中得到的，因此，拉曼光谱是散射光谱。由于红外和拉曼光谱都和分子的振动状态变化有关。这两种光谱具有互补性，所以在解析分子结构时常将二者联合使用。

15–1 红外光谱的基本原理

红外光波的能量较小，只能激发分子内原子核之间的振动（转动）能级跃迁。与紫外－可见吸收光谱相同，红外光谱也是吸收光谱，它是除圆二色光谱之外研究蛋白质和多肽二级结构的常用手段，尤其是 20 世纪 70 年代成功地发展了傅里叶变换红外光谱技术（Fourier transform infrared spectrum, FTIS），使红外光谱的灵敏度、波数精度、分辨能力、信噪比得以大大提高，方便了数据采集及处理，为定量分析蛋白质、多肽的二级结构提供了新方法。

分子的振动运动是分子的固有特性

A. 双原子分子的振动－最简单的分子振动模式

原子 A、B 依靠特定的化学键（不同的原子间形成的化学键不相同）而构成一双原子分子。分子不是刚性的，分子中各原子核、电子之间存在着包括吸引力和斥力在内的多种相互作用力，结果使分子中的原子处在其平衡位置而不断地振动，而使各原子核间的距离发生变化，亦即分子的构型发生变化，依据 Born-Oppenheimer，近似把原子核间距变化的分子运动看成原子核在电子云组成的势场中运动，其分子间的势能随原子核间距离而变化（图 15–1），当两原子核间的距离（常用其化学键的键长表示）为 R_0 时，两者间的吸引力和斥力相等，势能最小，分子较稳定，此时 R_0 为平衡位置；当两原子间的距离大于或小于 R_0（如 R_1、R_2）时，总存在一个使两原子间的距离回复到平衡位置 R_0 的恢复力。由此可见，化学键的伸缩变化类

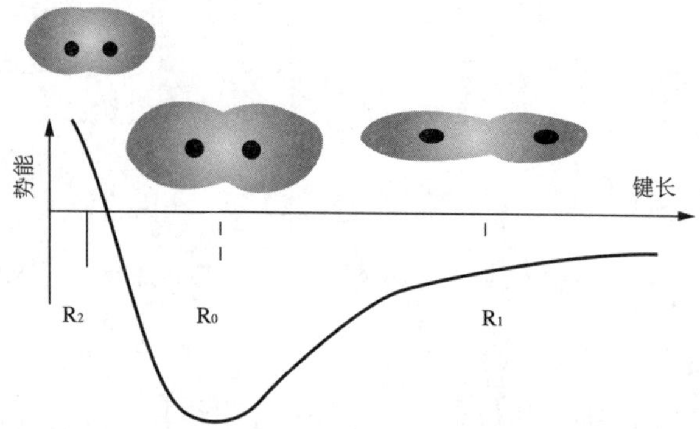

图 15-1 双原子分子的势能曲线

似于弹簧振子的振动，称它为双原子分子的伸缩振动(stretching vibration)，依据经典理论，其振动频率为：$\nu=\frac{1}{2\pi}\sqrt{\frac{k}{\mu}}$ (Hz)，其中，$\frac{1}{\mu}=\frac{1}{m_A}+\frac{1}{m_B}$，$\mu$ 是两原子的折合质量(reduced mass)，k 是两原子间的化学键键力常数(force constant，$N\cdot cm^{-1}$)。显而易见，双原子分子伸缩振动的振动频率与分子本身的化学组成(μ)和结构（键力常数 k）有直接关系。亦即它是分子的固有性质。

注意：用经典力学的方法处理分子的振动是为了得到宏观的图像，并得出定性的概念。但是，对于真实的分子运动需要用量子理论与方法进行处理，尤其是振动能量的量子化特性(经典力学中的能量是连续的)。依量子理论，分子的振动能量 $E_v=(n+\frac{1}{2})h\nu$，($n=0, 1, ...$)，(其中，h 为普朗克常数，n 为振动量子数)。显而易见，E_v 是量子化的，其变化也是量子化的，即：$\Delta E_v=\Delta n\cdot h\nu$，$\Delta n=0, 1, ...$

B. 多原子分子的振动—多种振动模式的组合

双原子分子只有一种振动模式，即伸缩振动。多原子分子的原子将受到来自“四面八方”的作用力，因此，其振动运动则要复杂得多。我们以化学键为参照来说明，借助经典力学中运动的叠加性原理，在多原子分子中，任何原子的复杂振动运动都可以分解为沿化学键键轴方向和垂直于化学键键轴方向的两类振动运动。首先，每两两原子间的各化学键键长发生变化，同双原子分子一样，它是原子沿键轴方向的伸缩振动引起的（有对称伸缩振动和非对称伸缩振动两种类型）；其次是相邻两个化学键之间的键角发生变化，它是原子垂直于价键方向的变角振动（bending vibration）引起的，变角振动可以细分为：剪切振动、面内摇摆、面外摇摆、扭曲等几种振动方式。因此，多原子分子的振动是多种振动模式的组合，图 15-2 为亚甲基 CH_2 的几种振动模式。

对于一个含有 N 个原子的非线性分子，其振动模式总数为 $3N-6$（线性分子为 $3N-5$），要解析出这些振动模式，就要解析分子的拉格朗日（Lagrange）运动方程（可参阅相关资料）。对于生物大分子来说，这种解析过程不仅工作量大，而且是相当复杂的，另外，在大多数情况下，我们所关心的是这些振动的振动频率，而不需要解析各个振动的运动方程。为此，数学家们通过引入“简正坐标”为我们解决了这个问题。即同双原子分子的伸缩振动一样，可以用简谐函数来描述，这些振动模式称为简正振动(normal vibration)。对于给定的简正振动，分子的所有原子以同一个频率，同一个相位振动，因此，这个频率被称为简正频率(normal frequency)或基础频率。分子的简正频率决定于分子的几何结构、原子的质量及原子间的作用力，在已知这些条件或假设部分条件的情况下，可以计算出来。

分子的简正振动与红外吸收光谱

由上述可知：振动是分子的固有特性，且多原子分子有多种振动模式。任何分子都是电中性的，但由于构成分子的各原子其价电子得失的难易程度不同而表现出不同的电负性，使得分子的正、负电荷中心不同而具有不同的极性。正、负电荷中心间的距离很小，所以，通常用分子的偶极矩（dipole moment）（它是分子固有的，常称固有偶极矩）描述分子极性的大小。分子的振动就表现为分子偶极矩的变化，二者的频率是一致的。

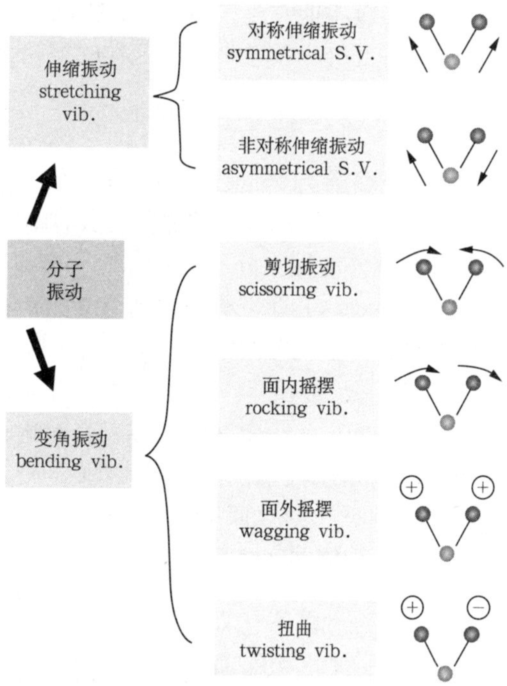

图 15–2　亚甲基 CH_2 的几种振动模式

当红外光波作用于物质后，偶极子在光波的电场作用下其偶极矩不断变化。当偶极子的固有振动频率与电场的频率相匹配时，二者发生耦合（coupling）作用而产生共振，偶极子吸收红外光波的电场能量，使得偶极子的振幅加大，振动能量增加（图 15–3），即分子由原来的基态振动能级跃迁到能量较高的振动能级。由此可见：偶极子必须与入射电场发生振动耦合，才能发生振动跃迁。所以要形成有效的红外吸收，必须满足如下条件：①因为红外光波为谐振波，所以，只有简正振动才能与红外光波发生相互作用而产生红外吸收谱；②如果分子的偶极矩为零（如对称分子），则分子中原子的振动不会引起分子偶极矩的变化，偶极子与

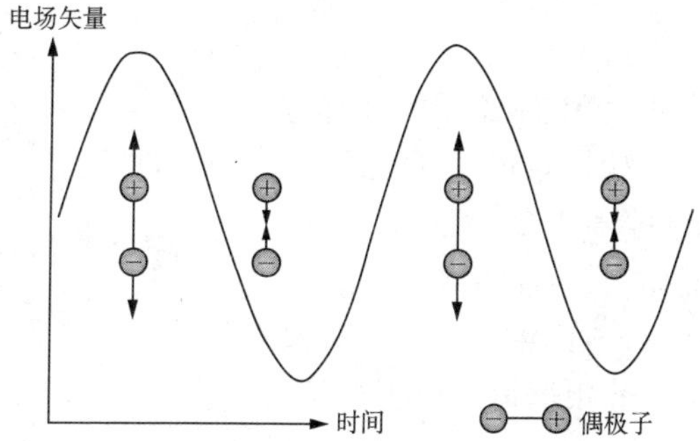

图 15–3　偶极子在光波电场矢量中的运动

入射红外光波不能发生偶合作用，所以，只有能引起分子偶极矩发生变化的分子振动才能引起可观测的红外吸收谱带（称这样的振动为红外活性振动）。

基团频率—红外光谱的特征性

对于一个含有N个原子的非线性分子，是否出现$3N-6$个红外吸收峰？事实上，由于仪器分辨率和简正振动分布的原因使吸收峰的数目远小于简正振动数。简正振动分布除了与分子本身的红外活性、分子的对称性、能量简并等有关外，还有一个重要因素就是基团频率（group frequency）即一些化学基团（官能团）的吸收总在一个较窄的特定频率范围内，这是红外光谱的特征性，也是红外光谱得以应用的依据。因为大多数简正振动模式的高度“局域化”，即某一振动只涉及一个很小的化学基团而与其他的基团相隔离，特定基团的构象和所处环境基本相同；分子中其他部分对其影响较小，所以基团频率在不同分子中的差别表现为一个小范围的基团频率位移。例如：C = O 基的伸缩振动频率范围为 1850～1600 cm^{-1},如果C = O 基分别与C,O,N 原子连接，则C = O 谱带的频率分别为：1715 cm^{-1},1735 cm^{-1},1680 cm^{-1}。根据这一差别能够区分酮、酯和酰胺基团。

影响基团频率位移的因素

如上所述，分子中的化学基团除了具有其特定的基团频率外，还具有与其结构因素（化学环境）相关的位移现象。引起基团频率位移的因素有外部因素（如：样品状态、测定条件、溶剂极性等，C = O 的伸缩振动频率以气态时为最高，非极性溶剂的稀溶液时次之，液态或固态时最低）和内部因素（如：氢键效应、振动耦合效应、费米共振效应、立体障碍效应、电效应—诱导效应、共轭效应、偶极场效应等）。只要这些因素影响了基团化学键的键力常数（即化学键的强弱），就将使基团频率发生位移。如：在诱导效应中，如果C = O 上的烷基被卤素取代形成酰卤时，由于卤素的电负性比烷基强，使电子云由氧原子转向双键的中间，增加了C = O 键中间的电子云密度，从而增加了C = O 键的键力常数，其振动频率升高。

15-2 红外光谱仪的基本原理及光谱参量

红外光谱仪因所采用的分光技术不同而有所差异，如：傅里叶变换红外(干涉仪分光)；色散型红外（棱镜、光栅等色散元件分光）等。目前，广泛采用傅里叶变换红外光谱仪，其原理如图 15–4。入射光经过分束器（半透膜）分成两束：一束透射到固定反射镜 M2 后，反射到分束器再反射到样品，经样品吸收后再透射到检测器；另一束反射到动镜 M1 后，反射到分束器再透射到样品，经样品吸收后再透射到检测器。这两束光在检测器处相互干涉，其强弱与光程差有关，当M1 以匀速运动时形成干涉图，此干涉图是时间的函数经傅里叶变换后

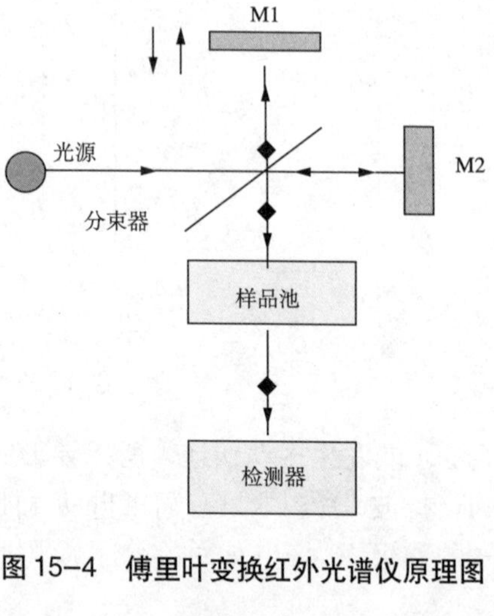

图 15–4 傅里叶变换红外光谱仪原理图

变为频率的函数，即为传统红外谱仪中所测得的红外光谱。

红外光谱的主要光谱参量是各吸收带极值的位置ν_{max}(cm^{-1})以及偏振红外光谱所表征的分子有序性的二向色性比。

15-3 红外光谱在生物学研究中的应用—生物大分子的结构分析

在生物学研究中，红外光谱主要作为定量分析蛋白质（多肽）的二级结构。生物大分子具有大量的简正振动数，因此，要研究每一个振动吸收峰的归属是不太可能的。另外，如前面所述，红外光谱有一个主要特征就是“基团频率”，通过对大量标准样品（结构已被核磁共振NMR或X射线晶体衍射技术确认）的分析测试，得到各类基团频率及其位移规律的数据，而用于分子的结构分析。

膜脂的红外光谱研究

膜脂分子中许多基团都具有红外活性（表15−1）。脂界面区域C = O基团的强吸收带，作为脂极性头部的磷酸基团和其他基团都有强红外吸收。因此，当脂质的构象变化时，吸收带参数将发生变化。利用该特点可以研究药物分子与膜脂作用时其具体的作用部位。

表15−1 膜脂中重要振动吸收峰的频率（引自参考文献2）

振动性质	波数（cm^{-1}）
=C−H 伸缩	3010
CH_3 反对称伸缩	2956
CH_2 反对称伸缩	2920
CH_3 对称伸缩	2870
CH_2 对称伸缩	2850
C=O 伸缩	1730
C−O−P 伸缩	1047
P−O 反对称伸缩	820

蛋白质（多肽）主链构象研究——酰胺Ⅰ带各特征吸收峰的二级结构归属

在红外光谱中，蛋白质（多肽）的主链肽键—酰胺基团具有8个特征的基团频率（或振动模式）— 酰胺带（表15−2），其中最常用来分析二级结构的就是波数为1600～1700cm^{-1}的酰胺Ⅰ带（酰胺Ⅱ带与酰胺Ⅲ带的归属问题研究虽然取得了一定的结果，但酰胺Ⅱ带中各吸收频率与肽链骨架构象的关系还没有公认的结论，酰胺Ⅲ带的吸收比较弱，分析较困难）。酰胺Ⅰ带80%来自于C =O基的弱伸缩振动和C =O旁的C−N伸缩振动以及N−H平面内弯曲振动的耦合。蛋白质（多肽）的特征二级结构（如：α−helix，β−sheet，β−turn及无规卷曲等）在红外光谱中对应酰胺Ⅰ带内特有的吸收频率，根据对标准样品红外光谱结果的分析，得出酰胺Ⅰ带内特定吸收峰的二级结构归属（见表15–3）。

表15–2 蛋白质（多肽）主链肽键的酰胺带

吸收带	近似波数（cm^{-1}）	振动模式指认
酰胺A	3300	N–H伸缩振动
酰胺B	3100	酰胺Ⅱ的一次泛频，费米共振
酰胺Ⅰ	1660	C=O伸缩振动
酰胺Ⅱ	1570	N–H面内弯曲振动和C–N伸缩振动
酰胺Ⅲ	1300	C–N伸缩振动和N–H面内弯曲振动
酰胺Ⅳ	630	O=C–N面内弯曲振动
酰胺Ⅴ	730	N–H面外弯曲振动
酰胺Ⅵ	600	C=O面外弯曲振动

表15–3 红外光谱中酰胺Ⅰ带特征吸收峰对应的二级结构指认（引自参考文献4）

波数（cm^{-1}）	对应二级结构
1624 ± 4	伸展肽链
1631 ± 3	伸展肽链
1637 ± 3	伸展肽链
1645 ± 4	无规卷曲
1653 ± 4	螺　旋
1663 ± 4	转　角
1671 ± 3	转　角
1675 ± 5	伸展肽链
1683 ± 2	转　角
1689 ± 2	转　角
1694 ± 2	转　角

目前，广泛使用傅里叶变换红外光谱仪。它可以方便地对红外光谱的酰胺Ⅰ带区域的宽峰进行去卷积处理，可以分辨出其中各个吸收子峰成分，再根据对各个子峰的峰位和峰面积的计算可以分析出各二级结构的含量，分析不同条件下的二级结构成分的变化就可以对其构象变化进行分析。

15–4 拉曼光谱的基本原理简介

作为分子振动光谱的拉曼光谱是散射光谱。当入射光子的能量远大于振动能级跃迁所需要的能量，但又不足以将分子激发到电子能级激发态时，分子吸收光子后处于不稳定的“准激发态”（虚能态），它必将很快回到较稳定的低能量状态—原基态振动能级或原振动激发态能级，其吸收的能量以光子形式释放出来。如果分子回到激发前的能级状态，则散射光子的能量与入射光子的能量相等，称瑞利散射（Rayleigh scattering）；如果分子回到比激发前高的能级状态，即分子保留了部分能量，则散射光子的能量小于入射光子的能量，其谱线位于瑞利散射谱线的低频侧，称为Stokes线；如果分子回到比激发前低的能级状态。此时，散射光子的能量大于入射光子的能量，其谱线位于瑞利散射谱线的高频侧，称为反Stokes线。Stokes线和反Stokes线统称为拉曼散射（Raman scattering）线，且位于瑞利散射线的两侧（图15–5），参与拉曼散射的分子，其能级状态在散射前后发生了变化。常温下，大多数分子处于电子能级基态中的振动能级基态（满足玻耳兹曼分布），所以，Stokes线远比反Stokes线强，拉曼光谱仪记录的都只是Stokes线。拉曼散射光子的频率与入射光子的频率差即拉曼位移与相应的振动激发态和振动基态的能级差相对应，故拉曼光谱与红外光谱一样都是反映分子振动运动的振动光谱。且同一振动模式产生的拉曼位移与红外吸收频率是相等的。

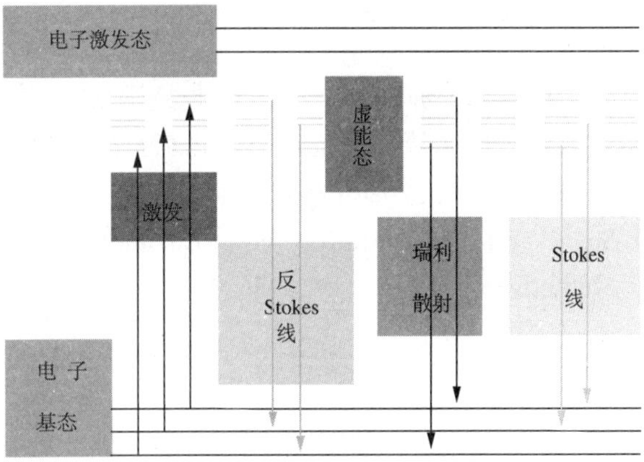

图15–5 分子的散射能级图

分子极化率变化与拉曼光谱

由上述可知：参与拉曼散射的分子，其分子状态（如：能级）在散射前后发生了变化，分子的电荷分布受光子的电场诱导作用而发生变化，其正、负电荷的中心发生相对移动（或分离）而产生极化（描述这种极化产生的难易程度用分子极化率，polarizability），并产生诱导偶极矩(induced dipole moment)，亦即分子极化率发生了变化。例如：中心对称分子的全对称振动，虽然总的偶极矩变化为零但引起了电子云形状的变化，故没有红外活性，但有拉曼活性。一般分子或基团多数是没有对称中心的，因而很多基团既有红外活性又有拉曼活性。总之，红外光谱研究引起偶极矩变化的极性基团和非对称性振动，拉曼光谱研究引起分子极化率变化的非极性基团和对称性振动，可见，二者具有互补性。

共振拉曼散射

拉曼散射时，如果激发光的能量较大，会产生对光的吸收以及大幅度的电子电荷移动或分子变形，即分子极化率会发生很大变化。当激发光的频率接近但小于两个电子能级间的频率差时，产生准共振（preresonance）；当激发光的频率等于两个电子能级间的频率差时，产生共振加强的（resonance enhanced）拉曼散射或共振拉曼散射（resonance Raman scattering），这种加强与电子跃迁的强度及振动的对称性有关。因散射强度与极化率的平方成正比，此时共振拉曼光谱的强度增强上千倍甚至十几个数量级。从而扩展了拉曼光谱在研究生物大分子结构和功能方面的应用。

复习思考题

1. 分析分子产生红外吸收和拉曼散射的条件，二者应用于结构分析的优缺点。
2. 在拉曼散射时，分子对激发光有没有吸收？
3. 什么是基团频率？影响基团频率位移的因素有哪些？
4. 选择红外光谱分析用的溶剂时应注意什么？

参考文献

1. 林克椿. 生物物理技术. 波谱技术及其在生物学中的应用. 北京：高等教育出版社，1989
2. 赵南明，周海梦. 生物物理学. 北京：高等教育出版社，施普林格 Springer 出版社，2000
3. 梁映秋，赵文运. 分子振动和振动光谱. 北京：北京大学出版社，1990
4. Susi H and Byler DM, Resolution-Enhanced Fourier Transform Infrared Spectroscopy of Enzymes. Methods in Enzymology, 1986, 130:290−311

16 圆二色性光谱
Circular Dichroism

吸收光谱一般是指物质对紫外光与可见光的吸收，圆二色谱（circular dichroism spectrum，CD）记录的是物质对该波段左圆偏振光和右圆偏振光的吸收存在差别。CD谱和一般的吸收光谱一样，都和分子中的吸收基团（生色团）吸收电磁波（光）能量引起物质电子能级跃迁有关。电子能级跃迁的波长范围包括近紫外（near UV，300～250 nm）、远紫外（far UV，250～190 nm）和真空紫外（ VUV，<190 nm），圆二色性只在这些能发生吸收的波长处才能观测得到，因此CD谱的波长范围和一般吸收光谱的波长范围一样。物质的圆二色性是由于分子中的不对称原子（结构）影响了对与之邻近的生色团的电子结构所引起。

16-1 基本原理

几种偏振光的概念

前已述及电磁波（光）是传播着的交变电磁场，电场矢量与磁场矢量相互垂直且都与传播方向垂直。根据光电场矢量（或磁场矢量）的振动方向，可对光进行分类：

平面偏振光（plane polarized light）（亦称线性偏振光，linearly polarized light ）：对着光前进的方向观察时，如果一束光波的电场矢量（或磁场矢量）都是在同一方向振动，这种光就称为平面偏振光（线性偏振光）（图 16-1A）。

圆偏振光：对着光前进的方向观察时，如果一束光波的电场矢量（或磁场矢量）端点在空间的轨迹是以光传播方向为轴的圆形螺旋（该轨迹在垂直于光传播方向的平面上的投影为一圆形），这种光就称为圆偏振光（图 16-1B，C），电矢量方向沿逆时针方向旋转者称为左

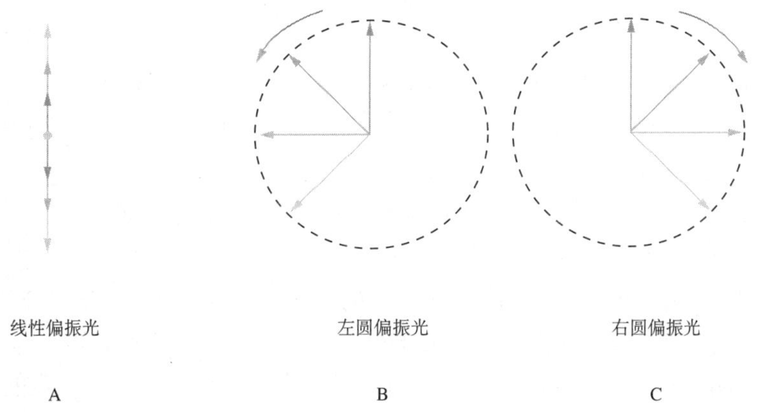

图 16-1　几种偏振光

圆偏振光，电矢量方向沿顺时针方向旋转者称为右圆偏振光。如电场矢量端点在空间的轨迹是以光传播方向为轴的椭圆形螺旋（该轨迹在垂直于光传播方向的平面上的投影为一椭圆），这种光就称为椭圆偏振光（elliptically polarized light）。

自然光：对着光前进的方向观察时，如果一束光波的电场矢量（或磁场矢量）取所有可能的方向，没有一个方向较其他方向占有优势，这种光就是自然光。

下面来看几种偏振光之间的关系：

振幅相等、角频率相等的左右圆偏振光组合其结果为线性偏振光，反之亦然，即：一束线性偏振光可分解为振幅相等的左圆和右圆偏振光（图 16−2A）

振幅不相等、角频率相等的左右圆偏振光组合其结果为椭圆偏振光，反之亦然（图 16−2B）。

两束互相垂直、振幅相等、位相差为 1/4 波长的线性偏振光叠加，可得到圆偏振光。反之亦然（图 16−2C）。

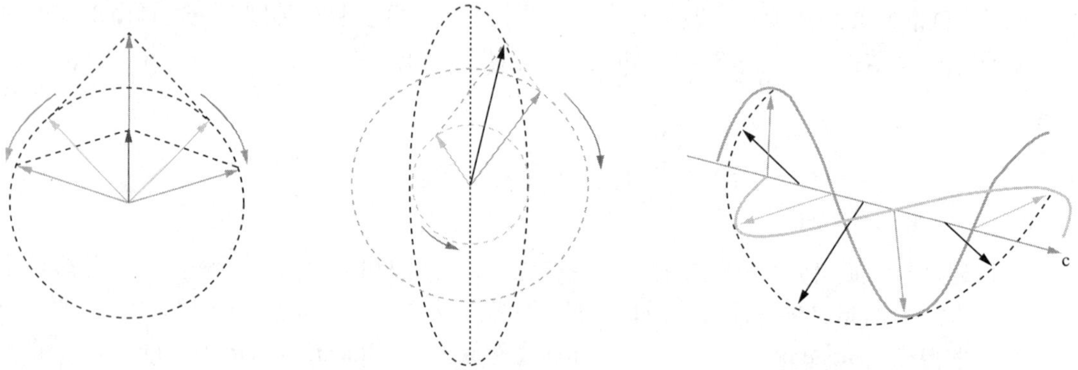

振幅相等、角频率相等的左右圆偏振光合成线性偏振光

A

振幅不相等、角频率相等的左右圆偏振光合成椭圆偏振光

B

两束互相垂直、振幅相等，位相差为1/4波长的线性偏振光合成圆偏振光

C

图 16−2　几种偏振光之间的关系

光学活性和光学活性物质

含有不对称原子（结构）的物质常称为手性物质（chiral substance），手性物质具有非手性物质所不具备的光学活性（optical activity）：当一束线性偏振光进入手性物质时，手性物质会将其分解为振幅相等的左右圆偏振光并分别予以不同作用：第一，手性物质对左右圆偏振光的吸收程度不同，因而出射时左右圆偏振光电场矢量的振幅不同，若从这点考虑，在通过样品之后左右圆偏振光再次合成的就不是线性偏振光，而是椭圆偏振光，这就是圆二色性（图 16−3A）；第二，左圆偏振光和右圆偏振光在手性物质中的行进（旋转）速度不同，因而出射时的左右圆偏振光相对于入射（时）光的偏振面旋转的角度不同，若从这点考虑，通过样品之后左右圆偏振光再次合成的偏振光相对于入射光的偏振面旋转了一定的角度 α（旋光度，optical rotation），这就是旋光现象（图 16−3B）。若同时考虑旋光性和圆二色性，当一束

平面偏振光进入并通过手性物质时，出射的为椭圆偏振光，且椭圆长轴相对于入射光的偏振面旋转了一定角度（旋光度）（图 16–3C）。

具有光学活性的物质常称为光学活性物质（optical active substance）（与手性物质等价）。在生物体系中不对称性是一个很普遍的现象，氨基酸（一般为L构型），核苷酸（含有糖、D核糖和D脱氧核糖）和碳水化合物（D与L构型）是组成多肽、蛋白质、多聚核苷酸和多糖的基本单元，由于这些单元具有不对称性，由它们组成的生物大分子也是不对称的，而且生物大分子本身还形成一定的二级结构（螺旋性）也是不对称结构，因而生物分子大都是光学活性物质，表现出旋光性和圆二色性。

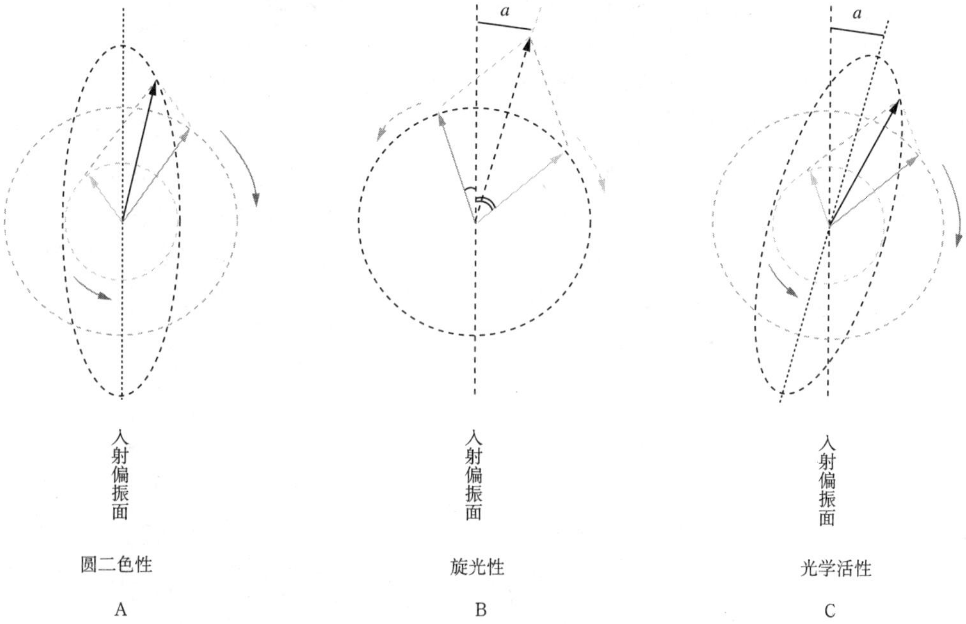

图 16–3　光学活性

旋光色散和圆二色谱

旋光性通常用旋光度α表示，α的大小随入射光波长而变化的关系称为旋光色散（optical rotatory dispersion，ORD）（图 16–3B）。

圆二色性常用椭圆率（ellipticity）θ表示：

$$\mathrm{tg}\theta = \frac{b\,(\text{椭圆短轴})}{a\,(\text{椭圆长轴})} = \frac{E_r - E_l}{E_r + E_l} \qquad (16\text{–}1)$$

E_l为左圆偏振光电场矢量的大小，E_r为右圆偏振光电场矢量的大小（图 16–3A）。

文献上也常用光学活性物质对左、右圆偏振光的摩尔吸收系数的差别$\Delta\varepsilon = \varepsilon_l - \varepsilon_r$来表示圆二色性。根据吸收定律（Beer-Lambert 定律），

$$A = \lg \frac{I_0}{I} = \varepsilon Cl$$

其中A：吸光度，I_0：入射光强，I：出射光强，ε摩尔吸收系数，C：样品浓度，l：光程，则：

$$\Delta\varepsilon=\varepsilon_l-\varepsilon_r=\frac{A_l-A_r}{Cl}\ (\text{mol}^{-1}\cdot\text{cm}^{-1}) \tag{16-2}$$

$\Delta\varepsilon$或θ随波长而变化的关系称为圆二色谱（circular dichroism，CD）。

CD与ORD和吸收光谱的关系

旋光性和圆二色性均是由于光学活性物质分子结构的不对称性所引起，二者间相互联系，由其一可推知其二，但由于ORD谱中不同基团的旋光带容易重叠较难分析，因此现在多数情况下都是测量CD谱。

CD谱和一般的吸收光谱一样，都和分子中吸收基团（生色团）的电子能级跃迁有关，因此CD谱和吸收光谱的峰位基本接近。但一般的吸收光谱都是正值，而CD谱则能显示正负，这种现象常称为科顿（Cotton）效应，A_l-A_r为正或负时分别称为正的科顿效应和负的科顿效应，当同时存在几个吸收峰且吸收峰相互交叠的时候，用CD谱分析就显示出比吸收谱分析明显的优点。所以与一般的吸收光谱比较，CD谱较易区分多基团的吸收且能提供更多信息，因此现在多数情况下都是测量CD谱，结合吸收谱进行结构分析。

16–2 仪器简介

CD仪的工作原理如下：

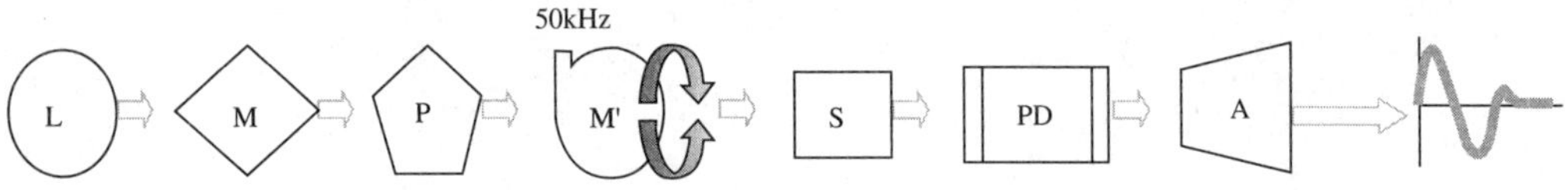

从强光源L发出的光经过单色器M后由棱镜P产生平面偏振光，这束平面偏振光在进入调制解调器M′（其上施加了50kHz高频交变电压）后按此调制频率交替产生左圆与右圆偏振光照射到样品S（溶液）上，光电探测器PD交替测量透过样品的左圆和右圆偏振光光强，并输出与左右圆偏振光光强之差成正比的电流，此电流很微小，经前置放大器A放大后被仪器记录，最后由计算机给出圆二色吸收差，连续改变波长即得CD谱。

CD测量的主要特点是CD讯号（左圆与右圆偏振光之差）很小，从一次左圆与右圆偏振光的吸收的差别无法看到圆二色信号，因而使用了调制技术，使两种光吸收差在调制器内累加数千次，使讯噪比提高。此外CD测量的是透过光，因而应避免光在穿过样品过程中被过强的吸收，如避免使用强吸收的溶剂，为克服溶剂的影响应尽量缩短光程，样品的浓度也要较低等。

传统的CD仪使用氙弧灯作光源，可用的波长范围在190～300nm（低于180nm时光强迅速下降）。最新的CD仪使用同步辐射光源圆二色（synchrotron radiation circular-dichroism，SRCD），可用的波长范围可向下延伸至160nm，所增加低波长范围内的吸收峰为大分子二级结构的分析增添了许多有价值的信息*。

*对蛋白质来说，在传统CD仪的波长范围内α螺旋的吸收是主要的，但在低波长范围则不是这样，β折叠、脯氨酸、非周期结构都有非常显著的吸收峰，这样SRCD谱较大的波谱范围对更准确地研究各种结构，特别是对研究非α螺旋为主体的蛋白质结构非常有帮助，详见下述。

16–3 应用

因为圆二色性是由于分子中的不对称原子（结构）的存在使得分子对左圆与右圆偏振光的吸收不同所引起，因此CD谱与物质的不对称结构直接相关。如上所述，组成生物大分子的结构单元很多具有不对称性，并且生物大分子本身还形成一定的二级结构（螺旋性），也是不对称结构，因而CD谱经常用于研究生物大分子的构象。

在紫外区段（160～300 nm）主要的生色团是肽链，肽链的二级结构直接影响肽链吸收的圆二色性，每种类型的二级结构都有其独特的CD谱：α螺旋在190 nm处有一个正的大峰，此外还有两个峰高几乎相等（约为正的大峰一半）的负峰，分别位于208和222 nm；β折叠的正峰位于192 nm，高度约为处于α螺旋时此区域峰高的一半，在215～7 nm有一小的负峰，随平行与反平行β折叠而有一定波动；非周期结构（无规卷曲结构）在198 nm附近有个负峰，在220 nm附近有个小而宽的正峰。此外各种转角，脯氨酸螺旋也都有其独特的CD谱（图16–4）。

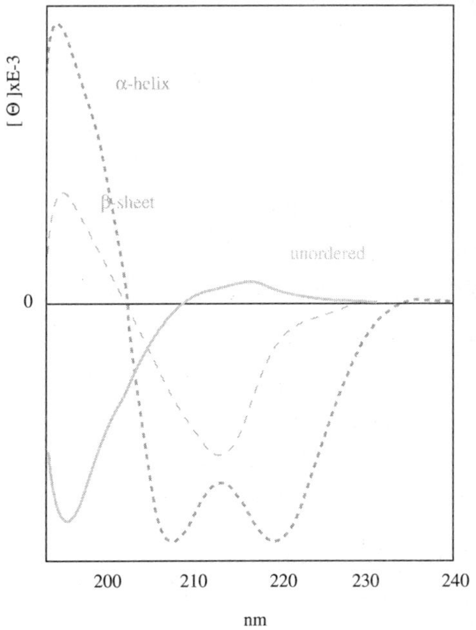

α–helix: 190nm（+）208nm，222nm（–）
β–sheet:192nm（+）215～7nm（–）
antiparallel: red shift parallel: blue shift

Unordered structure:
（–）below 200nm
（+）218nm weak band

β–turn: 180～190nm（–）200～205nm（+）
225nm（+）band, weak red shift

图16–4 聚L-赖氨酸的圆二色谱

α螺旋，pH11.5，β折叠pH11.5（50℃），无规卷曲pH4～5

上述各种二级结构的CD谱都是独立的，可加合的，所以若蛋白质包含了几种二级结构，其CD谱应是各种二级结构的特征谱按各二级结构在蛋白质中所占重量百分比的线性加合。

$$\theta_\lambda = f_a[\theta]_{\lambda,\alpha} + f_\beta[\theta]_{\lambda,\beta} + f_\gamma[\theta]_{\lambda,\gamma} \tag{16–3}$$

$[\theta]_{\lambda,\alpha}$、$[\theta]_{\lambda,\beta}$、$[\theta]_{\lambda,\gamma}$分别为α螺旋、β折叠和非周期结构在波长λ处的椭圆率值，f_a、f_β、

f_γ分别为α螺旋、β折叠和非周期结构在蛋白质中所占重量百分比。

实验中由CD谱测得蛋白质在不同波长（λ）处的椭圆率值θ_λ，然后根据上式（16−3）由计算机拟合就可得到各种二级结构在蛋白质中所占的重量百分比。分析蛋白质的二级结构是CD谱最基础的应用*。

*与能够定位原子空间位置的X射线衍射技术比较，虽然通过X射线衍射技术可以得到大分子构象的更全面精确的信息，但它需要获得晶体，周期长工作量大，获得样品的信息有时需要几个月甚至几年的时间，且不易说明大分子在生理状态下结构与功能间的关系。使用CD谱测定的是大分子在溶液中的构象，接近生理状态，虽不如X射线衍射获得的信息精确，但它可在几分钟或者几小时之内获得分子构象的主要信息，做起来非常简便，所需的样品量也非常少（0.1～1mg）。

由于CD谱对肽链骨架结构变化非常敏感，CD谱非常适宜研究蛋白质构象的变化，如配体与蛋白质的结合；蛋白质与其他大分子的相互作用；环境因素，如溶剂、pH、浓度、离子强度、金属离子等对蛋白质结构的影响等。新近CD谱在研究蛋白质折叠和构象随时间的变化方面也发挥着重要作用。此外CD谱在研究核酸的二级结构方面也有不少应用。现举例如下：

A. 对蛋白质或肽淀粉样变性的研究

几种神经退行性疾病，如阿尔兹海默症（AD），都与正常细胞的蛋白质或肽形成纤维化结构——淀粉样变性有关，用X射线衍射技术研究淀粉样变性的肽，发现它们具有β折叠结构。那么什么样的结构特征能够导致纤维化形成呢？

LRR（lysine-rich repeat）是由24个氨基酸组成的重复单位，在蛋白质分子中可以1～38个拷贝成串出现，现已发现有70多种蛋白质含有数目不等的LRR，组成LRR蛋白家族。LRR家族的一个显著特征就是19位的天冬酰胺（N）几乎是不变的（为了区别记为LRRN），实验发现单独的一个LRRN在溶液中能自动形成具有β折叠结构的长纤维而使溶液凝胶化，与AD的β淀粉蛋白的性质非常相似。当用天冬氨酸（D）取代19位的天冬酰胺后（LRRD），则溶液不再发生凝胶纤维化现象，CD谱显示溶液中的LRRD为无规卷曲结构（图16−5A），而用谷氨酰胺（Q）取代19位的天冬酰胺后（LRRQ），溶液依然会发生凝胶纤维化现象，CD谱显示溶液中的LRRQ为β折叠结构，与LRRN的CD谱非常相似（图16−5A）。用CD谱还可连续监测LRRN和LRRQ在溶液中的纤维化的过程和速率（图16−5B）。实验结果表明19位的酰胺侧链对于蛋白质或肽形成纤维结构起着关键作用。结合电子显微镜和X射线衍射的实验结果可说明19位的酰胺侧链在邻近的β折叠链间形成氢键，稳定了β折叠结构，因而在纤维结构形成中至关重要。目前的确已发现在神经退行性疾病发展的前期，许多突变导致了氨基酸变成天冬酰胺或谷氨酰胺。由此看来分子内侧链间的相互作用引发了新的稳定结构的形成可能在神经退行性疾病的淀粉样沉积中起着一定作用。

A

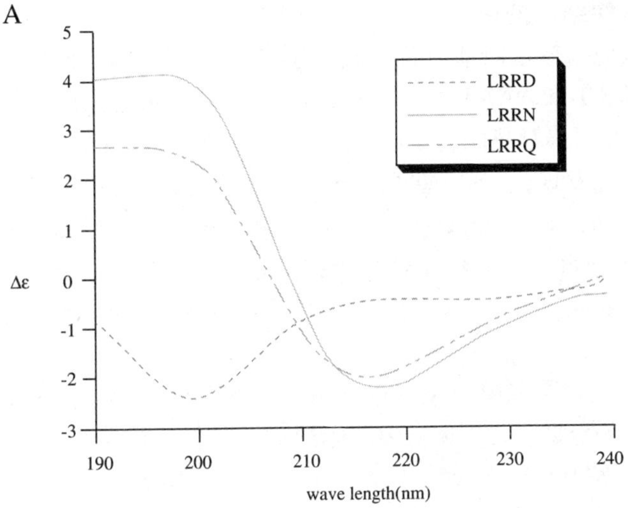

图16-5A　三种肽LRRD，LRRN，LRRQ的CD谱[引自参考文献3]

B

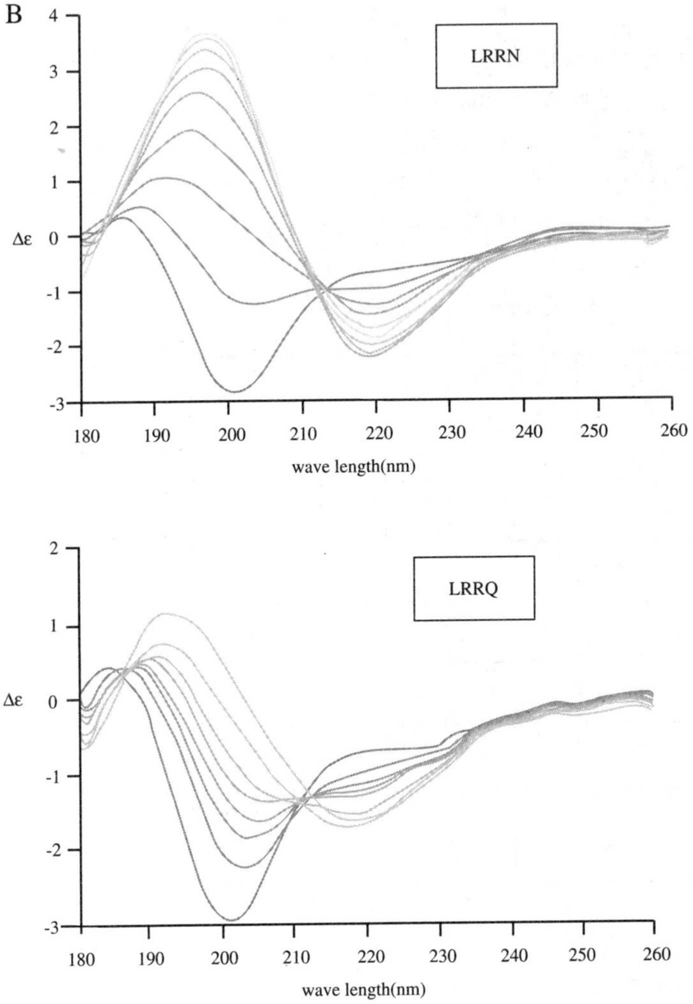

图16-5B　CD谱连续监测肽LRRN，LRRQ在溶液中的结构变化。每20分钟测量一次，连续监测160分钟，可见LRRN，LRRQ由无规卷曲结构逐步转变成β折叠结构[引自参考文献3]

B. 蛋白质－蛋白质、蛋白质－核酸结合的研究

一段时间内人们一直搞不清为什么免疫球蛋白基因只在B淋巴细胞中表达，因为已知的免疫球蛋白基因表达的调控因子包含的ATGCAAAT序列（octamer）不是B淋巴细胞所特有，在组蛋白H2B和snRNA中也包含，它是最常见的转录因子Oct−1（DNA−binding protein，DNA结合蛋白）的结合位点。近期的研究发现，免疫球蛋白基因的表达还需要B淋巴细胞特有的转录活化物质Bob1（B cell-specific transcription co-activator，也称为OCA−B或OBF−1）的参与，免疫球蛋白基因与Oct−1结合后还需再结合Bob1形成三元复合物（ternary complex）后才能使免疫球蛋白基因表达。此三元复合物的形成就是用量热技术（calorimetry）和CD谱来研究的。

图16−6A是事先制备好的Oct/DNA复合物和单独存在的Bob1（1～65）（由氨基端1～65个氨基酸）的CD谱。由图可见Oct/DNA复合物主要表现为α螺旋结构（计算机计算为75.4%），Bob1（1−65）主要表现为非周期结构。将Bob1（1−65）加入Oct/DNA复合物溶液后，测得的CD谱如图16−6B黑线所示，该图中灰线所示由计算机将单独存在的Oct/DNA复合物的CD谱和单独存在的Bob1（1−65）的CD谱简单相加合后得到。可以看到将Bob1（1−65）加入Oct/DNA复合物溶液后所测得的CD谱不是Oct/DNA复合物CD谱和单独存在的Bob1（1−65）CD谱的简单相加，二者存在明显差别，说明Oct/DNA和Bob1之间存在着相互作用，形成了三元复合物。由图16−6B还可见三元复合物中的螺旋结构比例远大于未形成三元复合物时Oct/DNA复合物和Bob1（1−65）螺旋比例的加合。考虑单独存在的Bob1很少有规律的折叠（二级结构），该结果说明Bob1与Oct−1/ DNA复合物结合后可发生明显的有序化，Oct−1/ DNA复合物的空间构象引发了Bob1的折叠以形成三元复合物发挥功能作用。

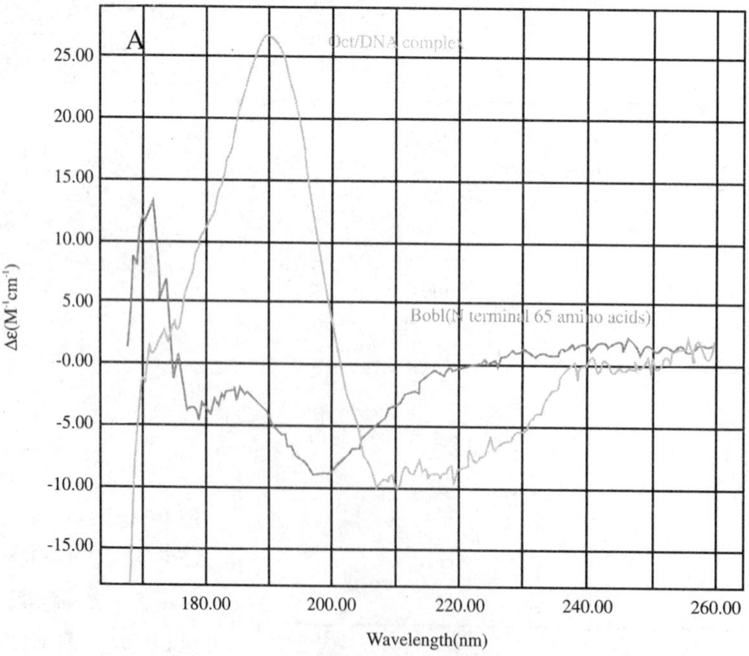

图16−6A　Bob1（1−65）和Oct/DNA复合物的CD谱[引自参考文献2]

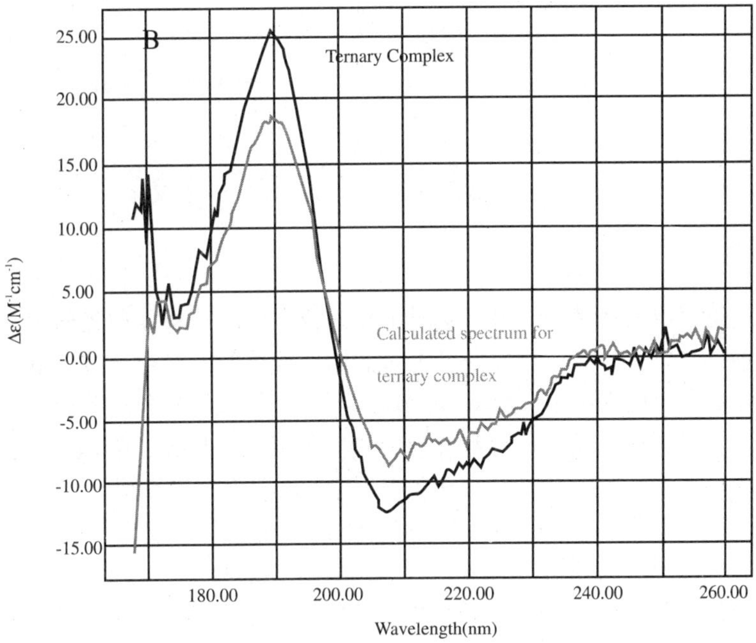

图 16-6B　Oct/DNA/Bob1（1-65）三元复合物的 CD 谱[引自参考文献 2]

复习思考题

1. 根据平面偏振光和自然光的定义你能说出部分偏振光的概念吗?
2. 已知振幅不相等、角频率相等的左右圆偏振光组合的结果为椭圆偏振光，你能判断椭圆偏振光的旋转方向吗?

参考文献

1. Wallace B A J. Synchrotron Rad，2000，7, 289−295
2. Chang JF, Phillips K, Lundback T, et al. Gstaiger Mol. Biol, 1999, 288: 941−952
3. Symmons M F, Buchanan S G S, Clarke D T, et al. FEBS Lett., 1997, 412: 397−403
4. 林克椿. 生物物理技术－波谱技术及其在生物学中的应用. 北京：高等教育出版社，1989
5. 赵南明，周海梦. 生物物理学. 北京：高等教育出版社和施普林格出版社，2000

17　荧光分光光度术
Spectrophotofluorimetry

荧光分光光度术又称荧光光谱术，它属于光谱技术中的一种发射光谱术。其原理是电磁波和物质作用后，物质首先吸收电磁波的能量，然后再重新发射电磁波。激发用的电磁波波段大约在$(1\sim8)\times10^2$nm之间范围,也就是紫外与可见光波段。以光子形式重新发射的电磁波，它的光谱、强度、偏振程度及寿命等和被研究物质的结构、构象、物理状态、分子运动等密切相关。正因为如此，荧光光谱技术不仅在物理学、化学中有着广泛的应用，而且在生物学、医学等领域中与核磁共振、电子自旋共振、红外光谱等技术共同配合，在生物大分子结构、膜生物物理、细胞生物物理等研究领域中，成为不可缺少的技术。

本章将简要地介绍荧光分光光谱技术的基本原理、主要参数、测量技术及其在生物、医学中的应用。

17–1　荧光与荧光光谱

荧光的产生

为了说明荧光产生的机理，首先必须了解分子的能态与能级分布。一个简单分子的能级包括电子能级、分子振动能级与转动能级。分子通常处于能量状态最低的基态。它被激发(excitation)后，处于能量状态较高的激发态。分子的能级E应为电子能级、分子振动能级及分子转动能级的总和。即

$$E = E_e + E_v + E_r$$

式中E_e为电子能级，E_v与E_r分别为分子的振动与转动能级。E_e在约为1eV数量级，E_v与E_r分别为0.1eV和0.01eV数量级。

图17–1表明了一个简单分子的电子能级与振动能级。基态用s_0表示，s_1、$s_2\cdots$等表示第一、第二电子激发态(excited state)，在每一个电子能级内都存在不同的振动能级，用v_0、v_1、$v_2\cdots$表示。每两个振动能级之间还可能存在不同的转动能级，图中没有再表示出来。各种能级都是分立的，有一定的差异，他们之间的转变（跃迁）是量子化的。分子在外界电磁辐射作用下，由s_0跃迁至s_1、$s_2\cdots$，这一过程称为吸收(absorption)，或分子被激发，即吸收现象发生在s_0的最低振动能级与s_1、s_2等不同的电子能级及其相应的振动能级之间。此过程只需10^{-15}秒。分子吸收能量后成为处于激发态的分子，通过各种非辐射过程丢失能量，首先到达s_1的最低振动能级，这一过程称为内转换(internal conversion)，发生在10^{-11}秒内。从s_1的最低振动能级其能量以光子形式释放出而回到基态的不同振动能级，这一发射(emission)过程称为荧光(fluorescence)，发生在10^{-9}秒内，如以非辐射形式丢失能量则称为猝灭(quenching)。

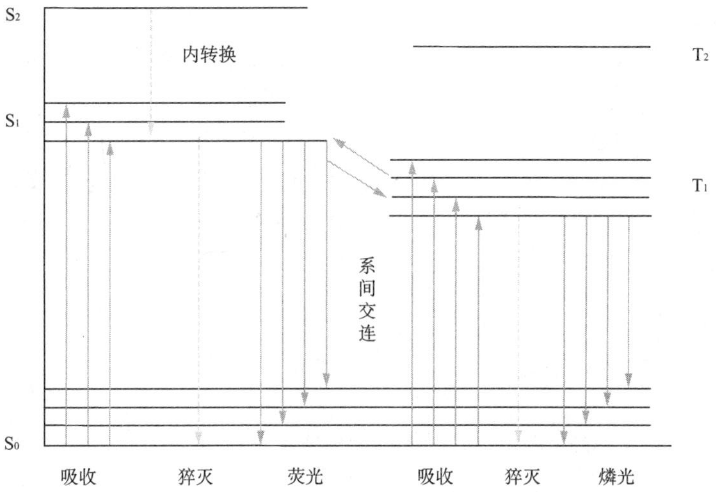

图 17-1　吸收、荧光与燐光

在上述几种能量跃迁过程中，电子的自旋方向没有改变，它和基态上另一个电子的自旋方向相反，互相配对，所以这一状态称为单态（singlet state），一般在s的左上角加1，作为标记，如$^1s_0$。但当被激发的电子消耗部分能量而使其自旋方向反向，这一过程称为系间交连（intersystem crossing）。所形成的能态称为三重态（triplet state，用T表示或^3S）。由T_1的最低振动能级向基态的跃迁几率很小，因为2个电子自旋方向相同不再配对。能量可通过猝灭丢失，也可通过发射回到基态，称为燐光（phosphorescence），时间可在10^{-4}秒到几秒之间。因此荧光寿命短，燐光寿命长。

以上说明了荧光产生的机理以及荧光、燐光的区别。

荧光光谱与吸收光谱

我们知道，每一物质由于其独特的结构，有各自的吸收光谱。荧光是分子吸收光能后重新发射的光能，因而可以理解发射的荧光也必然有与吸收光谱相应的荧光光谱。荧光光谱是怎样产生的？它和吸收光谱有什么关系？下面将进一步分析这些问题。

由于吸收和发射过程（包括荧光和燐光）都可以发生在不同的振动能级之间，所以无论吸收或者发射都可发生在一定的波长范围之内，而不会只是一种波长，这就是产生光谱（spectrum）的原因。在一定的温度下，虽然分子可以处于不同的振动能级，但其分布则不均匀，一般遵从玻尔兹曼（Boltzmann）分布，即分布在其中某一振动能级的几率最大，分布于其上或其下的几率逐渐减小。因此吸收谱和发射谱都有峰出现，如17-2所示。

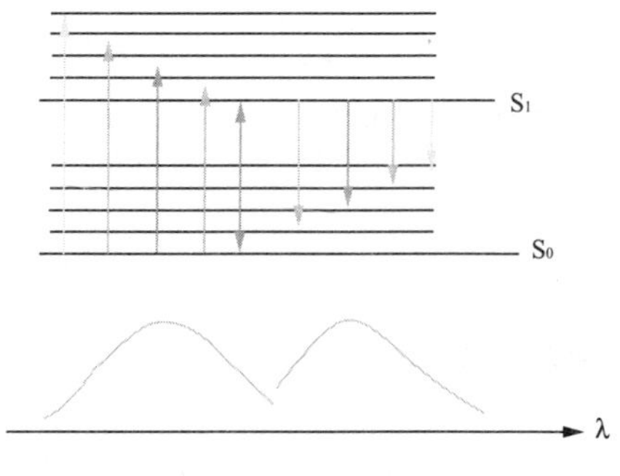

图 17-2　光谱的形成

从图17-2可以理解，吸收光谱可以是一个峰，它对应的吸收只是从S_0的最低振动能级至S_1的各振动能级；吸收光谱也可以有两个峰或多个峰，这时它对应的吸收不只是从S_0至S_1，也可能有从S_0至S_2或更高的电子能级的各振动能级。而荧光的产生是S_1向S_0各振动能级的跃迁，也就是说，已吸收了光处在S_1各振动能级或S_2各振动能级的分子，首先必须以内转换的形式将能量释放至S_1，然后从S_1回到S_0的各振动能级发射光子，因而其荧光光谱必然在吸收光谱的长波方向或低频方向。另外，在一定的温度下，分子处于不同振动能级的几率（无论哪个电子能级）是一定的，基态和激发态大致相同，所以荧光光谱和吸收光谱存在镜像对称的关系，它的对称面是0−0跃迁，即从S_0的最低振动能级至S_1的最低振动能级之间的跃迁。

17−2 荧光分光光度术

荧光分光技术是应用较广泛的一大类技术，通过各种参数的测量或计算可得到各种所需的信息，本节介绍荧光强度、荧光光谱、荧光偏振与荧光寿命等参数及其意义。荧光技术不仅能应用于荧光物质的研究，也可用于不发荧光物质的研究，例如大多数氨基酸、脂类和核酸等都不发荧光。这些物质的研究要借助于荧光探剂（fluorescence probe）的帮助，因而本节还将介绍各种常用的荧光探剂及其在生物医学研究中的应用。

荧光分光光度术中的参量

A. 荧光强度（fluorescence intensity，F，有时用I表示）**与量子产率**（quantum yield, ϕ）

在一定激发波长（λ_{ex}）作用下，发射的荧光强弱定义为荧光强度，由于发射的荧光为一光谱，所以发射的荧光强度常常是指发射某一波长的荧光。测量得到的F不是光能量的绝对大小或光子数，而是在一定的仪器条件下测得的一种相对强度。

F和吸收光强I_a及物质的量子产率的关系为：

$$F=I_a\phi \tag{17-1}$$

ϕ即量子产率或发光效率。

$$\phi=\frac{发射光子数}{吸收光子数} \tag{17-2}$$

从(17−2)可见，ϕ表示某种物质的发光本领。ϕ越大，发光本领越高。但任何物质的ϕ不会大于1，只能小于1。需要注意的是，同一物质在不同环境下，ϕ不同。

根据Lambert-Beer定律，I_a可用下式表示

$$I_a=I_0-I \tag{17-3}$$

I_0为入射光强，I为透过光强，它与样品的浓度c、光程l及物质的吸收系数或称消光系数ε成指数关系。

$$I=I_0 10^{-\varepsilon cl} \tag{17-4}$$

$$\therefore \quad I_a = I_0 - I_0 10^{-\varepsilon cl} = I_0 (1 - 10^{-\varepsilon cl}) \qquad (17-5)$$

代入（17–1），
$$F = \phi I_0 (1 - 10^{-\varepsilon cl}) \qquad (17-6)$$

从（17–6）可见，F与ϕ及I_0成正比，ε为物质的吸收系数或消光系数，对每一物质为一常数。l为样品的光程，相当于样品杯的厚度，也为一常数，F与它们无关，唯一有关的是c。

F与c的关系较复杂。当c很低时，$10^{-\varepsilon cl}$可近似为$1-\varepsilon cl$

（级数$e^{-x} = 1-x+\frac{x^2}{2!}-\frac{x^3}{3!}+\frac{x^4}{4!}\cdots\cdots$，当$x$很小时，$e^{-x} \approx 1-x$）

这时
$$F = \phi I_0 \varepsilon c l \qquad (17-7)$$

即F与浓度c成正比。但当c较大时，$10^{-\varepsilon cl}$变小，甚至可以忽略不计

$$F = \phi I_0 \qquad (17-8)$$

这时F与浓度c无关，c再增大F也不再增强。（图17–3）表示F与c的关系。实际测量时，由于浓度增高，荧光分子碰撞增多，F反而被淬灭。因而用荧光进行定量分析时，应采用正比区域的浓度较低的范围。

B. 荧光光谱

广义的荧光光谱包括荧光激发谱（excitation spectrum）与发射光谱（emission spectrum）。

激发谱是指F与激发波长的关系（图17–4a）。理论上激发谱的峰位和谱形应和其吸收谱相同。实际上由于二者的测量方式不同（见下文），两谱略有差异。每一物质有其特异的激发谱。

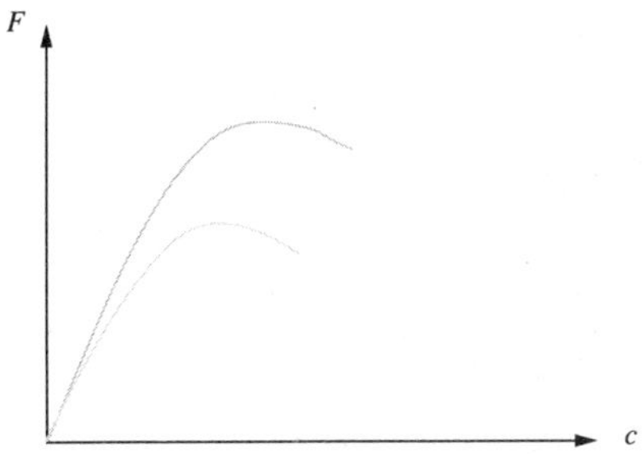

图17–3　荧光强度与浓度的关系

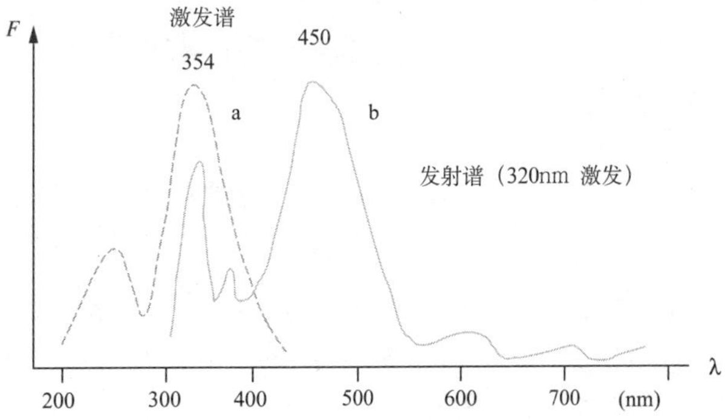

图17–4　奎宁0.05mol/L硫酸溶液中的激发光谱与发射光谱

发射谱是指F与发射的荧光波长的关系（图17–4b）。狭义的荧光光谱常指发射谱。荧光光谱一般只出现一个峰，因而比较简单。但在和激发光波长相同之处常出现一个很强的峰，这是由于样品对于激发光的弹性散射所造成，称为瑞利散射（Rayleigh scattering）。在略大于此波长处，可能出现另一小峰，其位置与溶剂有关，是由于非弹性散射所造成的，称为拉曼

散射(Raman scattering)。拉曼散射峰位会随着激发波长的变化而异，但荧光光谱的峰位，对于某一物质总是一定的，它不会随λ_{ex}的改变而改变，根据这一特性可以辨认出荧光峰位。每一物质有其独特的荧光光谱。其荧光光谱总是位于激发光谱的长波方向。

由于荧光物质有两个特异谱(即激发光谱与发射光谱)，因而利用荧光技术对物质进行定性分析，比用吸收谱鉴定物质更为准确。

C. 荧光偏振 (fluorescence polarization)

荧光物质发出的荧光，其电场矢量的方向不像自然光那样各个方向都存在，也不像偏振光只在一个平面内振动，而是介于两者之间，具有一定的偏振性，是部分偏振光。这一现象称为荧光偏振。由于测量荧光偏振时，用偏振光激发样品，而发射的荧光为部分偏振光，所以荧光偏振常常又称荧光去偏振 (depolarization)。

荧光偏振的程度用荧光偏振度P来衡量

$$P = \frac{I_{/\!/} - I_{\perp}}{I_{/\!/} + I_{\perp}} \tag{17-9}$$

$I_{/\!/}$、$I_{\perp}$分别为起偏器与检偏器光轴平行或垂直时测得的荧光强度(图17-5)。在前一情况下，起偏器 (polarizer)、检偏器 (analyzer) 的光轴方向与样品杯长轴方向平行即垂直于地面。后一情况下起偏器方向垂直于地面，检偏器方向平行于地面。

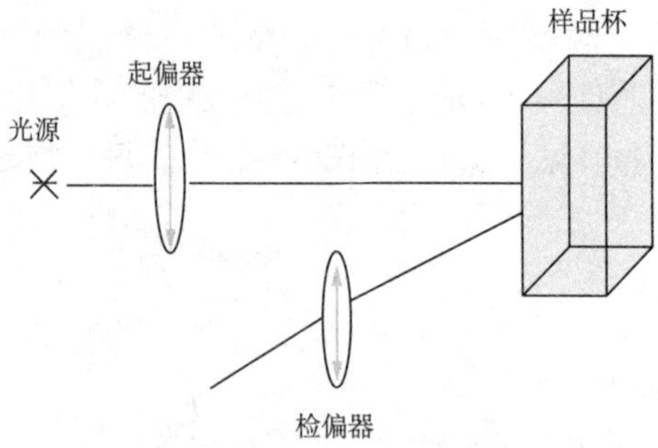

图 17–5 荧光偏振测量示意

荧光偏振度的物理意义可作如下的理解：

1. $I_{/\!/} = I_{\perp}$ 时，$P = 0$，这意味着荧光的电场矢量各方向都有，类似自然光。这只有当荧光分子运动很快、取向随机时才会出现。荧光小分子在稀溶液中属于这种情况。

2. $I_{/\!/}$ 或$I_{\perp} = 0$ 时，即 $P = \pm 1$。这表示荧光电矢量为一个方向，是平面偏振光。这只有当荧光分子排列非常有序时或运动很慢时才会出现这种情况。

3. $I_{/\!/} \neq I_{\perp} \neq 0$ 时，$0 < P < 1$，这时样品发出的荧光为部分偏振光。分子运动的情况或排列的有序程度介于以上两种情况之间。生物大分子的荧光属于这种情况。

由此可见，荧光偏振可用于研究分子运动或分子排列的有序程度。

D. 荧光寿命 (fluorescence lifetime, τ)

分子从吸收能量处于激发态到发射光子之间有一定的时间间隔。同种分子的这一时间并不完全相同，其规律是在一定时间内将有一定百分数的激发分子回到基态发射光子，它和放射性衰变规律类似，呈指数衰变规律。τ的定义为荧光强度衰减为原来的 $1/e$ 所需要的时间。设开始的荧光强度为I_0，t 时间后为I，即

$$I = I_0 e^{-t/\tau} \tag{17-10}$$

当 $t = \tau$ 时，$I = I_0/e$（图 17–6）

τ表示分子处于激发态时间的（平均值）长短，一般为10^{-9} s左右，它与分子所处的环境、有无猝灭和能量转移以及分子间的相互作用有关。因此通过τ的测量可研究上述问题。

由于荧光寿命很短，与稳态荧光测量时所用的激发光源不同，所以测量τ时，必须用短脉冲光源，其持续时间必须小于10^{-9}s，而且荧光必须用快响应示波器或计算机记录。

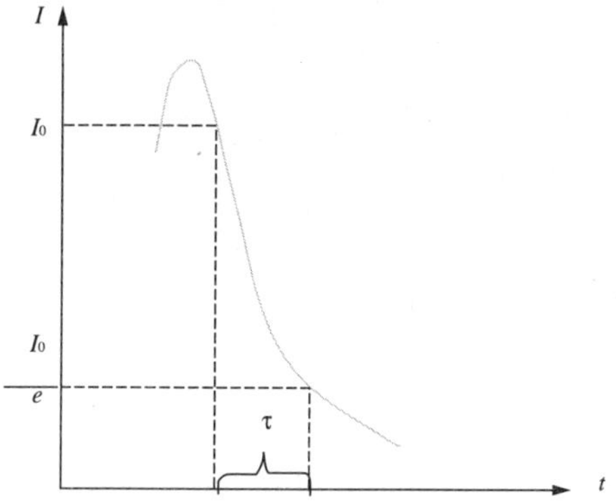

图 17–6　荧光衰减规律

E. 荧光探剂 （fluorescence probe）

发荧光分子通常都具有环状共轭双键即 π 电子系统，这种结构能吸收紫外或可见光，它们大都可以用荧光方法研究有关问题。但具有这种结构的分子毕竟为数有限。生物样品中的蛋白质，只有含苯丙氨酸、酪氨酸和色氨酸时才具有荧光特性，因为这三种氨基酸含有共轭双键的大 π 键结构。

脂质以及由脂组成的膜系统无荧光特性，核酸除碱基外也不发荧光。为了扩大荧光技术的应用，使不具有荧光特性的物质也能用荧光方法进行研究，荧光探剂应运而生。它的出现，大大扩展了荧光技术的应用领域，起到了非常重要的作用。

荧光探剂的特点是，其量子产率随环境的改变而改变，而且变化很大。它在特定的环境下能发很强的荧光。例如 1.6– 二苯基、1.3.5– 已三烯（DPH），在水溶液中荧光很弱，一旦插入膜脂双层烃链区，发光效率大大增加。利用荧光探剂标记到无荧光的分子或系统内，以研究后者的特性，这种方法称荧光标记（fluorescence labeling）。荧光标记有多方面的应用，例如利用 DPH 标记膜脂区，可以研究膜脂区的流动性。又例如溴化乙锭（EB），在水中荧光很弱，但它插入 DNA 双螺旋碱基对之间区域后，荧光大大增强，利用这一特性可进行 DNA 的定性和定量分析。还有例如探测细胞内Ca^{2+}的探剂fluo–3、研究细胞凋亡的探剂Annexin–V 及研究生物单分子的探剂 Cy3，Cy5 等等，这里不再一一列举。

总之，目前荧光探剂的种类成千上万，美国有专门生产生物分子探剂的公司。它们已广泛地应用于氨基酸、多肽、蛋白质、膜、核酸以及细胞的结构与功能研究。

17–3 荧光分光光度计与影响荧光测量的因素

荧光分光光度计仪器结构

荧光分光光度测量仪所用的部件和吸收光谱仪的部件有一部分是相同的，都由光源、单色器、样品池、测量与记录装置等部分组成，但在部件的排布上二者不同。吸收光谱测量的是样品吸收入射光随波长的变化关系，以上各部件以直线方式排列（图 17–7a)，而荧光测量的是样品吸收光以后重新发射的光，它是一个球面，这时测量部件不能像测吸收那样以直线方式排列，否则测得的光强不仅包括荧光，而且还有透过样品的入射光。因此荧光测量仪器各部件排列为直角方式，即在与入射光垂直的方向上接收测量荧光（图 17–7b)。

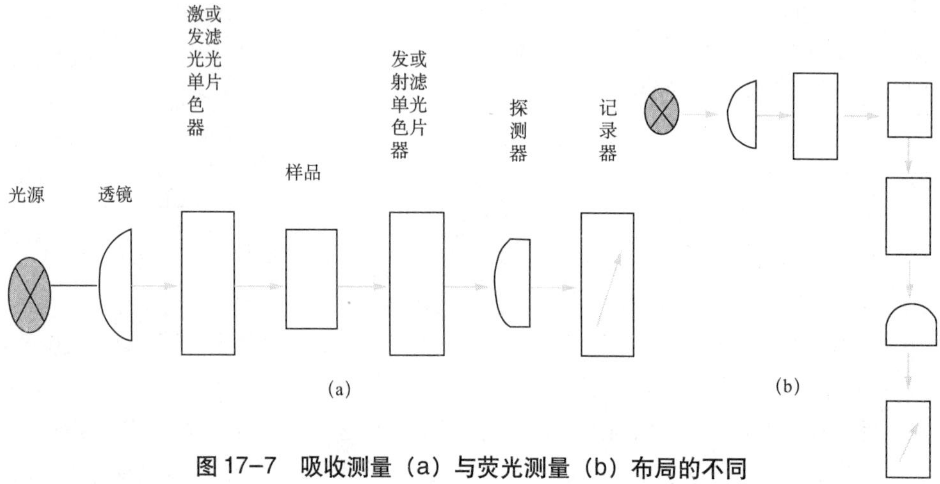

图 17–7 吸收测量（a）与荧光测量（b）布局的不同

需要指出的是，上述仪器结构，是指一般荧光强度或光谱测量用的，属于稳态荧光测量，测量荧光寿命时，需要测量瞬态荧光，所用仪器为毫微秒荧光计，这时光源不能用氙灯这种连续光源，而要用脉冲激光，光脉冲所持续的时间大约为10^{-12}s，它大大低于物质的荧光寿命。

以上讨论的只是简单的荧光分光光度计的结构，它和显微镜技术计算机等技术结合起来，可形成显微荧光分光光度计；流式细胞计、共聚焦显微镜；和荧光漂白技术结合，可形成荧光漂白恢复技术；和成像技术结合，则形成荧光成像技术，以上技术能进一步测量细胞内、细胞膜上的成分或分子运动。它们将在本书的有关章节介绍。

影响荧光测量的因素

荧光强度的测量，因为它受许多因素的影响，所以在测量时需要固定其条件和环境。以消除影响荧光发射的各种因素。

A. **光化分解**（photodissociation）

物质吸收光能后，会使化学键断裂，从而产生光化分解，导致荧光减弱。因此实验过程应尽量减少光照。所用标准液最好保存在棕色瓶中，样品光照后，立即进行测量。

B. 淬熄

由于各种原因使荧光量子产率降低或荧光强度下降的现象称淬熄（淬灭 quenching）。

温度淬灭　温度升高，分子运动加快，由于分子间的相互碰撞几率增加，使处于激发态的分子能量以热能方式释放。所以测量荧光时，应尽可能保持在一定温度。

浓度淬灭　如前所述，浓度超过一定范围后，荧光强度将达到饱和，实际上由于内滤效应，即荧光被附近的、浓度很大的溶质分子吸收，反而呈现下降。这一现象称浓度淬灭。所以荧光测量应尽量在稀溶液中进行。

杂质淬灭　由于杂质的存在使荧光强度下降的现象。常见的杂质例如 O_2。O_2 在基态时是三重态（$^3O_2$），它和激发单态的荧光分子相互作用后，使后者转为三重态而不发荧光，$^3O_2$ 则转变为 $^1O_2$。故荧光测量中应尽量注意体系内不含其他杂质。

C. 溶剂的极性及 pH

溶剂的极性对荧光光谱峰位及强度都有影响。荧光分子在非极性溶剂中当其吸收光能从基态跃迁至激发态时，分子的取向没有变化，但在极性溶剂中发生跃迁时，受到溶剂的影响，荧光分子将重新取向，这一过程将丢失能量。因此荧光物质在非极性溶剂中的发射峰位比其在极性溶剂中的峰位向短波方向（或高频方向）移动，即“蓝移”，同时荧光强度前者也高于后者。例如 DPH 在水溶液中，λ_{em}(max)为 440nm，当其与膜悬液温育后，插入膜脂烃链区进入非极性区，λ_{em} 蓝移至 430nm，荧光强度增大约 100 倍。利用 DPH 这一荧光特性可以研究膜脂区的流动性。

溶剂的pH对荧光的影响很大。某些荧光分子必须在一定的pH下才能发荧光。例如四环素，只有当溶液的 pH > 7 时，也就是当它呈分子状态时荧光最强，pH<7 时，它以离子状态存在，荧光很弱或无荧光。

17–4　荧光分光光度术在生物医学中的应用

应用荧光技术可以研究许多问题，特别是荧光探剂的出现和发展，使许多不能发荧光的物质可通过荧光标记进行研究。自从1955年第一台荧光光谱仪问世后，荧光技术的应用不断深入到各个领域，加上与计算机技术结合，它不仅已成为检测物质的有效手段，而且也已成为研究生物大分子、膜、细胞等的构象、运动及生物物理性质不可缺少的工具。

物质的检测

荧光分光光度技术首先可用于荧光物质的检测，由于它的灵敏度高（比吸收光谱高1000倍），样品量少，对纯化的要求低，测量方便、快速而得到广泛的应用。在生物学中5羟色胺（5–HT）含量的测定具有重要意义。5–HT 的中性或弱酸性溶液用 295nm 激发，荧光峰在 330nm。加 HCl 变酸时出现 550nm 的峰，而 330nm 的峰则减弱，而且这种现象是可逆的。利用这一特性可测定各种组织与体液中的 5–HT 含量。

又例如蛋白质的三种芳香氨基酸（色氨酸、酪氨酸和苯丙氨酸）的激发峰 λ_{ex} 分别在287、280与260nm，荧光峰 λ_{em} 分别在348、310与282nm。但当蛋白质中同时存在三种芳香氨基酸时由于能量转移很难测出苯丙氨酸或酪氨酸，这时可用茚三酮与苯丙氨酸特异结合生成荧光衍生物的特点（在有 Cu^{2+} 时，pH5.8）测定苯丙氨酸，其 λ_{ex} 为 365nm，λ_{em} 为 515nm。婴幼儿在患苯酮尿症时由于缺乏使苯丙氨酸转变为酪氨酸的酶使苯丙氨酸含量异常增大，引起智能低下。如能及时检查和治疗可以治愈。用上述方法只需 50μl 血清即可进行检查。

目前已广泛使用的荧光胺（fluorescamine），它可以和各种氨基酸结合而发荧光。通过它可以测定除色氨酸、苯丙氨酸、酪氨酸以外的各种非荧光氨基酸的含量，其灵敏度可达到 50pmol/L。

细胞内游离钙，可以用荧光探剂 indo−1, fura−2, Fluo−3 等，它们通过细胞膜和胞内钙结合，其荧光光谱峰位和强度将随 Ca^{2+} 浓度变化而变化，从而可以作胞内游离 Ca^{2+} 的定量分析。

用荧光偏振法检测微量抗原或药物，是近几年来发展的一种新技术，它是将荧光偏振与免疫学方法结合起来称免疫荧光偏振法的检测技术。其基本原理是利用生物大分子体系荧光偏振度 P 的大小与分子的大小成正比的关系，（即分子愈大、分子的转动速度愈慢，荧光偏振度 P 愈高）以及抗原、荧光标记抗原与抗体竞争结合而形成的一种技术。

具体过程是，待测体系内含一定量的抗体（大分子），加待测抗原（或药物）及一定量的荧光标记抗原或药物。后二者与抗体竞争结合。体系内待测抗原多，则抗体与标记抗原结合相对数量少，荧光偏振度低；反之，体系内待测抗原少，则抗体与标记抗原结合的相对数量多，P 值增大。与事先作好的标准曲线比较，可测得待测抗原（或药物）的含量。

这一方法的优点是灵敏度高，重复性好，目前已有多种试剂盒出售。通过此法在临床检测微量药物，例如氨茶碱、地高辛、苯妥英钠等，其灵敏度已分别达到 1μg/ml，0.2μg/ml 及 0.5μg/ml。

酶反应动力学的研究

酶反应动力学也可用荧光法测定。例如乳酸盐在相应酶催化下进行下列反应：

$$\text{乳酸盐} + NAD^{+} \xrightarrow{\text{乳酸脱氢酶}} \text{丙酮酸盐} + NADH + H^{+}$$

NADH 的 λ_{ex} 为 340nm，λ_{em} 为 450nm。固定 NAD 和乳酸脱氢酶的浓度，加入不同浓度乳酸盐，测一定时间（Δt）内的荧光强度变化（ΔF），作 $\Delta F/\Delta t$ 对乳酸盐浓度的曲线，以此作为标准曲线，即可测定未知样品中乳酸盐的浓度。同理，固定乳酸盐与 NAD 的浓度，可测出乳酸脱氢酶的活性或浓度。用这种方法可测出酶浓度的范围在 0～820IU/L 之间。

生物大分子的结合研究

荧光方法研究生物大分子的构象，虽然不能给出各种构象的百分含量，但它能给出某些氨基酸或发光基团所在环境，是疏水的还是亲水的及其极性大小。例如蛋白质中的色氨酸，当它位于非极性环境中时，其 λ_{em}（max）为 308～320nm 之间，如果它暴露在亲水的环境中，则 λ_{em}（max）移至 320～360nm。这对于了解蛋白质的构象例如酶活性中心位置或环境是有帮助的。

荧光技术的研究还可用于分子结合的研究，利用结合前后荧光强度或偏振度的变化可以了解结合状况、结合位点及结合常数等。

设[P]为蛋白质（大分子）浓度，[L]为小分子（配体）浓度，n为每个大分子上能与L结合的位点数，r为每克分子P已经结合的L的摩尔数即结合百分数，K_a为结合常数，可以推导出下列结合公式：

$$\frac{r}{[L]} = K_a(n-r) \qquad (17-11)$$

根据上式作r/[L]对r的图为一直线，此图称为Scatchard图。此直线的斜率为$-K_a$，其与横轴的交点即为结合部位的总数n。

要想得到一系列的r/[L]，必须根据结合前后某种荧光性质的变化，最简单的是荧光强度的变化。例如杀鼠灵（warfarin）的λ_{ex}和λ_{em}分别为320nm与400nm，量子产率ϕ为0.012。在与人血清蛋白结合后，λ_{em}蓝移（即移向短波方向）10nm，ϕ增大为0.090。利用此性质可用药物滴定清蛋白溶液，并测其荧光强度的变化（图17−8a）。此曲线前半部为直线，以后达到饱和。设饱和值的荧光强度为b，在曲线上任取一点，其纵轴为a，此处的结合百分数r = a/b，横坐标为$[L_0]/[P_0]$，故与r相对应的[L]

$$[L] = [L_0] - [LP] = [L_0] - r[P_0]$$

这样就可求出r/[L]，作出Scatchard图17−8b，从图求出K_a与n。当r/[L] = 0时，n = r。

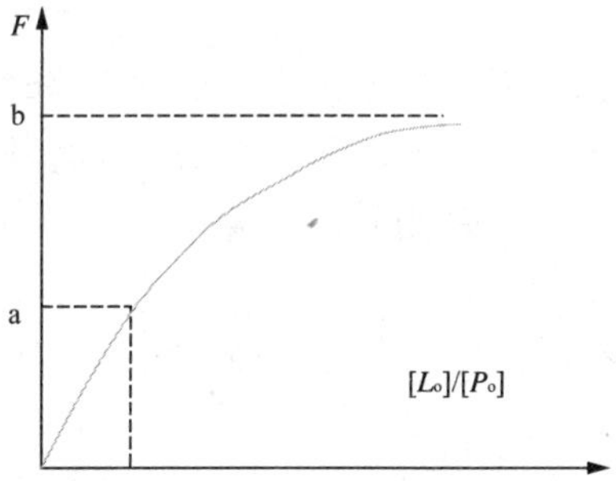

图17−8a　用药物滴定HSA

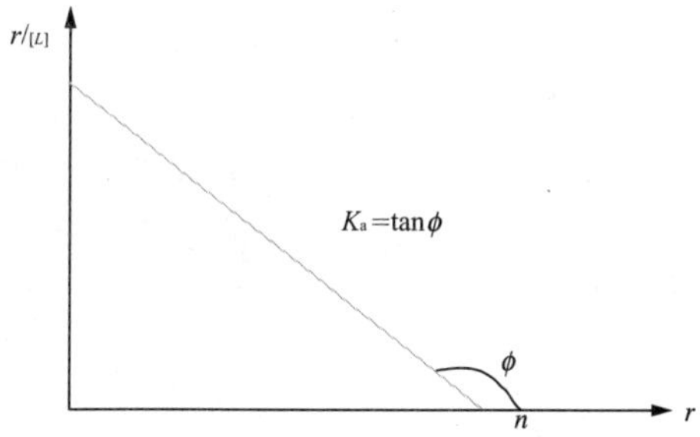

图17−8b　Scatchard图

荧光共振能量转移测大分子内基团间或分子间距离

两种不同的发荧光分子，一个为S，另一个为A。激发S使之处于激发态S*，这时如果附近存在A时，S*的激发能传给附近的A，使A → A*而发荧光，即

$$S^* + A \longrightarrow S + A^* \quad ; \quad A^* \longrightarrow A + h\nu$$

这一现象称为荧光共振能量转移（Fluorescence Resonance Energy Transfer，FRET）。S为给能者（donor，D），A为受能者（acceptor，A）。这一对给体D和受体A，产生FRET时，

必须具备三个条件：D、A都能发荧光；D的发射谱和A的激发谱必须有部分重叠（图17−9）；D和A之间的距离必须小于100Å。

Förster详细研究了FRET理论。说明D和A二者间距离R愈近，D的发射谱与A的激发谱的重叠程度愈高，则二者发生能量转移的效率E越高（图17−9）。并推算出

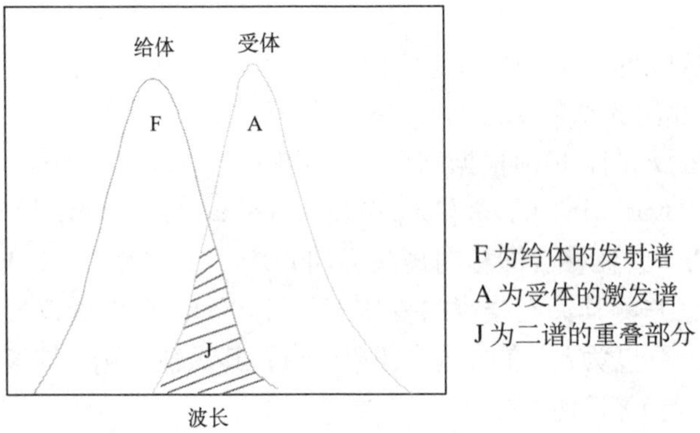

图17−9　F的发射谱和A的激发谱

$$E=\frac{R_0^6}{R^6+R_0^6} \tag{17-12}$$

R_o称为临界距离（critical distance），即D的发光速率常数和转移速率常数相等时D和A之间的距离。目前在许多能发生能量转移的对子（即D与A）中，已求得R_o。因而只要测量得到在欲测系统中的E，即可求得R即分子内二分子间或二基团间的距离。

而 $E=1-\frac{I_{DA}}{I_D}$　I_{DA}、I_D分别为受体存在和不存在时给体的荧光强度，可以直接从实验中测得。

这种用荧光方法测量二基团或分子间距离称光谱尺(spectroscopic ruler)。它在研究受体结构与功能时，常用来测定配体、受体之间的距离，激动剂与受体作用时受体的二聚化以及平衡结合常数的测定等等。总之FRET在生物大分子的结构与功能研究中有着广泛的应用。

膜生物物理研究

膜生物物理研究中，荧光技术起着很重要的作用，涉及面之广，是其他方法所不能比拟的。

A. 膜流动性

最常用的是用荧光探剂DPH研究膜脂区的流动性。DPH与膜作用后，定位于膜脂烃链区，测定DPH分子的荧光偏振度P可反映它在烃链区的运动情况或排列情况。P值小，表示DPH分子运动速度快，膜流动性高；P值大，表示DPH分子运动速度慢，膜流动性低。

为了更精确地测定膜脂烃链区不同碳原子处的流动性，已生产出2—AS，6—AS，9—AS，以及12—AS等系列荧光探剂。AS是硬脂酸（stearic acid）的缩写，2，6，9，12等数字表示不同位置的碳原子处用荧光基团蒽烯酸标记，当其和膜悬液温育后，蒽烯酸定位于磷脂脂肪酸不同碳原子处，测量P值可精确反映不同碳原子处的流动性。

B. 膜渗漏性

荧光探剂可用来研究膜的渗漏性以及外源性药物、多肽、毒物等对其影响。研究这些问题时，常常用人工膜作为模型。荧光探剂例如羧基荧光素（CF）包裹在脂质体里面。利用它测膜渗漏性的原理是当CF浓度很大时，荧光自猝灭（selfquenching），当它渗漏到介质中时，由于被稀释，荧光自猝灭消失，而发荧光。也可以在同一脂质体内包裹两种物质，一为荧光探剂，另一为猝灭剂，二者混在一起时，荧光被猝灭，当脂质体发生渗漏时，荧光探剂、猝灭剂稀释至介质中，由于二者距离增大，猝灭作用消失而发荧光。

C. 膜电位测量

荧光法测膜电位是利用荧光强度的升降随电位变化而变化的原理。常用的探剂如花菁(cyanine)。这种染料带正电，当细胞超级化时，带正电的染料与膜结合的量以及进入细胞内的量增多，染料形成二聚体，荧光强度下降；反之当细胞去极化时，荧光强度上升。实验时，可在不同$[K_o^+]$（$[K_o^+]$、$[K_i^+]$分别为细胞外及细胞内K^+浓度）下，用缬氨霉素（K^+载体），诱导细胞形成扩散电位，同时记录荧光信号的变化。当$[K_o^+] < [K_i^+]$时，细胞内K^+通过缬氨霉素向外扩散，这时带正电的染料与膜结合的量和进入膜内的量增加，导致形成不发荧光的聚集体，荧光强度F下降；相反当$[K_o^+] > [K_i^+]$，荧光强度F上升；当$[K_o^+] = [K_i^+]$时，$\Delta F = 0$。由此可知$[K_i^+]$。代入Nernst公式

$$E\,(mV) = 59\log\frac{[K_o^+]}{[K_i^+]} \tag{17-13}$$

可计算出膜电位E。

D. 膜融合机理的研究

研究膜融合的机理，常常用人工膜作为模型。具体方法为在两组脂质体内分别包裹荧光探剂和猝灭剂，当发生融合时，两组脂质体内含物混合，荧光被猝灭，荧光强度降低。这种方法是通过测定脂质体内含物荧光强度的方法研究膜融合（图17−10a）。

另一种方法是在脂质体上标记两种发荧光的磷脂，其中之一的激发能转移到另一种磷脂而发荧光。前者为给体，后者为受体。当这一对荧光磷脂标记在同一脂质体上时，它们都定位于脂双层区域，由于二者在膜上浓度很大，在脂双层上彼此距离很近，当其小于50A时，则出现上述能量转移现象，表现为给体荧光减弱。为了研究膜融合，再制备一组未标记荧光探剂的同样的脂质体。两组脂质体发生膜融合时，两种发荧光的探剂由于扩散到另一脂质体上，使二者的距离增大，大于50A时，二者之间能量转移的几率将降低，表现为给体荧光增强，受体荧光减弱（图17−10b）。这就是通过FRET测量膜融合的原理。

除以上提到的各种应用外，荧光技术和其他技术的结合如流式细胞计、聚焦扫描显微镜、荧光漂白恢复等，在研究细胞内Ca^{2+}含量变化、DNA的定量分析、细胞凋亡及细胞膜上的分子运动等，应用越来越广泛。最近荧光技术已和单分子研究结合，研究单个分子的结构、运

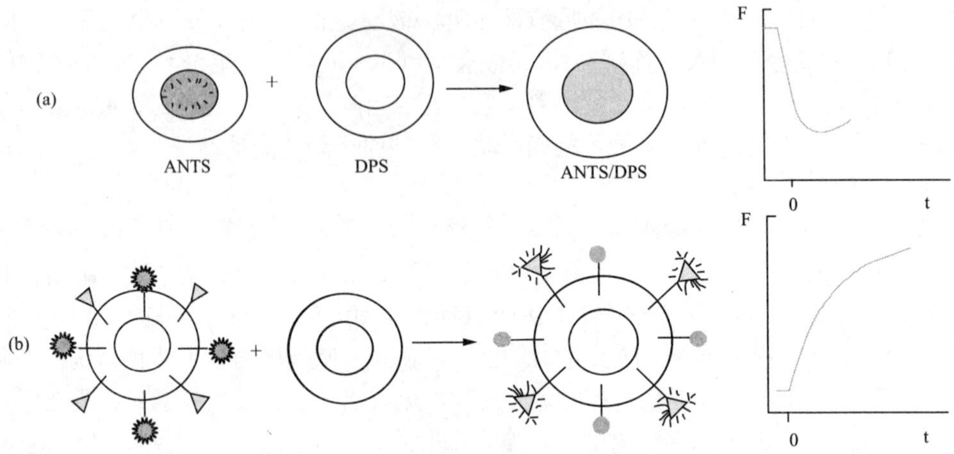

图 17–10

a 利用荧光淬灭法检测膜融合时两组脂质体内含物的混合

b 利用能量转移方法检测膜融合时两 组脂质体膜脂的混合

动和功能，这一技术为研究生物大分子的结构与功能，起到了其他方法所不能替代的作用。

复习思考题

1. 荧光产生的机理是什么？物质吸收光能以后，可涉及哪些过程？
2. 荧光技术研究的生物学样品的主要参数有哪些？量子产率与荧光强度的区别及关系是什么？激发光谱与发射光谱的关系是什么？荧光偏振的意义是什么？
3. 荧光探剂与荧光标记在荧光技术中的意义。
4. 荧光技术在生物大分子构象、膜分子动力学研究中的作用。

参考文献

1. 林克椿. 生物物理技术—波谱技术及其在生物学中的应用. 北京：高等教育出版社，1989
2. 赵南明，周海梦主编. 生物物理学. 第五部分：研究生物系统的物理方法和技术. 287–311，北京：高等教育出版社，2000.7
3. Lakowcz JR. Principles of Fluorescence Spectroscopy. Plenum Press, 1983
4. Slavik J. Fluorescent Probes in Cellular and Molecular Biology. Boca Raton. CRC Press, 1994

18 核磁共振
Nuclear Magnetic Resonance

核磁共振（简称为NMR）是指原子核在外加恒定磁场作用下产生能级分裂，从而对特定频率的电磁波发生共振吸收的现象。和光学吸收相比较，相同之处都是物质对外来电磁波的共振吸收，亦即电磁波的能量正好和吸收物质的能级差相等；不同之处是光学吸收涉及原子或分子的固有能级（电子能级、振动能级等等）之差，而NMR中所涉及原子核的能级差则只有在外加磁场作用下才能产生。

自从1946年E M. Purcell与F. Bloch发现核磁共振现象以来，NMR技术在物理、化学，特别是生物医学中应用日益广泛。临床医学中的核磁成像（NMR Imaging）已经成为一种常规检查手段。在基础医学研究中，NMR技术不仅可用于生物大分子的检测、代谢、分子结构、运动状况的测定、细胞膜的结构与动力学研究，还可以用于细胞与组织内pH、离子的浓度测定等等，用途十分广泛。为此本章将着重介绍NMR技术的基本原理，在本书的适当地方将较详细说明其应用。

18—1 原理

原子核都在不断作自旋运动，根据量子力学原理，核自旋可用自旋量子数I表示，其值是不连续的。I值与原子的质量数（中子加质子数之和）及原子序数（只考虑质子数）有关。质量数为奇数时自旋量子数为半整数，如1/2、3/2、5/2…等，其中在核磁共振中最常用的$I = 1/2$的核是^{1}H、^{13}C、^{19}F与^{31}P。当质量数为偶数时，I为整数，其中原子序数为偶数者I为0，如^{12}C、^{16}O、^{32}S，而^{2}H与^{14}N的$I = 1$。

由于原子核具有一定的质量，因此在核自旋时便具有一定的角动量P，P的大小与I成正比，因此也是量子化的：

$$\vec{p}=\vec{I}\,\hbar \qquad (18-1)$$

式中$\hbar = h/2\pi$，h为Planck常数。p的方向与自转轴的方向一致。

原子核除质量以外还具有一定的正电荷，因此在核自旋时，可以认为核中正电荷也在一个方向转动，从而产生磁场。这种磁场很类似于一块小磁铁所产生的磁场。磁铁在磁场中受力后将产生转动，这种运动可以用磁性物体所具有的一个物理量—磁矩（magnetic moment）μ来表示。对于长度为l，磁铁两端有集中的磁荷$\pm m$来说，其磁矩应为：

$$\mu = m \cdot l$$

与此相似，自旋的原子核也有磁矩，其大小应与角动量I成正比，方向与I相同：

$$\vec{\mu}=\gamma\vec{I}\hbar \tag{18-2}$$

其中的比例常数称为旋磁比（gyromagnetic ratio）。不同核的γ值不同，可参阅表 18−1。

表 18−1　几种常见核的性质

放射性核素	自旋量子数	γ（rad · $sec^{-1}T^{-1}$）	天然丰度 %	场强为 11.74T 时的共振频率
^{1}H	1/2	26.75	99.98	500.0
^{2}H	1	4.11	0.015	76.8
^{13}C	1/2	6.73	1.11	125.7
^{15}N	1/2	−2.71	0.37	50.7
^{31}P	1/2	10.84	100	202.4

当磁矩为μ的原子核置于场强为H_0的磁场中时，按量子力学原则，允许的自旋态也是量子化的，即核自旋I在H_0方向的分量（用磁量子数m_1表示）只能取$+I$，+（$I-1$），+（$I-2$）…−（$I-2$），−（$I-1$），$-I$等，其总数为$2I+1$个。比如$I=1/2$时，能允许的自旋态只有二个，即$m_I=\pm 1/2$。$I=1$时只有三个，即$m_I=1$，0，−1。由于磁场H_0与μ的相互作用而具有的能量为

$$E=-\mu H_0 \tag{18-3}$$

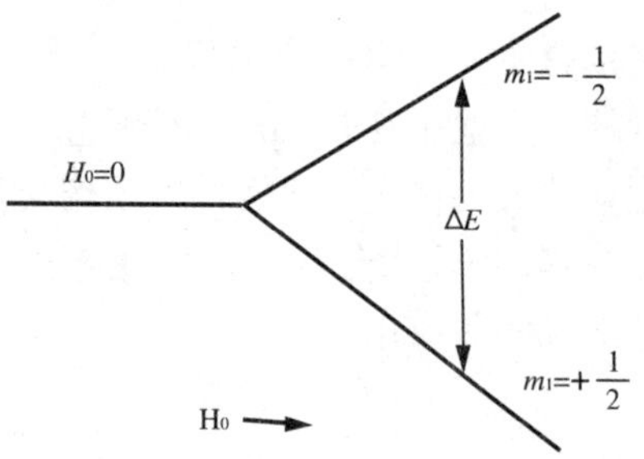

图 18−1　$I=1/2$ 的核在磁场中的核 Zeeman 分裂

因此在磁场中不同取向的自旋核所具有的能量就会有所不同，即能级产生了分裂。这种分裂称为核 Zeeman 分裂。例如对$I=1/2$的核，产生两种不同的能量，即E为$\pm 1/2\, m_I$时（如图 18−1 所示）：

$$E=-\mu H_0=-\gamma\cdot m_I$$

$m_I=1/2$时的能量低，为$-1/2\gamma\hbar H_0$；$m_I=-1/2$时的能量高，E_2为$\gamma\hbar H_0$，这两者之间的能量差为

$$E=-\mu H_0=-\gamma\cdot m_I\cdot\hbar\cdot H_0=-\gamma\cdot(\pm 1/2)\cdot\hbar\cdot H_0 \tag{18-4}$$

这时如外加频率为ν（或圆频率为$2\pi\nu$）的电磁波，使其能量$h\nu=\Delta E$，亦即

$$\omega=\gamma H_0 \tag{18-5}$$

即可引起原子核两个能级间的跃迁：处于低能级E_1的自旋核吸收能量跃迁到高能级E_2，而处于高能级者则发射能量回到低能级，这两种跃迁的几率是相同的。（18−5）式即为共振条件。由于任意温度下处于低能级的核总是多于高能级的核，两者之比遵从 Boltzmann 分布规律：

$$N_{高}/N_{低}=e^{-\Delta E/kT} \tag{18-6}$$

因此总起来说仍表现为对电磁波的净吸收现象。核磁共振就是自旋核在恒定磁场中产生能级分裂而对电磁波产生共振吸收的一种现象。

核磁共振还可以从另一角度，即经典力学的类比来加以讨论。如图18−2所示，如果一个陀螺在自旋，则其受重力作用后不会倒下，而是其自旋轴始终以某一θ角绕Z轴旋动，这种运动称为进动（precession）。原子核在自旋时，其磁矩在受H_0作用后也将受到指向Z轴的力，使每个自旋核绕H_0进动，其进动频率应与H_0及μ有关。经典力学的计算可得到进动频率为$\omega_0=\gamma H_0$。对于含有多个完全相同核的样品，其磁矩都将绕H_0而进动，但位相不同，因此都位于同一锥面上。对于$I=1/2$的核，$m_I=1/2$者稍多于$m_I=-1/2$者，因此总起来说样品沿着H_0方向被磁化。这时如果再加一个与H_0垂直并以频率ω在xy平面旋转的磁场则将引起两种可能状态之间的跃迁，这也就是前面提过的共振条件。

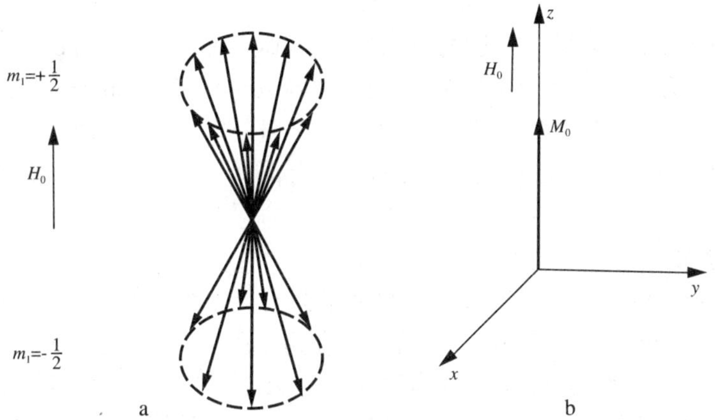

图 18−2　自旋为 1/2 的核在 H_0 中的进动锥面（a）及磁化强度 M_0（b）

在产生共振时，由于Boltzmann分布而产生的净吸收将使处于高能级的核增多，因此吸收强度将会逐渐减弱。当二能级中的自旋核数相等时，净吸收将为零，这时称为饱和（saturation）。实际上处于高能态的核会通过向其他核的转移而丢失能量，从而回到低能态。这种现象称为弛豫（relaxation）。通常有两类弛豫现象，一是自旋—晶格弛豫（spin-lattice relaxation），一是自旋—自旋弛豫（spin-spin relaxation）。前者是被激发的自旋核的能量向样品以及溶液中的其他原子核（统称为晶格）的转移；后者是指被激发的自旋核的能量向未被激发的同种核的转移。在合适的条件下（例如不是非常强的脉冲电磁场的作用下），通过弛豫将使高能级与低能级间始终保持一定的差，从而净吸收也将一直维持在一固定水平，以利于实验观察.

18−2　参量与实验方法

满足共振条件（18−5）可以有两种方法，一是固定电磁波的频率而逐渐改变外加磁场H_0，称为扫场，在达到共振条件处产生一个吸收峰；另一种是固定H_0而改变电磁波的频率，称为扫频。通常都是应用前一种方法，改变 H_0 时吸收状态的改变即称为核磁共振谱（NMR spectrum）。

核磁共振谱的基本参量

A. 化学位移（chemical shift）

一个分子中处于不同基团的同一种被测核，其吸收峰位并不相同。图18–3a表明乙醇中OH、CH_2、CH_3的三个^{1}H–NMR峰，常用四甲基硅（TMS）作标准，则TMS的共振峰出现在磁场强度较大之处，而把其他共振峰与TMS共振峰位之差作为该基团的化学位移。但这种差值显然和场强有关。不同仪器测得的结果不便比较，因此一般都用一相对值δ作为化学位移之值，其定义为：

$$\delta = \frac{H_{参} - H_{样}}{H_{参}} \times 10^6 \text{ ppm}$$

$H_{参}$为参比物所在处的场强，$H_{样}$为样品所在处的场强，ppm为parts per million的简称。^{1}H谱的参比物还可用环己烷，四甲基铵离子DSS（sodium2，2–dimethyl–2–silapentane–5–sulfonate）等，对^{13}C常用二硫化碳或TMS，对^{19}F用三氟醋酸或CCl_4，对^{31}P用85%的磷酸。文献中的NMR谱常用δ作为横轴，也有的用τ（ppm）做横轴的，在用TMS或DSS作参比时，τ=10–δ。

B. 谱线分裂

在仪器分辨率较高时，原有谱中的一些峰常会出现分裂为几个峰的情况。例如图18–3中的a为乙醇在低分辨条件下得到的三个峰，而在高分辨条件下就得到b中CH_2与CH_3分别为3与4条线的分裂峰。峰与峰之间距J称为偶合常数。从图中可看出CH_2与CH_3中的J是相同的。改变场强时甲基与次甲基之间的距离将会改变，而J值则不变，可见这些分裂峰并非由于化学位移的不同而是由于甲基与次甲基两个基团之间的自旋相互作用而引起。可以简单理

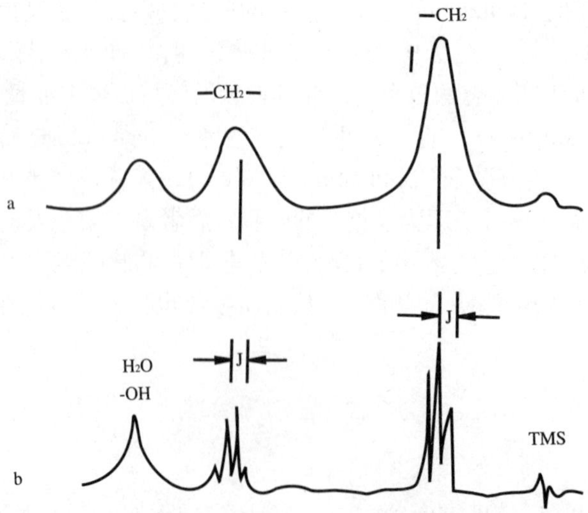

图18–3　乙醇质子的NMR谱，a.低分辨率，b.高分辨率

解如下：次基中有2个质子，其磁矩有三种可能结合方式，即↑↑、↓↓和↑↓以及（↓↑），因此它们对甲基中的^{1}H有三种不同的作用，其中前二种几率相同，后一种几率加倍。因此次甲基对甲基的作用是使其峰按1∶2∶1的方式三分裂。同理，甲基有三个质子，其组合方式有4，即↑↑↑、↓↓↓、↑↑↓、（以及↑↓↑、↓↑↑）和↑↓↓（以及↓↑↓、↓↓↑），故其对CH_2的作用是使其按1∶3∶3∶1的方式四分裂。乙醇的第三个OH基中质子只出现单峰，这是因为在含水溶液中，羟基质子可以互相交换，这种交换因水中H^+的催化作用而增强，其结果是质子受到OH的所有各种排列方式的平均作用，而这种平均效果为0，故不出现分裂。

C. 峰下面积与峰宽

NMR吸收峰既然是与待测核有关，则其高度应与核所在的基团中的个数有关。但实际上即使同一基团中的待测核其周围环境也不完全相同，即每个待测核受到附近其他核的作用，因而共振不是正好发生在某一个特定频率上，而是在其附近一定的场强（频率）范围内。因此峰下面积应更确切地代表产生吸收的核的数目，而每个峰也就具有一定的宽度，通常用半高宽（line width at half height）表示，即最大吸收值一半处的宽度。

D. 弛豫时间（relaxation time）

弛豫是一种从高能态通过自旋核的相互作用而消耗能量自动降低到低能态的过程，因此其快慢大小与相互作用有关。通常用自旋—晶格弛豫时间T_1与自旋—自旋弛豫时间T_2表示。在固体或粘滞溶液中，T_1较大，甚至可达几个小时。在大多数非粘滞性液体和溶液中，T_1常在0.001～100秒之间。T_2之值一般都比T_1小得多。T_2常和线宽有关：

$$T_2 = \frac{1}{\pi\Delta_{1/2}}$$

式中$\Delta_{1/2}$代表吸收峰的半高宽（line width at half height）。

实验技术

根据前述核磁共振的基本原理可知，欲测定NMR谱至少需要有下列几个部件，即产生恒定磁场H_0的磁铁，射频发生器，样品，透射讯号的探测器以及记录部分等。图18–4示意说明观测NMR现象的实验装置。其中M为磁铁（可为永久磁铁、电磁铁或超导磁铁），S为连续改变场强用的附加线圈（扫场线圈）。样品置于磁铁两极之间，传送线圈将射频电磁波送入样品，在共振条件下接受线圈R中感应生成的电压由射频放大器放大、探测后记录或显示。

上述测定方法是一种连续波（Continuous Wave，CW）测定法，即通过磁场逐步变化，扫过共振条件，表现出NMR吸收谱的方法。它的优点是可直接观察到各个共振峰的频域谱（即纵轴为吸收强度，横轴为频率或场强），缺点是磁场需要扫描，比较费时间。

目前应用最广的是脉冲傅立叶变换的核磁共振技术(Pulsed Fourier Transform NMR)。即应用一个短时间方波脉冲激发样品，这种方波中包含着各种不同频率在内，因此样品中不同的核可在同一时间内都得到激发（无需像CW法中每当扫描到某一场强时只有一种核能被激发）。但脉冲过后得到的是指数衰减的时域（time domain）函数，即随时间逐渐变小的函数，称为自由感应衰减（free induction decay，FID）。在图18–5中很难直观看到究竟在哪几个频率处产生了共振吸收。为此借助于Fourier变换的数学方法把时域函数转换成频域函数(frequency domain)，这时就能见到已经产生的若干个共振峰，如图18–5所示，这种变换过

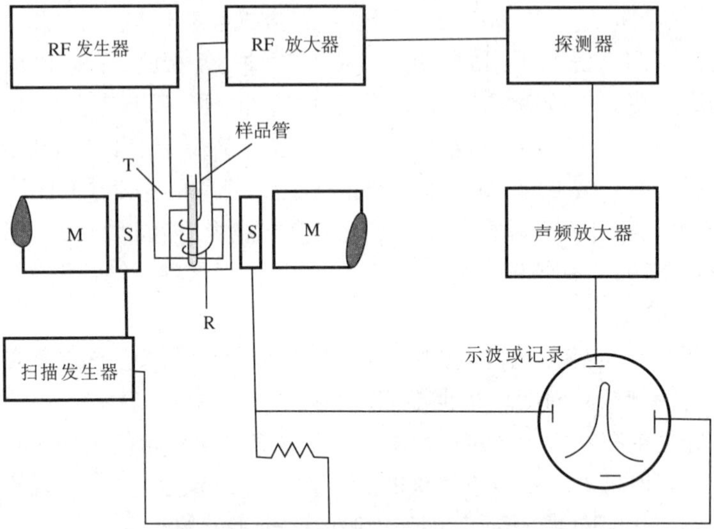

图 18–4　双线圈 NMR 谱仪示意图

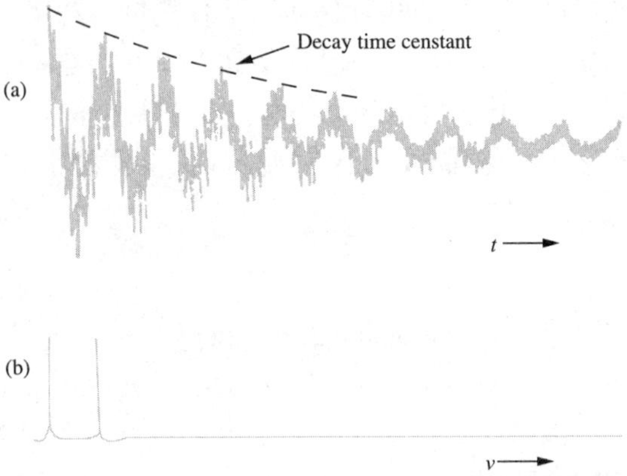

图 18–5　核磁共振信号的时间谱（a）和经傅立叶变换后的频率谱（b）

程将由计算机自动完成。FT–NMR 法具有测试时间短、灵敏度高、对磁场均匀性要求低、讯号畸变小等多种优点，因而是目前广泛使用的测 NMR 谱的方法。

一般来说，NMR 仪器的相对灵敏度随磁场强度的增大而增强，分辨率随射频的频率而增大。目前超导核磁谱仪的频率已可从 300～600MHz，750～900MHz 的仪器也已有售。

18–3　应用

核磁共振在理论和仪器等方面都可以称为一门很成熟的技术，该技术的应用已从分子水平到整体水平进入到生物学和医学的各个领域。核磁用途可分为化学分析、配体—受体的结合，离子化状态的研究、化学反应动力学、结构研究、分子的运动、成像等。在此我们通过一些实例来了解核磁共振技术是如何应用于生物和医学的。

例 1　小分子的辨认——缬氨酸的 NMR 谱

通过NMR谱往往可根据δ、J、A等辨认分子本身。图18−6是缬氨酸的H−NMR谱。质子基团的化学位移常可以从相应图表中查到，可以看出，化学位移在~1附近应有CH_3峰，图中显示缬氨酸上的两个甲基δ值具有差异（一在0.95，一在1.1ppm），而且都被附近$^{\beta}$C的一个质子分裂为2。次甲基峰应在2.2ppm之处，但被6个CH_3质子分裂为7重线，而且还将由于带氨基和羧基的那些次甲基质子作用而进一步分裂，但在谱中已不易看清。图中未见OH与NH_2质子峰，因此谱是在D_2O中记录，这时发生H—D交换形成氘化衍生物之故。3.6ppm处的峰是由$^{\alpha}$C的H产生，并被次甲基二分裂。

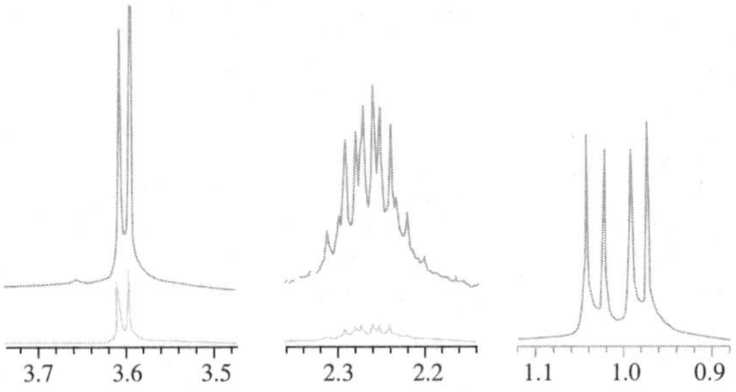

图 18−6　缬氨酸的 NMR 谱

例2　分子结构的研究——螺旋—无规卷曲转变

多肽或蛋白质的二级结构在不同条件下将发生改变，NMR可为此提供一种研究手段。图18−7表示γ−苯甲基−L−谷氨酸酯溶液NMR的一部分（α−CH）。溶剂为$CDCl_3$与三氟乙酸（TFA）的混合物，图中右方数字代表不同比例TFA的百分数。由图可见当TFA占溶剂总重量20%时该多肽完全为无规卷曲。测α−CH二个峰下面积A_H与A_R，则A_H/A_H+A_R可代表处于α螺旋构象的氨基酸残基之百分数。

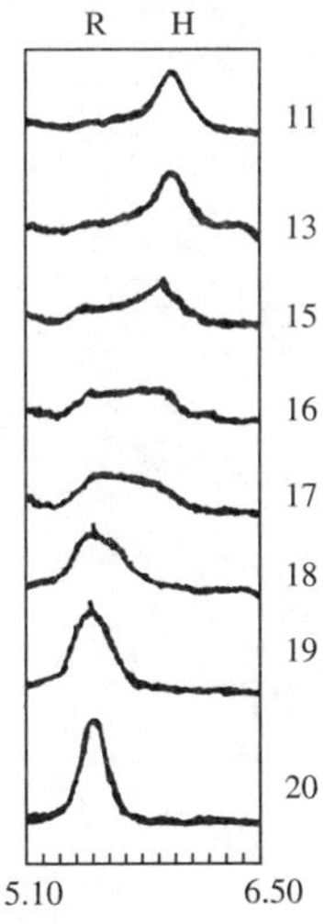

图 18−7　聚γ−苯甲基−L−谷氨酸酯的$CDCl_3$溶液NMR谱的一部分，溶液中加三氟乙酸（TFA）（右边数字代表TFA的百分数）

例3　用^{31}P−NMR研究脂的多型性

生物膜是一种双层结构，从生物膜中提取的单一脂类在水化时虽然大部分仍为双层，但有些则形成非双层的六角相（hexagonal Ⅱ，$H_{Ⅱ}$），例如常温下的磷脂酰乙醇胺PE，以及心磷脂（cardiolipin）在加Ca^{2+}时等。同一种脂在不同条件下在与非双层相之间的转变称为脂的多型性(polymorphism)。判断双层或非双层相的最有力手段是^{31}P−NMR（如图18−8所示）。在双层相出现高场峰、低场为肩的谱；而非双层相则刚好相反；低场峰、高场肩，而且宽度只及双层时的1/2左右。^{31}P-NMR对膜脂这一新的性质的研究起到了很重要的作用。

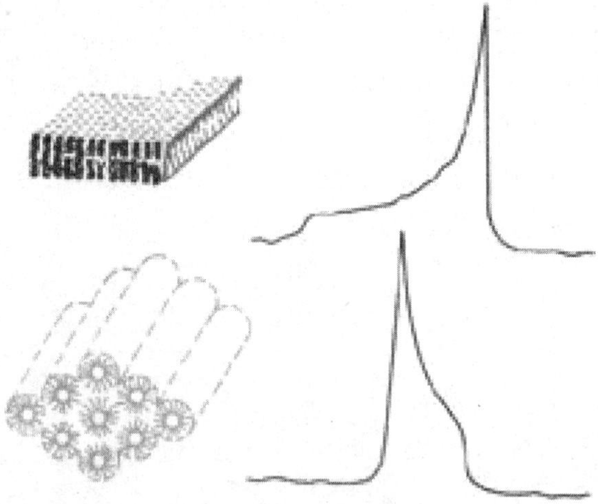

图18-8 双层与非双层脂的^{31}P-NMR谱

例4 细胞内Na^+的测定

细胞的许多功能与细胞内钠离子浓度有关,如心脏收缩受心肌细胞跨膜钠离子梯度的影响。^{23}Na天然丰度100%,自旋数为3/2,故可用^{23}Na-NMR测细胞内浓度,但必须将胞内与胞外Na^+区别开来。此时可利用一些含顺磁性离子的络合物,使之与某些核相互作用而使其化学位移有较大移动,这类物质称为位移试剂。例如离子位移试剂(Dysprosium[Ⅲ]bis Trispolyphosphate)可将心肌细胞外的^{23}Na的共振峰位向高场移约9ppm,而胞内Na^+则不受影响,从而将细胞内外^{23}Na峰分开,可分别计算浓度。

例5 活体中磷代谢的研究

活体测量是NMR应用的重要方向之一。用^{31}P-NMR主要是对ATP的代谢进行检测。ATP和ADP各有其相应的^{31}P峰,对应于每个磷原子的不同环境,图18-9表示这两种化合物的^{31}P-NMR谱,同时也显示了无机磷酸Pi的峰。对于细胞体系可用此法测峰下面积了解转变的状况,而对于一个活体系,则可了解ATP的代谢状况。在灌注心脏以及活鼠心脏都使用了这种方法,特别是发展了放置在活体表面的表面线圈之后,应用更为广泛。设计了体腔大的仪器之后,还可将手臂或腿直接放入,用以监测肌肉收缩及其在疾病状态下的改变。因此^{31}P-NMR还可用来测定细胞内的pH。

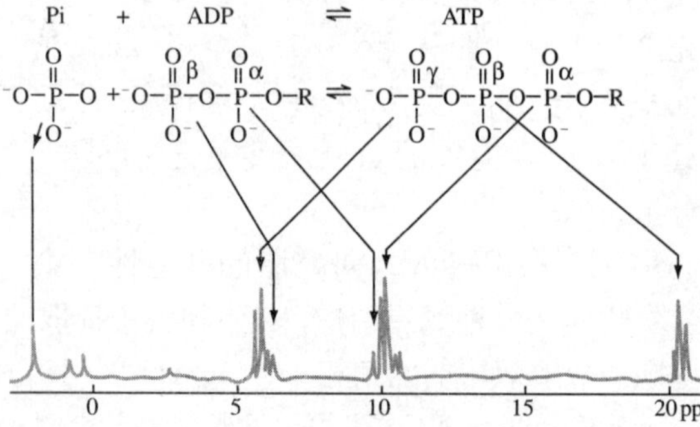

图18-9 ATP和ADP中各个P共振峰位示意图

例6 核磁成像

一般NMR实验都力求磁场均匀，使整个样品中性质（包括NMR位移或弛豫时间）相同的核同时发生共振，但这时就不可能区别出这些核在不同区域的空间分布情况，而成像的目的就是为了能检测出这种空间分布。为此可以在恒定磁场上再加一个梯度磁场就可以控制相同性质的核的磁共振，使之在一个平面、一条线甚至在一个点上发生。对梯度场进行扫描就可以分别记录每一点的共振强度（或T_1或T_2等不同参量），然后用计算机辅助得到同一核的断层像，把断层像再用三维重组的方法得到三维空间图。这就是核磁成像（Nuclear Magnetic Imaging）的原理。图（18–10）是用^{1}H–NMR成像技术得到的脑的断层图像。从一个平面得到的重组空间称为CT图（Computerized Tomograph）。这和X射线CT图类似。但和X–CT比较起来，NMR–CT有许多优点：如X射线穿透力强，不易分辨软组织，而NMR则可对不同软组织加以区别，如脑中的灰质与白质；X射线对机体损伤作用大，而NMR成像几乎是一种无损伤的方法；X射线成像单纯是一种解剖图像，而NMR成像既可是解剖图像，又是生化图像，因为随着所测核在体内的代谢变化，图像也将相应变化，这实际上反映了活体中一定的功能变化，被称为功能核磁共振成像（functional NMR imaging，简称fNMR或fMRI）。因此目前NMR成像发展迅速，已成为许多医院中的一种常规检查手段。fMRI则更多被应用于研究脑的功能变化，这对认识脑组织的认知、意识等基本问题以及有关疾病具有重要意义。

核磁成像的提出者Lauterbur及主要应用于临床实践的Mansfield两人于2003年共同获得Nobel生理与医学奖。

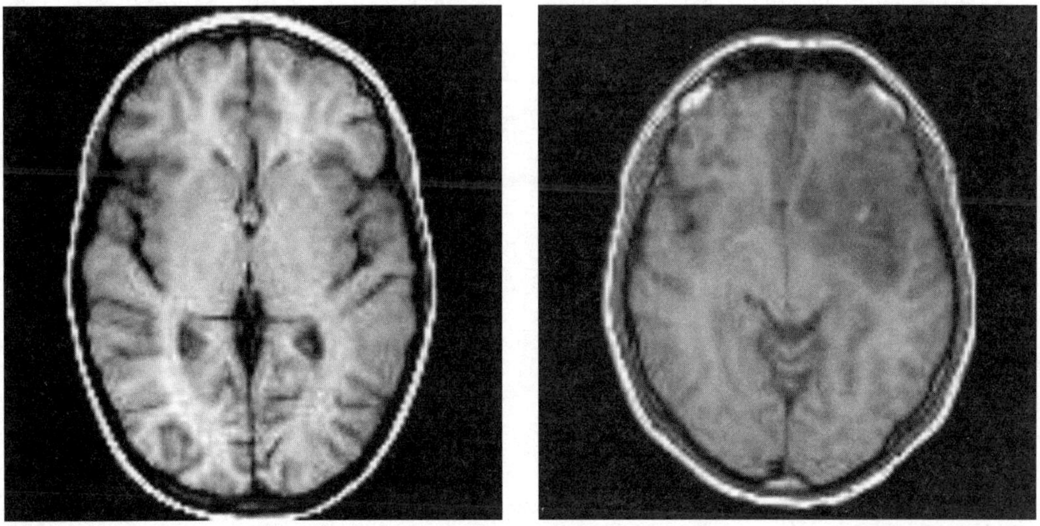

图18–10 正常脑组织（a）与病变脑组织（星状细胞瘤）（b）的比较

例7 用多维核磁共振测定大分子结构

详见二维核磁共振

18-4 二维核磁共振

2D-NMR以及进一步发展起来的多维（Multi-dimensional）NMR是除X射线晶体衍射分析外测定大分子结构的又一种重要技术。

通常以峰位与频率关系表示的NMR谱是一维谱，称为频域谱，以S（ω）表示。在实验时用一射频脉冲RF作用于样品，然后加以探测的是时域谱FID，以S（t）表示。S（t）经Fourier变换（FT）后得到S（ω），见图18-11a所示。

如果在上述脉冲之前另加一个RF脉冲，经过t_1时间之后再在t_2时间内收集FID讯号，则所得的时域谱是t_1和t_2的函数，即S（t_1, t_2）。固定一个t_1进行FT得S（t_1, ω_2），改变不同的t_1对其再进行FT即得二维频域谱S（ω_1, ω_2）。见图18-11b。为简明起见，如果不画出峰的高度，只画出每个峰下面积，则2D-NMR如图18-11c所示。从图可以看出，在2D-NMR图中，对角线（即$\omega_1 = \omega_2$）上实际上就是一维谱。但对角线外还出现一些交叉峰（cross peak）（交叉峰的位置相对于对角线是对称的）。这些交叉峰反映了某个核在某一时刻t_1和相邻的另一核之间相互作用的信息。例如图18-11c中左下角的核A与右上角的核D有相互作用，则在图左上角有一交叉峰E；D核还和B核有相互作用，因而出现交叉峰F，以此类推，这些交叉峰与所用脉冲序列有关。在生物学研究中最常用的是两种谱：相关谱（correlated spectroscopy，COSY）和核奥佛好塞增强谱（Nuclear Overhauser Enhancement Spectroscopy，NOESY）。COSY也有不同种类，所谓同核位移相关谱显示的是J偶合，或通过键（thrubond）的自旋－自旋偶合（例如^1H－^1H偶合）。如果已知蛋白质的一级结构中氨基酸残基的连接顺序，则通过COSY谱可以很容易地辨认出每个峰的归属。所谓NOESY谱是指两个核不是通

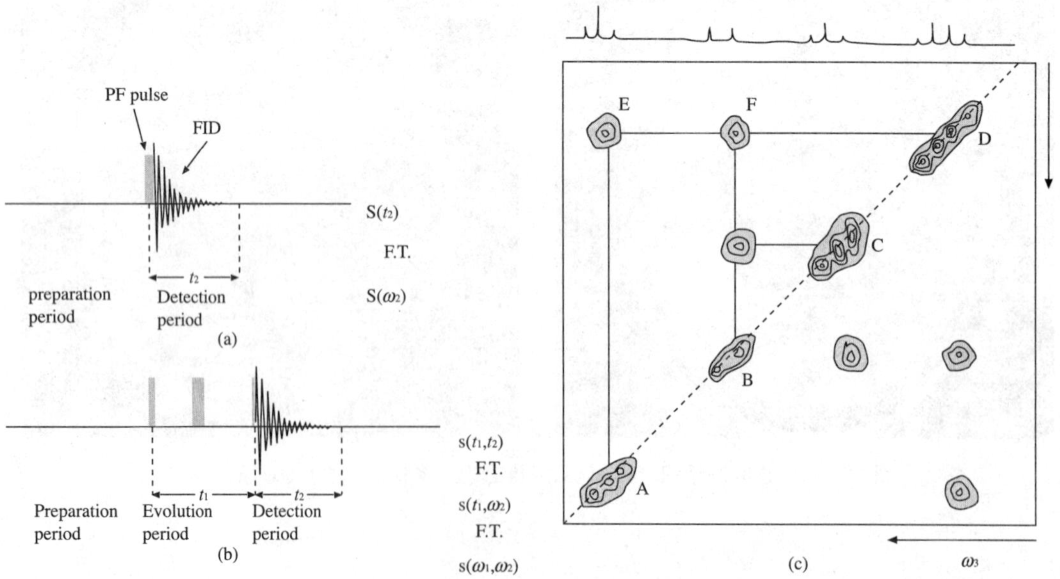

图18-11 NMR实验示意图。

（a）一维时域谱；（b）二维时域谱；（c）2D-NMR

过键相互作用，而是通过空间（thru space）相互接近（一般小于0.5nm）的效应而产生交叉峰（见图18−12）。这种交叉峰的面积大小与两核间距 r 有关（与 r^6 成反比）。因此利用这两种谱，第一步先从COSY谱指认出产生共振峰的核，第二步是从J偶合和NOE确定出二级结构的类型及核间距离，根据核间距离构建出三级结构的模型。这和X射线衍射不同，它是从衍射强度与位相确定每个原子核的位置来决定二级结构，而2D−NMR则是根据核与核之间的距离。其优点是可以测出溶液中大分子的结构，而无需生长晶体。但其缺点是分子不能太大，否则交叉峰相互重叠很难分开。所谓多维核磁是再加不同脉冲使增加一维或二维，使原来堆积在一起的峰进一步分离。但到目前为止，用多维核磁分析结构，分子量也不能超过900kD。尽管如此，用2D−NMR分析结构仍取得了很大成功。为此1991年Ernst因实现二维核磁共振原理、2002年Wüthrich因在分析生物大分子结构方面取得的成就分别获得了Nobel化学奖。

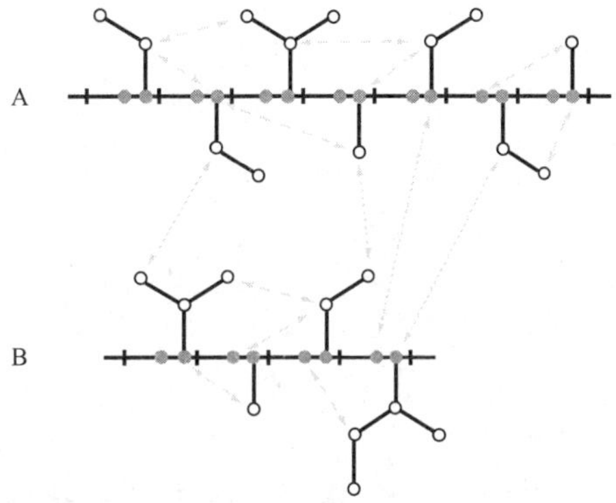

图18−12　NOESY相互作用

复习思考题

1. NMR与ESR常被称为波谱技术，它们和一般光谱技术有何区别？
2. NMR的基本方程. 对 ^{1}H核来说，500 MHz，800MHz的仪器，其磁场各为多大？
3. NMR通常应用哪些参量？各有何应用？
4. NMR成像与X射线成像有何区别？各有何优缺点？
5. 什么是2D−NMR？从其获得大分子结构的方法与X衍射方法有何不同？

参考文献

1. de Certanies JD, Bovée WMMJ, Podo F. Magnetic Resonance Spectroscopy in Biology and Medicine. Oxford, Pergamon Press,1992
2. Wüthrich K, NMR of Proteins and Nucleic Acids, New York: John Wiley & Sons, 1986
3. 裘祖文, 裴奉奎. 核磁共振波谱, 北京: 科学出版社, 1988

19 电子顺磁共振技术
Electron Paramagnetic Resonance

含有一个或多个不成对电子(孤电子)的物质常称为顺磁物质，顺磁物质因能对磁场发生反应而得名（下有详解）。能直接检测顺磁物质的方法就是电子顺磁共振技术，简称EPR (electron paramagnetic resonance)，另一种称呼为电子自旋共振技术，简称ESR (electron spin resonance)，其基本原理如下：使含有孤电子的顺磁物质处于外加磁场中，一半以上的孤电子会顺磁场排布，另外少于一半的孤电子则会逆磁场排布。顺磁场排布与逆磁场排布的孤电子之间存在能量差别 [赛曼（Zeeman）能级分裂]，前者的能量较低，后者的能量较高，此时若向此体系提供电磁照射，当电磁波的能量恰好等于赛曼能级的能量差时，处于低能级的孤电子就会吸收能量跃迁到高能级，处于高能级的孤电子也会发射能量跃迁回低能级，因为处于低能级的孤电子的数目相对多些，一般常表现为净吸收。此即为顺磁共振(电子自旋共振)现象。能量吸收信号可被检测记录。

生物体内的顺磁物质主要包括两类：一类为自由基，它们常在许多生化反应中以中间体形式出现，或者在某些生命过程中出现(例如衰老和病变)，或者在一些因素的作用下出现（例如射线的作用，致癌物质的作用)；另一类为含过渡金属离子的复合物，如金属酶。这两类物质常统称生物自由基。生物自由基是具有重要生物学意义的物质，EPR技术是研究这类物质最为敏感的手段。对于不具有不成对电子的物质，可将某些含孤电子的物质自旋标记物(spin label)连接其上或掺入其中，然后即可像本身含有顺磁中心的物质一样观察顺磁共振现象，此即为自旋标记技术。

19—1 基本原理

电子的自旋

同如前面讲述的原子核一样，电子除具有一定的质量、带有一定的电荷外，还具有自旋的属性 (图19−1a)。基本粒子的自旋状态用两个量子数−自旋量子数(I)和自旋磁量子数(m_s)来描述，根据量子力学原理，自旋量子数（I）限定微观粒子自旋角动量M的大小，自旋磁量子数（m_s）限定自旋角动量M在外加磁场中的方向。

电子的自旋量子数I=1/2，电子的自旋角动量的大小为：

$$M=\sqrt{I(I+1)}\,\hbar=\sqrt{1/2(1/2+1)}\,\hbar=\frac{\sqrt{3}}{2}\,\hbar \tag{19-1}$$

$\hbar = \dfrac{h}{2\pi}$，作为角动量的一个天然单位，其中 h 为 Planck 常数。

电子的自旋磁量子数 $m_s = 1/2$，$-1/2$，电子自旋角动量在外加磁场中的方向必须使其在外加磁场方向(Z)投影的大小 M_z 符合如下限定：

$$M_Z = m_s \hbar = \pm \frac{1}{2}\hbar \tag{19-2}$$

符合这一限定的电子自旋角动量的方向有两类（为两个圆锥面，图 19−1b）：一个圆锥面上所有的电子自旋角动量在外加磁场方向的投影的大小为：$M_Z = \dfrac{1}{2}\hbar$；另一圆锥面上所有的电子自旋角动量在外加磁场方向的投影的大小为：$M_Z = -\dfrac{1}{2}\hbar$。电子自旋角动量的大小及在外加磁场中的方向如图 19−1 所示。

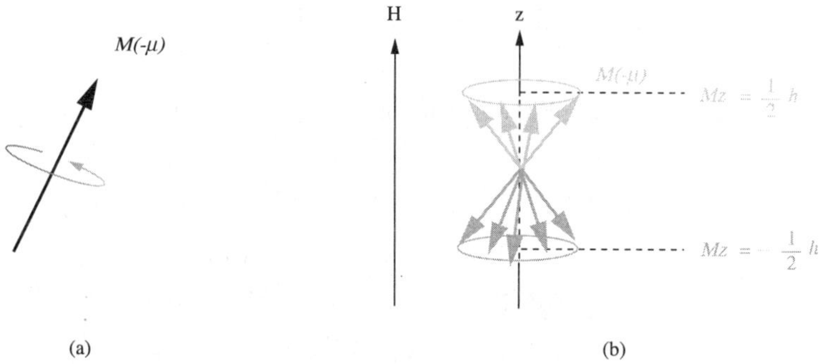

图 19−1

(a) 电子的自旋（磁矩）(b) 电子的自旋（磁矩）在外加磁场中的允许方向

电子的磁矩

按照经典电磁学理论，一个带电粒子做旋转运动时相当于环路运动电流，将形成电流磁场，所以同时具有带电和自旋属性的电子就相当于一个小磁体。磁矩（矢量）是描述磁体磁性的大小和方向的物理量，电子自旋磁矩的大小与其自旋角动量 M 的大小成正比，方向与其相反。

$$\mu = \gamma_e M \tag{19-3}$$

比例系数 γ_e 称为电子的旋磁比：

$$\gamma_e = -\frac{e}{2m_e c} \tag{19-4}$$

e 为电子的电量，m_e 为电子的质量，c 为光速，公式中的负号指示 γ_e 为负值，表明电子的自旋磁矩方向与其角动量方向正好相反。

因而与自旋相同，孤电子在外加磁场中的自旋磁矩有两类取向（两个圆锥面，图19−1b），在外加磁场方向（Z）的磁矩 μ_z 有两种大小：

$$\begin{aligned}\mu_z &= \gamma_e M_z \\ &= -\frac{e}{2m_e c} m_s \hbar \\ &= -m_s \beta_e \\ &= \mp\frac{1}{2}\beta_e \end{aligned} \tag{19-5}$$

$\beta_e = \dfrac{e\hbar}{2m_e c}$，称为 Bohr 磁子，作为电子磁矩的一个天然单位。

$m_s = 1/2$ 者，$\mu_z = -1/2\beta_e$，是逆磁场的。

$m_s = -1/2$ 者，$\mu_z = 1/2\beta_e$，是顺磁场的。

电子自旋磁矩的大小及在外加磁场中的方向如图 19−1 所示。

* 由计算旋磁比的公式可知：γ与质量成反比，由于电子的质量是最轻的原子核（质子）质量的1/1840，电子的旋磁比远远大于核的旋磁比。

塞曼能级分裂

按照经典电磁学理论，处于外加磁场中的磁体具有一定大小磁势能E。若外加磁场的磁场强度为H，方向同Z轴，磁体在磁场中的势能与磁场强度的大小和磁体在磁场方向的磁矩有关。

$$E = -\mu_z H \tag{19-6}$$

因为孤电子在外加磁场方向的磁矩有顺磁场与逆磁场两种，所以孤电子在外加磁场中会有两种不同大小的磁势能，分别为：

$$E = \frac{1}{2}\beta_e H$$

$$E = -\frac{1}{2}\beta_e H$$

这样，外加磁场后，顺磁场与逆磁场的不成对电子具有不同的能量(图 19−2)，此现象即为塞曼能级分裂。电子塞曼分裂的能级差为：

$$\Delta E = \beta_e H \tag{19-7}$$

* 未加外部磁场时，物质中孤电子的自旋（磁矩）是随机取向的，能量相同，物质净磁矩为零；加了外部磁场后，孤电子的自旋（磁矩）方向不是任意的了，自旋（磁矩）在外加磁场方向的投影大小受到限制，只允许 $\mu_z = -1/2\beta_e$，$\mu_z = 1/2\beta_e$ 两类，两类自旋的孤电子间存在能量差别。根据Boltzmann分布孤电子处于这两种自旋的几率也有差别。这样含孤电子的物质在磁场方向的净磁矩不再为零，此称为磁化（magnetization）。

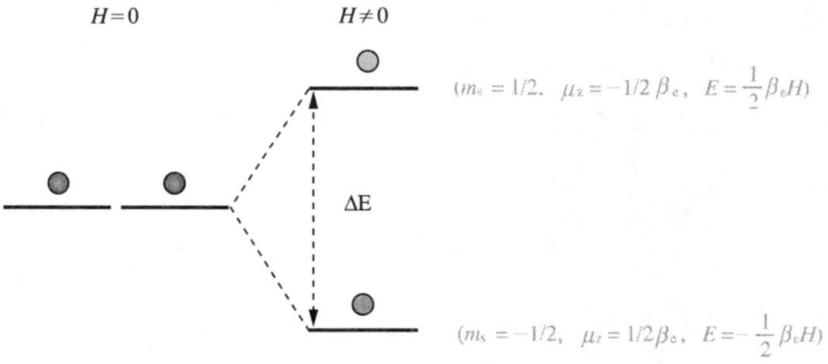

图 19-2 电子的塞曼能级分裂图

顺磁共振现象

在外加磁场中，孤电子发生了塞曼能级分裂，若此时向该体系施加某种频率（ν）的电磁波，当电磁波的能量（$E = h\nu$）刚好等于塞曼分裂的能级差ΔE时：

$$h\nu = \beta_e H \tag{19-8}$$

处于低能态的电子将吸收电磁波的能量跃迁成为高能态（图 19-3），此即为顺磁共振现象。

要满足式(19-8)的共振条件，可以采用两种方法：(1) 固定ν，改变H，这称做扫场法；(2) 固定H，改变ν，这称作扫频法。由于技术上的原因，扫场法应用广泛。具体做法是：让电磁波连续照射在磁场中的样品上，同时磁场强度逐步变化扫过共振条件，此时会有电磁波吸收信号被仪器检测记录下来，仪器给出横轴为磁场，纵轴为吸收强度的吸收图谱(图19-4a)。但通常 ESR 仪多给出的是吸收信号的一次微分形式(图 19-4b)。

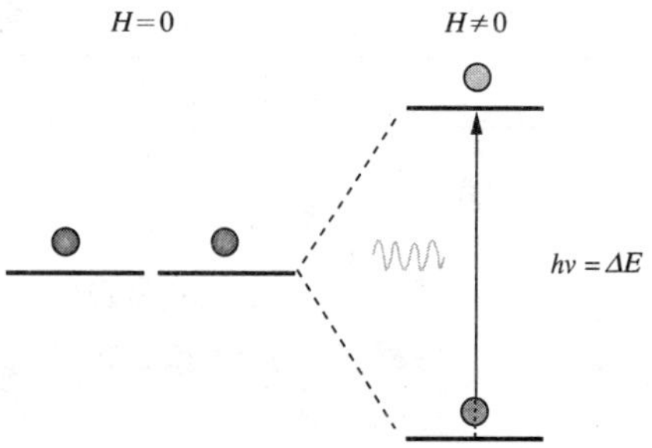

图 19-3 顺磁共振现象

g 因子

上面讨论的是理论上的假设情况：孤电子只有自旋运动，且没有任何环境干扰。由式(19-8)可知在这种假设情况下，所有孤电子都将在相同的外磁场强度下发生顺磁共振，能量吸收信号将无限窄。而实际上存在于化合物中的不成对电子，除了自旋运动外还有轨道运动，轨道运动会产生轨道磁矩并与自旋磁矩相互作用，因此进行不同轨道运动的孤电子的磁矩是有差别的。此外，孤电子所处的环境（复杂的分子场或晶格场）也会影响电子的局部磁场。实验事实是：不同化合物的不成对电子在不同的外

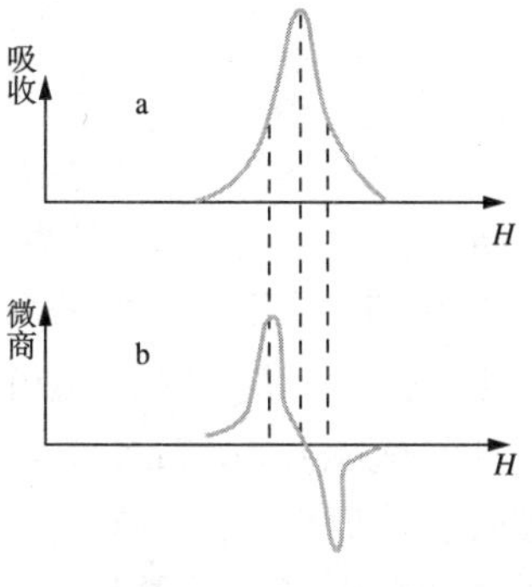

图 19-4 吸收谱和一次微商谱的关系

场强度下发生顺磁共振，即共振峰位不同（在NMR中这称做化学位移）。

为方便起见，可以把式(19−8)共振条件中的H定义为实际情况下不同化合物中的孤电子共振时的外磁场H_r，而把H_r对于H的不同程度的偏离归结于不同化合物中的孤电子具有不同的g因子：

$$h\nu = g\beta_e H_r \tag{19-9}$$

不同来源（化合物）的电子共振峰位的不同表现为g值的不同：

$$g = \frac{h\nu}{\beta_e H_r} \tag{19-10}$$

这样g值就相当于NMR中的化学位移。g值在本质上反映了分子内部局部磁场的特征，这种局部磁场主要来自于电子的轨道磁矩，此外还有更复杂的分子场或晶格场的作用，是分子结构信息中的一个重要参数。对无轨道运动的自由电子来说，g值为2.00232，大部分自由基的g值接近此值，这是因为自由基中的不配对电子常在整个分子（或其一部分）非定域化，其表现近乎于一个自由电子之故。因此g=2的共振峰常成为辨认自由基的一个判据。有些样品，如过渡金属离子，g值大大偏离此值，主要原因是过渡金属离子的未偶电子有明显的轨道运动，轨道磁矩和自旋磁矩的相互作用引发了这种偏离。测定未知物质的g因子有助于鉴别信号的来源。表19−1给出了生物学中有意义的几种物质 的g因子范围。

表19−1 几种物质的g因子

物质名称	g值范围
镁及其他卟啉阳离子	2.0024～2.0028
黄素半醌	2.0030～2.0040
Fe^{3+}（低自旋）络合物	1.4～3.1
Fe^{3+}（高自旋）络合物	2.0～9.7
含硫自由基	2.02～2.06
Cu^{2+}络合物	2.0～2.4
自旋标记氮氧化物	2.0020～2.0090

超精细分裂

电子的ESR吸收峰也存在着谱线分裂现象，和核磁共振现象中的超精细分裂（hyperfine splitting）现象相似，这是由于电子所邻近的磁性核的磁矩与电子自旋磁矩的相互作用所产生。在NMR一章中已述及磁性核相当于一个小磁体，因而电子所邻的磁核自旋（磁矩）不同，电子所处的局部磁环境就不同，这会影响电子所真正能感受到的外加磁场。

如氮氧化合物TEMPO（是一种较稳定的自由基，作为自旋标记物广泛应用），未偶电子离域于氮氧原子之间，与氮、氧、碳原子邻近(图19−5)。

首先分析氮核：查表可知氮原子核中，天然丰度占99.796%的为^{14}N,，$I=1$，$m_s=1$，0，−1，则氮核在外加磁场方向磁矩（$\mu_z=-m_s\beta_e$）共有三种大小：1，0，−1，且三种磁矩核的比例大致相同。因而TEMPO全部的未偶电子中，有约1/3的未偶电子邻近$\mu_z = 0$的磁核（无局部磁场附加，因而共振磁场没有受到影响，共振峰位不变），约1/3邻近$\mu_z = 1$的磁核（局部磁场与外加磁场同向，辅助了一些外加磁场，使共振所需的外加磁场强度略减，共振峰位移向低场），约1/3邻近$\mu_z = -1$的磁核（局部磁场与外加磁场反向，抵消了一些外加磁场，使共振所需的外加磁场强度略加，共振峰位移向高场），这样TEMPO中未偶电子的共振峰就分裂成3个，且大致等高。

下面再来分析氧核和碳核的影响：氧原子核中，天然丰度占99.796%的^{16}O，$I = 0$，无磁性，有磁性的^{17}O（$I = \frac{5}{2}$）天然丰度只占0.038%，所以一般氧原子可作为无磁性核考虑，不引起超精细分裂。碳原子核的情况与此类似，有磁性的^{13}C核（$I = \frac{1}{2}$）的天然丰度只占1.11%，无磁性的^{12}C核（$I = 0$）天然丰度为98.90%，^{13}C所引起的超精细分裂一般也可以忽略，但在高分辨的仪器上还可分辨出^{13}C所引起的超精细裂，如图19−5中主要的三条线由^{14}N产生，每条线还有较小的二分裂则由丰度很小的^{13}C产生。

相邻分裂峰之间的距离称为超精细分裂常数（A或a）

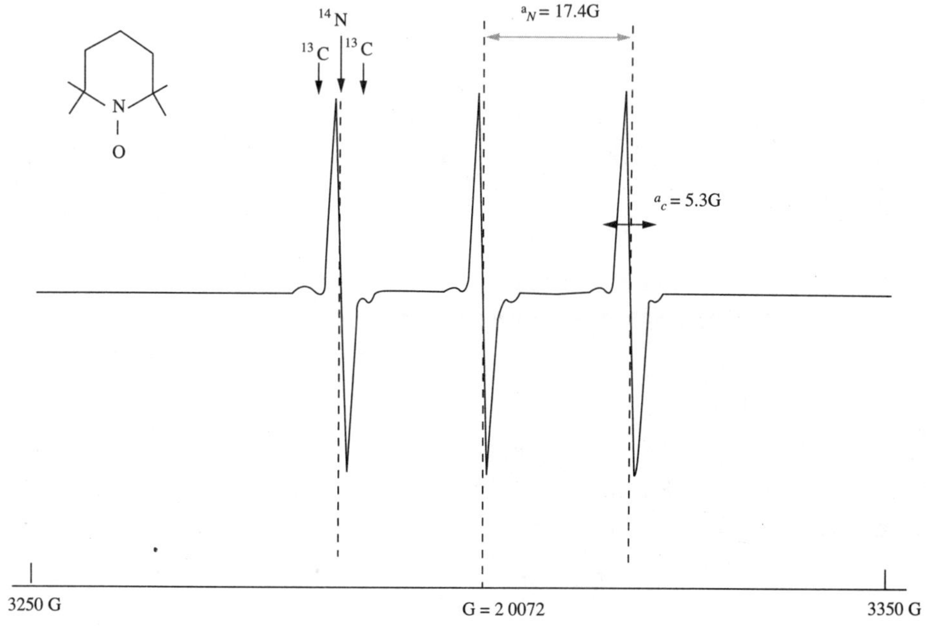

图19−5　氮氧化合物TEMPO的超精细分裂现象

弛豫现象与谱线宽度

同核磁共振现象类似，处于高能态的电子会通过自旋-晶格弛豫（T_1）和自旋-自旋弛豫（T_2）丢失能量而自动回到低能态，从而保证了自旋共振现象的持续发生。T_1为自旋-晶格弛豫时间，T_2为自旋－自旋弛豫时间。通过自旋－晶格弛豫作用将能量传递给环境的过程服从$\exp(-t/T_1)$的规律，当$t = T_1$时，高能态的能量（电子数目）降至原来的$1/e$。自旋－自旋弛豫过程在不同自旋能态的电子间交换能量，不影响自旋体系整体的能量。T_1、T_2都影响自旋在不同能态的寿命。

根据量子力学测不准原理，电子停留在某一能级上的寿命只能是个有限值（亦即：电子并不是静止地固定在某一能级上此寿命有一定的变化范围δt，能级能量也有一定的变化范围δE，但二者乘积一定：

$$\delta E \times \delta t \approx \hbar \tag{19-11}$$

$$\text{或} \quad \delta E \approx \frac{\hbar}{\delta t}$$

由此可知：由于测不准现象的存在，电子两个自旋态之间的能量差就有一定的变化范围，能引起共振的磁场自然也就有一定范围（谱线宽度）。弛豫作用越强，δt就越小，δE就越大，谱线就越宽，因而，弛豫和所得到的谱线宽度有密切关系，凡能使弛豫作用增强的任何因素都将使线宽增加。

*自由基中孤电子的弛豫时间非常短，在$0.1\mu s-1\mu s$，约是核弛豫时间的百万分之一。由于电子的弛豫时间远远小于原子核，ESR谱的线宽远大于NMR谱的线宽，此为ESR成像的空间分辨远小于NMR的主要原因。

ESR谱的各向异性

ESR谱的独特之处还在于，在许多情况下，谱线的位置（g值）和分裂（分裂常数A）与外加磁场和分子轴的取向有关，即：谱的各向异性（anisotropy）。前已述及：g值在本质上反映了分子内部局部磁场的特征，这种局部磁场主要来自于电子的轨道磁矩。已知电子的轨道磁矩对其分子轴具有固定取向，外加磁场沿分子轴的不同方向照射时，电子轨道磁矩对电子自旋磁矩的作用不会相同，g值必然会有差异。与g值的各向异性相伴的是超精细分裂常数A也为各向异性。

例如上面提到的重要的氮氧自旋标记物TEMPO，未偶电子主要位于氮原子的$p\pi$轨道上，未偶电子的轨道运动方向相对于分子轴的取向如图19－6所示。

考虑自旋标记物为单晶体（固态）时的情况，图19－6给出了外加磁场分别平行于X,Y,Z轴照射时氮氧自旋标记物的ESR谱。

所得到的谱无论是g值还是超精细分裂

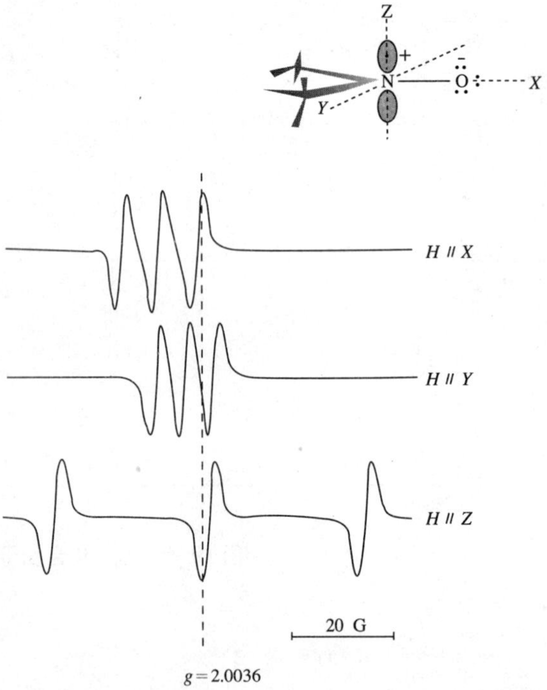

图19－6　氮氧化物TEMPO单晶体的各向异性谱 外加磁场分别平行于X，Y，Z轴照射

（分裂常数A）都不相同，呈现明显的各向异性。

多数情况下自旋标记物样品为多晶粉末（固态），这时从各个方向得到的不相同的谱图叠加在一起，形成图(19–7a)所示的峰形。由于谱的中心部分重叠，中心区域的峰分辨不出，常常只能测出最大的超精细分裂（分裂常数A_{ZZ}）。

将氮氧自旋标记物（小分子）配成水溶液，由于氮氧自旋标记物是小分子，在水溶剂中快速翻转，从不同方向得到的信号被平均，所以氮氧自旋标记物溶液的ESR谱是各向同性的（图19–7c），g值和超精细分裂（分裂常数A）都是不同方向的信号被平均后的结果。

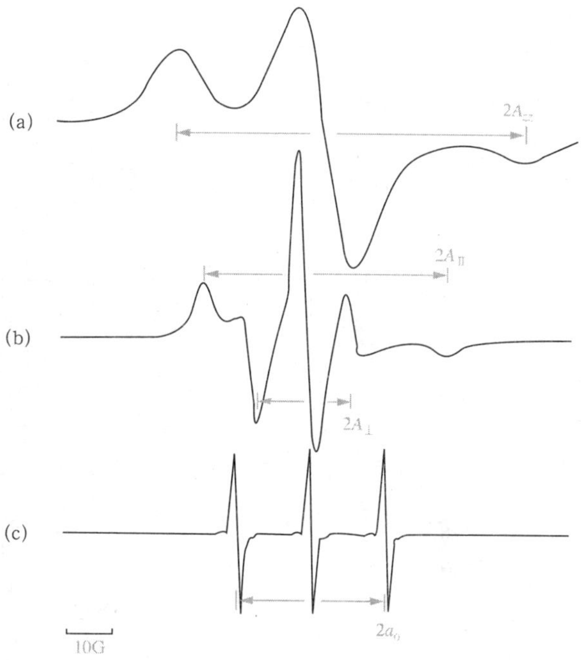

图19–7 氮氧化物TEMPO的

（a）多晶粉末EPR谱（b）标记到生物大分子上后在水溶液中的EPR谱（c）直接溶于水溶液时的EPR谱

将氮氧自旋标记物小分子水溶液各向同性的ESR谱与氮氧自旋标记物为多晶粉末时各向异性的ESR谱比较，谱的形状存在明显差别，前者代表着标记物分子处于自由翻转的状态，后者代表着标记物分子处于完全不能翻转的状态。若将氮氧自旋标记物标记到生物大分子上配成水溶液（大分子溶液），大分子量的生物大分子不能像小分子那样在水溶剂中快速翻转，使得标记于其上的自旋标记物也不能自由翻转，从不同方向得到的信号不能被完全平均，所以氮氧化合物结合到生物大分子后，其水溶液的ESR谱不同于氮氧化合物小分子水溶液的各向同性谱，呈现出一定的类似多晶粉末的各向异性谱(图19–7b)。各向异性的情况取决于生物大分子的运动性。生物大分子的运动性越好，其ESR谱越接近小分子溶液的各向同性谱，生物大分子的运动性越不好，则越接近多晶粉末谱。由于ESR谱各向异性性质，ESR技术常用于研究生物大分子的运动情况。氮氧化物TEMPO的多晶粉末EPR谱、在水溶液中的EPR谱、与生物大分子结合后在水溶液中的EPR谱的比较见图19–7。

19–2 仪器简介

目前应用最广泛的还是连续波（continuous wave, CW）顺磁共振谱仪，即通过磁场逐步变化，扫过共振条件，获得EPR吸收谱。其工作的核心原理是：由束调管（klystron）产生的微波照射在磁场中的样品，磁场强度逐步变化扫过共振条件，所产生的吸收信号由检波二极管检测，经放大以后被记录显示出来。图19–8为一个典型的EPR谱仪的方框图，此图将整个谱仪分为微波源系统*、谐振腔（resonance cavity）和样品系统、磁铁系统、调制与检测系统。

* 不同仪器所使用的微波频率不同，最常用的是X(9.5GHz)波段，此外还有S,K,Q,L波段等

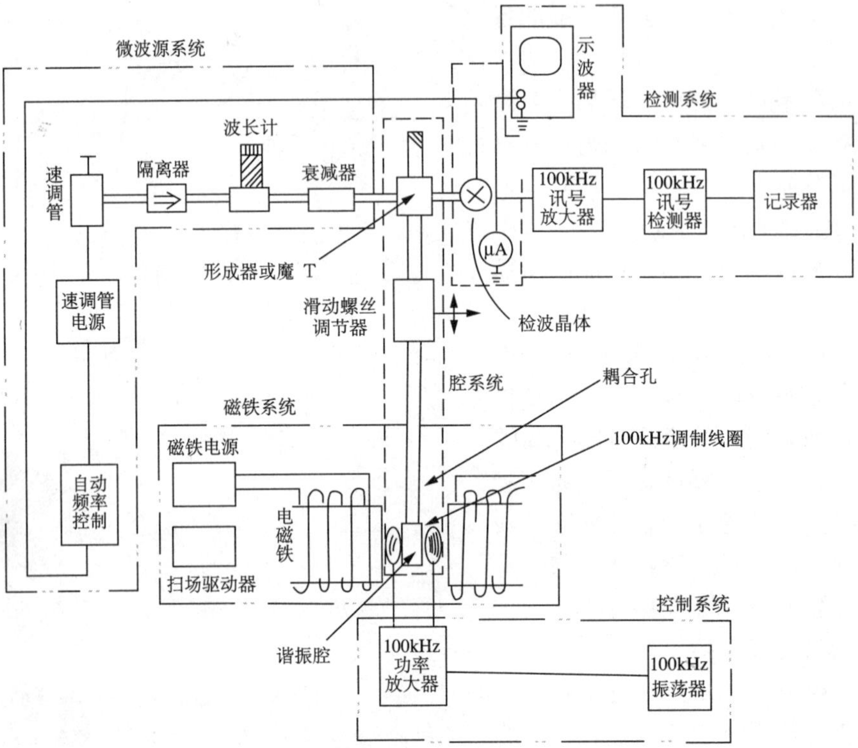

图 19–8　一个典型的 X 波段 EPR 谱仪的方框图

19–3　应用

ESR 技术对生物体系的研究按其方法学可分为三个方面：(1) 直接检测研究生物自由基(包括生物体内的自由基、过渡金属离子复合物)；(2) 借用自旋捕获技术检测研究生物自由基；(3) 使用自旋标记（探针）技术将适合的自由基物质（探针）引入生物体，通过探针的 EPR 信号研究无顺磁中心的生物体系。所涵盖的研究内容相当广泛，主要包括：对生物体内的自由基和过渡金属离子复合物结构和动力学以及与功能关系的研究；对生理过程、病理过程、应激（stress）状态、药物治疗等过程中生物自由基的产生、发展和作用的研究，对生物大分子（蛋白质、核酸、糖）或类生物大分子（如生物膜）的结构和动力学以及它们之间（同类分子和不同类分子间）相互作用的研究。现举例如下。

直接检测生物自由基

生物体内能直接用 ESR 技术检测研究的自由基很少，因为体内绝大多数自由基的反应活性非常高，半衰期很短，使其浓度很低（10^{-8}M ~ 10^{-10}M），不能达到目前 ESR 技术的检测水平（10^{-6}M ~ 10^{-7}M）(解决这一困难的重要方法之一是自由基捕获技术，见下述)。但一些含过渡金属离子的复合物可直接用ESR研究，ESR技术一直是确定金属酶活性位点结构和功能的主要工具。例如早期对血红蛋白（haemoglobin）、肌红蛋白（myoglobin）晶体结构的研究就是用ESR谱分析给出了血红素环平面对分子轴的取向。实验时外加磁场沿分子轴的不同方向照射，所得谱的共振峰位和线宽都随之变化，对这些变化来源的分析就帮助确定了铁原子与配位体之间的键合关系。现在在ESR技术基础上发展起来的许多新技术如ENDOR(electron-nuclear double resonance)能够解析许多传统 ESR 技术无法解析的金属蛋白结构，获取更详尽的信息。

自由基捕获技术

生物体内大多数自由基都需要借助自旋捕获技术（spin trapping ）才能进行研究。自旋捕获剂一般为抗磁性物质，它与活性自由基反应产生较稳定的长寿命自由基加合物（radical adduct），使自由基加合物的浓度积累到能被ESR检测到的水平。捕获分子与自由基的反应产物有特异性，通过其所得产物的ESR谱应能直接指认原始自由基。现在已有各种自由基加合物的谱图库可供查询。氮氧化物就是一种常用的自旋捕获剂。

传统的自旋捕获技术主要应用于体外实验和完整动物的实验，获取了许多有用的结果，但对于人体的在体实验则受到限制，原因之一是在体环境中自由基加合物还是较容易被分解，使定量分析较为困难。另一个弊端是自旋捕获剂干扰了正常的代谢。（另有一种被称为指纹技术的方法通过测定自由基的特异反应产物来检测自由基，一定程度上弥补了不足）。事实上许多自旋捕获剂都可作为抗自由基损伤的药物使用。

尽管将自旋捕获剂引进体内来研究自由基存在着一些弊端，人们还是一直努力研究开发在体自旋捕获 ESR 技术（包括寻找理想的自旋捕获剂），因为这种方法能够为我们提供实时定量监测体内自由基产生和发展动态的窗口。随着生物体内生自由基在生理及病理过程中所起的重要作用得到认识，人们越来越渴望能够使用这种技术。

A. 原位实时监测体内自由基

NO 是目前认识到的生物体内最重要的自由基，它能松弛平滑肌，阻止血小板粘着，参与神经细胞传导，近年来又发现了NO与线粒体存活与凋亡之间的关系，能够原位实时监测NO的生成具有重要的意义。但基础生理情况下，NO的生成量很小，很难进行定量监测，这一问题因为20世纪90年代中期发现了较理想的NO的捕获剂，在体监测NO有了重大突破。其一的捕获剂为N-甲基葡萄糖胺(N-methyl-D-glucosamine, MGD)-铁复合物，$(MGD)_2$-Fe（Ⅱ）与NO发生螯合作用，处于螯合物中的NO稳定性大为增强，室温下给出氮氧化物三线的ESR谱。图19-9(B) 为将 $(MGD)_2$-Fe（Ⅱ）皮下注射于大鼠体内，大鼠在应激状态下由腹部测到的 $(MGD)_2$-Fe（Ⅱ）-NO的ESR谱。图19-9（A）为将 $(MGD)_2$-Fe（Ⅱ）-NO经尾侧静脉注入大

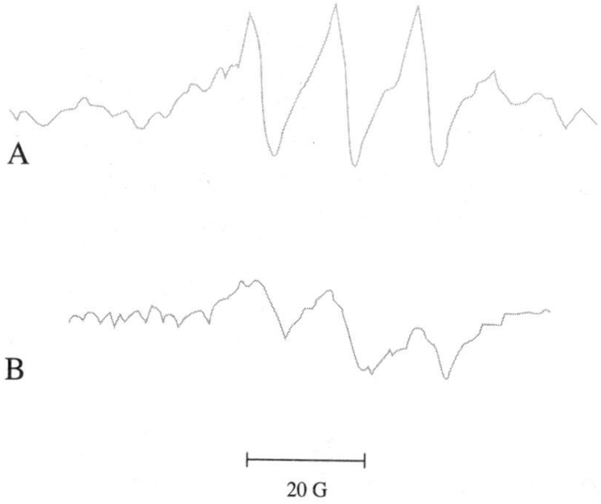

图19-9 (A)大鼠腹部的$(MGD)_2$-Fe(II)-NO的 L-band EPR 谱。将 0.4 ml $(MGD)_2$-Fe(II)-NO 溶液经大鼠尾侧静脉注入体内，2 小时后大鼠麻醉并测 L-band EPR 谱。(B)脂多糖引发脓毒性休克后由大鼠腹部测到的$(MGD)_2$-Fe(II)-NO 的 L-band EPR 谱。首先给大鼠脂多糖引发脓毒性休克，6 小时后皮下注射$(MGD)_2$-Fe(II)，2 小时后测 L-band EPR 谱。[引自参考文献 5]

鼠体内，由腹部测到的（MGD）$_2$–Fe（Ⅱ）–NO的ESR谱作为对照。

B. 自由基成像技术

自由基成像技术(free radical imaging)是能实时监控自由基在体内分布情况的独特技术，它能帮助我们认识正常和病态组织的生理活动，特别是对癌组织的研究引起人们极大的关注。其基本原理与核磁共振成像（nuclear magnetic resonance imaging）相同，待测样品连续接受低强度电磁波的照射，同时逐渐增强外加电磁场的强度，当自旋共振的条件被满足，不成对电子磁化强度的改变使得共振器的电性质发生变化，可检测到相关信号。要获得样品自由基空间分布的信息，还要同时施加空间梯度场并进行扫描，可得到样品自由基的一系列一维分布信息，经计算机组合重建给出自由基分布的二维图像。

* 由于电子的弛豫时间很短（0.1～1微秒，是核的弛豫时间的百万分之一），使得ESR谱的谱线相当宽，ESR成像的分辨率远不及NMR成像。许多新的技术方法正在研究探索中以获得理想的自由基成像，如：OMRI（Overhauser enhanced MRI）采用了核磁与顺磁双磁共振技术，结合了顺磁对自由基的敏感性和核磁解剖级别的空间分辨。

a. NO成像

虽然人们很早就知道硝基化合物有舒张血管的作用，长期以来一直用它治疗心绞痛和充血性心力衰竭，但却不能真正了解其作用的机理。直到十几年前NO作为内皮衍生舒张因子（endothelium-derived relaxing factor, EDRF）被证实，人们才认识到硝基化合物的血管舒张作用主要是由它所释放的NO引起，硝基化合物血管舒张剂和内皮产生的NO在很多方面功效相似。

可用自由基成像技术研究血管舒张药物所产生的NO在体内的分布。ISDN（isosorbide dinitrate）是临床上常用的血管舒张药物，首先将自旋捕获剂Fe–DTCS[Fe与N–(dithiocarboxy) sarcosine的复合物]经皮下将其注入大鼠体内，30分钟后再皮下注射[^{14}N]ISDN或[^{15}N]ISDN，Fe–DTCS将捕获ISDN释放的NO形成自由基加合物$[NO-Fe(DTCS)_2]^{2-}$。动物麻醉后就可放入谐振腔中记录ESR谱，施加空间梯度磁场后就可得到自由基成像（图19–10）。

b. 氧的浓度水平成像

氧分子本身就是顺磁性物质，溶解入血液的氧分子能对引进体内的顺磁物质（探针）的弛豫时间产生很强（通常可逆）的影响，这样，如果我们采集组织内各点顺磁探针的ESR谱线宽度，以此为数据成像，就可以由此产生氧浓度分布的图像。此技术也称为ESR氧计量法。采用此技术已证明：癌变组织中，氧的分布非常不均匀。目前该技术的氧浓度分辨可达3～4torr，空间分辨可达0.6mm^3，足够为医学诊断提供有用信息。

自旋标记技术

上面提到了直接EPR技术和利用自旋捕获–EPR技术对生物自由基进行研究。EPR技术对生物体系的应用远不止于此。1965年，第一个稳定的化学自由基氮氧化物（nitroxide）在Moscow大学被成功合成(结构式见图19–5)。它有如下特点：其一，它的不成对电子被几个甲基基团遮蔽，使其他物质不易接近，因而该自由基比较稳定；其二，它的EPR谱比较简单；其三，该自由基的EPR谱对环境非常敏感，谱线的形状与其周围环境的粘度、极性、结构密切相关；其四，它是小分子物质，引入其他体系后不会给原体系带来多少影响。由于具备上述特点，氮氧化物是较理想的自旋标记物。将氮氧化合物结合于本身不具有顺磁中心的体系内，通过氮氧化合物EPR谱的变化就可报告结合体系的许多信息。许多重要的生物大分子如

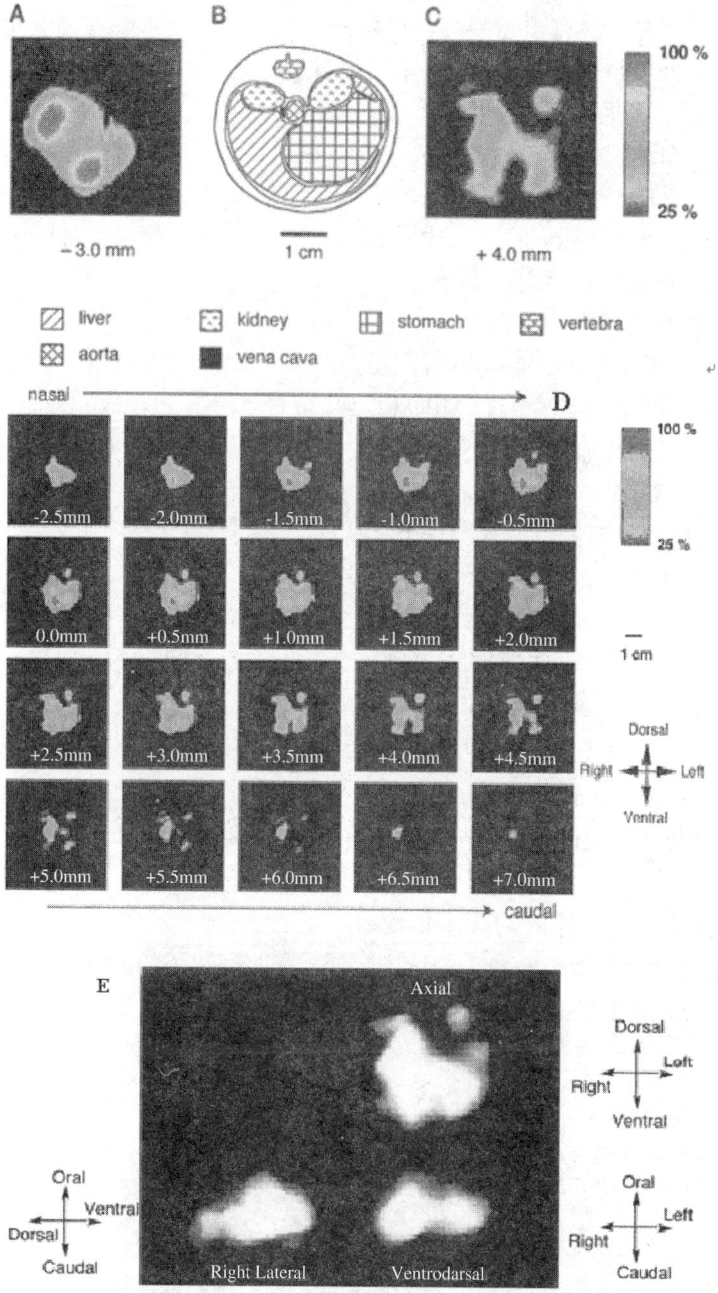

图 19–10　NO 成像［引自参考文献 8］

A. 为用[^{14}N]ISDN 处理大鼠后大鼠上腹部在一个横断面上的自由基成像

C. 为用[^{15}N]ISDN 处理大鼠后大鼠上腹部在一个横断面上的自由基成像

B. 为大鼠成像部位的横断面解剖示意图

注意：[^{14}N]ISDN 显示 NO 主要分布于肝脏，[^{15}N]ISDN 除了显示出 NO 主要分布于肝脏外还显示了 NO 在肾脏的分布，因此[^{15}N]ISDN 比[^{14}N] ISDN 有更好的分辨率

D. 为用[^{15}N]ISDN 处理大鼠后大鼠上腹部不同横断面上的自由基成像

E. 为用 D 中的结果由计算机进行三维重建的自由基成像

脂、糖、蛋白等本身并不含有顺磁中心，正是依靠自旋标记技术，才能够用EPR进行研究，获得了关于生物大分子结构、功能等很多信息。自旋标记技术极大地扩展了EPR技术的应用范围，为EPR技术的发展作出了重要贡献。

A. 报告膜的流动性

将自旋标记物TEMPO加入到膜脂（如DMPC）悬液中时，一部分标记物进入膜内，另一部分则留在液相，进入膜内的标记物与留在液相的标记物所邻环境十分不同，二者的ESR谱存在差异。将TEMPO加入到膜脂悬液后做顺磁共振，ESR谱应是液相TEMPO和脂相TEMPO ESR谱的叠加，从图19−11可以看到典型的TEMPO水溶液的三线峰，在低场峰处可以分辨到两个峰，其中一个代表脂相（H），一个代表水相（P）。

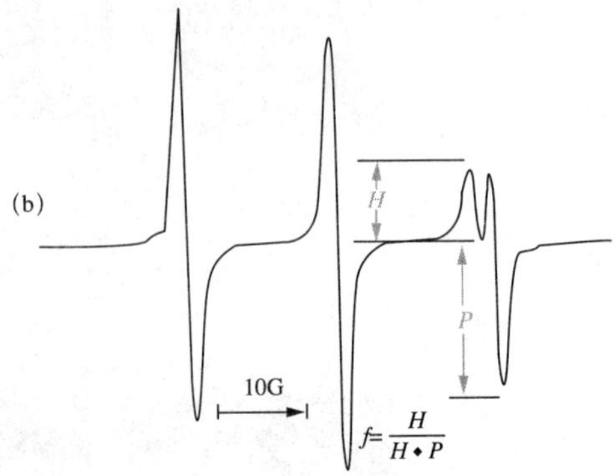

图19−11 TEMPO在DMPC悬液中分配后的EPR谱。H代表脂相TEMPO的吸收信号，P代表液相TEMPO的吸收信号

可用脂相与水相自旋标记物信号的强度比来指示自旋标记物在脂液两相中的分配比例。分配系数β定义为：

$$\beta = \frac{H}{P} \tag{19-12}$$

β越大，表明脂的流动性越好，在不同温度下测β，则在β突然升高之处应相当于脂的相变温度。

B. 报告磷脂膜中脂肪烃链的运动情况

将自旋标记物标记到脂肪酸烃链的选定部位，将此标记了的脂肪酸混入磷脂膜中，脂肪酸的极性头部将插入磷脂的极性区域，非极性的脂肪烃链将插入磷脂的非极性区域，模式如图19−12.

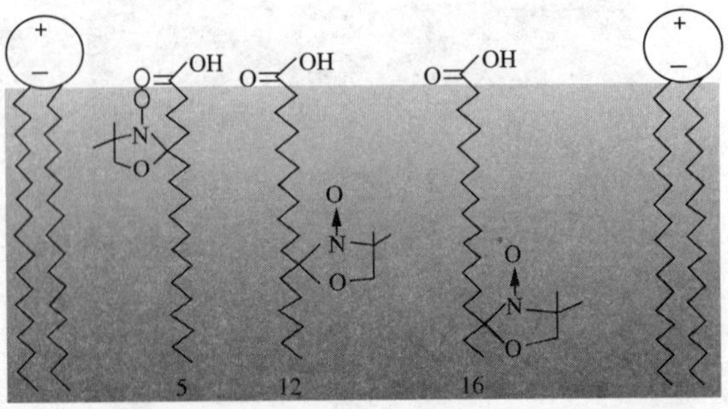

图19−12 脂肪烃链标记物的插膜情况

标记于脂肪酸烃链不同位置的标记物的ESR谱如图19−13所示：标记物离磷脂膜头部越远，ESR谱的各向异性越小，谱线越接近于液态的峰；标记物越靠近磷脂膜头部，ESR谱的各向异性越大，谱线越接近于固态的峰。

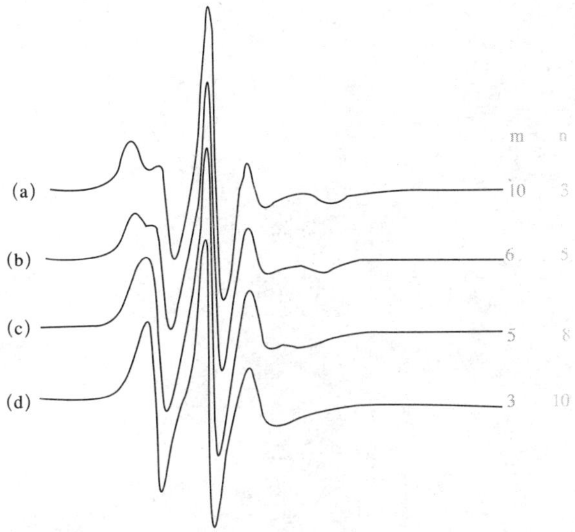

图 19-13 不同的脂肪烃链标记物（氮氧化物）与卵磷脂结合后的 ESR 谱。

m,n 所指如分子结构示意图所示：$CH_3-(CH_2)_m-C-(CH_2)_n-$ (−+)

▲

自旋标记物标记位置

C. 定位自旋标记技术

定位自旋标记技术(site-directed spin labeling，SDSL)是近年来快速发展的一种新的研究手段，其应用基础还是ESR谱对氮氧化合物运动状态的敏感性。

首先通过取代反应将半胱氨酸残基引入欲研究分子的特定部位，然后利用氮氧化合物与半胱氨酸残基的特异反应将自旋标记物标引上去。图19-14a给出了常用的自旋标记物、它的反应及产物，图19-14b给出了经定位自旋标记后的分子结构模式图（可做单一位置定位自旋标记，也可做多位置定位自旋标记）。

记录不同条件下自旋标记侧链（R1）的ESR谱，从中可获取四种基本参数：溶剂对标记位置的可接近程度；R1的运动性；R1所邻环境的极性，R1与分子中另一个顺磁中心（如果有的话）之间的距离。将上述测得的参数结合起来进行分析，可得到生物大分子结构，动态变化等重要信息。该技术特别适合研究那些由于分子量较大，不易结晶也不太适于用NMR技术研究的膜蛋白。下面举例说明。

视紫红质是视网膜上G蛋白耦合光受体，吸收光后视紫红质构象发生变化受体激活，图19-15给出了由低温电镜、序列分析结果给出的视紫红质螺旋的堆积模式。SDSL将氮氧化合物标记到设定的部位，主要用来分析螺旋中一些特殊残基的位置。各种位置上R1的运动情况的差别主要取决于三级相互作用，在黑暗（休息）状态下，250位上的R1被邻近基团包埋，由于很强的三级相互作用几乎不能运动，与此相反227，252位上的R1则位于螺旋表面，由于缺少三级作用，表现出很高的运动性（这里运动性指R1链骨架的旋转）。位于螺旋Ⅲ上140的R1处于连接位置，虽然它也处于螺旋表面，但与螺旋Ⅴ上的残基发生三级作用，处于连接位点的位置通常会形成R1的两种旋转异构体，其中一种就是由于与邻近基团发生三级作用而

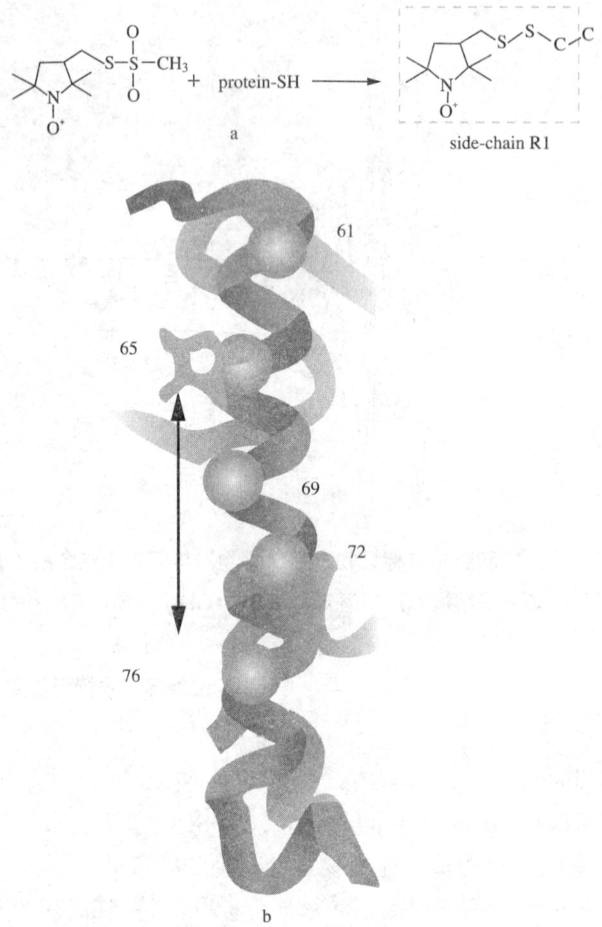

图 19–14 定位自旋标记技术［引自参考文献 6］

(a) 旋标反应式

(b) 旋标后的分子模式

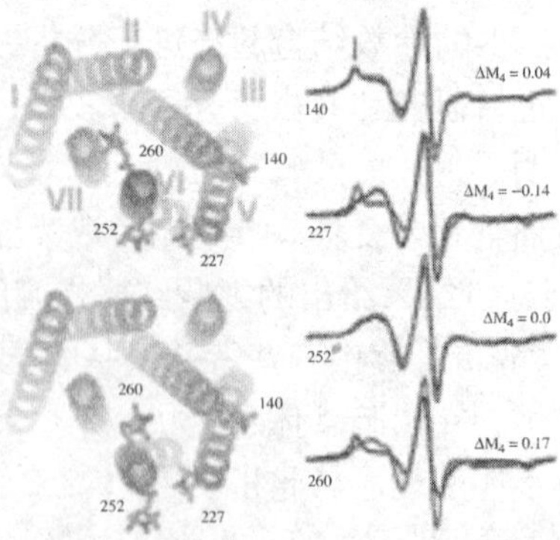

图 19–15 视紫红质在黑暗状态和 光亮状态的构象变化和相应的 ESR 谱

［引自参考文献 6］

不能运动的氮氧化合物如图给出。

由上述分析可以看出：当分子的构象发生变化时会改变三级相互作用，而三级相互作用的变化可以通过R1运动性的变化来监测。所以通过R1运动性的变化就可监测分子的构象变化。实验结果的确如此：当受体被光激活时（活化状态），可以观察到谱线形状发生了明显的变化。比如：250 R1的运动性显著增强，指示它所受到的三级作用降低。对于227R1，它的运动性减弱，由谱的变化可以看出它发生了由表面位置向连接位置的转变，对于252R1，则没有观察到任何运动性变化。综合来讲：视紫红质由黑暗（休息）状态到光亮（活化）状态分子构象发生了变化，螺旋Ⅵ相对于螺旋Ⅲ向外伸出，使得250 R1受到的三级作用减弱，227R1成为三级作用的连接点，252则没有受到影响。

复习思考题

1. 顺磁共振现象发生的必要条件是什么？
2. TEMPO的ESR谱如图所示，其中主要的三条线由^{14}N产生，每条线还有较小的二分裂则由丰度很小的^{13}C产生。请问^{13}C是怎样产生这种影响的？

参考文献

1. Berliner LJ. Biological magnetic resonance volume 14, Spin Labeling, the Next Millennium. New York: Plenum Press, 1998
2. Knowles PF, Marsh D, Rattle HWE, et al. Magnetic Resonance of Biomolecules, an introduction to the theory and practice of nmr and esr in biological system. New York: John Wiley &Sons, Ltd, 1976
3. Halliwell B, Gutteridge JMC. Free radicals in biology and medicine, Third edition. Oxford: Oxford University Press, 1999
4. Plonka PM, Elas M. Current topics in biophysics, 2002, 26(1): 175−189
5. Berliner LJ, Khramtsov V, Fujii H, et al. Free radical biology & medicine, 2001, 30(5): 489−499
6. Hubbell WL, Cafiso DS, Altenbach C. Nature structure biology, 2000, 7(9): 735−739
7. Lurie DJ. The British journal of radiology, 2001, 74: 782−784
8. Fujii S, Suzuki Y, Yoshimura T, et al. AJP-Gastrointestinal and Liver Physiology, 1998, 274(5): G857−G862

主要英中名词对照

2D-NMR 二维核磁共振 17，254

3_{10}-helix 3_{10}- 螺旋 8

α_{II}-helix α_{II}- 螺旋 8

A

ABC(ATP-binding cassette)superfamily ABC 超家族 78

absorption 吸收 232

acceptor 受体，受能者 38

action spectrum 作用光谱 38

activation 激活 91

active transport 主动运输 77

AE1 Protein Cl^-/HCO^{3-} 负离子反向运输蛋白 80

α-helix α- 螺旋 7

alkoxy radical 烷氧基 139

alkylperoxy radical 烷过氧基 139

all trans 全反构象 48

allosteric effect 变构效应 21

allosterically coupled 变构耦合 100

amphipathic 两性 49

analysis of radiation inactivation 辐射灭活分析 123

angular reconstruction 角重构法 191

anisotropy 各向异性 262

anomalous rectification 异常整流 103

antiport 反向运输 79

aquaporin 水膜孔蛋白，水通道 74

athermal effect 非热效应 182

atomic force microscopy, AFM 原子力显微术 18

ATPase associated with different cellular activities AAA ATP 酶 194

attached patch 细胞贴附膜片 85

B

β barrel β 筒 22

lipid bilayer 脂双层 46, 52

biocybernetics 生物控制论 1

biological effect 生物效应 178

bioelectromagnetics 生物电磁学 173

biomechanics 生物力学 3

biomembrane 生物膜 46, 61

bilayer lipid membrane(BLM) 平面双分子膜 53

biophysical instrumentation and techniques 生物物理仪器与技术 2

biophysics 生物物理学 1

biorheology 生物流变学 3

bound charge 束缚电荷 174

boundary lipid 边界脂 59

β-sheet β 片层 9

β-strand β 链(股) 9

β-turn β 转角 9

bulk lipid 总体脂 59

C

cage structure 笼形结构 33

calorimetry 量热技术 230

cardiolipin 心磷脂 50, 251

carriers 载体 75

catalase 过氧化氢酶 148

caveolae 质膜微囊 4, 64

cell adhesion 细胞粘附 113

cell biophysics 细胞生物物理 2

cell coat 细胞外衣 113

cell electrophoresis 细胞电泳 133

cell membrane 细胞膜 46

chaperonin 伴侣素 23

chemical shift 化学位移 248

chromophore 发色基团 13

circular dichroism spectrum (CD) 圆二色谱 223

circular dichroism, CD 圆二色 13
clathrin 网格蛋白 193
closed field 近区场 179
coated vesicle 有衣囊泡 193
coherent electric vibration 相干电振荡 182
computerized tomography, CT 计算机断层成像 253
conducting 导电 174
conduction current 传导电流 182
conductivity 电导率 174
conformation 构象 7
conformational disease 构象病 3
conjugated double bond system 共轭双键体系 27
contact mode 接触方式 18
continuous wave,CW 连续波 249, 263
coordinative bond 配位键 29
correlated spectroscopy, COSY 相关谱 254
cotransport 协同运输 79
coupling 耦合 217
Couette viscsiometer method Couette 粘度计法 114
critical distance 临界距离 39, 242
cross peak 交叉峰 254
cryo-electron microscopy 冷冻电镜方法 186
cryo-transfer 冷冻输送器 187
crystal system 晶系 198
current carrier 载流子 106
cyanin 花菁类染料 41
cybernetics 控制论 1

D

damper 阻尼器 104
debye 德拜 29
delayed rectifier K^+channels 延迟整流钾通道 100
diamagnetic 抗磁性 175
dielectric constant 介电常数 174
differential display 差异显示 179
diffusion rate 扩散速率 72
dimerization 二聚体形成 180
dipole moment 偶极矩 29, 217
dipole 偶极子 29, 181
displacement current 位移电流 181
domain 域 12
donor 给体，给能者 38
Doppler 多普勒 184
dose 剂量 177

E

electrical double layer 双电层 133
electrochemical gradient 电化学梯度 70
electromagnetic field 电磁场 173
electron delocalization 电子非定域化 27
electron density map 电子密度图 196
electron paramagnetic resonance 电子顺磁共振 256
electron spin resonance 电子自旋共振 157, 256
electron-nuclear double resonance 电子 - 核双共振 265
electro-osmosis 电渗 135
electrophoresis 电泳 176
electrophoretic light scattering, ELS 电泳光散射法 136
electrophoretic mobility 电泳迁移率 135
electroporation 电穿孔 184
electrostatic field 静电场 173
elliptically polarized light 椭圆偏振光 224
emission spectrum 发射光谱 235
emission 发射 232
energy barrier 能障 107
energy migration 能量迁移 37
energy transfer 能量转移 36
environmental biophysics 环境生物物理 3
equatorial reflection 赤道反射 15
exchange 交换 57
excitation spectrum 激发光谱 235
excited state 激发态 232
excitation 激发 232
exergonic 放能的 69
extremely low frequency 极低频 173
extrinsic protein 外在蛋白 62

F

facilitated diffusion 易化扩散 75
F-and V-class pump F型和V型泵 78
far field 远区场 179
femtosecond-resolved 飞秒分辨 23
Fenton reaction Fenton反应 140
ferromagnetic 铁磁性 175
firing 着火 91
fluid mosaic model 液态镶嵌模型 3
fluorescence 荧光 232
fluorescence intensity 荧光强度 234
fluorescence labeling 荧光标记 237
fluorescence lifetime 荧光寿命 236
fluorescence photobleaching recovery(FPR or FRAP) 荧光漂白恢复 8
fluorescence polarization 荧光偏振 236
fluorescence probe 荧光探剂 234, 237
fluorescence resonance energy transfer, FRET 荧光共振能量转移 39, 241
folding 折叠 3
force constant 键力常数 216
force spectrum 力谱 19
Fourier transform infrared spectrum, FTIR 傅里叶变换红外光谱技术 215
Fourier transform 傅立叶变换 206
frame work model 构件模型 22
free charge 自由电荷 174
free induction decay, FID 自由感应衰减 249
free radical biology 自由基生物学 3
free radical imaging 自由基成像技术 266
free radical 自由基 138
frequency domain 频域 249
functional nuclear magnetic imaging fMRI 功能核磁成像 4
fuzzy c-means 模糊c法 192

G

G protein associated receptor G蛋白相关受体 123
galvanotaxis 趋电性 176
galvanotropism 向电性 176
gating 门控 84
gauche 扭曲构象 48
gel phase 凝胶相 56
giga-seals 高阻封接 84
glycocalyx 糖萼 113
ground state 基态 26
group frequency 基团频率 218
γ-turn γ转角 9
gyromagnetic ratio 旋磁比 246

H

half life time 半寿期 176
hexagonal Ⅰ 六角形Ⅰ相($H_Ⅰ$) 53
hexagonal Ⅱ phase, $H_Ⅱ$ 六角形Ⅱ相 53, 251
hierarchical ascendant classification 逐阶上升分类法 192
hybridization 杂化作用 32
hydration 水化作用 33
hydrophilic 亲水的 48
hydrophobic 疏水的 48
hydrophobicity 疏水性 122
hydrophobic collapse model 疏水消失模型 22
hydroxyl radical 羟自由基 39
hyperfine splitting 超精细分裂 260

I

immunoliposome 免疫脂质体 61
inactivation 失活 91
induced dipole 诱导偶极 30
induced dipole moment 诱导偶极矩 221
infrared 红外 13, 172
infrared spectroscopy 红外光谱 215
infrared thermograph 红外热成像仪 172
inside-out 内面向外 85

interface 界面 174
internal conversion 内转换 232
intersystem crossing 系间交连 233
intrinsic protein 内在蛋白 62
inverted micelle 倒团粒 51
ion channel 离子通道 84
ion cyclotron resonance 离子回旋共振 182
ionic bond 离子键 28
ionotropic 促离子的 88

K

K^+leak channles K^+离子渗漏通道 70
klystron 束调管 263
k-means & ascendant 混合分类法 192

L

lactoferrin 乳运铁蛋白 141
large unilamellar vesicles 大单层脂质体 53
laser Doppler electrophoresis 激光多普勒电泳 136
lateral diffusion 侧向扩散 58
lattice 点阵 198
layer line 层线 15
ligand 配体 29
line width at half height 半高宽 249
linearly polarized light 线性偏振光 223
lipid peroxidation 脂质过氧化 155
lipid polymorphism 脂多型性 52
lipid raft 脂筏 4, 64
liposome 脂质体 4, 53
liquid crystalline phase 液晶相 56
longpore effect 长孔效应 101
low frequency 低频 178

M

magnetic anisotropy 磁各向异性 175
magnetic flux density 磁通密度 175
magnetic moment 磁矩 245
magnetic permeability number 导磁系数 175
magnetic permeability 导磁率 175
magnetization 磁化 258
magnetostatic field 静磁场 173
mass spectrometer 质谱 5
mechanosesitive 机械敏感性 87
membrane biophysics 膜生物物理 2
membrane fluidity 膜流动性 55
membrane receptor 膜受体 122
meridianal reflection 子午反射 15
metalloprotein 含金属蛋白质 29
micelle 团粒 51
microdomain 微区 3
microwave 微波 173
minimum exposure technique 最小曝光技术 187
misfolding 错误折叠 23
modulation 调制 181
molecular biophysics 分子生物物理 2
molecular chaperone 分子伴侣 23
molecular dynamics 分子动力学 20
molten globule 熔球态 22
monolayer 脂单层 51
monomer 单体 97
motif 特征序列 12
multi-dimensional NMR 多维核磁共振 17
multilamellar vesicles(MLV) 多层脂质体 53
multiple isomorphous replacement 多重同晶置换法 209
multivariate statistical analysis, MSA 多变量统计分析 192

N

nanometer 纳米 3
nanosecond-resolved 纳秒分辨 23
neural biophysics 神经生物物理 2
nitric oxide synthase 一氧化氮合酶 143
nitric oxide 一氧化氮 142
nitroxide 氮氧化物 266
nonbonding lonepair electron 非键孤对电子 26
normal frequency 简正频率 217
normal vibration 简正振动 217

nuclear magnetic imaging, MRI 核磁成像 4, 184
nuclear magnetic resonance, NMR 核磁共振 245
nuclear Overhauser enhancement spectroscopy, NOESY 核奥佛好塞增强谱 254

O

optical active substance 光学活性物质 225
optical activity 光学活性 224
optical rotation 旋光度 224
optical rotatory dispersion (ORD) 旋光色散 225
optical tweezer 光钳(光镊) 41
order parameter 序参数 57
osmosis 渗透 73
osmotic coefficent 渗透系数 73
osmotic flow 渗透流动 73
osmotic pressure 渗透压 73
outside-out 外面向外 86
oxidative stress 氧化应激 153
oxygen free radical 氧自由基 140

P

packing parameter 堆积参数 53
paramagnetic 顺磁性 175
parametric two-dimensional plasmon excitations 参量二维等离子体激活 183
partition coefficient 分配系数 71
parts per million ppm 248
passive transport 被动运输 69
patch clamp 膜片钳 84
P-class pumps P 型泵 78
penetration depth 穿透深度 174
permeability coefficient 通透系数 72
permease 通透酶 75
peroxynitrite 过氧亚硝基 143
phase separation 相分离 56, 57
phase transition 相变 56
phase 相位 200
π-helix π- 螺旋 8
phospholipid 磷脂 47
phosphorescence 燐光 233
photobiophysics 光生物物理 158
photodynamic effect 光动力学效应 4
photoisomerization 光异构化 161
photon 光子 159
photoosensitization 光敏化反应 161
photoxidation 光氧化 161
piddle 桨状区 94
plane polarized light 平面偏振光 223
polarizability 分子极化率 221
polarization 极化 174
polymorphism 多型性 3, 53
pore 孔道 90
power density 功率密度 180
power frequency 工频 177
precession 进动 247
preresonance 准共振 221
primary active transport 初级主动运输 77
primary photochemical process 原始光化学过程 160
primary structure 一级结构 5
prion protein 朊蛋白 13
projection matching 投影匹配法 191
protein crystallography 蛋白质晶体学 212
protein data bank, PDB 蛋白质数据库 14
proteomics 蛋白质组学 3
proteosome 蛋白小体 194
proton motive force 质子驱动力 81
π-turn π- 转角 9
pulsed electromagnetic field 脉冲电磁场 184
pulsed Fourier transform NMR 脉冲傅立叶变换 NMR 249

Q

quantum yield 量子产率 36, 234
quarternary structure 四级结构 21
quenching 淬灭 232

R

radical adduct 自由基加合物 265
radio frequency 射频 173
Raman scattering 拉曼散射 221, 236
Raman spectroscopy 拉曼光谱 13, 215
random coil 无规卷曲 9
Rayleigh scattering 瑞利散射 221, 235
reactive nitrogen species 活性氮 142
reactive oxygen species 活性氧 140
recognition 识别 3
reduced mass 折合质量 216
relaxation time 弛豫时间 34
resonance cavity 谐振腔 263
resonance transfer 共振转移 39
respiratory burst 呼吸爆发 143
rocking vibration 面内摇摆 217

S

salt bridge 盐桥 28
saturation 饱和 247
scanning ionconductance microscopy 扫描离子电导显微术 18
scanning near-field optical microscopy 扫描近场光学显微术 41
scanning probe microscopy 扫描探针显微术 3
scanning tunneling microscopy, STM 扫描隧道显微术 17
scattering factor 散射因子 206
scissoring vibration 剪切振动 217
secondary active transport 次级主动运输 79
secondary structure 二级结构 6
segmental motion 摆动 57
self quenching 自淬灭 243
semipermeable membrane 半透膜 73
sensitized fluorescence 敏化荧光 38
sensitizer 敏化剂 38
sensory biophysics 感官生物物理 2
simple diffusion 简单扩散 71
single molecule biophysics 单分子生物物理 40
single pair FRET, spFRET 单对 FRET 41
single particle method 单粒子法 186
singlet oxygen 单线态氧 140
singlet state 单态 233
site-directed spin labeling (SDSL) 定位自旋标记技术 269
skin depth 皮肤深度 177
skin effect 皮肤效应 177
small unilamellar vesicles(SUV) 小单层脂质体 53
space-filling model 空间填充模型 14
spatial peak localized specific absorption rate 局部空间峰值比吸收率 178
spectrophotofluorimetry 荧光分光光度术 232
spectroscopic ruler 光谱尺 39, 242
spin label 自旋标记物 256
spin-lattice relaxation time 自旋-晶格弛豫时间 247
spin-spin relaxation time 自旋-自旋弛豫时间 247
stretching vibration 伸缩振动 216
structural biology 结构生物学 2
structure factor 结构因子 206
structure motif 结构单元 198
structure prediction 结构预测 13
subunit 亚基(单位) 21
super secondary structure 超二级结构 12
superoxide anion 超氧阴离子 139
superoxide dismutase 超氧化物歧化酶 29, 148
susceptibilty 磁化率 175
symmetrical stretching vibration 对称伸缩振动 217
symport 同向运输 79
synchrotron radiation circular-dichroism (SRCD) 同步辐射光源圆二色 226

T

tapping mode 轻敲方式 18
ternary complex 三元复合物 230
tertiary structure 三级结构 14
tesla 特斯拉(磁通密度单位)175
tetramer 四聚体 97

theoretical biophysics 理论生物物理 2
thermal effect 热效应 181
thioredoxin 硫氧还蛋白 152
three-dimensional reconstruction 三维重构 186
thru bond 通过键 254
thru space 通过空间 255
time domain 时域 249
time-varying electromagnetic field 时变电磁场 173
tomography 断层成像技术 192
torsion angle 扭转角 7
total internal reflection fluorescence microscopy, TIRFM 全内反射荧光显微术 43
transferrin 运铁蛋白 141
transient dipole 瞬时偶极子 30
transmembrane helix 跨膜螺旋 59
transmembrane signal transduction 跨膜信号转导 124
transport 运输(输运) 69
transporter 运输蛋白 75
transport protein 运输蛋白 75
triplet state 三重态 233
twisting vibration 扭曲振动 217
two-dimensional crystal 二维晶体 186

U

ultraviolet 紫外线 158
unfolding 去(解)折叠 3
unit cell 晶胞 198

V

van der Waals force, VDW 范德瓦尔力 31
vibrational spectroscopy 振动光谱 215
voltage clamp 电压钳 84
voltage sensor 电压传感器 93
voltage-operated Ca^{2+}channels 电压依赖性钙通道 104

W

wagging vibration 面外摇摆 217
whole body average specific absorption rate 生物体的平均比吸收率 177
whole cell-recording 全细胞记录 86
window effect 窗效应 181

X

X-ray crystallography X- 射线晶体学 196, 15
ψ-potential ψ 电位 133

Z

zero-tilt 零倾斜法 191
Zeta(ζ)potential ζ 电位 133